日本プライマリ・ケア連合学会

プライマリ・ケア看護学

基礎編

日本プライマリ・ケア連合学会 編

【編　者】
松下　明
森山美知子

【編集協力】
塚本　容子
二井谷真由美
クローズ幸子
石角　鈴華

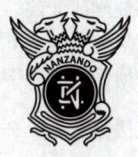

南山堂

【編　者】

松下　明	社会医療法人清風会岡山家庭医療センター 奈義・津山ファミリークリニック
森山美知子	広島大学大学院医歯薬保健学研究院応用生命科学部門成人看護開発学

【編集協力】

塚本容子	北海道医療大学看護福祉学部臨床看護学講座
二井谷真由美	広島大学大学院医歯薬保健学研究院応用生命科学部門成人看護開発学
クローズ幸子	亀田医療大学 名誉教授／Lifetime Family Health Care
石角鈴華	北海道医療大学看護福祉学部臨床看護学講座

【執筆者】

池添志乃	高知県立大学看護学部
石井絵里	元 社会医療法人清風会岡山家庭医療センター家庭医療看護師養成コース2期生
石角鈴華	北海道医療大学看護福祉学部臨床看護学講座
岩崎順子	高知県立大学看護学部
宇野さつき	医療法人社団 新国内科医院
宇野真理子	広島大学大学院医歯薬保健学研究科
瓜生浩子	高知県立大学看護学部
大川宣容	高知県立大学看護学部
大杉直美	医療法人北海道家庭医療学センター 本輪西ファミリークリニック
小野美喜	大分県立看護科学大学専門看護学講座成人・老年看護学研究室
加澤佳奈	広島大学大学院医歯薬保健学研究院 慢性疾患マネジメント・プロジェクト研究センター
勝山貴美子	横浜市立大学大学院医学研究科看護学専攻看護管理学
加藤憲	藤田保健衛生大学研究支援推進センター
木下輝美	藤田保健衛生大学病院医療の質・安全対策部安全管理室
児玉あずさ	社会医療法人 製鉄記念室蘭病院サテライトクリニック知利別
小林美亜	千葉大学医学部附属病院病院長企画室地域医療連携部
今藤潤子	
齋藤道子	北海道医療大学認定看護師研修センター感染管理分野
櫻庭奈美	北海道医療大学看護福祉学部臨床看護学講座

下元 貴恵	高知県立大学大学院看護学研究科博士前期課程
庄司 麻美	高知県立大学看護学部
鈴木 桂子	荒木脳神経外科病院看護部
高井奈津子	社会福祉法人 北海道社会事業協会小樽病院看護部
高野 政子	大分県立看護科学大学専門看護学講座小児看護学研究室
高濱 明香	大阪鉄道病院
竹内 公一	千葉大学医学部附属病院地域医療連携部
田中亜紀子	トータルファミリーケア北西医院
谷山 尚子	社会医療法人関愛会 佐賀関病院
田之頭恵里	高知県立大学看護学部
塚本 容子	北海道医療大学看護福祉学部臨床看護学講座
鶴見 恵子	神奈川県立循環器呼吸器病センター看護局
藤内 美保	大分県立看護科学大学基礎看護学講座看護アセスメント学研究室
豊島 礼子	広島大学大学院医歯薬保健学研究科
友田 尋子	甲南女子大学看護リハビリテーション学部看護学科小児看護学・大学院看護学研究科女性健康看護学分野
中山　奨	広島大学病院心不全センター
二井谷真由美	広島大学大学院医歯薬保健学研究院応用生命科学部門成人看護開発学
馬場 敦子	神戸女子大学看護学部看護学科
平松 貴子	川崎医科大学附属病院看護部
廣瀬 福美	社会医療法人小寺会 介護老人保健施設鶴見の太陽
福田 広美	大分県立看護科学大学広域看護学講座保健管理学研究室
伏谷 麻友	元 社会医療法人清風会岡山家庭医療センター家庭医療看護師養成コース1期生
松下　明	社会医療法人清風会岡山家庭医療センター 奈義・津山ファミリークリニック
松野 恭子	東亜大学医療学部健康栄養学科
操　華子	宮城大学看護学部看護学科
村嶋 幸代	大分県立看護科学大学
森山美知子	広島大学大学院医歯薬保健学研究院応用生命科学部門成人看護開発学
吉田 貴普	JA北海道厚生連 倶知安厚生病院看護部
渡辺 美和	小樽市立病院看護部

(五十音順)

刊行によせて

　日本プライマリ・ケア連合学会は，これまでも，そしてこれからも，プライマリ・ケアの強化こそがわが国の医療の未来を保障するものであると考えている．社会保障制度の改革も必要なのであろうが，そのことよりも，医療人の日々の心の持ちようと継続的な研鑽にこそ，未来への可能性があると信じている．

　プライマリ・ケアの強化には看護師の力が必須条件であることを疑う者はいない．むしろ主力であろう．しかしながら，日本の医療の階層的な特徴もあり，看護師のためにプライマリ・ケアについて語られたテキストに類似するものは数少ない．そのことを踏まえて本書は編纂された．

　医療や介護の仕組みの発展に伴って生じた，ケアのフラグメンテーション（断片化）が阻害的な因子となっているが，それ以上に問題とすべきは，それぞれの医療職が専門職として育成されるなかで生じる職種間の隙間による断片化であると考えている．臓器別医療の発展に伴って失われた総合的医療を取り戻すことも急がねばならないが，医療の専門職それぞれが専門性をきわめるなかで陥っている多少の独善性や過度の領域性の主張の問題のほうが大きいのではないだろうか．

　本書は私たちが失おうとしているジェネラリズムへの回帰を意図している．看護師が，専門性の高みを目指すことは当然なことであるが，患者に寄り添い続けるやさしい医療のための，医療職としての共有項が何であるかを考えていただきたい．共有するものがあり，患者を中心として，私たちは周辺にそっと配置されればいい．そこで体感する患者やご家族，そしてコミュニティの幸せが私たちの職業的幸福感であり，継続への力になればいい．

　高名な詩人から詩の極致は無言であると伺ったことがある．おそらくプライマリ・ケアの究極も容易に言語化されるものではなく，専門用語を駆使して語ろうとすると，この問題の本質はより遠ざかってしまうのかもしれない．プライマリ・ケアを言語化する限界についても十分承知している．それは，あなたがたの現場での経験と本書との反芻作業にて自然に培われる．

　あなた自身の小さな決意を行間に書き加えてほしい．

2016年5月

日本プライマリ・ケア連合学会
丸山　泉

序

プライマリ・ケアを提供する家庭医の視点から

　国によって，プライマリ・ケアの提供体制は異なっている．わが国ではフリーアクセスと国民皆保険制度によって，国民が医療機関を受診するアクセスのよさは世界一であるが，誰がプライマリ・ケアを担うのかという議論や制度化という意味では遅れをとっている．

　健康的な食習慣・生活習慣のおかげで，日本人の平均寿命は世界で首位を誇っている．しかし，食習慣の欧米化，運動量低下，ストレスの増加といった問題のため，現役世代が今後も健康であり続ける保証はないと考えている．

　2025年問題といわれる団塊の世代が後期高齢者になる時期に，日本の医療・介護システムはひずみをきたすといわれ，ここにきて「地域包括ケアシステム」をキーワードに，いよいよ日本でもプライマリ・ケアの主たる担当者を育成すべきという議論が進んでいる．2017年度から開始される予定の「総合診療専門医」育成制度は，国をあげて日本のプライマリ・ケアを担当する医師の養成に取り組むという大きな転換点になると思われる．

　今後の日本のプライマリ・ケアシステムは，どういったチームで地域の健康を維持し，高齢者だけでなく，0歳から100歳までの幅広い年齢層に「地域包括ケアシステム」を提供するかを考える時期に至っている．医師だけでなく，看護師，薬剤師，リハビリテーション専門職，介護職，ケアマネジャー，管理栄養士，心理職，行政担当者などが一丸となって，地域ごとのプライマリ・ケアチームを形成するうえで，看護師に期待される役割は大きい．

　このような流れを受けて，日本プライマリ・ケア連合学会内部でプライマリ・ケア看護師養成プロジェクトが立ち上がり，海外でのプライマリ・ケア看護の現状視察や日本国内の研究結果をもとに，数年間の議論を経て，本書の構成が練り上げられた．執筆陣は，看護系大学の教員と臨床現場で働く看護師，日本でプライマリ・ケア看護の教育を受けた看護師などから構成されている．本書は，これからの日本のプライマリ・ケアを支えるすべての看護師（診療所，中小病院，大病院総合診療部門，訪問看護，施設看護など）にとって必読書になると自負している．

　なお，この場を借りて，本書を執筆・編集するに当たって，内容の確認など，多大な貢献をしていただいた北西史直氏（トータルファミリーケア北西医院），野嶋佐由美氏（高知県立大学看護学部），梅前ちひろ氏（北海道勤医協中央病院）に感謝の意を表したい．

　本書を日本中のプライマリ・ケアにかかわる看護師に読んでいただくことで，日本のプライマリ・ケアの夜明けを迎えられることを期待している．

2016年5月

松下　明

プライマリ・ケア看護師の視点から

　日本は世界でもまれな，フリーアクセス，自由開業制という医療制度を有している．したがって，国民は希望するときに，希望する医療機関にかかることができる．この利便性はすばらしいものである一方，患者と医療者双方に過剰なニーズと競争を生み出し，患者は時に過剰な医療を受け，医療者は疲弊している．とくに外来では，短時間にたくさんの患者を診療しなくてはならず，十分なアセスメントや療養指導ができずに，患者は結果として知識不足のまま，不適切・不十分な療養行動をとり，悪化を繰り返すことになる．予防においても同様で，医療者側は患者の受診を待つしかなく，科学的エビデンスに基づいて，予防的・戦略的に住民にかかわることができない．その結果として，疾病発症後の診療に対して，人的エネルギーも医療費も使用することとなる．

　世界はプライマリ・ケアを医療制度の基盤に置いている．あのアメリカでさえも，である．日本でもそろそろ，専門医や専門特化した看護師がもてはやされるのではなく，地味かもしれないが，総合的に地域・家族・患者をケアするジェネラリストである専門家が脚光を浴び，育っていかなくてはいけないのではないだろうか．そうしないと，高齢化が進み，人口が減少する社会の変化を乗り越えることはできないと考える．

　総合的・包括的に地域，家族，患者をアセスメント・ケアする．これは，看護教育のなかで重点的に行われ，看護師にとっては得意分野だ．たくさんのアセスメントツールや方法論も開発されている．だから，受けてきた看護教育を思い出し，自分たちの役割をしっかりと捉え直し，プライマリ・ケアに視点を移すとよい．培ってきた看護の英知と技術を最も活かせる場は地域にある．

　本書は，日本で初めて編纂されたプライマリ・ケア看護師のためのテキストであり，プライマリ・ケア看護師がカバーする範囲や担うべき役割・機能を提示し，必要な知識と技術を網羅している．ぜひとも，多くの看護師に自分たちの使命と役割を思い出し，地域の人々を支える役割を担ってほしいと考えている．

2016年5月

森山美知子

CONTENTS

I プライマリ・ケアの基本

1 プライマリ・ケアとは何か……………………………松下　明・森山美知子　2
2 わが国の医療システムとプライマリ・ケア…………………竹内公一　12
3 プライマリ・ケアにおける多職種連携・協働………二井谷真由美・谷山尚子　18
4 生涯・長期にわたる患者支援………………………………二井谷真由美　23
5 患者中心の医療………………………………………二井谷真由美・平松貴子　30
6 看護倫理……………………………………………二井谷真由美・平松貴子　35
7 家族志向のアプローチ………………………………………森山美知子　40

II 患者と家族のライフステージに応じたヘルスプロモーション

1 ヘルスプロモーションの概念………………………………村嶋幸代　54
2 感染症と予防接種……………………………………………石角鈴華　59
3 ライフステージと保健指導
　① ライフステージと予防……………………池添志乃・今藤潤子・松下　明　68
　② 妊婦健診と保健指導………………………………岩崎順子・児玉あずさ　77
　③ 乳幼児期・学童期・思春期における
　　　ヘルスプロモーションと保健指導………………田之頭恵里・田中亜紀子　84
　④ 成人の健診と保健指導……………………………馬場敦子・今藤潤子　90
　⑤ がん検診と保健指導………………………………庄司麻美・児玉あずさ　95
　⑥ ライフステージに応じた事故予防・保健指導…………田中亜紀子　102
4 虐待：発見と対応
　① 医療専門職としての責任…………………………………友田尋子　108
　② 子ども虐待と対応…………………………………………友田尋子　113
　③ 高齢者虐待と対応…………………………………………櫻庭奈美　120
　④ DVと対応……………………………………………………友田尋子　130

III 疾病予防と疾病管理

1. EBCPの展開 .... 操 華子 138
2. 臨床推論 ―患者のアセスメント力を向上するために― .... 塚本容子 146
3. トリアージ .... 塚本容子 154
4. 患者教育と行動変容 .... 宇野真理子 163
5. 生活習慣病・疾病予防
   ① 高血圧，脂質異常症，メタボリック症候群 .... 鶴見恵子 179
   ② 不整脈 .... 中山 奨 190
   ③ 喫 煙 .... 高濱明香 200
   ④ 栄 養 .... 松野恭子 210
   ⑤ アルコール .... 高濱明香 217
6. 生活習慣病・慢性疾患の管理
   ① 糖尿病 .... 豊島礼子 224
   ② CKD .... 加澤佳奈 245
   ③ COPD .... 高濱明香 255
   ④ 慢性心不全 .... 宇野真理子 272
   ⑤ 筋骨格系 .... 鈴木桂子 287
7. コモン・ディジーズ，コモン・シンプトムへの対応
   ① 呼吸器感染症 .... 高井奈津子 297
   ② 皮膚障害 .... 渡辺美和 311
   ③ 脱 水 .... 吉田貴普 323
8. 認知症ケア .... 今藤潤子 330
9. メンタルヘルス .... 豊島礼子・松下 明 341

IV 在宅療養支援

1. 在宅医療を知る .... 田中亜紀子 352
2. 在宅療養支援における看護師の役割 .... 田中亜紀子 356
3. 在宅での緩和ケアと看取り .... 宇野さつき 365

V 地域連携とチーム医療

1. 地域包括ケアシステムのなかでの地域連携とチーム医療 .... 福田広美 376
2. 多職種チーム連携 .... 小野美喜 381
3. 医療機関との連携と退院調整 .... 廣瀬福美 385

VI 地域の健康問題の解決に向けた取り組み

1 地域診断・アセスメントと問題解決 ……………………………… 大杉直美 392
2 災害対応 ……………………………………………………… 瓜生浩子・大川宣容 399

VII 幼稚園・保育園・学校の健康管理

1 学校保健の理解 ………………………………………………………… 池添志乃 408
2 養護教諭との役割分担と連携 ………………………………………… 池添志乃 411
3 子どもの成長・発達とその支援 ……………………………………… 池添志乃 415
4 小児の疾病対応と慢性疾患管理 ……………………………………… 池添志乃 418
5 事故対応 ………………………………………………………………… 池添志乃 422
6 子どもと性 ……………………………………………………………… 池添志乃 424
7 子どものメンタルヘルス ……………………………………………… 池添志乃 425

VIII 組織マネジメント

1 感染管理とスタンダードプリコーション …………………………… 齋藤道子 430
2 リスクマネジメント・苦情対応 ……………………………………… 加藤　憲 437
3 救急対応 ―急変対応とアセスメント能力― ……………… 下元貴恵・伏谷麻友 441
4 インシデント・アクシデントマネジメント ………………………… 木下輝美 451
5 魅力ある職場づくり
　① 組織分析 ………………………………………………………… 小林美亜 456
　② 組織内コミュニケーション …………………………………… 勝山貴美子 460
6 時間管理 ……………………………………………………… 小林美亜・大杉直美 464
7 質の向上 ………………………………………………………………… 小林美亜 468

IX 専門職としてのキャリア開発

1 ポートフォリオを活用した自己開発 ………………………………… 石井絵里 474
2 自身の実践をまとめ・振り返る・発表する ………………………… 藤内美保 479
3 人を育てる力の育成 ―看護師の教育に関する理論を学ぶ― …… 高野政子 484

INDEX　489

I

プライマリ・ケアの基本

1 プライマリ・ケアとは何か

学習目標
① プライマリ・ケアの定義,理念について理解できる
② プライマリ・ケアにおける看護師の役割と機能について理解できる

A プライマリ・ケアの定義 (文責:松下 明)

「プライマリ・ケア」とは一次医療とほぼ同義語で使われるが,それを提供する形態は国によって大きく異なっている.

定義としては1996年の米国科学アカデミー (National Academy of Sciences:NAS) のものが有名で,「プライマリ・ケアとは,患者の抱える問題の大部分に対処でき,かつ継続的なパートナーシップを築き,家族および地域という枠組みのなかで責任をもって診療する臨床医によって提供される,総合性と受診のしやすさを特徴とするヘルスケアサービスである」と定義される[1].用語がわかりにくいので,それぞれについてACCCAというキーワードで説明してみる(図Ⅰ-1-1)[1].

近接性(**A**ccessibility)は患者の近くにあって心理的にも地理的にも経済的にも受診しやすい

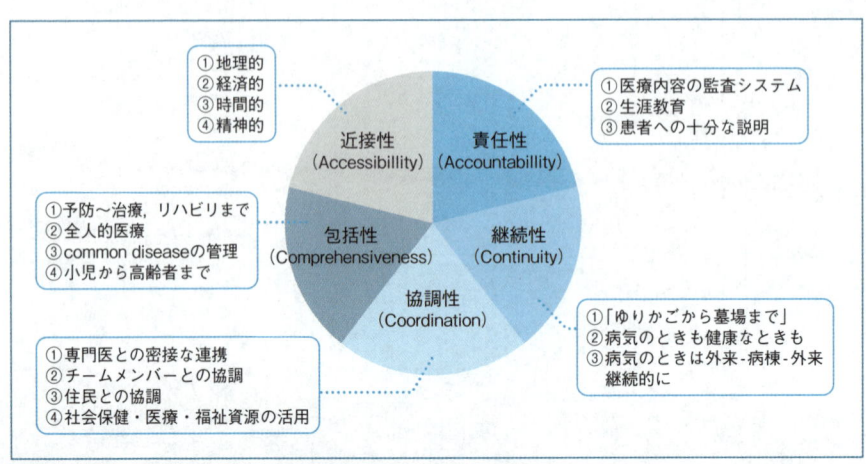

図Ⅰ-1-1 プライマリ・ケアの重要な要素:ACCCA　　　　　(文献1)より)

ことを表し，包括性（**C**omprehensiveness）は幅広い健康問題にかかわることを意味する．地域で起こる健康問題の80〜90％はプライマリ・ケアにおいて解決されるといわれる（図I-1-2）[2]．また，協調性（**C**oordination）は専門医や地域の多職種との連携を通してケアをコーディネートすることであり，継続性（**C**ontinuity）は長期間の継続した関係のなかで一次医療が行われることを示す．これらによって，患者の背景も理解したうえでのケアが可能となる．さらに責任性（**A**ccountability）は，患者の生涯にわたるケアのなかで，責任をもって医療が提供されるという機能を指している．

Whiteらの研究（図I-1-3）[3]やその後の福井らの研究[4]でも，地域に住む成人に起こる健康問題のうち，一次医療で対処できるものの割合が非常に高いことが示されている．入院が必要なケースは0.9％，大学病院へ紹介されるケースは0.1％にすぎず，大部分の患者のケアは一次医療の範囲で提供される[3]．

B プライマリ・ケアの提供される形態 ─グローバルな視点から─ （文責：松下 明）

一次医療をどのように提供するかは，国によって制度が大きく異なる．プライマリ・ケアをより重視したヨーロッパ型の仕組み（イギリス，オランダ，オーストラリアなど，図I-1-4）[2]では，一次医療を専門とする家庭医がすべての一次医療のニーズを満たし，臓器別専門医は二次医療以降を担当する構造となっている．

アメリカでも，家庭医がプライマリ・ケアの専門医として存在し，一次医療の主たる提供者ではあるが，図I-1-5[5]のように，一般内科や小児科，産婦人科の開業医もプライマリ・ケアを担うスタイルをとっている．

一方，わが国の場合は，自由標榜性のもとフリーアクセスを謳い，一次医療を提供する医師の専門性は定義されず，どの科の医師もプライマリ・ケアに携わるような形態をとってき

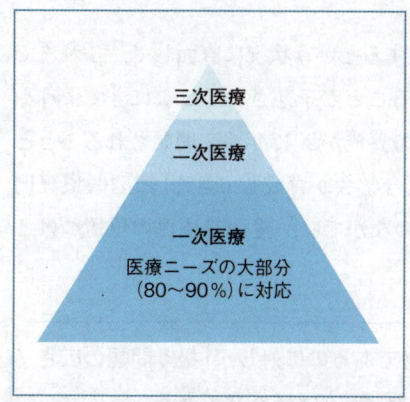

図I-1-2 プライマリ・ケアの役割
（文献2）より）

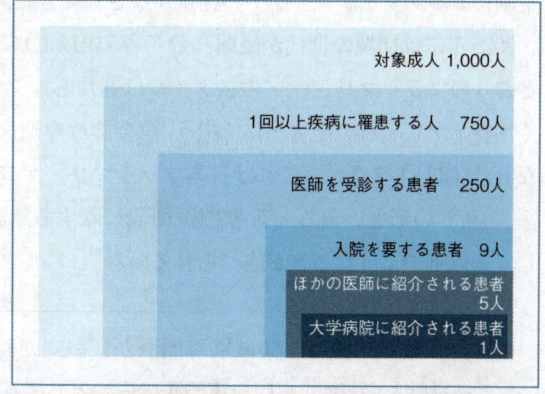

図I-1-3 成人1,000人のうち1ヵ月に疾患や傷害を経験する患者数
（文献3）より）

I プライマリ・ケアの基本

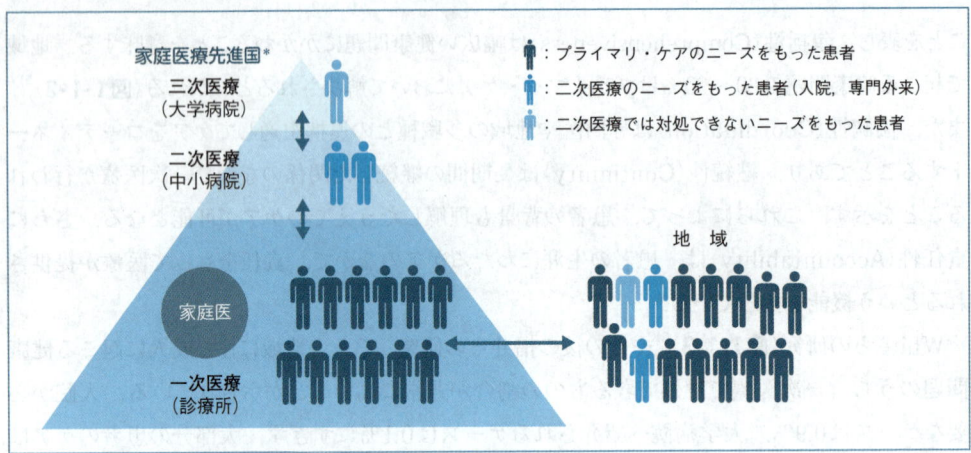

図 I-1-4　ヨーロッパ型プライマリ・ケア
＊：家庭医療制度が確立している国として，イギリス，オランダ，カナダ，オーストラリア，ニュージーランド，シンガポールなどがある．

(文献2)より)

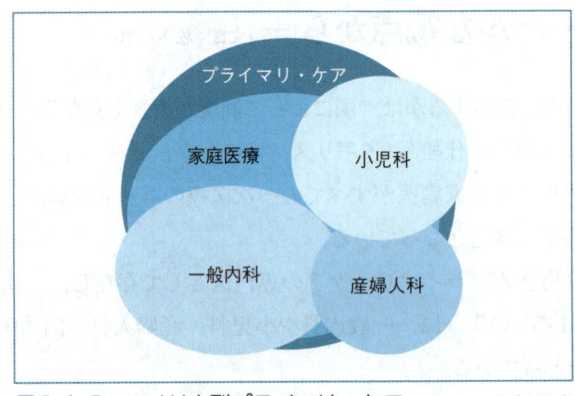

図 I-1-5　アメリカ型プライマリ・ケア　　(文献5)より)

た(図 I-1-6)[2]．そのため前述の ACCCA のうち，包括性が十分担保されず，専門各科の分業制によるプライマリ・ケアの提供がなされてきた．

2025年には団塊の世代が後期高齢者(75歳以上)に達するという状況に直面して，これまでどおりのプライマリ・ケアのスタイルは通用しなくなることが予想され，ここにきてようやくプライマリ・ケアを主として担う「総合診療専門医」の養成が2017年から開始されることとなった(図 I-1-7)[6, 7]．これは日本プライマリ・ケア連合学会が育成してきた「家庭医療専門医」の新しい形といえる．新専門医創設に際する議論のなかでは，総合診療医の位置づけとして，以下のようなことが述べられている[8]．

- 総合診療専門医は，領域別専門医が「深さ」が特徴であるのに対し，「扱う問題の広さと多様性」が特徴であり，専門医の一つとして基本領域に加えるべきである
- 総合診療専門医は日常的に頻度の高い疾病や傷害に対応出来る事に加えて，地域に

4

1 プライマリ・ケアとは何か

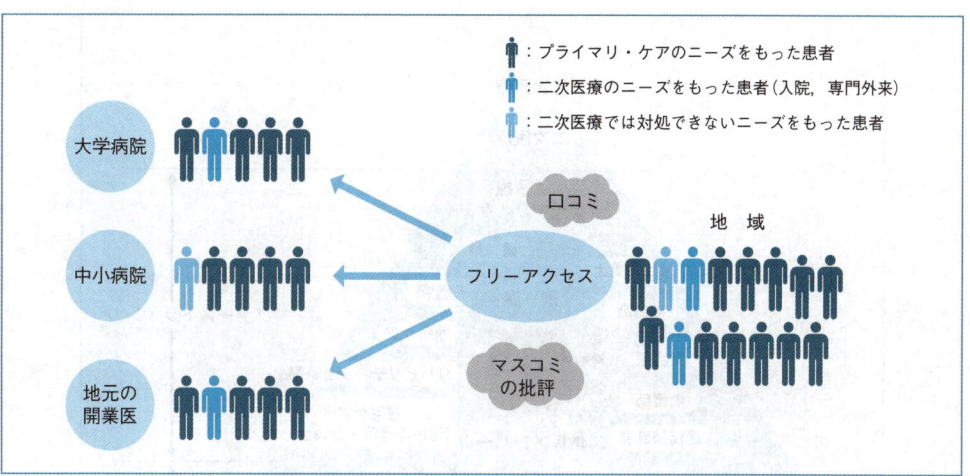

図Ⅰ-1-6　役割分担が不明瞭なわが国の現状

(文献2)より)

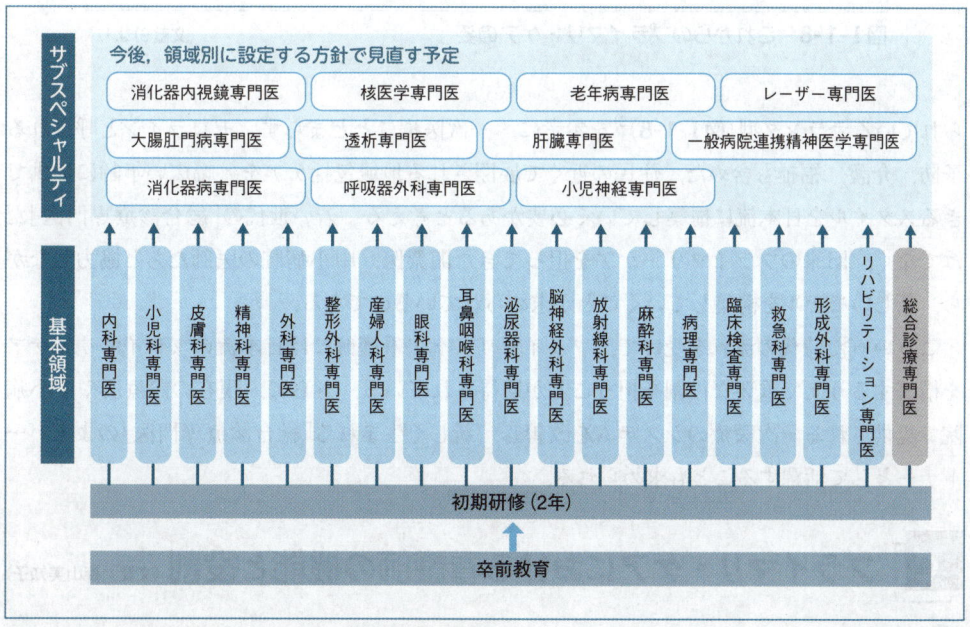

図Ⅰ-1-7　専門医のキャリアパス(新制度発足後)

(文献6, 7)より)

よって異なる医療ニーズに的確に対応出来る「地域を診る医師」の視点が重要である
- 地域のニーズを基盤として，多職種と連携して，包括的且つ多様な医療サービス(在宅医療，緩和ケア，高齢者ケアなど)を柔軟に提供し，地域における予防医療・健康増進活動等を通して地域全体の健康向上に貢献出来る

今後は，ヨーロッパ型プライマリ・ケアのなかでも，イギリス型のさらに先を行くと考え

I プライマリ・ケアの基本

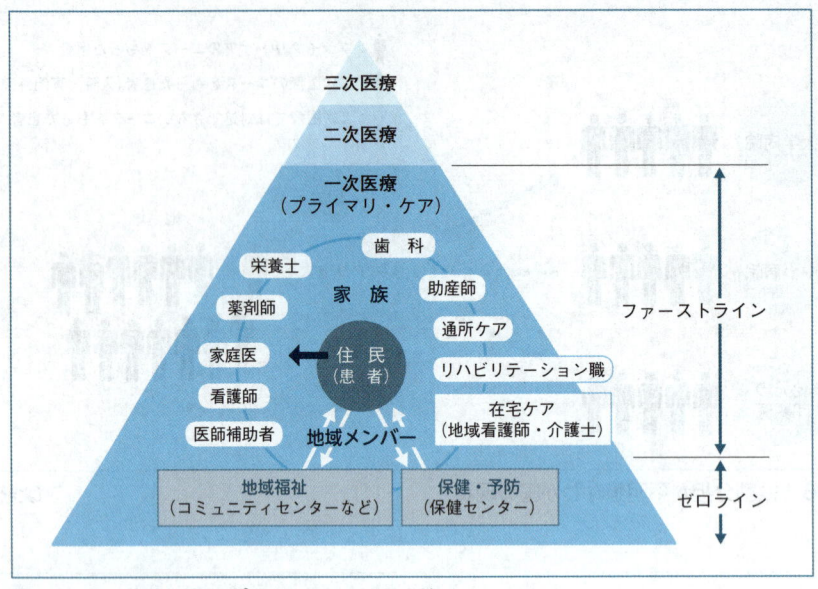

図 I-1-8 これからのプライマリ・ケアの姿　　　　　　　　　　（文献9）より）

られているオランダ型（図 I-1-8）[9]を参考に，一次医療にとどまらず，ゼロラインと呼ばれる予防，介護，福祉も含めた，住民の近くで展開される地域包括ケアを，幅広い年齢に提供できるスタイルを日本流に構築していく必要があると考える．若い世代の「総合診療専門医」だけでなく，旧来のプライマリ・ケアを担ってきた開業医，中小病院の医師たちと協力しながら，新しいモデルを構築していくことが求められているのである．

　こういった時代の流れを受けて，プライマリ・ケア看護師には日本流のプライマリ・ケアを構築するうえで重要な役割を担うことが期待されている．さらに，現在の診療所や中小病院で提供される一次医療のシステムを改善し，新しく生まれる「総合診療専門医」のよきパートナーとして活躍することも求められる．

C プライマリ・ケアにおける看護師の機能と役割 (文責：森山美知子)

i プライマリ・ケアにおける看護サービスの重要性と提供の場

　プライマリ・ケアは，プライマリ・ヘルス・ケア（1978年にWHOによって採択されたアルマ・アタ宣言で定義される）の一部と位置づけられ[10]，国民のあらゆる健康上の問題，疾病に対し，総合的・継続的，そして全人的に対応する地域の保健医療福祉機能を指す[11]．国際看護師協会（International Council of Nurses：ICN）は，プライマリ・ヘルス・ケアと看護師について，「公平性と，プライマリ・ヘルス・ケアサービス，とくに看護サービスへのアクセスは，すべての人々の健康とウェルビーイングを高める鍵である」としている．そして，これらを可能にするためには，看護師が政府や非政府組織と協働することが重要であると述べ，いくつかのキーワードを示している[12]．

表 I-1-1　プライマリ・ケア看護師の主な役割

① トリアージ
② 予防接種
③ 健　診
④ マイナー・イルネス対応
⑤ 慢性疾患管理

　プライマリ・ケアがどのように提供されるかは国によって異なるが，一次予防は主に保健センター（public health側）が，二次・三次予防（急性疾患の初期対応と疾病管理）は診療所（一次予防とあわせて実施され，地域保健センターとして位置づけられる国もある）が中心となる．またオランダのように，訪問看護ステーションや助産所もプライマリ・ケアと位置づけることができる．さらに，医療機関の機能分化が曖昧な日本では，病院もこの機能を担う．

ii● プライマリ・ケアを担う看護師の機能レベル

　プライマリ・ケア先進諸国では，プライマリ・ケアは，修士号以上の教育を要するスペシャリスト（高度実践看護師：advanced practice nurse：APN）[13]とジェネラリストが担っている．APNに位置づけられるナースプラクティショナー（NP）は，多くの国で処方権を有し，実践の範囲が広い．さらにプライマリ・ケア先進国においては，ジェネラリストであっても自律性は高く，表I-1-1に示す機能をプロトコルに従って単独で行うことができる（医師の指示ではなく，主体的に行う）[14]．わが国でも，2015年度から，日本看護系大学協議会による高度実践看護師教育課程が開始されている[15]．

iii● プライマリ・ケア看護師の役割と機能

　日本看護系大学協議会が示す，高度実践看護師（ナースプラクティショナー：プライマリ・ケア看護専攻）の教育目標は以下のとおりである[16]．なお，専門性の高さは異なるが，ジェネラリストに対しても求められる視点は同じである．

① プライマリ・ケア看護の高度実践看護師として，あらゆる発達段階にある人に対して，専門性やリーダーシップを発揮できる
② 急性疾患への初期対応や，比較的軽い症状や慢性疾患をもつ患者のさまざまな訴えに対して，看護学と医学の視点から包括的なアセスメントを行い，プライマリ・ケア看護に必要な検査，臨床判断，治療の管理，治療効果の評価を自律的，かつ必要に応じて他職種と協働しながら実施できる
③ 個人や家族の価値観，生活の質や意思決定を重視し，倫理に基づく，統合的なプライマリ・ケアを提供できる
④ 医療の質保証と安全の観点から，他職種と協働して組織的・体系的に取り組むことができる
⑤ 個人と家族の健康に関して，エビデンスに基づいた知識と技術の教育を効果的かつタイミングよく実施できる

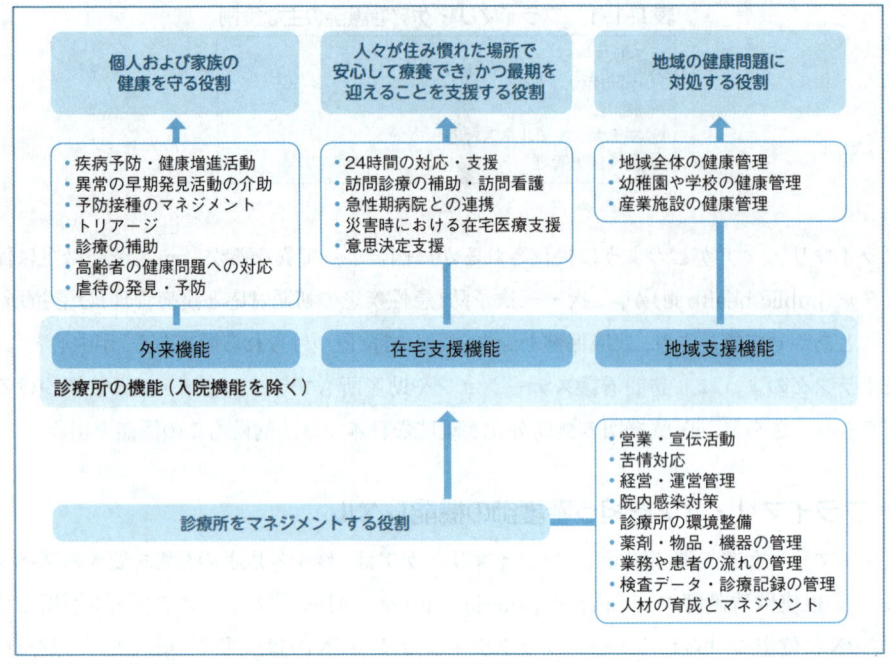

図 I-1-9 わが国における診療所看護師の担う役割 　　　　　　　　　　　(文献17)より)

　そして，プライマリ・ケアにおいて大きな割合を占める診療所に勤務する看護師（ジェネラリスト）の役割は，プライマリ・ケア先進国をはじめ，わが国においても共通している[14, 17]（表I-1-1）．症状を訴えて診療所に電話したり，訪問したりする患者の病状を聴取し，優先度を判断して診察の必要性や迅速性を判断する**トリアージ**，**予防接種**，**健診**，急性疾患の初期対応，かぜや腹痛，軽度の外傷・皮膚トラブルなど，重篤ではない軽症な症状に対応する**マイナー・イルネス対応**，そして，高血圧，糖尿病，心不全といった継続的に疾病管理が必要な患者に対する**慢性疾患管理**である．

　わが国の診療所は，プライマリ・ケア先進国とは異なり，医師が訪問診療を行い，地域の学校医や産業医を兼務することが多いことから，**図I-1-9**[17]に示すように，「外来機能」に「在宅支援機能」や「地域支援機能」が加わる．有床診療所の場合は，さらに「病棟管理」が追加される．

　なお，プライマリ・ケア先進国では，医師の訪問診療の比重は日本ほど高くはなく，主に訪問看護師が担う．学校での健康管理は，看護師の資格が必須であり，医療処置が可能なスクールナース，またはプライマリ・ケア・ナースが学校を訪問して医療を提供している．

iv ● 日本プライマリ・ケア連合学会が考える今後の方向性 (文責：松下　明，森山美知子)

　これまではプライマリ・ケアを支える看護師の専門性は検討されてこなかったが，わが国においても，本項で示した機能と役割を担う看護師を戦略的に養成する必要性が生じてきた．

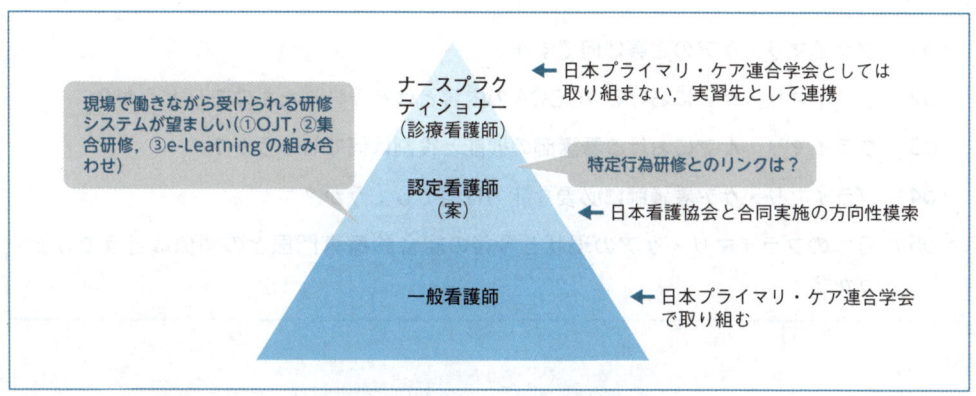

図 I-1-10 プライマリ・ケアに従事する看護師のレベル設定（試案）

表 I-1-2 プライマリ・ケアを提供するジェネラリスト看護師に必要な知識・技能・態度

組織マネジメント	・リスクマネジメント ・魅力ある職場づくり ・時間管理 ・質の向上(continuous quality improvement)	専門意識の醸成とキャリア向上 ・自己の実践の振り返り ・自己の生涯学習 ・研究論文を読み，まとめ，発表する ・看護師の教育
地域の健康問題への対応	・地域診断・アセスメントと問題解決 ・災害対応	
幼稚園・保育園・学校の健康管理	・学校保健（概論）	
在宅療養支援	・在宅医療を知る（概論） ・看護の立場からの在宅療養支援 ・在宅緩和ケア，在宅看取り	
疾病予防と疾病管理	・臨床推論 ・患者教育 ・生活習慣病・慢性疾患の症状管理 ・コモン・ディジーズ，コモン・シンプトムへの対応 ・認知症ケア ・メンタルヘルス	
患者と家族のライフステージに応じたヘルスプロモーション	・ヘルスプロモーション概論 ・感染症と予防接種 ・ライフステージと保健指導 ・虐待の発見と対応	
プライマリ・ケアの基本 　プライマリ・ケア概論，医療システム，連携・協働，生涯・長期にわたる患者支援，人々の尊厳と権利擁護（患者中心の医療），家族志向		

その方向性は，①看護師の役割の強化，②看護師の教育の整備，③看護師への業務委任，④看護師が診療所などのプライマリ・ケア・センターで重要な役割を担うこと（**図 I-1-10**）であると考える．

なお，本書ではプライマリ・ケアを提供するジェネラリスト看護師に必要な知識・技術・態度を**表 I-1-2**のように整理して，「基礎編」という位置づけでまとめた．次のステップとして，日本看護協会と合同で「プライマリ・ケア認定看護師（仮称）制度」の創設や特定行為研修とのリンクを模索している．

> Q1　プライマリ・ケアの定義は何ですか？
> Q2　プライマリ・ケアにおけるACCCAの内容とはどういったものでしょうか？
> Q3　プライマリ・ケアにおける看護師の機能と役割は何でしょうか？
> Q4　プライマリ・ケア看護師に必要な能力は何でしょうか？
> Q5　日本のプライマリ・ケアの現状と今後の総合診療専門医との関係はどうでしょうか？

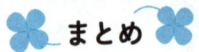

「誰が日本のプライマリ・ケアを担うのか？」という議論を棚上げしてきた日本の社会システムが2025年に向けて動き出している．日本式のプライマリ・ケアの主たる提供者となる，現在の診療所・小病院の医師と看護師に大きな役割が求められることは必須と思われる．あるべき日本式のプライマリ・ケアの姿を考えながら，重要な役割を担うプライマリ・ケア看護師をぜひとも目指してもらいたい．

参考文献

1) 日本プライマリ・ケア連合学会ウェブサイト．
http://www.primary-care.or.jp/public/q_and_a.html
2) 澤　憲明：これからの日本の医療制度と家庭医療　第2章 医療制度における家庭医療の役割．社会保険旬報，2491：22-29, 2012.
3) White KL, Williams TF, Greenberg BG, The ecology of medical care. N Eng J Med, 265：885-892, 1961.
4) Fukui T, Rhaman M, Takahashi O, et al：The Ecology of medical care in Japan. JMAJ, 48 (4)：163-167, 2005.
5) Petterson SM, Liaw WR, Phillips RL Jr, et al：Projecting US primary care physician workforce needs：2010-2025. Ann Fam Med, 10 (6)：503-509, 2012.
6) 日本プライマリ・ケア連合学会：新たな専門医制度導入にあたっての 当学会の活動方針について．
https://www.primary-care.or.jp/nintei_pg/pdf/senmoni_setumei.pdf
7) 日本専門医機構ウェブサイト．
http://www.japan-senmon-i.jp/
8) 厚生労働省：専門医の在り方に関する検討会 報告書平成25年4月22日, 2013.
http://www.mhlw.go.jp/stf/shingi/2r985200000300ju-att/2r985200000300lb.pdf
9) 堀田聰子：オランダのケア提供体制とケア従事者をめぐる方策―我が国における地域包括ケア提供体制の充実に向けて―．JILPT Discussion Paper Series 12-07, 2012.
10) World Health Organization (WHO)：Main terminology：Primary health care (PHC), Primary care (PC).
http://www.euro.who.int/en/health-topics/Health-systems/primary-health-care/main-terminology
11) 日本プライマリ・ケア連合学会：プライマリ・ケアとは？．
http://www.primary-care.or.jp/paramedic/index.html
12) International Council of Nurses (ICN)：Position statement；Nurses and primary health care.
http://www.icn.ch/images/stories/documents/publications/position_statements/D02_Nurses_Primary_Health_Care.pdf
13) International Council of Nurses(ICN)：ICN Networks：Nurse Practitioner/Advanced Practice Network(INP/APN Network).
http://international.aanp.org/
14) 森山美知子, 松浦亜沙子：総合診療専門医と協働するプライマリ・ケア診療所看護師の役割と教育．病院, 72 (12)：971-975, 2013.

15) 日本看護系大学協議会：高度実践看護師教育課程基準・審査要項.平成27年2月16日より専門看護師教育課程は,「高度実践看護師教育課程」となりました.
　　http://www.janpu.or.jp/download/pdf/2015/koudo.pdf
16) 日本看護系大学協議会：平成27年度版高度実践看護師教育課程基準
　　高度実践看護師教育課程審査要項；高度実践看護師教育課程基準・審査要項（ナースプラクティショナー46単位申請用），p.143, 2015.
　　http://www.janpu.or.jp/download/pdf/2015/cns.pdf
17) 斜森亜沙子,森山美知子：わが国のプライマリ・ケア機能を担う診療所における看護師の担うべき役割と必要な能力.日本プライマリ・ケア連合学会雑誌, 38（2）：102-110, 2015.

（松下　明・森山美知子）

2 わが国の医療システムとプライマリ・ケア

> 学習目標
> ① わが国の保健・医療・介護制度におけるプライマリ・ケアの位置づけと役割について学ぶ
> ② プライマリ・ケアに関連する法令について学ぶ
> ③ わが国が目指す地域包括ケアシステムとプライマリ・ケアの関係について学ぶ

A わが国の保健・医療・介護制度とプライマリ・ケアの位置づけ・役割

　わが国におけるプライマリ・ケアは法令で明確に位置づけられているわけではないが，保健・医療・介護の幅広い法令や制度にプライマリ・ケアの理念や役割を読み取ることができる．

i 保健制度とプライマリ・ケア

　地域保健，広域的保健，学校保健，職域保健が保健の体系をつくっている．このうち，地域保健は，地域保健法のほか，健康増進法，母子保健法，高齢者の医療の確保に関する法律，精神保健及び精神障害者福祉に関する法律，感染症の予防及び感染症の患者に対する医療に関する法律などに定められている．

　地域保健法は，国および地方公共団体の役割を定め，それに基づいて保健所や市町村保健センターが設置されている．保健所は，都道府県や政令で定める市，特別区などが設置しており，保健・衛生・医事・薬事・公共医療事業といった多様な業務に当たっている．市町村が設置する市町村保健センターでは，健康相談・健康指導・健康診査などが行われている．

　健康増進法は，高齢化の進展と疾病構造の変化を背景に，「国民は，健康な生活習慣の重要性に対する関心と理解を深め，生涯にわたって，自らの健康状態を自覚するとともに，健康の増進に努めなければならない」としており，自治体や医療機関などに協力義務を課している．従来の予防施策が二次予防に相当する早期発見・早期治療中心であるのに対し，健康増進やリスクの除去という**一次予防**を重視しており，プライマリ・ケアを担う看護師や保健師などによる指導・介入が推進されている[1]．生活習慣病対策については，メタボリック症候群の予防・解消に重点を置いた**特定健診**および**特定保健指導**が行われている．

ii ● 医療制度とプライマリ・ケア

　医療法は，医療を受ける者の保護と医療提供体制の確保による国民の健康保持への寄与を目的に，医療に関する選択の支援，安全確保，病院などの開設・管理，医療施設の整備・機能分担・連携について規定している．医療法により，病院は20人以上の入院施設を有するもの，診療所は入院施設がないあるいは19人以下の入院施設をもつものとされる．また，病院の病床には種別があり，種別ごとに人員配置や人員配置の基準が決まっている．さらに，医療従事者に関しては，医師法や保健師助産師看護師法などによって資格が定められている．

a. 地域の医療確保：自由開業と医療計画

　医療法では，診療所の開設は届出制とされており，これは**自由開業**と呼ばれ，自由な場所に開設可能である．一方，有床診療所や病院については許可制となっている．諸外国では，プライマリ・ケアを含め，施設や医師を計画的に配置している国もある．

　病床数や病床区分の調整が，**医療計画**として進められている．地域における医療及び介護の総合的な確保を推進するための関係法律の整備等に関する法律に関連する第6次医療法改正では，病床機能報告制度の運用や需要予測に基づく**地域医療構想**（ビジョン）の策定を通じ，施設間連携によって地域という単位の医療提供体制の構築を都道府県ごとに進めることが定められている．介護保険法などで推進されている地域包括ケアシステムの構築とあわせて，地域での医療機関の役割分担と連携が模索されており[2]，プライマリ・ケアを提供する場の確保は重要である．

b. 安心して受診できる仕組み：フリーアクセスと「かかりつけ」

　患者が自由に受診する医療機関を選べる**フリーアクセス**は，日本の医療の特徴とされている．特定機能病院（高度な医療の提供および先進的な医療技術の開発・研修を行う病院）および一般病床500床以上の地域医療支援病院への受診には，地域医療機関からの紹介が必要であるものの，紹介医がかかりつけ医である必要はない．さらに，医師には診療の求めに応ずる義務があり，正当な理由がない限りこれを拒んではならないとされ，**応召義務**と呼ばれている．歯科医師，薬剤師，助産師にも同様の規定がある．

　諸外国では，ゲートキーパーの役割をもったかかりつけ医からの紹介がなければ病院や専門科を受診できない仕組みがとられていたり，医療の質の向上のために1日当たりの診療患者数を制限している国もある．

　従来，わが国では「かかりつけ医」「主治医」「担当医」などの言葉の定義が明確ではなかった．フリーアクセスの原則のなかで「かかりつけ医」の立場を明確にするには，健康増進のための指導，幅広い初期診療，高度医療の調整や紹介，生涯にわたる健康履歴や家族歴の管理，意思決定のサポートなど，プライマリ・ケアの専門性を発揮することが望まれる．

iii ● 介護制度とプライマリ・ケア

　介護保険法によって老後の介護を社会が支える制度がつくられている．つまり，介護を医療から切り離し，サービス内容の見直しを図っている．サービスの提供は，介護保険の保険

者である市町村および特別区が担い，国，都道府県，医療保険者，年金保険者がそれを支える．介護サービスを受給するには，**認定調査と医師（主治医）の意見書**をもとにした**介護認定審査会**の判定を経て**要介護認定**を受ける必要がある．

a. 高齢者の生活のケア

高齢者には，診断や治療といった医療的なケアと，介護に位置づけられる**生活機能の維持・向上**を目指すケアの双方が必要である．介護保険制度が整備されるまでは，介護の提供者や施設が不足し，介護は家族の大きな負担となり，高齢者の長期入院につながっていた．入院は，医療的なケアを効率的に行うには適するが，暮らしにかかわる高齢者の能力を損ねてしまう．生活機能を重視した，地域でのケアのさらなる充実が求められる．

b. 地域包括ケアシステムの推進

高齢者の尊厳の保持と自立生活支援を目的として，可能な限り，住み慣れた地域で自分らしい暮らしを人生の最期まで続けることを目指した地域包括ケアシステムの構築が進められている．**住まい・医療・介護・予防・生活支援の一体的な提供**とともに，増加する**認知症高齢者の地域での生活**を支えることが重視されている．その構築プロセスとしては，市町村や都道府県が，地域の自主性や主体性に基づき，**地域の特性に応じたシステム**をつくり上げていくとされ，また医療と介護の連携に重点が置かれており，プライマリ・ケアを担う看護師が大きな役割を果たすことが期待される．

c. 医療と介護の連携

地域におけるケアにはさまざまな職種が関与するため，地域ごとに多職種協働のための研修会や会議が開かれている．具体的には，個々のサービス担当者会議や事例検討会のほか，地域ケア会議（地域包括支援センターや市町村が主催する，事例検討や地域課題の把握などを目的とした会議）があげられる．地域包括ケアにおいて，看護師は医療のみならず，生活・地域支援という立場から，医療と介護の連携に重要な役割を果たすことになるといえる．

d. 在宅医療と訪問看護

医療法で，「**居宅**」は**医療提供の場**と位置づけられ，在宅医療がこれに相当する．高齢者や慢性疾患患者の増加により，在宅医療のニーズはますます高まることが予想される．

訪問看護は，病院や診療所のほか，**訪問看護ステーション**によって提供され，医療保険ないし介護保険の適用となる．これまで看護師は，病院や診療所では医師が管理する機関に属してきた．しかし，訪問看護ステーションは，診療の補助については医師が交付する訪問看護指示書に従うものの，看護を提供する事業所自体は医師から独立している．そして，患者は地域の複数の訪問看護ステーションから自由に選ぶことができる．つまり訪問看護ステーションは，医師から独立してプライマリ・ケアの推進に主体的な役割を果たせる場といえる[3]．

B 保険診療と診療報酬：わが国の医療のあり方

全国民が，職域保険，地域保険，後期高齢者医療制度のいずれかに加入することによって，

国民皆保険による保険診療が実現されている．わが国は**社会保険方式**をとっているが，租税による医療費負担であまねく医療を提供している国もある．

またわが国では，医療費の一部あるいは全額を公費で負担するケースがあり，難病の患者に対する医療等に関する法律によって難病患者に対する助成が法制化されたことから，医療費助成の対象疾患が拡大した．労働災害については，労災保険が適用される．

保険診療を行うには**保険医療機関**の指定を受ける必要があり，保険診療を担当できるのは**保険医**の登録をした医師に限られる．診療報酬は，**審査支払機関**から，診療報酬点数表にもとづいて保険医療機関に支払われる．

国民皆保険によって，必要な医療を平等に受けることが可能になったとされる一方で，フリーアクセスと相まって，大病院志向や専門医志向，重複受診，予防の軽視が生まれ，医療費高騰という問題が引き起こされている．したがって，プライマリ・ケアによる健康管理が必要となる．

i 保険者，被保険者

医療保険の運営主体を**保険者**といい，医療保険に加入して必要な給付を受けることができる人のことを被保険者という．保険者は，被保険者から徴収した保険料と，国庫補助によって事業を運営している．

医療保険は**職域保険**と**地域保険**に大きく分けられ，さらに職域保険には健康保険，労災保険，共済組合などがある．健康保険は健康保険法によって定められ，主に中小企業を対象とした全国健康保険協会管掌健康保険（協会けんぽ）と，大企業が対象となる組合管掌健康保険がある．保険料は事業主と被保険者とで負担しあう．なお，組合管掌健康保険では自由に保険料率を設定でき，独自の取り組みを実施することも可能となっている．また健康保険では，被保険者だけでなく，その被扶養者に対しても保険給付が行われる．一方，国民健康保険法は，市町村および特別区が運営する地域保険である国民健康保険と，職能団体などがつくる国民健康保険組合について定めている．**医療費適正化**や**健康増進**の観点から保険者の役割が増加しており，保険者の立場からも，プライマリ・ケアに期待が寄せられている．

ii 保険医療機関，保険医

病院，診療所が公的医療保険の適用を受ける診療を行うためには，地方厚生局長による保険医療機関の指定を受け，さらに従事するすべての医師が保険医として登録されている必要がある．保険診療は，保険医療機関及び**保険医療養担当規則**（**療養担当規則**）に則って行われ，国が定める**診療報酬点数表**に従って診療報酬が支払われる．このため，療養担当規則と診療報酬点数表には，わが国の医療のあり方を決める大きな役割がある．なお，保険診療と保険外診療を併用する混合診療は，例外（差額ベッド代などの選定療養や先進医療などの評価療養）を除いて禁止とされている．

ⅲ 療養担当規則

　厚生労働省作成の療養担当規則は，保険医療機関の療養の範囲と保険医の診療方針などを定めており，患者への指導，専門外の疾病に対する転医や対診，患者の特性の考慮などについても記載されている．また，厚生労働大臣が定める以外の特殊な療法や研究目的の検査，保険医療機関の従業者以外の者による看護，特定の薬局への誘導などは禁止となっている．さらに，患者から訪問看護指示書の交付を求められ，その必要があると認めた場合には，当該患者の選定する訪問看護ステーションに対する，すみやかな交付が求められている．

ⅳ 診療報酬：現物給付

　わが国では，自己負担分を除いた差額が保険から医療機関に直接支払われる方式をとっていて，**現物給付**と呼ばれている．これに対し，医療費全額を患者が医療機関に支払ったのち，医療保険から患者に償還される現金給付の方式をとる国もある．現物給付の場合，受診への抵抗感が少なくなり，健康管理の意識が低くなるとされる．一方で現金給付では，一時的な負担に伴う受診への抵抗が生じることで患者の予防やセルフケアに対する意識は高まるものの，受診が遅れる可能性も懸念される．

　診療報酬は診療報酬点数表に定められており，公定である．被保険者である患者は，一部負担金を支払い，診療サービスを受ける．そして保険医療機関は，毎月，患者ごとに**診療報酬明細書（レセプト）**を作成し，**審査支払機関に請求**する．

　審査支払機関には，社会保険診療報酬支払基金と国民健康保険団体連合会があり，それぞれ各都道府県に設置されている．審査支払機関はレセプトを審査し，保険医療機関に診療報酬を支払うとともに，保険者に審査分を請求する．レセプトは電子化されており，コンピュータによるチェック，職員によるチェック，審査委員による審査が行われる．審査委員は，診療担当者代表，保険者代表，学識経験者の三者構成となっている．審査によって，請求診療報酬の増減する査定や，不備などがみつかれば，医療機関にレセプトが差し戻される（返戻）．

ⅴ 診療報酬点数表

　診療報酬点数表には，医科，歯科，調剤報酬の3種類がある．医科では，初診，再診，外来，入院といった医療行為を行ううえで必ず算定する**基本診療料**と，治療上必要な項目を選択して算定する特掲診療料に分かれ，**特掲診療料**に「医学管理等」「在宅医療」などが掲載されている．診療報酬は，基本診療料と特掲診療料を合計して算定される．なお施設基準を満たしていることを届け出る必要がある項目もある．診療報酬制度は，行われた医療行為に対する出来高払いが原則であるが，急性期病院の入院を対象とした診断群分類別包括評価（Diagnosis Procedure Combination：DPC）のような包括払いも多くなっている．

　出来高払いは，診療行為を増やすことが報酬アップにつながることから，過剰診療が懸念される．一方，包括払いでは，診療行為を必要最小限にすることが利益を増すので，過少診

療となるリスクが生じる．包括払いのなかでも，人頭払いであれば，疾病予防が診療行為を減らし，利益を高めるため，医療機関にとっては疾病予防への動機づけとなり，プライマリ・ケアの理念を実現しやすいという考えがある．

診療報酬点数表は，厚生労働大臣の諮問機関である**中央社会保険医療協議会（中医協）**で審議され，**2年ごとに改定**される．中医協は，保険者ならびに被保険者，事業主など，医療に要する費用を支払う者の立場を代表する支払側委員，医師，歯科医師，薬剤師という地域医療の担い手の立場を代表する診療側委員，国会の同意による公益委員で構成され，公益委員から会長を選出する．

診療報酬点数表には，疾病の診断・治療などの適正化や医療費高騰を防止する役割が期待され，改定を通じて施設の機能や役割の分化や不足している項目への取り組みを促している．これまでに，プライマリ・ケアを担うべき施設や在宅医療への優遇措置が講じられてきた．また施設への評価も行われていて，DPCが適用される急性期病院が対象になっている．

- Q1 生活習慣病予防は，どのような目的で，どのように行われていますか？
- Q2 日本の医療制度の特徴について，プライマリ・ケアの立場からみたメリットとデメリットにはどのようなものがありますか？
- Q3 医療計画では，どのように地域の医療を確保しようとしていますか？
- Q4 高齢者にとって，地域での療養にはどのようなメリットがありますか？
- Q5 診療報酬は，国の医療費や各医療機関の診療にどのような影響を与えていますか？

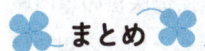

まとめ

日本の医療は，自由開業，フリーアクセス，国民皆保険，出来高払い，現物給付という特徴をもっているが，これらには一長一短がある．高齢者の増加や，医療費の高騰に対し，診療報酬点数表の改定とともに，介護保険や地域包括ケアシステム，地域医療構想といった制度を取り入れ，あるべき姿を目指してきた．今後，地域という単位でのケアの提供が重視されるとともに，生活習慣の改善による疾病予防や生活機能の維持・向上を目指す介護予防がますます重要になり，プライマリ・ケア看護師の活躍が期待される．

参考文献

1) 斜森亜沙子, 森山美知子：わが国のプライマリ・ケア機能を担う診療所における看護師の担うべき役割と必要な能力. 日本プライマリ・ケア連合学会誌, 38 (2)：102-110, 2015.
2) 井出博生, 小川真司, 土井俊祐, 他：地域医療構想に対する自主的な協議の場の設置, 病院, 75 (1)：50-53, 2016.
3) 竹内公一：増加する在宅医療のニーズへの対応. 臨床死生学研究叢書4 臨床現場からみた生と死の諸相, 平山正実(編), 聖学院大学出版会, 上尾, p.171-196, 2013.

（竹内公一）

3 プライマリ・ケアにおける多職種連携・協働

学習目標
① IPW/IPC，IPEの定義について学ぶ
② IPW/IPC，IPEが発展してきた背景が理解できる
③ プライマリ・ケアにおけるIPW/IPC，IPEの位置づけを学ぶ

A 多職種連携・協働とは

　WHOは，1980〜90年代にかけて人口高齢化，ヘルスケアコストの上昇，自然災害時のケアなどの複雑なヘルスケア問題への対応として，多職種連携実践（interprofessional work：IPW）や多職種協働（interprofessional collaboration：IPC），多職種連携教育（interprofessional education：IPE）の必要性を示した[1]．しかし，当時のわが国では多職種連携・協働に対する関心が低く，あまり注目されることはなかった．一方で，アメリカやイギリス，北欧では，人口の高齢化に伴うさまざまな健康課題と医療費高騰への対応策としてIPWやIPCが注目を集め，政策あるいは研究として積極的に進められた．その流れのなかで，保健医療の専門職者間の相互理解・尊重を基盤として連携と協働が進み，医師とコメディカルという表現ではなく，health care workerまたはmedicalsなど，呼称も変化してきた．つまり医師の指示のもとでコメディカルが分業するという構図ではなく，各専門職の自律性を高め，民主的な手続きを経ながら情報交換し，それぞれの専門性を尊重しつつ担当領域をすり合わせながら最適なマネジメントが実施されるようになってきた．このようなIPW/IPCを実践するためには，専門職としての能力（それぞれの専門性）以外に，基本的なコミュニケーション能力と，専門性や個性が異なる相手に対して有効にアプローチする能力，葛藤を解決する能力，さらにケース検討会議などをファシリテートする能力や連携のリーダーシップをとる能力も必要とされる[2]．これらを培う方法として，IPEが発展してきた．

　21世紀に入り，超高齢社会に突入したわが国では，高齢者の介護，地域・在宅医療への取り組み，医療費削減といった課題が生じるなかで，多職種連携・協働は必要不可欠なものとなった．病院から地域・在宅への多職種による退院支援に診療報酬が加算されるようになり，多職種連携自体が財源化されたことは記憶に新しいところである．

　WHOでは，このような世界的な動向を踏まえて，2010年に"Framework for action on

interprofessional education and collaborative practice"[3]を発表し，世界的な多職種連携のさらなる推進を奨励している．このなかで，IPCとは異なる専門分野の複数の医療従事者が患者，家族，介護者，コミュニティと連携して目標を共有し，最適なケアを提供することにより，最善のアウトカムを産み出すこととされている．さらにIPCによって，医療従事者は，医療現場における目標達成を実現するスキルをもち合わせたあらゆる個人との連携が可能となり，医療システムを強化し，健康アウトカムを改善できると書かれている．もともとは医師や看護師，理学療法士，作業療法士，薬剤師，管理栄養士，放射線技師など，保健医療の専門職による連携と協働として始まったが，2010年のWHOの報告書では，事務管理者，医療ソーシャルワーカーなど，その他の専門職，ボランティアなどの支援者，そして地域コミュニティのリーダーも，連携のメンバーに含まれている．これらの多職種が協働してケアを行うことを「チーム医療」や「チーム連携」などと表現されることも多い．チーム医療については，V-1～3（p.375）で詳細に述べられているが，これらはIPW/IPCの概念に含まれるものである．

IPEは，効果的な連携を実現し，健康アウトカムを改善するために複数の専門分野の学生が互いに学習し合うことと定義されている．IPEは現場の医療ニーズにより的確に対応できる，IPW/IPCの即戦力となる医療人材の育成に必要不可欠なステップなのである．IPW/IPCの即戦力となる医療従事者とは，専門職連携チームとして職務を遂行する方法を習得し，なおかつその職務遂行能力の高い人材を指す．

このような現状のなかで，わが国の大学でも，IPEの呼称が馴染んできており，保健医療福祉系の大学を中心にIPEへの取り組みが進んでいる．

B IPW/IPCに必要なコンピテンシー

IPEは，イギリスや北欧をはじめとして，国をあげて取り組まれている傾向にある．というのも，IPW/IPCのスキルは自然と身につくものではなく，効果的な方法，技術，対処方法，必要とされる能力については特別な学習が必要であり，さらにIPW/IPCに対する肯定的な態度は，伝統的な仕事観を身につける前，すなわち資格付与以前の教育において養われると考えられているからである．では，IPW/IPCで求められるコンピテンシー（competency：専門的能力）とは何だろうか．2010年にカナダで提示された枠組み[4]を紹介する．

IPW/IPCで求められるコンピテンシーは6つの領域から構成される．具体的には「職種間のコミュニケーション」「患者・クライアント・家族・コミュニティ中心ケア」「役割の明確化」「チーム機能の理解」「連携的リーダーシップ」「職種間の葛藤解決」である（図Ⅰ-3-1）[1]．

これらのうち「職種間のコミュニケーション」と「患者・クライアント・家族・コミュニティ中心ケア」は，ほかの4つの領域をサポートし，かつ影響を与えるものであり，さらに4つの領域は単体ではなく全体として統合されるものであるとされている．以下に各領域の内容を簡単に紹介する．

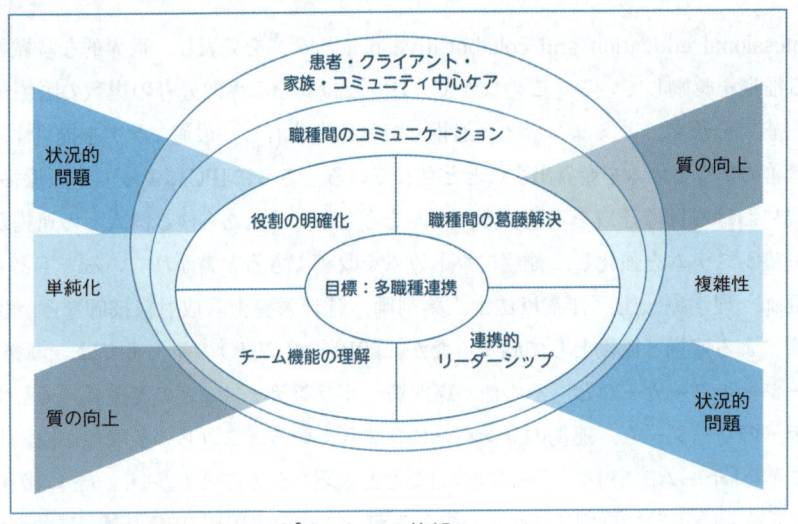

図 I-3-1　IPW/IPC のコンピテンシーの枠組み　　　　　　　　（文献1) より）

> ①職種間のコミュニケーション：異なる領域の専門職が協力的に応答し，信頼しあえる方法でコミュニケートする能力
> ②患者・クライアント・家族・コミュニティ中心ケア：ケアやサービスを設計・実行するに当たって，患者・クライアント・家族・コミュニティの意見と関係性を探索して統合し，価値づける能力
> ③役割の明確化：自己と他者の役割を理解し，患者・クライアント・家族・コミュニティの目標を達成するために，身につけた知識を適切に利用する能力
> ④チーム機能の理解：効果的な多職種連携を実現するためにチームワークのダイナミクスと集団・チームプロセスの原則を理解する能力
> ⑤連携的リーダーシップ：連携実践モデルをサポートするリーダーシップの原則を理解し，応用する能力
> ⑥職種間の葛藤解決：意見の相違に肯定的かつ建設的に対処できるように，患者・クライアント・家族とコミットしながら，積極的に自己と他者の折り合いをつける能力

　しかし，基礎教育ばかりを充実させても，現在ケアを提供している医療従事者たちは従来の縦割り，職種別教育を受けてきたので，なかなかIPW/IPCが浸透していかない．そこで昨今は，「現任教育にこそIPEが必要である」という意識が高まり，2013年に厚生労働省を中心に「在宅医療推進のための地域における多職種連携研修会　研修運営ガイド」[5]が作成され，地域におけるIPEを推進している．

C プライマリ・ケアにおける多職種連携・協働の位置づけ

　急速に少子高齢化が進むわが国において，老齢期の患者が中心となるこれからの医療は，かつての「病院完結型」から，住み慣れた地域や自宅での生活を継続するための医療，つまり地域全体で治し支える「地域完結型」へと変えていく必要がある．また，単身や高齢者のみの世帯が増加していくことを踏まえると，地域ごとの医療・介護・予防・生活支援・住まいの継続的で包括的なネットワーク，すなわち地域包括ケアシステムづくりを推進していくことも欠かせない．そして，医療ニーズと介護ニーズを併せもつ高齢者を地域で支えていくためには，かかりつけ医機能を担う地域医師会などの協力を得つつ，在宅医療と介護の連携を推進することも重要であり，まさにIPW/IPCが求められる．I-1 (p.2)で登場したACCCAのなかにある"協調性(Coordination)：専門医や地域の多職種との連携を通してケアをコーディネートする"の実践といえる．

　地域においてIPW/IPCを進めることを目的に，先述したように厚生労働省を中心に「在宅医療推進のための地域における多職種連携研修会　研修運営ガイド」[5]が作成された．ここでは医療を担う医師会と，介護を担う地域包括ケアを担当する市町村行政の連携が重視されており，"地域においてIPW/IPCを主導するのは医師である"という姿勢がとられていることは否定できない．しかし，急性期で容体が変化しやすく，緊急の対応が求められることの多い「病院完結型医療」とは異なり，「地域完結型医療」では必ずしも医師主導である必要はない．疾患やその管理（食事・運動・薬物療法など）についての知識や技術をもち，さらには排泄や清潔の保持といったADLにもかかわることから，医師や薬剤師，理学療法士や作業療法士，言語聴覚士などの他専門職と役割が重なりやすい看護師こそ，患者や家族の生活全体を見通し，ケアをコーディネートする役割を担うことができるのである．

Q1　多職種連携・協働のゴールは何でしょうか？
Q2　多職種連携・協働のなかで住民や患者，家族はどこに位置づけられますか？
Q3　多職種連携・協働のなかで看護師に求められる能力を6つあげてください．
Q4　Q3であげた6つの能力のうち，基盤となる2つの能力は何でしょうか？
Q5　プライマリ・ケアにおいて看護師はどのような役割を担えると考えますか？

まとめ

　超高齢化社会に突入した日本では，要介護高齢者の介護，地域・在宅医療への取り組み，医療費削減といった課題が生じるなかで，IPW/IPCは必要不可欠なものである．また，IPW/IPCを効果的に実践していくために基礎教育，現任教育にIPEが必要とされ，わが国でも実践されるようになってきた．この現状のなかで看護師は，積極的にIPEに参加して知識と技術を学び，IPW/IPCにおいて，患者や家族との協働的パートナーシップのもとに生活全体を見通したケアをコーディネートし，チームを主導していく役割を担うことが期待されている．

参考文献

1) 松岡千代：多職種連携の新時代に向けて―実践・研究・教育の課題と展望. リハビリテーション連携科学, 14(2)：181-194, 2013.
2) 篠田道子：多職種連携を高める チームマネジメントの知識とスキル, 医学書院, 東京, p.2, 2011.
3) World Health Organization (WHO)：Framework for action on interprofessional education and collaborative practice. WHO, Geneva, 2010.
4) Canadian Interprofessional Health Collaborative (CIHC)：A National Interprofessional Competency. 2010. http://www.cihc.ca/resources/publications
5) 国立長寿医療研究センター, 東京大学高齢者社会総合研究機構, 日本医師会, 厚生労働省：在宅医療推進のための地域における多職種連携研修会 研修運営ガイド, 2013.
6) 大塚眞理子：第4章「食べる」ことを支える専門職連携実践.「食べる」ことを支えるケアとIPW, 諏訪さゆり, 中村丁次(編著), 建帛社, 東京, p.34, 2012.

（二井谷真由美・谷山尚子）

4 生涯・長期にわたる患者支援

> **学習目標**
> ① 対象者との関係構築のあり方を学ぶ
> ② 対象を理解するための理論やモデルについて学ぶ
> ③ 理論やモデルの活用の方法を学ぶ

A 生涯・長期にわたる患者・家族との関係の構築

　プライマリ・ケアを担う看護師には，個人や家族を1つのケア単位として，彼らが生まれてから亡くなるまで，生涯にわたって支援する役割がある．診療所に勤務する看護師へのインタビュー調査[1]では「よろず診療所として継続的な拠りどころとなり，個人・家族の人生の応援団としてケアを提供し，臨機応変に社会資源の不足を補いながら地域を支援する」と表現された．そのような役割を担うためには，患者やその家族とどのような関係を築くかが，重要な鍵となる．プライマリ・ケアを担う多くの看護師が出会う対象者は，疾患の予防を目的としていたり，慢性疾患を抱えていたり，急性期を脱し回復期にある人たちである．彼らは"ケアを受ける人"ではなく，生涯にわたり責任をもって自らの生活をコントロールし，疾患の発症や悪化を予防しなければならない人たちである．彼らに対し，私たち看護師は，従来のパターナリズムに基づいた一方向性の支援ではなく，必要時に専門職として情報やケアを提供してサポートするパートナーとならなければならない．この関係のあり方について，カナダのMcGill大学のGottliebらは，看護師の役割を患者の伴走者と位置づけ，患者の意見または見解を積極的に引き出すことや，取り組みのペースと時機の管理を患者と共有する「The Collaborative Partnership Approach（協働的パートナーシップアプローチ）」として紹介している[2]．

B 協働的パートナーシップアプローチとは

　Gottliebらは看護のパートナーシップを，「看護師と患者が互いに尊重し合い，自律した個人として，共同作業に寄与できるものをもち，合意した目標に向かってともに歩む関係」であると定義した．さらに，協働的パートナーシップについては，すべてのパートナーの積極的

I プライマリ・ケアの基本

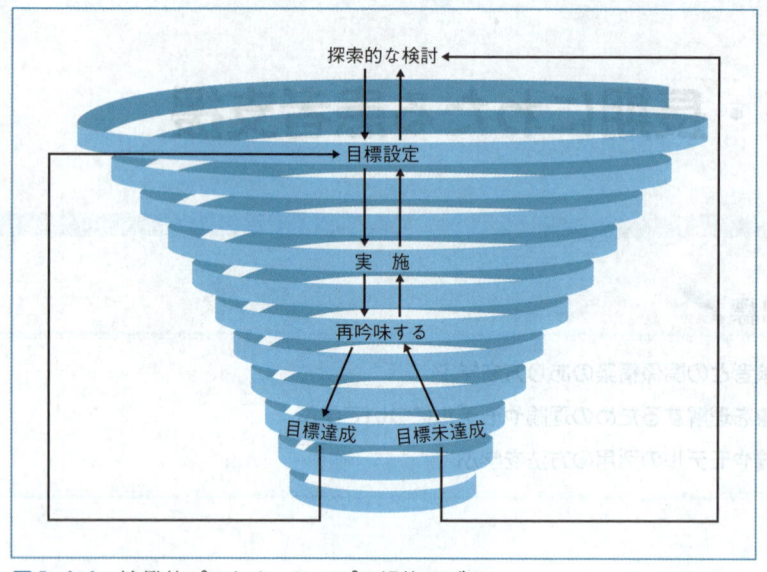

図 I-4-1　協働的パートナーシップの螺旋モデル　　　　　　（文献2) より）

な参加と合意のもとに進む流動的な過程を通して，患者中心の目標を追求するものであるとしている．協働的パートナーシップの主な特徴として，①力を分かちもつこと，②率直さと敬意を表現すること，③看護師の基準で価値判断せず受容的であること，④曖昧さを受け入れること，⑤自己認識と内省の5つがあげられ，そのパートナーシップに基づくアプローチとして螺旋モデルが示されている（図 I-4-1）[2]．

図 I-4-1[2]に示すように，螺旋モデルには①協働のあり方を探索しながら相互理解を深める，②目標を設定する，③実施する，④再吟味するという4つの段階がある．再吟味した結果，目標達成できていれば新たな目標設定に進み，目標が未達成なら探索的な検討に戻り，再検討を重ねる．このモデルは私たち看護師が日々用いている「看護過程」そのものである．ただ，看護過程と違うことは，その一連の過程の前提に，患者とのパートナーシップがある，ということである．

探索段階における看護師の役割は，患者が自身の状況やもっている知識，過去に試みた対処方略，強みや弱みを語れるよう探索をリードし，話をよく聴くこと，患者の見解を理解することである．このような意図をもったコミュニケーションを通して信頼関係を構築し，相互に問題を明確にしていく．とくにはじめの交流は，パートナーシップを形成し，協働して物事に取り組んでいく基盤をつくるために重要である．

C　対象を理解するためのさまざまな理論

i　大理論（Ground theory）：全体的に対象を捉える理論

前述した探索的段階において，看護師はさまざまな予測をもって患者の問題を明確化して

表 I-4-1　個人の適応指標類型分類と適応上の問題

生理的様式
酸素摂取：低酸素症，ショック，換気障害，酸素必要量の変化に対する代償機能不全など
栄　養：標準体重より20〜25％の増減，需要を上回るまたは下回る栄養摂取，食欲不振，悪心・嘔吐など
排　泄：下痢，便失禁，便秘，尿失禁，尿閉，排泄の変調に対する非効果的なコーピング方略など
活動と休息：不動状態，活動耐性低下，睡眠遮断，睡眠パターン混乱の危険性，廃用症候群など
防　衛：皮膚統合性の障害，褥瘡，瘙痒，創傷治癒の遅延，感染，非効果的な体温調節など
感　覚：スティグマ，セルフケア能力の喪失，感覚の単調化または歪み，感覚過荷または感覚遮断，痛みなど
体液，電解質および酸塩基平衡：脱水，浮腫，細胞内水分貯留，酸塩基平衡の異常など
神経機能：意識レベルの低下，認知処理の障害，記憶喪失，行動と気分の不安定性，ストレスなど
内分泌機能：非効果的なホルモン調節，ホルモン系ループの不安定性，体内の周期的リズムの不安定性など

自己概念様式
ボディイメージの障害，性機能不全，未解決の喪失，不安，自己尊重の低下など

役割機能様式
非効果的な役割の移行，役割葛藤（役割間および役割内），役割変化に対する非効果的なコーピングプロセス，役割の不明確化など

相互依存様式
自立と依存の非効果的パターン，非効果的な会話，関係の信頼性の欠如，分離不安，疎外，感情と関係性のニーズに対する不十分なサポートシステムなど

（文献3）より作成）

表 I-4-2　集団の適応指標類型分類と適応上の問題

物理的様式
不適切な財政資源，能力不足，人員不足，災害に対する非効果的な対応など

集団アイデンティティ様式
非効果的な対人関係，価値観の葛藤，抑圧的な文化，虐待的な関係など

役割機能様式
役割の混乱，集団における何らかの役割に関する失敗，集団の目標不達成に対する責任の不均衡，集団のなかで拡大しつつあるニーズに対する不適切な役割発達など

相互依存様式
孤立，非効果的な発達，不適切な資源，攻撃など

（文献3）より作成）

いく必要がある．その予測に役立つものが，数々のモデルや理論である．たとえば，診療所に不眠を訴えてやってきた患者に対しては，臓器別ではなく，生活者として全体的に捉える見方が欠かせない．しかし，「全体的に捉える」といっても，漠然とみていったのでは問題を明確にすることは難しい．看護の対象である人間について，これまで多くの看護理論家がその見方を示してきた．主要な理論の1つに，人間を開放システムと捉えるRoyの「**Roy Adaptation Model**」（ロイ適応看護モデル）がある[3]．

　Royは，人間を，フィードバックループを通して内的・外的刺激に対処し，その結果が健康として表されるという，環境に適応する開放系システムと捉えた．個々の人間の適応システムを説明するのに，「生理的様式」「自己概念様式」「役割機能様式」「相互依存様式」という4つの適応様式を提示し，さらに個人内のシステムだけでなく，それらを集団に対応させたときにどう適応するのか，どのような適応上の問題があるのかを示している（**表 I-4-1，2**）[3]．人々のかかわりは個人から家族，組織，コミュニティ，さらには社会全体へと，より大きく拡大

されていく．看護師はあらゆる環境で看護実践を行わなければならないため，どのような環境に置かれても実践に移すことができるよう，集団としての適応まで明示したうえで理論的に体系化し，北米看護診断協会(North American Nursing Diagnosis Association：NANDA)の看護診断分類に関連づけてある．不眠を訴える患者に対して，**表Ⅰ-4-1**[3)]の枠組みに沿って情報収集していくことで，漏れのない情報収集を行うことが可能となる．

ii ● 中範囲理論(Middle-range theory)：特定の現象に対応する理論

自己概念様式や役割機能様式をアセスメントする際に，人の成長・発達を理解しておくことは重要である．ErіksonやHavighurstの成長・発達段階理論はその基礎理論となる．Eriksonは，人間にはその成長・発達段階に応じた課題があり(**表Ⅰ-4-3**)[4)]，これを達成することにより，その発達段階の危機を乗り越えて次の段階に円滑に進むことができるが，達成に失敗した際にはその発達段階特有の危機に陥ることから，これを最小限にするよう働きかける必要があると述べている[5)]．この理論に基づいて考えると，前述の不眠患者は「どこかで課題の達成につまずいているのかもしれない」と予測することができ，年齢や状況に関する質問をしていくことで，問題の明確化というプロセスへとつながる．そうやって予測をしたうえで話を聴いていくなかで，この患者が最近，脳卒中後のリハビリテーションを終え，社会復帰したことを知るかもしれない．そうしたら，危機理論を用いることを検討する[6)]．

表Ⅰ-4-3 Eriksonのライフサイクルにおける発達課題

	年齢	発達段階	特徴および課題
Ⅰ	0～1.5齢	乳児期「信頼」対「不信」	・ニーズが満たされるということに対しての自信を発達させる ・満足，安全，信頼感の土台が確立する
Ⅱ	1.5～3.5歳	幼児期「自律性」対「恥」	・ニーズが継続的に満たされると予測的満足感が生じる ・日常生活習慣を習得し，自律性を獲得する
Ⅲ	3.5～6歳	前学童期「自発性」対「罪悪感」	・自己中心的な存在から社会的な存在となる
Ⅳ	6～12歳	学童期「勤勉性」対「劣等感」	・技能と価値が広がり，学校や近隣を包含する ・勤勉に学習することで得られる喜びを見出すことができる
Ⅴ	12～20歳	青年期「自己同一性」対「役割の混乱(同一性の拡散)」	・"自分は何者であるか"を知る ・価値あるものは仲間集団とリーダーである ・親密さによって愛する能力を発達させる ・誠実，友情，強調ということに価値を置く
Ⅵ	20～35歳	成人期「親密性」対「孤独」	・自立した個人の確立 ・結婚相手およびその家族と，強く情愛の深い相互のきずなを築く ・伴侶と子どもに対して養育し，支え，与えることができる
Ⅶ	35～60歳	中年期「生殖性」対「停滞」	・伴侶以外の人々との相互依存，アクシデントの際には援助するとともに他者に頼ることを学習し，レジャー活動を発達させる ・堅固で相互に満足した婚姻関係を維持する ・次の世代を指導し，自立させる ・自分と伴侶の年老いた両親の新たな情愛のニーズに応じる
Ⅷ	60歳以上	老年期自我の「統合性」対「絶望」	・依存のニーズが増すにつれて他者から必要な援助を受け入れる ・伴侶の喪失に直面し，愛情のニーズを満たすための新たな資源を開発する ・自分の子どもや孫の役割の変化とともに自らの新しい役割を学ぶ ・家族以外との満足すべき関係を見出す

(文献4)より一部改変)

重大な疾病の診断や大きな外傷による治療は，主に急性期病院で行われることから，プライマリ・ケアの現場では患者・家族の危機状況に対応することは少ないと考える．しかし，危機からの回復には期間を要し，いったん順応したようにみえても，異なるレベルでの危機は何度でも訪れることから，人間の危機からの回復に関する理論も押さえておく必要がある．失明や脊髄損傷などによって中途障害者となった者が危機から回復していくプロセスを理論化したFinkのモデルは頻繁に用いられてきた．このモデルにおける重要なポイントは，病気や身体機能の障害が引き起こす，それまで有していた身体機能，環境，役割，人間関係などの喪失（loss）に伴って生じる悲嘆（grief）への対応である．

iii ● 対象側から捉える視座：慢性性の理解

数年にわたって糖尿病を患う患者とその家族が来院したときには，これまでの経験を踏まえた患者や家族の見解や強みを理解するための，「病みの軌跡（illness trajectory）」という概念モデルを用いることも有効である．患者や家族の語りによって，長い時間をかけて多様に変化していく慢性の病いの経過を描き出す方法で，患者や家族の病いのストーリーを理解し，そこから支援を導き出すことができる．「糖尿病や心不全，腎不全などの慢性の病いは1つの行路をもつこと」「その行路は適切な管理により方向づけができること」，さらには「慢性の病いは毎日の生活にさまざまな問題（必要な養生法，時間の調整，生活上の孤立など）を確実にもたらすため，個人と家族が生活の質を維持するためにはそれらを調整しなければならないこと」が指摘されている[7]．事例と軌跡の具体例を図I-4-2に示す．軌跡を描くことで，患者・家族の病いの歴史を踏まえた支援が可能となる．

病みの軌跡の事例

Aさんは，1型糖尿病を成人期に発症した．女性の1型糖尿病の場合，結婚を断られるケースも多く，Aさんもつき合っていた恋人との別れがあった．病気が受け入れられずに苦悩していたが，「血糖の安定的なコントロールのために子どもはつくらなくてもよい」といってくれる男性と出会って結婚し，合併症に怯えながらも幸せな日々を送っていた．あるとき，仕事の忙しさから低血糖発作を経験し，その際に近所の病院では対応できず，距離の離れた大病院に搬送されて一命を取り留めたことから，「ここに住んでいたら助からない」と恐怖を感じ，仕事を辞めて，その大病院の近くに引っ越した．社会とのつながりがほとんどなくなり，Aさんは閉経を前に「自分の人生はこれでよかったのか，子どもをつくれず夫に申し訳ない」と感じ，これまで問題なくできていた血糖コントロールができなくなってしまった．血糖が大きく変動するようになり，Aさんは入院．そこで，Aさんの苦悩に気がついた看護師からカウンセリングを受け，再び前向きに生きていこうと決心した

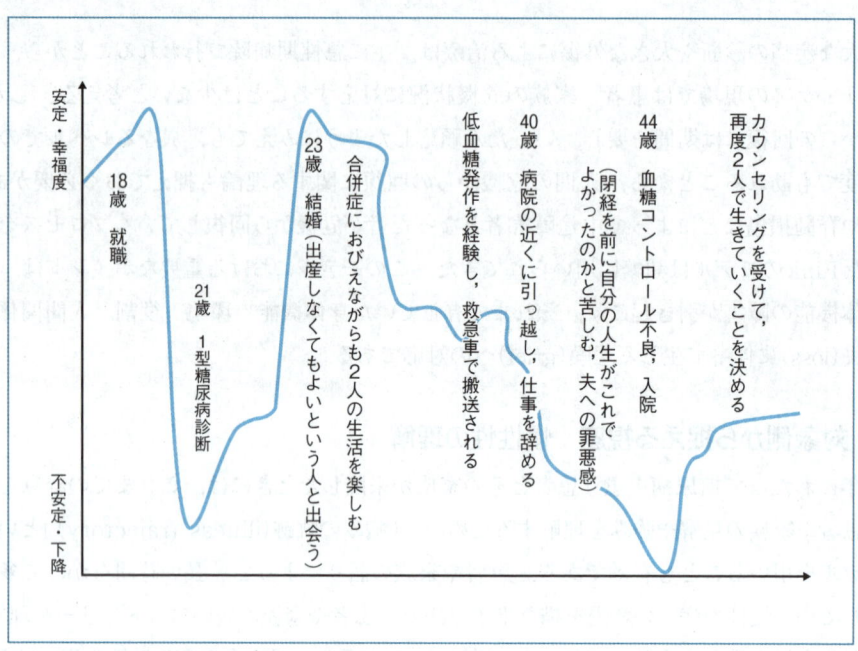

図Ⅰ-4-2 病みの軌跡：Aさんの事例

表Ⅰ-4-4 エンパワメントのプロセス

第1局面：無力感の認知	病気や障害によって，自身ができなくなったこと，無力感を認知する段階
第2局面：動機づけ	周囲からの支援などによって内発的に動機づけられる段階，自己効力感を高めて自分の位置づけ・役割などを見出していく段階
第3局面：資源の認識	自身の目標を達成するために活用できる資源を認識する段階
第4局面：行動化	目的や目標に合わせた資源を実際に活用して，行動を起こしていく段階
第5局面：コントロール	成功体験などから，自身のからだや環境に対するコントロール感覚を取り戻していく段階

(文献10)より作成)

ⅳ● 行動変容と内発的動機づけ

　長期あるいは生涯にわたる病いとの向き合い方について，患者が現在，どの段階にあるのかを把握するモデルとして，Ⅲ-4 (p.163)で説明されているProchaskaらの行動変容の変化のステージはよく知られている[8]．また，患者の伴走者である看護師は，エンパワメントのプロセスについても理解しておく必要がある[9]．障害や疾病，とくに慢性に経過する疾病を有すると，「やりたくてもできない状況」から無力に陥りやすい．エンパワメントとは，障害や疾病の経験から無力感（パワレスネス）に陥った患者が，自らの身体と生活のコントロールの感覚を取り戻し，回復していく過程を表す概念であり，きわめて重要となる．エンパワメントのプロセスは，**表Ⅰ-4-4**[10]の段階を踏むと考えられている．エンパワメントは自尊感情の回復とも深く関係しており，障害や疾病への対処行動を前向きにさせ，回復や適応（順応）にも大きく影響する．

4 生涯・長期にわたる患者支援

- Q1 看護におけるパートナーシップの定義は何でしょうか？
- Q2 協働的パートナーシップの定義は何でしょうか？
- Q3 協働的パートナーシップの特徴を5つあげてください．
- Q4 Royが個々の人間の適応システムを説明するために用いた適応様式を4つあげてください．
- Q5 「病みの軌跡」を用いることの有効性は何でしょうか？

まとめ

プライマリ・ケアの現場では，身体のみならず，心理社会的背景も捉えたうえでの生涯にわたる支援が重要となる．そのためには，対象を捉える枠組みをもち，それを文脈・対象の置かれている状況に応じて使い分け（適切な理論や概念，枠組みを選定・活用），訓練されたコミュニケーションスキルを用いて支援する必要がある．

参考文献

1) 松浦亜沙子：診療所におけるプライマリ・ケア看護師の役割．広島大学大学院医歯薬保健学研究科保健学専攻博士課程前期(修士論文)．
2) Gottlieb LN, Feeley N, Dalton C(著)：協働的パートナーシップによるケア―援助関係におけるバランス―吉本照子(監修・訳)酒井郁子，杉田由加里(訳)，エルゼビア・ジャパン，東京，2007．
3) シスター・カリスタ・ロイ(著)，松木光子(監訳)：ザ・ロイ適応看護モデル，第2版，医学書院，東京，2010．
4) Roy C(著)，松木光子(監訳)：ロイ適応看護モデル序説，原著第2版，邦訳第2版，へるす出版，東京，1998．
5) E. H. エリクソン(著)：アイデンティティとライフサイクル，西平 直，中島由恵(訳)，誠信書房，東京，2011．
6) 小島操子(著)：看護における危機理論・危機介入―フィンク／コーン／アグィレラ／ムース／家族の危機モデルから学ぶ，改訂3版，金芳堂，京都，2013．
7) ピエール・ウグ(編)黒江ゆり子，市橋恵子，寶田 穂(訳)：慢性疾患の病みの軌跡―コービンとストラウスによる看護モデル，医学書院，東京，1995．
8) 松本千明(著)：医療・保健スタッフのための 健康行動理論の基礎―生活習慣病を中心に，医歯薬出版，東京，2002．
9) 安酸史子：糖尿病患者のセルフマネジメント教育―エンパワメントと自己効力 わかる！ 使える！ やる気を高める！，メディカ出版，大阪，2004．
10) 鈴木志津枝，藤田佐和(編)：慢性期看護論，第3版，ヌーヴェルヒロカワ，東京，p.127-129, 2014．

（二井谷真由美）

5 患者中心の医療

> **学習目標**
> ① 患者中心の医療について学ぶ
> ② 患者中心の医療を展開するための方法について学ぶ
> ③ 患者の権利について学ぶ

A 患者中心の医療とは何か

　カナダで開発された，プライマリ・ケアの質改善を目的とした書籍『Quality in Family Practice Book of Tools』(家庭医療の質：以下，QBT)[1]のなかで，プライマリ・ケア活動の共通要素を具体化した8つのカテゴリーが示されている．8つのうち，最初のカテゴリーが「Patient-Centered (患者中心性)」である．

　プライマリ・ケアにおいて，患者中心の医療は核となる重要な概念となる．多くの場合，「患者のニーズに応える医療」「患者(顧客)中心主義」と捉えられることが多いが，けっして患者の要望を一方的に医療者が受け入れる商業的なモデルではなく，患者に対して優しく対応し，真摯に耳を傾けるという接遇のあり方だけでもない．具体的な方法として，カナダのStewartら[2]によって開発された「患者中心の医療」モデルを用いることができる．この医療モデルは，有能な家庭医がどのように患者とやり取りし，より有効な医療を提供しているかを観察・研究するなかから生み出された．良好な患者-医療者関係を築くための医療面接や，行動変容を促すための患者教育の方法などが網羅されており，家庭医に限らず利用可能である．

　一般的に，医療者は患者の語るストーリーよりも患者の「現病歴」に興味を示し，病気の原因を突きとめ，診断・治療に結びつけることにエネルギーを注ぐ．しかし，患者はある症状を通して1つの「病い」を経験し，医学的に正しいか否かにかかわらず，患者なりの「病い」の解釈モデル(原因，診断，治療，予後に関する考え)を抱き，患者なりの「病い」に対する不安や恐れ，そして生活への影響を体験しているといわれている．この食い違いが，医学的に正しい行為を施されていても，「全く話を聞いてもらえなかった」と患者側が不満足に思う原因ではないかと考えられる．

　「患者中心の医療」は表Ⅰ-5-1に示す4つの要素によって成り立っており，それぞれの要素

表Ⅰ-5-1 患者中心の医療を構成する要素

1. 健康，疾患，病い体験を探る
    - 患者独自の健康観や健康に関する経験(健康の意味と目標)
    - 病歴，診察，検査
    - 病い体験の理解(感情，解釈，影響，期待)
2. 全人的に理解する
    - 人としての理解(例：生活歴，個人の課題や発達課題)
    - 近位コンテキスト(例：家族，職場，ソーシャルサポート)
    - 遠位コンテキスト(例：文化，地域，エコシステム)
3. 共通の理解基盤を見出す
    - 問題と優先順位
    - 治療・問題解決の目標
    - 患者と医師の役割分担
4. 患者-医療者関係を強化する
    - 同情と共感
    - 力関係
    - 癒しと希望
    - 自己認識と臨床での知恵
    - 転移現象と逆転移現象

(文献3)より)

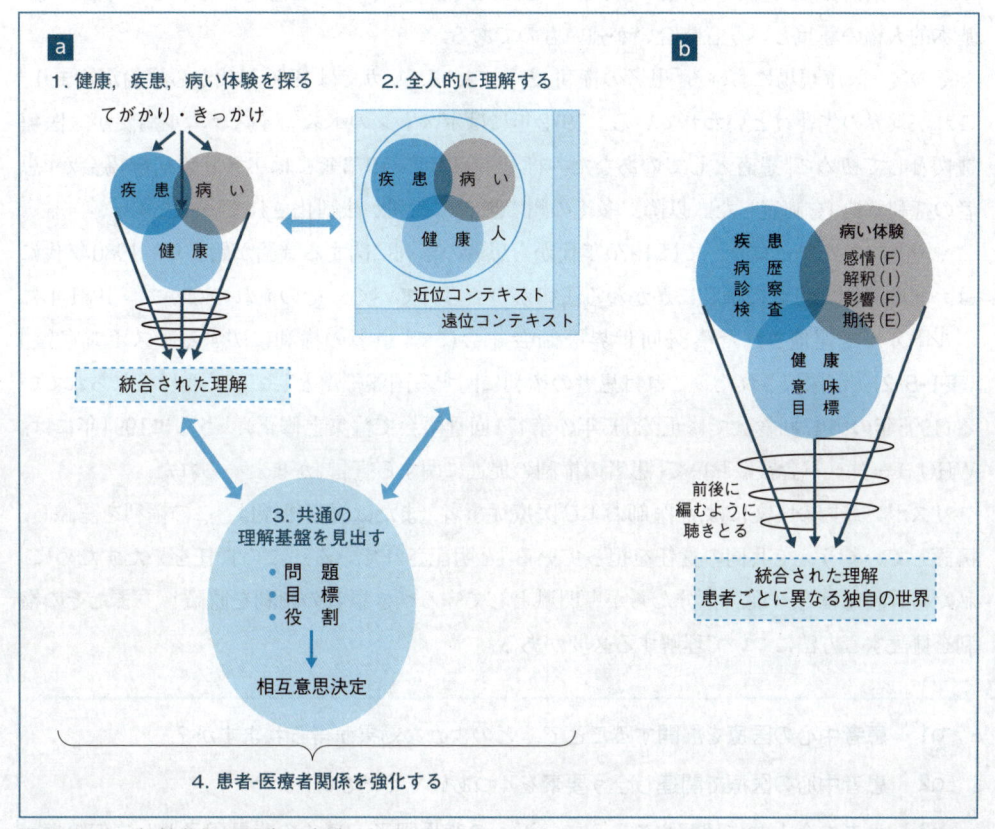

図Ⅰ-5-1 患者中心の医療の方法 (文献3)より)

は図Ⅰ-5-1のように互いに関連している[3]．これら一連のプロセスで，より強固な患者-医療者関係を構築することで，新たな問題に対する共通基盤をつくりやすくなる．Stewartらは，

患者中心の医療が診療へ及ぼす効果として，患者の苦痛・心配の軽減と，検査数・紹介数の低下をあげ，患者の健康状態の改善と同時に診療が効率化されることを報告している[4].

B 患者の権利と権利擁護

先に述べた「患者中心の医療」モデルに則ってケアを行っていけば，患者の価値観は尊重され，患者が不利益を被ることはないと考えるが，QBT[1]の「Patient-Centered（患者中心性）」のサブカテゴリに，患者の権利を尊重することが明記されている．そこで，患者の権利について概観する．

現代における患者の権利の歴史は，「ニュルンベルク綱領（Nuremberg Code）」から始まるというのが通説となっている．ニュルンベルク裁判において，第二次世界大戦中にドイツによって残虐な人体実験が行われていたことが明らかにされ，裁判の結果として，1947年に「ニュルンベルク綱領」が作成された．しかし，これは医療現場における患者の権利というよりも，基本的人権の尊重という意味合いが強いものである．

その後，医療現場における「患者の権利」として，アメリカでは1960年代から議論が始まり，これが世界の先駆けといわれている．1972年にはボストンのベス・イスラエル病院が，医療機関として初めて「患者としてのあなたの権利」を掲げ，1973年にはアメリカ病院協会が「患者の権利章典」を制定した．以降，多くの州で患者の権利が法制化されていった[5].

やや遅れて，ヨーロッパでは1970年代から患者の権利に関する議論が始まり，1980年代には，北欧諸国で患者の権利にかかわる法律がつくられていく．その流れのなかで，1981年にポルトガルで開催された第34回世界医師会総会にて「患者の権利に関するリスボン宣言」（表I-5-2）[6]が採択された．これは患者の権利に関する国際標準として広く受け入れられている（1995年の第47回総会で修正，2005年の第171回理事会で編集上修正）．さらに1994年には，WHOヨーロッパ会議において「患者の権利の促進に関する宣言」がまとめられた．

リスボン宣言の序文には，「医師および医療従事者，または医療組織は，この権利を認識し，擁護していくうえで共同の責任を担っている」と明記されている．この責任を果たすために，私たち看護師は今一度，自分たちが専門職として守るべき患者の権利を認識し，またその権利を擁護する方法について理解する必要がある．

Q1　患者中心の医療を展開することで，どのような効果が得られますか？
Q2　患者中心の医療で関連し合う要素を4つあげてください．
Q3　患者を全人的に理解するうえで，近くの背景因子，遠くの背景因子として何の情報を得ますか？
Q4　リスボン宣言には，患者の権利の原則としていくつの項目があげられていますか？
Q5　患者の権利を擁護するために看護師ができることは何でしょうか？

表Ⅰ-5-2 患者の権利に関するリスボン宣言

序　文：医師，患者およびより広い意味での社会との関係は，近年著しく変化してきた．医師は，常に自らの良心に従い，また常に患者の最善の利益のために行動すべきであると同時に，それと同等の努力を患者の自律性と正義を保証するために払わねばならない．以下に掲げる宣言は，医師が是認し推進する患者の主要な権利のいくつかを述べたものである．医師および医療従事者，または医療組織は，この権利を認識し，擁護していくうえで共同の責任を担っている．法律，政府の措置，あるいは他のいかなる行政や慣例であろうとも，患者の権利を否定する場合には，医師はこの権利を保障ないし回復させる適切な手段を講じるべきである

原　則

1. 良質の医療を受ける権利
    a. すべての人は，差別なしに適切な医療を受ける権利を有する
    b. すべての患者は，いかなる外部干渉も受けずに自由に臨床上および倫理上の判断を行うことを認識している医師から治療を受ける権利を有する
    c. 患者は，常にその最善の利益に即して治療を受けるものとする．患者が受ける治療は，一般的に受け入れられた医学的原則に沿って行われるものとする
    d. 質の保証は，常に医療のひとつの要素でなければならない．特に医師は，医療の質の擁護者たる責任を担うべきである
    e. 供給を限られた特定の治療に関して，それを必要とする患者間で選定を行わなければならない場合は，そのような患者はすべて治療を受けるための公平な選択手続きを受ける権利がある．その選択は，医学的基準に基づき，かつ差別なく行われなければならない
    f. 患者は，医療を継続して受ける権利を有する．医師は，医学的に必要とされる治療を行うにあたり，同じ患者の治療にあたっている他の医療提供者と協力する責務を有する．医師は，現在と異なる治療を行うために患者に対して適切な援助と十分な機会を与えることができないならば，今までの治療が医学的に引き続き必要とされる限り，患者の治療を中断してはならない
2. 選択の自由の権利
    a. 患者は，民間，公的部門を問わず，担当の医師，病院，あるいは保健サービス機関を自由に選択し，また変更する権利を有する
    b. 患者はいかなる治療段階においても，他の医師の意見を求める権利を有する
3. 自己決定の権利
    a. 患者は，自分自身に関わる自由な決定を行うための自己決定の権利を有する．医師は，患者に対してその決定のもたらす結果を知らせるものとする
    b. 精神的に判断能力のある成人患者は，いかなる診断上の手続きないし治療に対しても，同意を与えるかまたは差し控える権利を有する．患者は自分自身の決定を行ううえで必要とされる情報を得る権利を有する．患者は，検査ないし治療の目的，その結果が意味すること，そして同意を差し控えることの意味について明確に理解するべきである
    c. 患者は医学研究あるいは医学教育に参加することを拒絶する権利を有する
4. 意識のない患者
    a. 患者が意識不明かその他の理由で意思を表明できない場合は，法律上の権限を有する代理人から，可能な限りインフォームド・コンセントを得なければならない
    b. 法律上の権限を有する代理人がおらず，患者に対する医学的侵襲が緊急に必要とされる場合は，患者の同意があるものと推定する．ただし，その患者の事前の確固たる意思表示あるいは信念に基づいて，その状況における医学的侵襲に対し同意を拒絶することが明白かつ疑いのない場合を除く
    c. しかしながら，医師は自殺企図により意識を失っている患者の生命を救うよう常に努力すべきである
5. 法的無能力の患者
    a. 患者が未成年者あるいは法的無能力者の場合，法域によっては，法律上の権限を有する代理人の同意が必要とされる．それでもなお，患者の能力が許す限り，患者は意思決定に関与しなければならない
    b. 法的無能力の患者が合理的な判断をしうる場合は，その意思決定は尊重されねばならず，かつ患者は法律上の権限を有する代理人に対する情報の開示を禁止する権利を有する
    c. 患者の代理人で法律上の権限を有する者，あるいは患者から権限を与えられた者が，医師の立場から見て，患者の最善の利益となる治療を禁止する決定に対して，医師はその決定に対し，関係する法的あるいはその他慣行に基づき，異議を申し立てるべきである．救急を要する場合，医師は患者の最善の利益に即して行動することを要する
6. 患者の意思に反する処置
    患者の意思に反する診断上の処置あるいは治療は，特別に法律が認めるか医の倫理の諸原則に合致する場合には，例外的な事例としてのみ行うことができる
7. 情報に対する権利
    a. 患者は，いかなる医療上の記録であろうと，そこに記載されている自己の情報を受ける権利を有し，また症状についての医学的事実を含む健康状態に関して十分な説明を受ける権利を有する．しかしながら，患者の記録に含まれる第三者についての機密情報は，その者の同意なくしては患者に与えてはならない
    b. 例外的に，情報が患者自身の生命ないしは健康に著しい危険をもたらす恐れがあると信ずるべき十分な理由がある場合は，その情報を患者に対して与えなくともよい
    c. 情報は，その患者の文化に適した方法で，かつ患者が理解できる方法で与えられなければならない
    d. 患者は，他人の生命の保護に必要とされていない場合に限り，その明確な要求に基づき情報を知らされない権利を有する
    e. 患者は，必要があれば自分に代わって情報を受ける人を選択する権利を有する
8. 守秘義務に対する権利
    a. 患者の健康状態，症状，診断，予後および治療について個人を特定しうるあらゆる情報，ならびにその他個人のすべての情報は，患者の死後も秘密が守られなければならない．ただし，患者の子孫には，自らの健康上のリスクに関わる情報を得る権利もありうる
    b. 秘密情報は，患者が明確な同意を与えるか，あるいは法律に明確に規定されている場合に限り開示することができる．情報は，患者が明らかに同意を与えていない場合は，厳密に「知る必要性」に基づいてのみ，他の医療提供者に開示することができる
    c. 個人を特定しうるあらゆる患者のデータは保護されねばならない．データの保護のために，その保管形態は適切になされなければならない．個人を特定しうるデータが導き出せるようなその人の人体を形成する物質も同様に保護されねばならない
9. 健康教育を受ける権利
    すべての人は，個人の健康と保健サービスの利用について，情報を与えられたうえでの選択が可能となるような健康教育を受ける権利がある．この教育には，健康的なライフスタイルや，疾病の予防および早期発見についての手法に関する情報が含まれていなければならない．健康に対するすべての人の自己責任が強調されるべきである．医師は教育的努力に積極的に関わっていく義務がある
10. 尊厳に対する権利
    a. 患者は，その文化および価値観を尊重されるように，その尊厳とプライバシーを守る権利は，医療と医学教育の場において常に尊重されるものとする
    b. 患者は，最新の医学知識に基づき苦痛を緩和される権利を有する
    c. 患者は，人間的な終末期ケアを受ける権利を有し，またできる限り尊厳を保ち，かつ安楽に死を迎えるためのあらゆる可能な助力を与えられる権利を有する
11. 宗教的支援に対する権利
    患者は，信仰する宗教の聖職者による支援を含む，精神的，道徳的慰問を受けるか受けないかを決める権利を有する

(文献6）より)

まとめ

　患者中心の医療を実現するためには，患者の権利が尊重されることが前提となる．看護職は，患者の権利，患者の権利擁護について理解し，日々出会う患者の治療から療養に至るプロセスにおいて，尊厳を保ちながら生活できるよう支援する必要がある．

　そのためには，患者の医学的問題にのみ関心をもつのではなく，患者中心の医療を展開する方法を理解したうえで実践につなげ，患者の「病い」の体験を共有することでさまざまな苦悩や苦痛，心配を軽減することが重要である．

参考文献

1) Levitt C, Hilts L, (著), 日本プライマリ・ケア連合学会・翻訳チーム(訳), 松村真司, 福井慶太郎, 山田康介(監修)：家庭医療の質　診療所で使うツールブック―Quality in family practice Book of Tools, カイ書林, 東京, 2014.
2) Stewart M, Brown JB, Weston W, et al：Patient-centered medicine Transforming the Clinical Method, Patient-Centered Care Series, 3rd ed, Radcliffe Publishing Ltd, London, 2013.
3) Stewart M, Brown JB, Weston WW, et al：Patient-Centered Medicine：Transforming the Clinical Method, 3rd ed, Radcliffe Publishing, London, 2014.
4) 松下　明：研修医イマイチ先生の成長日誌―第2回 患者中心の医療モデルと医療面接の関係. 週刊医学界新聞, 第2878号, 2010.
5) 林　かおり：ヨーロッパにおける患者の権利法. 外国の立法, 227：1-58, 2006.
http://www.ndl.go.jp/jp/diet/publication/legis/227/022701.pdf
6) 世界医師会(World Medical Association：WMA)：患者の権利に関するWMAリスボン宣言. 日本医師会ウェブサイト．
http://www.med.or.jp/wma/lisbon.html

〈二井谷真由美・平松貴子〉

6 看護倫理

学習目標
① 看護倫理について学ぶ
② 倫理的問題解決の方法について学ぶ
③ 倫理的問題解決を促進する環境づくりについて考える

A 看護倫理とは

「倫理」と聞くと，何かとても難しいことのように感じるが，われわれが社会のなかで何らかの行為をするときに，「これはよいことか，正しいことか」を判断する際の根拠を「倫理」という．それは「法」とは異なるレベルのものである．「法」が外的強制力によってつくられる「どのような行為が正しくないか」を示すものであるのに対し，「倫理」は内的な自律から生じる「どのような行為が正しいか」を示すものである．

私たち看護師は「保健師助産師看護師法」という法によって国に規定された職業であり，法で定められていない行為を行った場合は罰則規定も明示されている．一方で「看護倫理」は，看護職自身が自らの専門職としての責任の範囲を社会に対し明示するものであり，とくに罰則などは定められていない．看護倫理は，看護実践のなかで，看護師一人ひとりが自らの行為や考えを倫理的に振り返るときの枠組みとして有効である．

看護倫理に関する国際的な綱領は，1953年に国際看護師協会(International Council of Nurses：ICN)によって初めて採択された．その後，何回かの改訂を経て，2012年「ICN看護師の倫理綱領」の完成に至った．わが国では，日本看護協会が1988年に「看護師の倫理規定」を示したが，医療の高度化・複雑化，国民の医療に対する権利意識の高まりなどに伴い，看護専門職を取り巻く状況は大きく変化し，多くの複雑かつ困難な倫理的問題に直面するようになった．このため「看護師の倫理規定」の見直しと改訂が進められ，2003年に新しい「看護者の倫理綱領」の公表となった．その内容を**表I-6-1**[1]に示す．

「看護者の倫理綱領」は，病院，地域，学校，教育・研究機関，行政機関など，あらゆる場で実践を行う看護者を対象とした行動指針であり，自己の実践を振り返る際の基盤を提供する．また，看護の実践について専門職として引き受ける責任の範囲を社会に対して明示するものでもある．われわれ看護職にとっては，適切な倫理的判断の拠りどころとなる．

表Ⅰ-6-1　看護者の倫理綱領

前文

人々は，人間としての尊厳を維持し，健康で幸福であることを願っている．看護は，このような人間の普遍的なニーズに応え，人々の健康な生活の実現に貢献することを使命としている

看護は，あらゆる年代の個人，家族，集団，地域社会を対象とし，健康の保持増進，疾病の予防，健康の回復，苦痛の緩和を行い，生涯を通してその最期まで，その人らしく生を全うできるように援助を行うことを目的としている．看護者は，看護職の免許によって看護を実践する権限を与えられた者であり，その社会的な責務を果たすため，看護の実践にあたっては，人々の生きる権利，尊厳を保つ権利，敬意のこもった看護を受ける権利，平等な看護を受ける権利などの人権を尊重することが求められる

日本看護協会の『看護者の倫理綱領』は，病院，地域，学校，教育・研究機関，行政機関など，あらゆる場で実践を行う看護者を対象とした行動指針であり，自己の実践を振り返る際の基盤を提供するものである．また，看護の実践について専門職として引き受ける責任の範囲を，社会に対して明示するものである

条文

1. 看護者は，人間の生命，人間としての尊厳及び権利を尊重する
2. 看護者は，国籍，人種・民族，宗教，信条，年齢，性別及び性的指向，社会的地位，経済的状態，ライフスタイル，健康問題の性質にかかわらず，対象となる人々に平等に看護を提供する
3. 看護者は，対象となる人々との間に信頼関係を築き，その信頼関係に基づいて看護を提供する
4. 看護者は，人々の知る権利及び自己決定の権利を尊重し，その権利を擁護する
5. 看護者は，守秘義務を遵守し，個人情報の保護に努めるとともに，これを他者と共有する場合は適切な判断のもとに行う
6. 看護者は，対象となる人々への看護が阻害されているときや危険にさらされているときは，人々を保護し安全を確保する
7. 看護者は，自己の責任と能力を的確に認識し，実施した看護について個人としての責任をもつ
8. 看護者は，常に，個人の責任として継続学習による能力の維持・開発に努める
9. 看護者は，他の看護者及び保健医療福祉関係者とともに協働して看護を提供する
10. 看護者は，より質の高い看護を行うために，看護実践，看護管理，看護教育，看護研究の望ましい基準を設定し，実施する
11. 看護者は，研究や実践を通して，専門的知識・技術の創造と開発に努め，看護学の発展に寄与する
12. 看護者は，より質の高い看護を行うために，看護者自身の心身の健康の保持増進に努める
13. 看護者は，社会の人々の信頼を得るように，個人としての品行を常に高く維持する
14. 看護者は，人々がよりよい健康を獲得していくために，環境の問題について社会と責任を共有する
15. 看護者は，専門職組織を通じて，看護の質を高めるための制度の確立に参画し，よりよい社会づくりに貢献する

(文献1)より)

B 倫理的問題解決の方法

　倫理綱領は行動指針であるため，具体的に倫理的問題に直面した際に，どのようなプロセスを踏んで解決するべきかは示されていない．倫理的問題の整理の方法として，**表Ⅰ-6-2**[2)]に示す「臨床倫理の4分割法」がよく知られている．

　「臨床倫理の4分割法」は，「医学的適応」「患者の意向」「QOL」「周囲の状況」の4つの項目ごとに問題点を具体的に把握していく方法である．「医学的適応」には，診断，予後，治療の目標といった医学的な事実関係を確認して記入する．「患者の意向」には，患者の判断能力，同意，代理人などを記入する．「QOL」には，通常の生活に復帰できる見込み，身体的・精神的・社会的に失うものなどについて，「周囲の状況」には，家族や医療者側の影響要因，経済的要因，法律などについて記入する．4分割法は，患者ケアにおいて解決困難な問題に直面したり，治療・看護に関する倫理的ジレンマが生じたりした場合に，複数の医療者で討論する際のツールとして有効である．多職種間でのカンファレンスでは，4分割法によって患者の状況を明確にし，異なる価値観の医療者が一緒に考え，悩むことで，議論が促進される．

表Ⅰ-6-2 臨床倫理の4分割法

医学的適応 (medical indications)	患者の意向 (preferences of patients)
善行と無危害の原則 1. 患者の医学的問題は何か？ その問題は急性か？ 慢性か？ 可逆的か？ 救急か？ 終末期か？ 2. 治療の目標は何か？ 3. 治療が成功する確率は？ 4. この患者は医学的・看護的ケアによってどのくらい恩恵を受け，そして，どうやって害を避けることができるか？	自主性尊重の原則 1. 患者は診断・治療の利益とリスクについて知らされ，それを理解し，同意しているか？ 2. 患者には精神的判断能力・法的対応能力があるか，あるいはそれらの能力がないという証拠はあるか？ 3. 精神的判断能力がある場合，患者は治療への意向についてどういっているか？ 4. 対応能力がない場合，患者は以前に意向を示したことがあるか？ 5. 対応能力のない患者の場合，適切な代理人は誰か？ 代理人の意思決定に際して，用いられるべき基準は何か？ 6. 患者は治療に非協力的か，または協力できない状態か？ もしそうなら，それはなぜか？
生活の質(QOL) (quality of life)	周囲の状況 (contextual features)
善行と無危害と自主性尊重の原則 1. 治療した場合，あるいはしなかった場合に，通常の生活に復帰できる見込みはどの程度か？ 治療が成功した場合，患者が身体的・精神的・社会的に失うものは何か？ 2. 医療者による患者のQOL評価に偏見を抱かせる要因はあるか？ 3. 患者が意思決定できなかったり，あるいはそれを表明できない場合，どうすればQOLが患者にとって，望ましくない状態だと判断することができるか？ 4. 患者のQOLを向上させることに関して，どんな倫理的問題があるか？ 5. QOLを評価した結果，延命しないというような治療方針の変更をしたほうがよい可能性はあるか？ 6. 緩和ケアの計画はあるか？	忠実義務と公正の原則 1. 治療に関する決定に影響する医療者側の要因はあるか？ 2. 治療に関する決定に影響する家族側の要因はあるか？ 3. 守秘義務を制限する要因はあるか？ 4. 治療に関する決定に影響する経済的な要因はあるか？ 5. 治療に関する決定に影響する資源配分の問題はあるか？ 6. 治療に関する決定に影響する宗教的・文化的要因はあるか？ 7. 治療に関する決定に影響する法的な問題はあるか？ 8. 治療に関する決定に影響する臨床調査や医学教育はあるか？ 9. 治療に関する決定に影響する公衆衛生，医療安全的な要因はあるか？ 10. 治療に関する決定に影響する施設側の要因はあるか？

（文献2）より改変）

また，不十分な情報も明らかとなるため，患者に対するナラティブ・アプローチの方向性も明確化でき，患者・家族にとって最善の方法を導き出すことができる．緊急性の高い問題，実現できそうな問題から取り組み，多くの医療者で議論することが望ましい[3]．

　4分割法は，あくまで倫理的問題解決の1つの方法ではあるが，問題と同時に不十分な情報を確認し，全体を見渡したうえで実行できることから，かかわる職種全員で対応を考えるときに役立つ．避けたいのは，「家族のこの人が悪い」と誰かを悪者にしたり，「どうせケースバイケースだからやっても意味がない」と思ったりすることである．そうならないために，ディスカッションする場を設け，1つでも解決策を見出して状況を変え，次につなげていく必要がある．その際，「医学的適応」だけに偏らず，それ以上に患者や家族のこれまでの経過を踏まえた価値観や意向を把握し，医師，看護師，介護士，リハビリテーションスタッフといった関係者の考えも共有して，日常的に倫理的問題を話し合えるような環境が大切となる．たとえば，4分割法をナースステーションの奥に張り出し，皆が1つずつそこに自分が知っている情報を書き込んでいき，2週間程度したら関係者が集まって，10分でもよいのでディスカッションする環境をつくるなどするとよい．

事例で実践してみよう！

実際の事例を4分割法を用いて考察してみよう

Aさん，70代，女性，筋萎縮性側索硬化症（amyotrophic lateral sclerosis：ALS）．訪問看護を受けながら，発症以来10年，在宅で療養している．ほぼ寝たきりの状態であるが，認知機能の低下はない．夫と2人暮らし．子ども2人が近所に住んでおり，サポートしている．

嚥下機能の低下により，誤嚥性肺炎を起こすことが多くなり，また栄養状態の悪化もみられたため，肺炎治療のために入院した医療機関で胃ろうの造設を提案された．Aさんは寝たきりになった頃から延命治療は受けたくないと話しており，胃ろうも拒否した．しかし，夫は誤嚥性肺炎を起こして苦しむAさんをみているため，胃ろうを造設して栄養状態を改善し，少しでも長く生きてもらいたいと思っている．子どもたちは，Aさんと夫の決定に従う姿勢を示している．Aさんが退院して自宅に戻った際，家族から訪問看護師に相談があった．

図に示すように，情報を4つの視点に分けて整理してみると，状況がより明確になった．検討するなかで，Aさんも夫も胃ろうに対して，具体的なイメージをもったうえで，意思を表明していることはわかったが，データに基づいた検討はあまりなされていないことに気がついた．また，Aさんがなぜ，胃ろうに対し否定的なイメージをもっているのか，Aさんの病みの軌跡について十分に理解できていないことも明らかになった．

そこで，胃ろうを造設することにより，誤嚥性肺炎をどのくらい予防できるのか，どの程度栄養状態が改善されるか，それによって，予後がどのくらい延長するか，データに基づき説明した．複数の研究結果から栄養チューブをつけることで誤嚥を必ずしも防止できるとは限らないことがわかっている．また，胃ろう造設後の生存期間に関して，誤嚥しやすい人，すでに栄養状態が悪い人では，比較的短いことも明らかになっている[4]．これらの科学的根拠を示したうえで，AさんにはALSと診断されてからこれまでの経験，さらには発症前の生活などについて語ってもらい，家族ともよく話し合った結果，胃ろうは造設しないこととなった．

[医学的適応]	[患者の意向]
Aさん，70代，女性．寝たきりだが，意思決定能力はある．肺炎は治癒したものの，唾液誤嚥もしており，今後，経口摂取も困難になる可能性は高い	意思決定能力はあり，以前より延命治療拒否を訴えており，漠然と「胃ろうはいやだ」というのではなく，かなり具体的イメージで胃ろうを否定的に捉えていると思われる
[QOL]	[周囲の状況]
誤嚥性肺炎発症の減少や，栄養状態の改善につながり，多少の延命は期待できる．一方で，延命治療は本人の意思に反するため，精神的苦痛は増強すると思われる	家族関係は良好．同居している夫は，本人の延命治療拒否を知ったうえで，延命を希望し，胃ろう造設に賛成している．子どもたちは，最大限サポートする姿勢を示しながら，Aさんと夫が合意のうえで，決定することを希望している

図 臨床倫理の4分割法を用いた事例展開

6 看護倫理

- Q1 倫理と法の違いは何でしょうか？
- Q2 看護倫理はどのようなときに用いると有効ですか？
- Q3 臨床倫理の4分割法の4項目にそれぞれ含まれる情報は何でしょうか？
- Q4 倫理的問題を考えるとき，4分割法を用いる意味は何でしょうか？
- Q5 自身が経験した事例について，周囲のスタッフと一緒に，4分割法を使ってディスカッションしてみてください．

まとめ

看護師が患者の倫理的問題に直面した場合には，ケースごとに看護者の倫理綱領，手順となる検討方法（臨床倫理の4分割法）を活用しながら，複数の医療者間で検討していかなければならない．患者の自律や自己決定を基盤に置いて，そのときどきの揺れ動く感情や思いを受け止めながら相手に向き合い，寄り添うことは，適切な倫理的問題へのアプローチへの第一歩である．

参考文献

1) 日本看護協会：看護者の倫理綱領．
   https://www.nurse.or.jp/nursing/practice/rinri/rinri.html
2) Jonsen RA, Siegler M, Winslade WJ：Clinical Ethics：A Practical Approachi to Ethical Decisions in Clinical Medicine, 8th ed, McGraw-Hill Education, Columbus, 2015.
3) 宮坂道夫：医療倫理学の方法―原則・手順・ナラティヴ，第2版，医学書院，東京，2011.
4) 倉岡有美子：ご本人に代わって意思決定を行う方のための小冊子―高齢者が栄養チューブをつけて長期的に使うこと―，第2版，2013.
   https://irouishikettei.jp/dl/gideline01.pdf

（二井谷真由美・平松貴子）

7 家族志向のアプローチ

学習目標
① 病気への家族の影響，家族の病気への影響を学ぶ
② 家族志向のアプローチを学ぶ
③ 家族のヘルスプロモーションについて学ぶ
④ 家族の発達について学ぶ
⑤ プライマリ・ケア領域での家族に対する看護師の役割を学ぶ

A 家族志向のプライマリ・ケア

i 病気への家族の影響，家族の病気への影響

病気は家族[注1]にとっての重要な関心事であり，家族員の病気は，家族員全員に影響を与え，家族の病気への対処がその家族員の予後に影響する．また，家族内の関係性や出来事は家族員の病気も引き起こす．家族員の行動はほかの家族員のストレスになると同時に，家族の存在は個人の生きがいや幸福感にもつながり，身体面・感情面の安心感と健康を生み出す．

ii 家族のヘルスプロモーション

a. 家族の目的と健康な家族の特徴

夫婦のみ，核家族（夫婦と子ども），再婚同士，三世代家族，ひとり親家族，同姓婚家族など，家族にはさまざまな価値に基づく多様な形態があるが，家族の究極の生物学的ゴールは子孫を残し，世代を引き継ぐことにある．**家族の健康**は，社会の動きや経済，生活習慣などから影響を受け，常にダイナミックに変化している．健康な家族の特徴を**表Ⅰ-7-1**[2,3]に示す．

b. 家族のなかで学習される健康行動

家族は，社会の基本構成要素である．家族員の健康に関する価値や行動は，家庭のなかで学習される．セルフケアや健康的な行動——たとえば，正しい食生活・活動，事故を予防する注意，うがいや手洗いなどの感染予防，消灯・起床時間などの規則正しい生活，怒りやストレスを適切な形で表現してコントロールするといった多くの行動は家庭のなかで教えられ，そして身につく．

[注1]：家族とは，生物学的，感情的，法的のいずれかによって結びついている集団のことである[1]．

表Ⅰ-7-1 健康な家族の特徴

結束力
・コミットメント：互いにかかわろうとする意志をもち，皆が責任を分担しているという意識がある
・時間を一緒に過ごす：家族の伝統や儀式をともに行う．余暇や時間を一緒に過ごす
柔軟性
・ストレスに対処する能力：危機をチャレンジやチャンスと捉える．問題が起こったときは助けを求め，それを受け入れる
・スピリチュアル・ウェルビーイング：倫理的・宗教的価値を教え，共有する．他者への共感を教える
コミュニケーション
・肯定的コミュニケーション：意思の疎通がよく，互いの話に耳を傾ける．食事のときに会話がはずむ．異なる意見も言える
・感謝と愛情：お互いを気遣う．友情を維持する．遊び心とユーモアのセンスがある

[Kaakinen JR, Coehlo DP, Steele R, et al：Family Health Care Nursing：Theory, Practice and Research, 5th ed, F.A.Davis Co, Philadelphia, 2015／森山美知子：ファミリーナーシングプラクティス ―家族看護の理論と実践―, 医学書院, 東京, p.7, 2001／Curran D：Traits of a Healthy Family, Winston Press, Minneapolis, 1983. より作成]

重要概念[2]

- ヘルスプロモーションとは，家族が家族ユニットを強化し，家族の結束力や家族生活の質を高めるための活動である
- ヘルスプロモーションは家族内で学習され，健康行動のパターンは家族のなかで形づくられ，次の世代に引き継がれる
- 健康の保持・増進を次の世代に教えることは，家族の主要な役割である

ⅲ・家族の健康と病気に関するサイクル

図Ⅰ-7-1は，家族が病気の危険性を減らし（**一次予防**），発病期に対処し（**二次予防**），病気に適応したうえで回復に向けて努力する（**三次予防**），健康と病気の連続体を示している．プライマリ・ケアでは，これらすべての予防の段階に関与する[4]．

健診や健康相談，感染症や事故（外傷など）の治療のために来院した患者（児）・家族に対する再発予防教育を行う（一次予防）．なんらかの症状を主訴に訪れた患者（児）・家族において疾病を早期に発見し，また虐待やストレス状況を早期に察知して，関連部署と連携をとる（二次予防）．そして，患者（児）・家族の病気の受け止め方，受診行動や対処行動の適切性，アドヒアランス／コンプライアンス行動[注2]を評価し，適切な健康行動がとれていないときはその原因を探っていく（二次予防）．

急性期は，患者（児）が病気を診断された直後の時期であり，医療者の適切な対応が予後を決める．家族は危機や混乱を経験することから，家族がそれらを克服できるように，必要な

注2：アドヒアランスとは患者（児）が主体的にその行動を実施しようとする態度であり，一方コンプライアンスには医療者に指示されたことに従うという受動的な意味が含まれる．

I プライマリ・ケアの基本

```
一次予防  ヘルスプロモーションと疾病や事故などの発症予防
         ・認健康相談，健康教育
         ・事故や疾病などの再発予防教育

二次予防  早期発見，初期診断・初期治療
         ・健　診
         ・早期発見，治療の開始，関連部署との連携

三次予防  病気への適応と維持・回復への努力
         ・患者(児)・家族教育
         ・治療の実施と継続
         ・リハビリテーション
         ・社会資源の紹介と導入
```

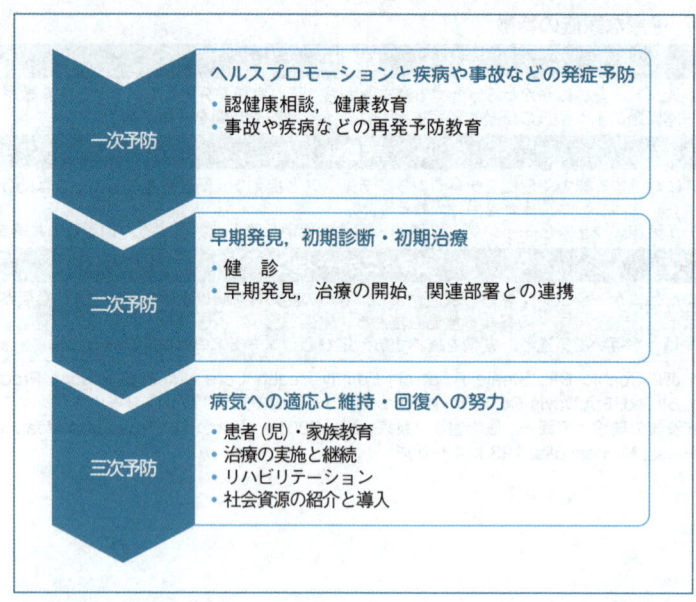

図I-7-1　予防の段階

対処ができるようにかかわる（三次予防）．適応と回復の時期には，患者（児）・家族は慢性疾患・生活習慣病などの疾病管理方法を学び，回復に向けてリハビリテーションに取り組み，そして尊厳ある死を準備する（三次予防）．

患者（児）・家族教育，適切な治療の継続，利用可能な社会資源の紹介と導入など，プライマリ・ケアが果たす役割は大きい．

iv ● 家族志向のアプローチ

a. 家族は1つのケアユニットとして臨床家のケアの対象となる[1,3]

家族志向[注3]のアプローチでは，家族を1つのシステムとして捉える（図I-7-2）[4]．①家族は家族員（父親，母親，子どもなど，図I-7-2の●）から構成される，②家族員はそれぞれに影響しあう（相互作用：図I-7-2の──），③家族はより大きな上位システム（地域社会や実家や親戚などの拡大家族や学校・職場など，図I-7-2の〇）の影響を受ける，④家族のなかにあるグループ（下位システム：夫婦システムやきょうだいシステムなど図I-7-2の●●）から構成され，この関係性が家族の安定性やダイナミックスに影響する．

家族システムと上位システム，下位システムと下位システムとの間には境界（バウンダリー：図I-7-2の〇）があり，それぞれのシステムを区別している．この境界は，システム間の関係性のルールである．たとえば，「子どもの前では夫婦喧嘩はしない，子どもは親に敬意

注3：家族志向とは，家族を同伴しているか否かにかかわらず，いかなる患者（児）との面談においても用いることのできるアプローチ法，もしくは考え方を指す[1]．

7 家族志向のアプローチ

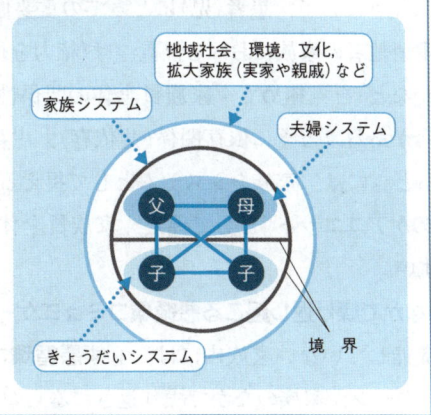

図 I-7-2 システムとしての家族の捉え方
現在は割合が減少している家族形態ではあるが，理解しやすいことから用いている．
(文献4)より改変)

健康な家族とは，家族の構造がしっかりしていること
- 夫婦システム←家族にとって重要
- 境界が柔軟かつ明確
- 家族の関係性(連合)が適切であること

- 家族は大きな上位システムの一部であり，多くの下位システムから構成される
- 構成要素の相互作用(関係性)
- 全体は部分の総和以上
- フィードバック
- オーガニゼーション

を払う」(夫婦システムときょうだいシステムの境界)，「親の介護についての親戚からの批判的な口出しを丁寧に断る」(家族システムと上位システムとの境界)などがあげられる．

また，家族員が団結すれば，問題も解決しやすい(全体は部分の総和以上)．たとえば，親の介護を1人で負うとストレスが大きいが，みんなで協力して団結すれば負担は軽減され，喜びや生きがいに変わる場合もある．さらに，家族は次々と起こる出来事や環境の変化に対して，フィードバック(結果を受け入れ，柔軟に変化して新しい対応を行う)しながら，家族としての組織を安定，維持させる営みを行っている(オーガニゼーション)．このように家族を1つのシステムとして俯瞰すると，患者(児)・家族の行動が理解できるようになる．

b. 家族とは，家族を取り巻く環境・家族の構成員・置かれた文脈・文化的背景に影響を受ける[1,3]

家族は，社会情勢，関係機関(学校や職場など)，拡大家族(実家や親戚)などの上位システムに影響され，かつ，夫婦関係(夫婦システム)，子ども(きょうだいシステム)，そしてこれら下位システムを構成する家族員の動きの影響も受ける．このように家族は，常に変化と安定の間を揺れ動いてバランスをとっている．

また，家族には，「慢性疾患をもつ家族員をもち，常に医療機関に通院している」など，置かれた状況(文脈)によって，対応すべき課題が発生する．さらに，文化の影響も大きい．同じ民族でも，育った社会環境ごとに考え方や行動パターンは変わり，信念(ビリーフ：ものの見方や考え方)が醸成される．日本においても外国人(他民族)が増加しているが，健康や病気療養に関する信念，ヘルスケアへの家族のかかわり方に関する信念は民族によって異なる．

c. 家族員1人の変化は家族全体に影響を与える[3]

家族員の行動は，周囲からの影響を受けると同時に，家族員の影響を受けている．したがって，患者(児)，家族の行動の意味を理解するには，家族全体を俯瞰して，誰の信念(考え)・

行動が誰にどのように影響しているのかを考えるとよい(**図 I-7-3**).

医療者は往々にして,患者(児)にとっての重要他者だけを観察し,ここを窓口に対応するが,その重要他者の家族における位置づけ(権力を行使できる立場なのか,まとめ役ができる立場なのかなど)を見極めて,家族員全体の関係性を把握したうえで介入しないと,状況を見誤る場合がある.とくに依存関係(共依存),虐待,ドメスティック・バイオレンス(DV)に対応するときには,家族をシステムとして捉える思考が非常に重要である.医療者は,家族を「1つのケアユニット」として捉え,家族員全体の関係性のなかで観察したほうが状況を理解しやすい.

d. 家族のなかで繰り返し起こる悪循環コミュニケーションを観察する[3]

うまく機能していない家族内には,必ず**悪循環コミュニケーション・パターン**が存在し,その同じパターンが家族のなかで繰り返される.コミュニケーションには,言語的・非言語的の両メッセージがあるが,言動の背後には必ずその言葉を発する/行動を起こす理由(ビリーフや感情)がある(**図 I-7-4**).

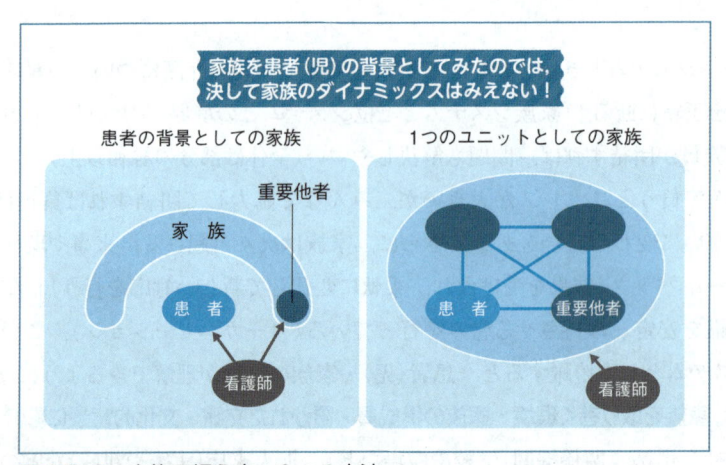

図 I-7-3 家族の捉え方:2つの方法

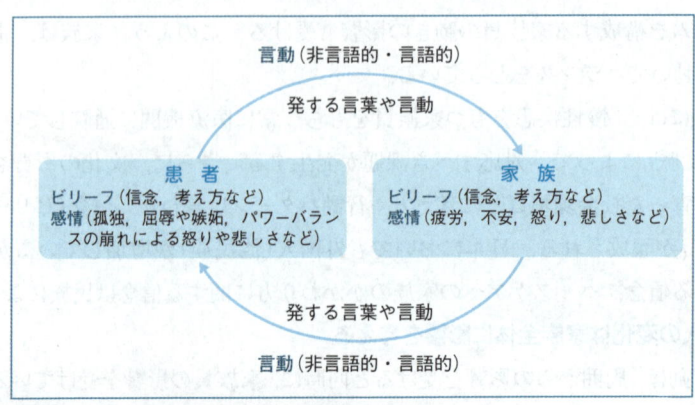

図 I-7-4 家族内に発生する悪循環コミュニケーション・パターン

e. 家族員のもつビリーフ（信念）が行動の根源となる[1,3]

ビリーフ（信念）とは，家族や個人の行動，ライフスタイルの基礎となるもので，考え方，ものの見方，意見，思い込みとも表現できる．問題の根底に潜むこのビリーフが，家族の考え方の限界をつくり出す一方で，ビリーフが前向きなものに変われば家族の問題解決は進む．

とくに，家族のなかで醸成されてきた**健康に関するビリーフ**は，病気への対処行動に大きく影響する．「今，病院に連れて行くのか」「どこまで，どのような治療を受けるのか」「家で最期まで看取るのか」といったビリーフは，適切な受診行動，治療や療養場所の決定などに多大な影響を与える．また，病気の家族員に寄り添い，治すために必死の努力と協力を惜しまない家族員のビリーフが患者（児）のアドヒアランス（主体的に療養行動をとろうとする姿勢）と予後を左右する．健康問題に影響するビリーフには，①病気の原因・治療・予後，②医療者と家族の役割，③社会資源の活用に関するものなどがあり，このビリーフ（考え方や思い込み）が家族員間，医療者と家族で異なると，解決が困難な問題となる．

f. 家族がライフサイクルのどの時期にあるのかを理解する[1,3]

2人の成人が出会って家族を形成し，そしてその家族は成長・発達する．子どもを生み育てている平均的な**家族の発達段階**を**表Ⅰ-7-2**[3]に示す．家族のメンバーが新たに加わる，家族員を何

表Ⅰ-7-2　平均的な家族の発達段階と課題

家族の ライフサイクル	段階に移行するに 当たっての情緒的経過	成長するために達成すべき家族の第2段階の変化
ステージ1 結婚前期：大人として独立する	情緒的・経済的責任を受容する	①定位家族（源家族・実家）との情緒的な絆を保ちながらも，自己のアイデンティティを確立する ②親密な人間関係を築く ③職業的・経済的独立により自己を確立する
ステージ2 結婚：結婚初期	新しいシステムがうまく軌道に乗るよう専心する	①夫婦としてのアイデンティティを確立する ②拡大家族と夫婦の関係を調整し直す ③いつ親になるかの意思決定を行う
ステージ3 出産：小さい子どものいる家族	新しい家族員をシステムに受け入れる	①新たに子どもが家族システムに参入することにより家族システムを調整し直す ②子育ての役割が新たに加わり，家事・仕事の役割を調整し直す ③夫婦による子育てと祖父母による子育ての役割を調整する
ステージ4 思春期の子どものいる家族	子どもの独立と両親の世話に対応できるように家族の境界を柔軟にする	①思春期の子どもが物理的に親に依存しながらも，心理的に独立を求めることによる親子関係の変化に対応する ②結婚生活と職業生活を再度見直すことに焦点を当てる ③年老いた世代を夫婦が世話する
ステージ5 子どもが独立する	子どもが家族システムに出たり入ったりすることを受け入れる	①2人だけの夫婦システムとして調整し直す ②成長した子どもと親が大人としての関係を築く ③成長した子どもとその配偶者と配偶者の家族との関係を調整する ④祖父母の病気，障害や死に対応する
ステージ6 老後を迎えた家族	世代・役割交代を受け入れる	①身体的な衰えに直面しながら，自身あるいは夫婦の機能と興味を維持する（家族・社会での新たな役割を探求する） ②家族や社会のシステムのなかで，高齢者の知識と経験を活かす場をみつける ③配偶者，兄弟や友人の喪失に対応しながら，自身の死の準備をする

（森山美知子：ファミリーナーシングプラクティス —家族看護の理論と実践—，医学書院，東京，p.87, 2001／Carter B, McGoldrick M：The Changing Family Life Cycle：A Framework for Family Therapy, 2nd ed, Gardner Press, New York, 1988／Carter B, McGoldrick M：Overview. The Expanded Family Life Cycle：Individual, Family, and Social Perspectives, 3rd ed, Allyn & Bacon, Boston, p.1-26,1999. より）

表I-7-3 家族に対してプライマリ・ケアの臨床家がかかわるレベル

レベル1：最小限のかかわり 　業務のなかで，あるいは法的な必要が生じたときに家族へ接触する程度
レベル2：情報の交換と連携 　患者（児）・家族への情報提供，疾病管理指導などをきちんと行う．質問や不安に思う点を引き出し，看護計画立案やケアプラン作成などに向け，情報を交換する
レベル3：感情面への対応 　家族の正常な発達や家族のストレス対処に関する知識を基盤として，感情的な問題に向き合おうとしている家族を援助する
レベル4：プライマリ・ケアにおける家族アセスメントと家族カウンセリング 　システムとしての家族を理解したうえで，家族の系統的なアセスメントと支援計画を立案する．問題が複雑ではなく，長期にわたるものでなければ，家族に変化をもたらすように働きかける．専門的な介入が必要な場合は，家族療法の専門家などに紹介する
レベル5：医療における家族療法 　精神療法・家族療法の高度な訓練を受けた専門家によって提供される治療．プライマリ・ケアの臨床家はこういった専門家と緊密に協力していく

（McDaniel SH, Campbell TL, Hepworth J, 他（著），松下　明（監訳）：家族志向のプライマリ・ケア，丸善出版，東京，2006／森山美知子：ファミリーナーシングプラクティス ―家族看護の理論と実践―，医学書院，東京，p.4, 2001. より改変）

らかの形で失う．さらに家族のメンバーが成長することにより，家族は拡大または縮小し，人間関係の再調整が必要となる．この家族の質的・量的な変化に焦点を当てたのがこの発達段階である．

　家族は発達段階を移行する際に，家庭内の物理的な変化に加え，情緒的な変化を経験する．各段階には，次の段階へと成長するために達成しておくべき課題（第2段階の変化）が存在する（**発達課題**）．これらの発達課題を達成していくことによって，家族の信頼感と絆は強くなる．臨床家は，家族がどの発達段階にあり，どのように発達課題を達成しようとしているのかを観察し，アセスメントする．発達段階の移行期にはストレスも多く，家族の発達にとっては危機となり得る．

v ● 臨床家による家族支援のレベル

　患者（児）・家族と臨床家はヘルスケアのパートナーである[1]．家族にプライマリ・ケアの臨床家がかかわる段階には，ジェネラリストのレベルから専門的な家族支援・家族療法のトレーニングを受けたスペシャリストのレベルまである（**表I-7-3**）[1,3]．プライマリ・ケアの専門家としてはレベル4までの技術が必要とされる．

vi ● ヘルスケアに家族を巻き込む時期

　家族は常にケアの対象である．産科ケア，子どもの病気，精神疾患の場合には，家族が同伴していれば必ず診察の際に同席を求め，妊産婦や患児と一緒に面談する．家族教育（療養指導を含む）が必要な疾病や症状があるとき，疾病や外傷を繰り返したとき，慢性疾患や重篤な疾患があるとき，介護が必要となったときや，療養場所や治療内容の意思決定の際には，家族も含めた面談を行う．ケアカンファレンスへも家族に参加してもらうとよい．虐待やDVが疑われるときは，家族介入が必要な時期である．この場合，家族員を集めて話すことで関係性やパターンを観察できるが，個別に話を聞く必要もある．

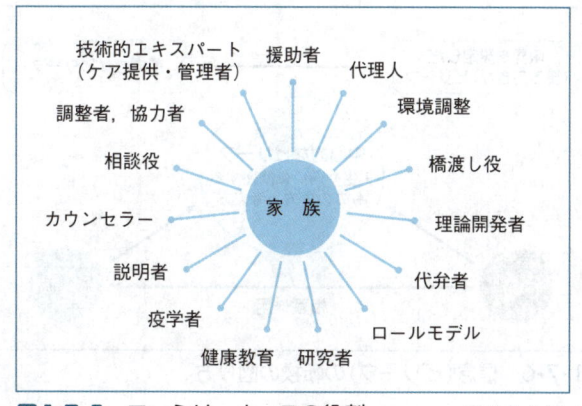

図Ⅰ-7-5　ファミリーナースの役割　　　　　（文献2）より）

ⅶ 看護師の役割

家族看護学の目標（ゴール）[3]
- 家族の健康的な成長・発達を促す（家族のヘルスプロモーションと疾病予防）
- 疾病や障害などに関連して起こる問題に対処できるよう，家族の意思決定能力やセルフケア能力（問題解決能力）を高め，家族の成長・発達を支援する

プライマリ・ケアでは，家族志向のアプローチが必須であり，看護師は家族に対してさまざまな役割を担う（図Ⅰ-7-5）[2]．常に患者（児）の病気が家族へ与える影響を考慮し，また健康を向上・悪化・改善させ得る重要な資源として家族を理解し，家族全体を視野に入れ，家族のサポートシステムを動員して，患者（児）・家族の代弁者となり，問題解決に向けて動かなければならない．

B 問題解決に向けた家族支援

ⅰ 家族面談の一般的な原則[1]

家族の問題解決を図る際には，面談が適している．以下は効果的な家族面談の流れである．
Step1 ラポール（良好な治療関係）の形成：自己紹介し，時間をとってくれたこと，来院してくれたことにお礼を述べる．家族全体の観察を行う．
Step2 面談の目的を告げる：関心事，話し合いたいことを説明する．
Step3 情報提供と問題解決に向けた話し合い：話し合いに必要な情報を提供し，**家族アセスメントの枠組み**（文献3）を参照）を頭に入れながら，家族の観察を行い，話し合いを促す．家族が意思決定できるように，看護師はファシリテーターとしての役割を果たす．家族の力関係（パワーバランス）に注意を払い，参加者が適切に話し合いに参加できるように調整する．さまざまな支援の技術を用いる．家族の協力を引き出し，家族をエンパワーする．

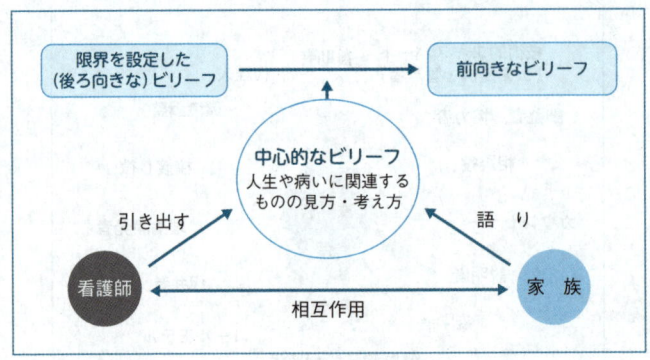

図 I-7-6 信念(ビリーフ)の転換の図り方

Step4 計画を立案する：必要に応じて，治療計画やサービス計画を立案する．利用できる社会資源を紹介し，結びつける．

Step5 記録する：話し合った内容を記録する．

ⅱ● 重要な働きかけ(介入)

a. 根底にあるビリーフの転換を図る(図 I-7-6)

家族の話を聞いたり，質問したりすることで，家族の考え方がわかり，働きかけが可能となる．看護師やほかの専門家との対話によって，家族の後ろ向きな考え方を前向きな考え方に転換できる．考え方が変われば，行動が変化する．

b. 情報提供と教育支援

子育て，予防接種や健診の時期，事故や病気を予防するための安全な環境の整備，慢性疾患・生活習慣病の療養方法，療養場所や治療選択などの意思決定，介護保険など諸制度の活用といった事項について，患者(児)・家族に対して適切な情報提供と教育指導を行う．教育プログラムや教材を準備しておくとよい．

c. 悪循環コミュニケーションを良循環コミュニケーションに転換する

家族に問題が生じているときには，必ず悪循環コミュニケーションが起こっている．この悪循環コミュニケーションのパターン(図 I-7-4)を観察し，その連鎖を断ち切る．

d. 確実に専門家に結びつける

虐待(不適切な子育て・介護を含む)やDV，アルコールや薬物依存など，プライマリ・ケアの臨床家の介入レベルを超えると判断した場合には，適切に精神科医や家族療法家，行政，警察といった専門家・専門機関に結びつける．

ⅲ● 家族と小児：家族中心のケア

臨床家にとっての最優先事項は，子どもの全般的な健康管理に責任をもつ親を支援することである[1]．子どもの受診は，成人とは異なる意味合いをもつ．プライマリ・ケアの現場で，親が子どもの病気や怪我で受診する際は，子どもの成長・発達，子育てやしつけ，予防接種，

子どもの問題行動などについて，医療の専門家からの評価や情報を得たいと思っている場合も多い．したがって，小児が受診したときに重要になるのは，子どもの症状を診るだけではなく，それが親にとってどのような意味をもち，親がどうしてほしいのかを理解することである[1]．

また，子どもの病気や発達上の障害は，しばしば夫婦の不仲，学校での出来事，環境変化のストレス，親の不在などに関係する．同時に，子どもの病気や症状が，家族内（とくに夫婦）の不和の緩衝剤となっているケースもみられる．加えて，子どもの事故や繰り返す病気や外傷は，親の不注意や子育てへの無関心など，家族内の問題を反映していることがしばしばある．

子どもの夜尿症，睡眠障害，不登校，摂食障害，うつ，暴力といった問題行動も同様であり，家族アセスメント・モデルを基盤に，要因を多角的に評価し，教育支援，カウンセリング，専門家に紹介するなど，対策を講じることが重要である．学校との連携も欠かせない[1]．

重要概念[5]
- 看護師は，家族の生活と子どもの健康・病気との関係性に注意を払う．家族と家族員がwell-beingを達成するように働きかける
- 看護師は家族中心のケアを通して，家族の生活の質を高め，家族員が潜在能力を十分に発揮できるように働きかける
- 家族と子どもの健康についての概念は，家族の生活と相互作用，家族の発達と段階の移行，そして家族の健康と病気に関連する要素が組み合わさったものである．そして，看護師による家族への包括的かつ協働的なアプローチを助けるものである
- 家族と子どもの健康の概念は，看護師が潜在的な家族の危険状況をスクリーニングし，家族に健康に関する事項を助言し，家族が急性・慢性の病気，生命を脅かす状況に対処するのを助ける

事例で実践してみよう！

事例：鈴木あきら君，6歳（小学1年生），男児
診断病名：喘息
家族形態：父親，母親と3人暮らし
現病歴：5歳時に喘息と診断．診断後，半年は定期的に受診し，吸入薬の定期処方を受けていた．その後，受診間隔が空くようになり，その間に1度，喘息発作で病院に救急搬送された．退院後2ヵ月して当クリニックを受診．受診時はいつも母親と一緒だが，初回から母親は元気がなく沈みがちで，今回は以前よりも痩せたようにみえる．あきら君が話しかけているが，なかなか関心が向かないようだ

家系図を読み解く

```
    62────59        69       ⊗
  2型糖尿病 健康     脳梗塞    2年前
                            急性心筋梗塞
      │         │
     36────29   38   ⊗────39
         うつ状態      2年前
         │           事 故
      ●──6
    1年前 喘息
    流産
```

図　家系図（ジェノグラム）：鈴木家

この家族に，いったい何が起こっているのでしょうか（仮説の立案）？ 看護師としてどのようなアプローチが必要でしょうか？

Q1 家族のなかで起こっている出来事が，あきら君の喘息や母親の健康にどのように影響しているでしょうか？ また，あきら君の喘息が父親や母親にどのような影響を与えているのでしょうか？

Q2 鈴木家の発達段階はどのステージで，どのような発達課題があるでしょうか？

Q3 鈴木家には，どのようなビリーフがあり，どんな悪循環コミュニケーションが起こっているでしょうか？ 想像して描いてみましょう．

Q4 鈴木家のパワーバランスや夫婦の関係性を想像してみましょう．あきら君は家族のなかでどのような役割を担っているでしょうか？

Q5 鈴木家の問題解決やヘルスプロモーションについて，看護師として，どのようにかかわるかを考えてみましょう．

まとめ

　プライマリ・ケアにおいて，家族志向のアプローチは看護の主軸となる．家族を1つのケアユニットとして捉え，システムとしての家族の見方や家族の発達段階，家族のビリーフや行動への影響要因を理解してアプローチすることが重要である．

参考文献

1) McDaniel SH, Campbell TL, Hepworth J, 他（著），松下　明（監訳）：家族志向のプライマリ・ケア，丸善出版，東京，2006．

2) Kaakinen JR, Coehlo DP, Steele R, et al：Family Health Care Nursing：Theory, Practice and Research, 5th ed, F.A.Davis Co, Philadelphia, 2015.
3) 森山美知子：ファミリーナーシングプラクティス ―家族看護の理論と実践―, 医学書院, 東京, 2001.
4) 森山美知子：家族システム看護の実践. 保健の科学, 39(9)：619-626, 1997.
5) Kaakinen JR, Gedaly-Duff V, Coehlo DP, et al：Family Health Care Nursing：Theory, Practice and Research, 4th ed, F.A.Davis Co, Philadelphia, 2010.

(森山美知子)

II

患者と家族のライフステージに応じたヘルスプロモーション

1

ヘルスプロモーションの概念

> **学習目標**
> ① ヘルスプロモーションの概念を学ぶ
> ② プライマリ・ケアを推進するうえで，ヘルスプロモーションの視点が不可欠であることを学ぶ
> ③ わが国におけるヘルスプロモーションの取り組みを知る
> ④ ナースプラクティショナーの活動にヘルスプロモーションの概念・方法が当てはまることを知る

A ヘルスプロモーションの考え方

　プライマリ・ケアを推進していく際には，その社会で健康がどのように位置づけられているかを知り，それに見合った戦略を立てることが重要である．ヘルスプロモーションは，WHOが1986年のオタワ憲章で提唱した新しい健康観に基づく21世紀の健康戦略であり，「人々が自らの健康とその決定要因をコントロールし，改善することができるようにするプロセス」と定義されている[1]．そして，「すべての人びとがあらゆる生活の場で健康を享受することのできる公正な社会の創造」を目標としている．この考え方の背景には，一人ひとりの健康を向上させるためには，個々人に働きかけるだけでは不足であり，その人が住む環境自体をより健康にすることが不可欠だという考え方がある（図Ⅱ-1-1）[1]．同時に，そういう健康の向上は，人から与えられるのではなく，地域社会や地域の人々が前向きな姿勢をもち，健康を向上させることに自発的に取り組むことによって達成されるということを示している．

B ヘルスプロモーションの進め方

　オタワ憲章では，ヘルスプロモーション実現のための活動方法として，①健康的な公共政策づくり，②健康を支援する環境づくり，③地域活動の強化，④個人技術の開発，⑤ヘルスサービスの方向転換の5つをあげ，これらが有機的に連携することにより，"健康づくり"として具体化していくことが重視されている．また，ヘルスプロモーションの戦略として，「唱道（advocate）」「能力の付与（enable）」「調停（mediate）」が取り上げられている．
　「唱道（advocate）」は，健康問題に関連するすべての分野に働きかけて健康に導くよう行動

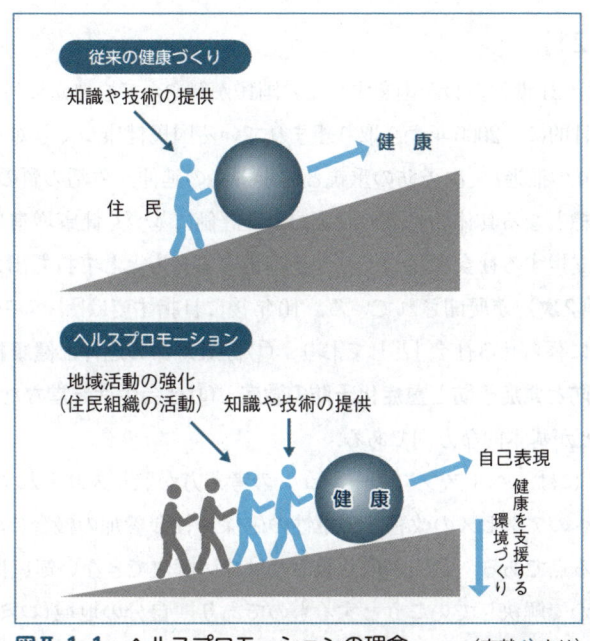

図Ⅱ-1-1　ヘルスプロモーションの理念　　　（文献1）より）

することを指す．これは，社会の基盤となる政策，予算，社会環境といったシステムに働きかけて，人々に自分の健康にかかわる知識・態度を変化させていく力を与えることを意図したものである．また，「能力の付与（enable）」は，健康のための知識や技術をすべての人に伝え，自らの健康を自分で守ることができるようにすることである．「調停（mediate）」は，健康に関するすべての部門に対して協力を促し，より健康な社会をつくることに尽力することである．

C わが国におけるヘルスプロモーションとその重要性

i 地域づくりとソーシャル・キャピタル

　わが国には，さまざまな地区組織がある．各々の地域で住民が自分たちの活動を行うものであり，**community organization（地域づくり）** の一翼を担っている．健康にかかわるものとしては，母子愛育会や健康推進員の地道な取り組みがあり，いずれも地域の健康を維持・増進するのに力を発揮してきた．このような取り組みによって，地域の人的ネットワークや地域の信頼・規範が形成され，それらはソーシャル・キャピタル（社会関係資本）として住みやすい社会をつくることに寄与する．ソーシャル・キャピタルが多いと，住民の健康状態がよい，災害時の対応が円滑，犯罪が少ないなどのよい影響があることがわかっている．健康を基軸に，当事者に力を与え（エンパワメント），豊かな社会をつくっていくことはヘルスプロモーションと共通している．公衆衛生について，Winslowは，"through organized community efforts（地域社会の組織的な努力を通じて）"と定義したが，ヘルスプロモーションは，現代の公衆衛生の中心的な機能を果たしているといえよう．

ii ●「健康日本21」

「健康日本21」は，21世紀のわが国をすべての国民が健やかで心豊かに生活できる活力ある社会とすることを目的に，2000年から取り組まれている国民健康づくり対策である．①生涯を通じる健康づくりの推進（一次予防の重視と健康寿命の延伸，生活の質の向上），②国民の保健医療水準の指標となる具体的目標の設定および評価に基づく健康増進事業の推進，③個人の健康づくりを支援する社会環境づくりが基本的な考え方として打ち出され，2013年からは「健康日本21（第2次）」が展開されている．10年後に目指す姿は「すべての国民が共に支え合い，健康で幸せに暮らせる社会」としており，**①健康寿命の延伸と健康格差の縮小，②主要な生活習慣病予防と発症予防と重症化予防の徹底，③社会生活を営むために必要な機能の維持および向上**などが基本的な方向である．

この健康日本21には，ヘルスプロモーションの考え方が取り入れられている．すなわち，健康のための資源へのアクセスの改善と公平性の確保，社会参加の機会の増加など，社会環境の質の向上を図る点である．個人の取り組みだけでは解決できない健康問題を，社会環境の改善を目指すなかで解決していこうとするものであり，自分の地域（コミュニティ）の問題を自分たちで共有して解決するという方向性は，まさにヘルスプロモーションである．

D プライマリ・ケアにおけるヘルスプロモーションの重要性

i ●プライマリ・ケアとヘルスプロモーション

ヘルスプロモーションは，プライマリ・ケアにおいても重要な概念である．ヘルスプロモーションでは，個々人を取り巻く「環境」，すなわち，自然科学的な環境だけでなく，人間心理学的・社会的な環境である家族・地域社会・学校や職場，さらに，行政区や国全体の動向などが健康に影響を及ぼすと考える．そしてプライマリ・ケアでは，個々人のライフスタイルや，そこからもたらされる病いへの対処が大きな課題となるが，これらも「環境」によって大きな影響を受けるためである．また，健康を，その人がよりよく生きていくうえでの資源と考え，社会全体をより健康なものにしていくというヘルスプロモーションの考え方は，プライマリ・ケアの目指すものと軸を1つにする．さらに，プライマリ・ケアの対象者が，自らの健康とその決定要因をコントロールし，改善することができるようにすることは，ケアの質を上げることにもつながる．

ヘルスプロモーションの考え方は，ケアの受け手だけでなく，ケアの提供者にとっても重要な概念である．なぜなら，ヘルスプロモーションには社会で健康の価値を重視し，かつ，ヘルスサービスを方向転換し，持続可能なものにすることが含まれているためである．

1 ヘルスプロモーションの概念

ⅱ ● プライマリ・ケアの各場面におけるヘルスプロモーション

　ここでは，プライマリ・ケアが提供される場である中小病院，診療所，訪問看護やデイケア・ショートステイなど，老人保健施設，特別養護老人ホーム，地域包括支援センター，保育園，重症心身障害児（者）施設などでの看護について，ヘルスプロモーションとの関係性を考えたい．

　まず，ヘルスプロモーションが，社会のなかでの健康資源のあり方までも視野に入れていることを考えれば，これらの機関が地域で果たす役割や意味がわかる．たとえば，「**そこで看護を提供することに，地域においてどのような意味があるのか**」「**自分が提供する看護を通して，地域の人々にどのような影響を及ぼし得るのか**」「**より健康になってもらうためには，どういう働きをすればよいのか**」などである．

　外来では，同じ病気をもつ人の支え合いの会（例：糖尿病患者会や失語症友の会など）を結成し，自力で闘病するだけでなく，仲間同士で支え合うような組織をつくることが考えられる．

　訪問看護の場合，まずは，各事例を個別に訪問して看護を提供するが，その事例に必要な資源や希望をかなえるための制度・サービスが地域に存在しないようなら，関係機関と協力しながら，行政機関にも現状を伝え，必要な支援につなげるようにする．また，福祉サービスなどで現行では利用できていない資源を有効活用するように働きかける．時には，教育委員会や議員との話し合いにも参加し，医療的な面から支援の必要性を説明し，既存の福祉の資源のあり方や適用範囲を変えて，必要なサービスを活用できるように提案することである．

　また，必要なときには自らサービスを創り出し，担うこともある．訪問看護ステーションのなかには，訪問だけでなく，通所サービスとしてデイケアを運営したり，さらに，「暮らしの保健室」注1などのように地域の高齢者とボランティアが集う場所をつくって運営する例もある．

　特定の年齢の対象者だけでなく，地域の子どもからお年寄りまで，健常者も障害者もすべてを受け入れる場をつくった例としては，「このゆびとーまれ」注2というデイケアハウスがある．この施設には，高齢者は子どもを見守り，子どもが危ないことや間違ったことをすると叱り，子どもからエネルギーをもらうといった，かつて地域社会で繰り広げられてきた「普通の」役割分担や暮らしがある．サービスの開始当初は，高齢者の介護と子どものケアは別物という考え方のもと，なかなか補助金が受けられなかったが，その後，条例そのものが変更されるまでに至ったという例である．

　老人保健施設に，副施設長としてナースプラクティショナー（NP）が配属されて以降，その施設から入院する人が半減した例もある[2]．これは，NPが入り，予防活動がその施設に通常のこととして取り入れられ，実践されているためだと考えられる．加えて，毎朝NPがラウ

注1：代表 秋山正子，http://www.cares-hakujuji.com/services/kurashi
注2：代表 惣万佳代子，http://www.geocities.jp/kono_yubi/

57

ンドして異常の早期発見と対処に努める姿を周囲の看護師や介護職が学ぶことで，みなでヘルスプロモーションに取り組んでいくことにつながったと考えられる．また，NPを中核に自分たちの看護・介護を見つめ直し，改善・改革を目指すというパワーが生まれたが，それは一人ひとりの職員を育て，入居者の健康状態をも改善していくことにつながったと推測される．

　ヘルスプロモーションの考え方に当てはめれば，**①当事者にパワーを与えてその力を引き出し，②必要な施策をつくり（変更し），③より健康志向性の高い方向に全体を動かしていく，という役割が看護師には求められる**．通常の個々人への対人的な看護だけでなく，サービスの提供体制や内容自体を考え，必要な事項は唱道し，改革していくという役割である．**ヘルスプロモーションは，今後の社会で看護師に求められる役割を示すものとして，ますます重要性が高まっていくだろう**．また，プライマリ・ケアを担う看護師の教育には，ヘルスプロモーションをどのように具現化していくかという方法論を教授する学問（地域看護学など）が，必要だと考えられる．

> **Q1** ヘルスプロモーションの考え方はどのようなものでしょう？
> **Q2** なぜヘルスプロモーションが重要なのでしょうか？
> **Q3** NPが活動する際に，ヘルスプロモーションの考え方や方法は，どのように活用できるでしょうか？
> **Q4** わが国ではヘルスプロモーションはどのように取り上げられてきたでしょうか？
> **Q5** 今後，自分が看護師として働く際に，ヘルスプロモーションをどのように活用しようと考えますか？

まとめ

　ヘルスプロモーションはプライマリ・ケアにとって重要な考え方である．とくに，一人ひとりの健康を向上させるためには，個々人に働きかけるだけでなく，**その人を取り巻く環境にも働きかける必要があり，この考え方がプライマリ・ケアの実践にも生きる**．

引用文献

1) 藤内修二（監）：健康づくりから健康なまちづくりへ─ヘルスプロモーションの理念─．みんなで進める 健康なまちづくり，大分県国民健康保険団体連合会事業振興課，大分，p.5-15, 1998.
2) Ono M, Miyauchi S, Edzuki Y, et al：Japanese nurse practitioner practice and outcomes in a nursing home. Int Nurs Rev, 62（2）：275-279, 2015.
　http://onlinelibrary.wiley.com/doi/10.1111/inr.12158/pdf

（村嶋幸代）

2 感染症と予防接種

> **学習目標**
> ① ワクチンで予防可能な感染症とワクチンの重要性を学ぶ
> ② 感染症による免疫反応とワクチンの作用についての知識を得る
> ③ ワクチンの種類，副反応に関する知識を得る
> ④ 標準的な小児ワクチンスケジュールの立案の考え方を学ぶ

A 感染症と免疫

i 感染症とは

　感染症とは，環境中(大気，水，土壌，動物・ヒトなど)に存在する病原微生物が，宿主であるヒトや動物の体内に侵入，定着，増殖することで引き起こされる疾患を指す．病原性微生物とは，細菌，ウイルス，真菌などである．宿主が常に病原微生物にさらされながらも，感染症に罹患しない，あるいは罹患してもいずれ治癒するのは，免疫システムが働いているからである．

ii 免疫とは

　免疫とは，生体内に侵入した微生物を非自己と認識して排除するシステムである．免疫は，自然免疫と獲得免疫の2つに大別され，宿主はこの2つの免疫反応の組み合わせによって体内に侵入する多くの病原微生物を排除している．自然免疫は好中球やマクロファージなどの食細胞を主体とした病原体に対する初期の生体防御反応であり，獲得免疫はリンパ球の一種であるT，B細胞を主体とした免疫反応である．獲得免疫では，病原微生物の抗原に特異的に作用するリンパ球が体内で長期間維持され，再び同じ標的の侵入に際して強い免疫抗体反応を起こす．ワクチンは，抗原を接種することで人工的にこの現象を誘起し，自然感染することなしに病原体に対するすみやかな免疫応答を得ようとするものである．

B ワクチンで予防可能な感染症

i 日本のワクチン制度とワクチン接種の重要性

　医療が進んだ現代においても，**ワクチンで予防可能な感染症**（vaccine preventable diseases：VPD）は感染症全体のほんの一部であり，ワクチンという予防手段がないために今なお多くの命が感染症によって奪われている．また，麻疹はVPDでありながら，いまだに多くの死者を出している代表的な疾患であり，小児保健推進の評価指標とされている．WHOによると，2014年の世界の麻疹死亡者数は114,900人であり，これは毎日約314人，1時間に13人が麻疹で死亡している計算になる[1]．

　日本のワクチン制度は，長らくほかの先進諸国に遅れをとってきた．とくに麻疹に関しては「麻疹輸出国」などと揶揄されてきたが，2006年に麻疹・風疹混合（MR）ワクチンの2回接種が開始され，1期，2期ともに90％以上の予防接種率を達成した[2]．その結果，2008年には1万例以上だった麻疹の発生報告数が，2013年には232例にまで激減した．そして2015年3月に，2006～2008年に国内流行した麻疹ウイルスD5型が，2010年5月を最後に検出されていないことをもって，ようやく麻疹排除状態であることがWHOに承認された[3]．麻疹以外のVPDについても，ここ数年で多くのワクチン接種が制度化された．2013年には小児のインフルエンザ菌b型（Hib）ワクチン，小児用肺炎球菌ワクチン（7価），ヒトパピローマウイルス（HPV）ワクチンが，2014年には水痘ワクチン，高齢者における肺炎球菌ワクチン（23価）が定期接種に追加され，2016年10月にはB型肝炎ワクチンも追加されることが予定されている．このように，日本のワクチン制度は徐々に改善され，VPD予防が推進されつつある．今後，重要なことは，われわれ医療関係者が，国民の代弁者となってワクチン制度を改革することはもちろん，ワクチンに関する正しい知識と理解を身につけ，確実にワクチン接種を遂行してVPDの脅威から国民の命を守ることである．

ii ワクチン関連法規

　わが国では，ワクチン接種による感染性疾患の発生と蔓延の予防，健康被害の迅速な救済を目的として，予防接種法が制定されている（**表Ⅱ-2-1**）．

a. 定期接種

　予防接種法で対象疾患に規定された疾病に対し，予防接種法施行令で定められた接種年齢内に接種されるワクチン接種を**定期接種**という．定期接種は，主に感染症発生・蔓延の予防を目的とし，集団に重点を置いた**A類疾病**と，主に個人の発病・重症化予防を目的とし，個人に重点を置いた**B類疾病**に分けられる．

b. 任意接種

　予防接種法に定められていない予防接種，あるいは法に定められているものの施行令で決められた接種年齢枠を外れた予防接種を**任意接種**という．その重要性は必ずしも定期接種より劣るとは限らないが，費用が個人負担となる点から接種率が低いのが現状である．

表 II-2-1 予防接種法によるVPDの分類

分類		感染症	被接種者の接種努力義務	費用負担
定期接種	A類疾病 (12疾病)	ジフテリア	課されている	市町村 (市町村による実費徴収も認められている)
		百日咳		
		急性灰白髄炎（ポリオ）		
		麻疹		
		風疹		
		日本脳炎[*1]		
		破傷風		
		結核		
		Hib感染症		
		肺炎球菌感染症（小児）		
		HPV感染症		
		水痘		
	B類疾病 (2疾病)	インフルエンザ（65歳以上）		
		肺炎球菌感染症（65歳以上）		
任意接種		A型肝炎	課されない	個人 (一部の市町村では助成あり)
		B型肝炎[*2]		
		ムンプス		
		ロタウイルス感染症		
		インフルエンザ（B類疾病対象以外）		
		黄熱		
		狂犬病		
		髄膜炎菌感染症		
		定期接種対象疾患で対象年齢の枠外で接種するワクチン		

＊1：日本脳炎は，都道府県知事が発生状況を勘案して予防接種を行わない地域を指定できる．
＊2：HBs抗原陽性妊婦から生まれた子に対し，抗Hbsヒト免疫グロブリン，B型肝炎ワクチンの接種は健康保険上の給付対象となる．

> **コラム：海外渡航前に必要なワクチン**
>
> 滞在地の感染症流行状態により，医師が必要と認めたものを選択し，接種する（黄熱，破傷風，狂犬病，日本脳炎，A型肝炎，B型肝炎，髄膜炎菌，腸チフス，ダニ媒介性脳炎，コレラなど）．留学で渡航する場合は，留学先ごとに求められるワクチンが違うため，願書提出に間に合うよう早めに確認しておく．多くの国で求められるのは，麻疹，風疹，ムンプス，水痘，ジフテリア，百日咳，破傷風，ポリオ，髄膜炎菌ワクチンなどである

C ワクチンの種類と副反応

i ワクチンの種類

a. 生ワクチン
　病原性を減弱させた病原微生物（細菌やウイルス）を接種し，自然感染に近い形で免疫を獲得させるワクチン．生ワクチンでは液性免疫と細胞性免疫が同時に付与されるので，比較的長期の免疫が得られる．なお，免疫不全者に対する生ワクチン接種は，弱毒病原体に感染するおそれがあるため禁忌とされる．

b. 不活化ワクチン
　病原微生物を化学的に処理し，抗原を抽出して免疫原性を保つように加工したワクチン．微生物としての増殖能力は失われているので，不活化ワクチンによる感染症は発生しない．

ii ワクチンの副反応

　前述のとおり，ワクチンとは，病原性をもつ異物を接種することにより人為的に免疫反応を起こさせるものである．病原性をゼロに近づければ，その分，生体反応も弱まり十分な免疫が得られない．ワクチンは，最大の効果と最小の副反応というバランスで製造されており，日本で認可されているワクチンは安全性と有効性が確認されたワクチンではあるものの，副反応が全くないワクチンは原理的にあり得ない．

a. 副反応の定義
　ワクチン接種後に生じる生体にとって望ましくない反応を，**副反応**という．

b. 接種時の説明と観察
　軽微でも発生頻度の高い副反応（接種部位の発赤，腫脹，疼痛など）については口頭で説明し，被接種者（保護者）が過度に不安にならないように配慮する．とくにBCGを接種した際は，コッホ現象についてよく説明し，接種後1～2ヵ月後に接種部位の腫脹が最大となること，膿が出たら受診することを伝え，保護者が適切に対処できるようにする．また，**アナフィラキシー**に迅速に対応するため，ワクチン接種後30分は病院施設内に待機してもらう．

c. 副反応への対応
　副反応は軽微なものから重篤なものまであるが，あわてず適切に対応する（**表Ⅱ-2-2**）．

d. 予防接種後副反応報告制度と予防接種健康被害救済制度
　添付文書で「重大な副反応」と記載された副反応が生じたときには，予防接種法に基づき，厚生労働省に報告することが**医師に義務**づけられている．その健康被害がワクチンに起因すると厚生労働大臣が認定した場合，**予防接種健康被害救済制度**により市町村から給付を受けることができる．

表II-2-2 副反応の種類と対応

接種部位の発赤, 腫脹, 硬結	・通常は3～4日で消失 ・熱感や疼痛などの症状が強く, 苦痛を伴う場合は冷湿布 ・上腕全体, 前腕にいたる炎症反応にはステロイド薬や抗ヒスタミン薬を使用 ・次は深めの位置でワクチンを接種する
発熱	・対症療法として冷罨法やアセトアミノフェンの処方 ・生ワクチンによる感染症状, その他の原因による症状を念頭に置いて経過観察
蕁麻疹	・抗ヒスタミン薬投与, 重症ならヒドロコルチゾン注射
血管迷走神経反射	・ショック体位で安静保持
けいれん	・ジアゼパム投与
アナフィラキシー	・ショック症状がなければ反応臓器に対応 ・ショックの場合は以下 ①気道確保, 酸素投与, 必要なら人工換気 ②0.1%エピネフリン0.01 mL/kgを筋肉注射 ③ヒドロコルチゾン5～10 mg/kgを静脈注射または筋肉注射 ④抗ヒスタミン薬1 mg/kgを静脈注射 ⑤救急搬送, 入院下で観察

D 小児のワクチンスケジュールの立案

　定期接種に新規ワクチン追加されたこと, 接種開始年齢が早まったこと, 生後6週から受けられるロタウイルスワクチンが任意接種であることなどから, 小児ワクチンは, 従前のような全員一様のスケジュールでは対応が困難となった. 法改正により**個別接種**が推奨されるなか, 必要なワクチンを適切なタイミングで確実に接種させるために, 個別のワクチンスケジュールを立案・管理するプライマリ・ケアに従事する医療者の役割は一層重要となった. 以下に, ワクチンスケジュール立案のポイントと標準的なスケジュールの1例(図II-2-1)[4]を示す.

立案のポイント

- 0歳, 未就学児, それ以上の学童に分けて考える
- ワクチンデビューは生後2ヵ月から, **同時接種**で進めていく
  →生後2ヵ月で, Hib, 小児用肺炎球菌, ロタウイルス, B型肝炎のワクチンを同時接種
  →生後3ヵ月で, DPT-IPV, Hib, 小児用肺炎球菌, ロタウイルス, B型肝炎を同時接種
- 任意接種と定期接種を区別しない
- B型肝炎はユニバーサルワクチネーション[注1]を前提にする
- 流行しているVPD, 重症化するVPDを優先する(DPT-IPVをBCGより優先するなど)
- 水痘, ムンプスは2回接種を基本とする

注1: ユニバーサルワクチネーションとは, すべての小児がワクチンを接種することで疾病を排除しようという概念. 日本では定期接種がこれに該当する. WHOは小児のB型肝炎ウイルスキャリア率を低減させるため, すべての出生児に対するB型肝炎ワクチン接種(ユニバーサルワクチネーション)を勧奨している.

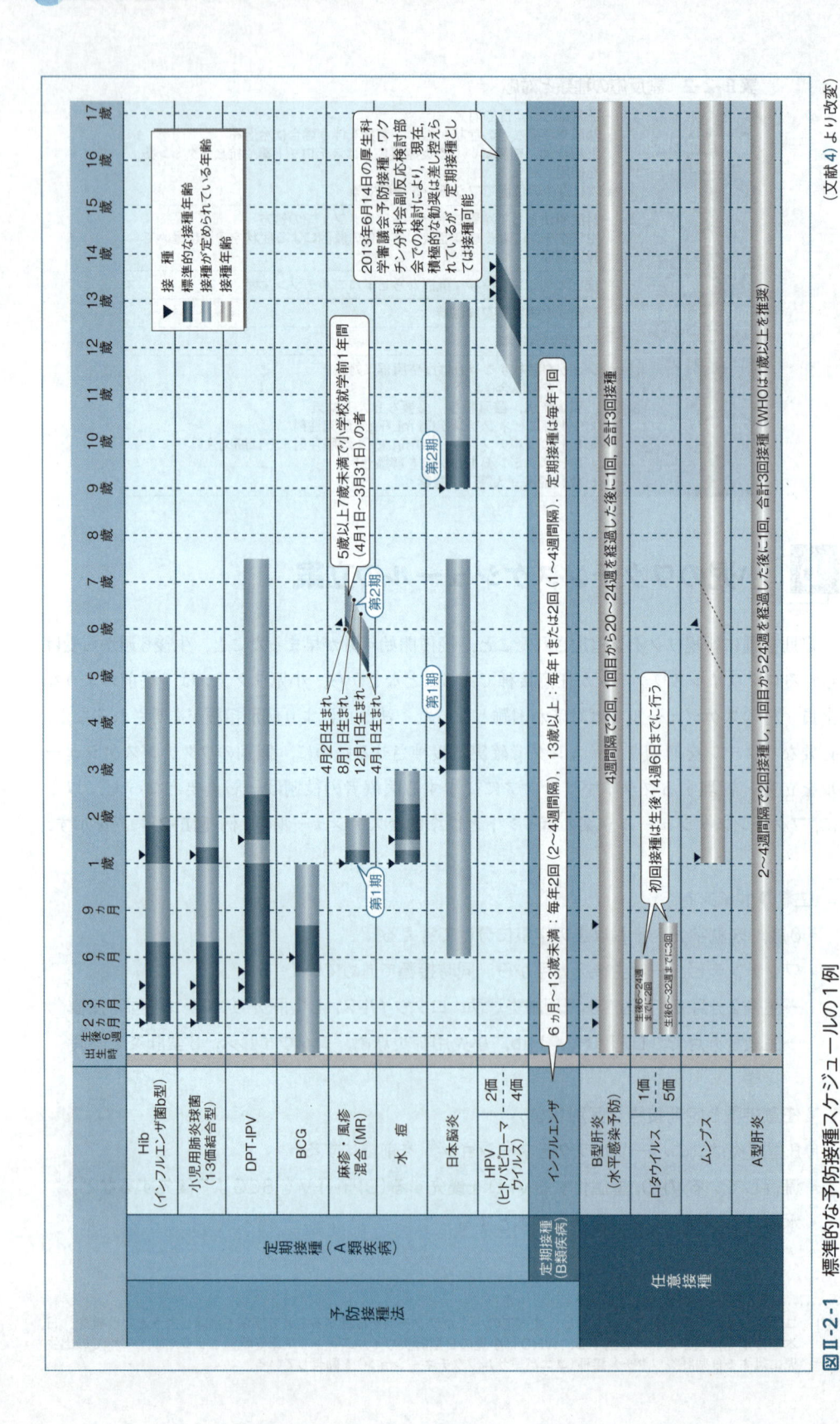

図Ⅱ-2-1 標準的な予防接種スケジュールの1例

(文献4)より改変)

> **コラム：同時接種**
> 乳幼児前半の過密なワクチンスケジュールをもれなく施行するためには，同時接種は欠かせない．ワクチンを同時接種した場合と別の日にそれぞれを接種した場合では，抗体陽転率，健康被害の発生率に差はないとされている[5, 6]．なお，同時接種を行う際，接種部位は上腕外側ならびに大腿前外側とし，同側の上腕または大腿の近い部位に接種するときは，少なくとも2.5 cm以上間隔をあけることが推奨されている[7]．
>
> **コラム：卵アレルギー**
> 麻疹，MR，ムンプス，インフルエンザ，狂犬病，黄熱ワクチンは，ニワトリ胚培養細胞で増殖させたウイルスを用いてつくられる．最終的な製剤の段階では鶏卵成分はほとんど除去されており，実際に問題となることはない．よって，基本的には卵アレルギーの患者にも接種可能とされる[8, 9]．ただし，ワクチンには，安定薬，保存薬，抗菌薬など，種々のコンポーネントが含まれており，これらに対してアナフィラキシーをはじめとする副反応が起きる可能性は拭えない．よって，過去にこれらのワクチンで重篤な副反応を起こした経験のある者，卵そのもので重篤な副反応，アナフィラキシーを起こしたことのある患者には，リスクとベネフィットのバランスからワクチン接種は推奨されない

E ワクチンの管理

「ワクチンは，生物学的製剤である」という認識をもち，日常的に品質管理へ注意を払う．

i 温度管理

ワクチンには，凍結保存可能なワクチンと凍結させてはいけないワクチンがある（表Ⅱ-2-3）が，いずれも2〜5℃で管理可能である．冷蔵・冷凍庫には温度計を設置し，適切な庫内温度が保たれているか，定期的に確認・記録する．業務用冷蔵庫では，庫内温度が自動的に記録される機種も販売されている．

冷蔵庫内の温度を適温（4℃）に保つ場合，冷気の送気口付近は時に0℃以下になる場合があり，さらに庫内に大量の在庫を保管すると，冷気の流れが悪くなって極端に冷えることがあるため注意する．また，冷蔵・冷凍庫には非常用電源を使用すべきであるが，予期せぬ停電が発生したときには，あらかじめ冷凍庫に保管しておいた保冷剤を冷凍庫の最上段に入れ，扉の開閉をしなければ，しばらくは庫内を5℃以下に保つことができる．

表Ⅱ-2-3 ワクチンの凍結保存

可能	麻疹ワクチン，風疹ワクチン，ムンプスワクチン，水痘ワクチン，MRワクチン
不可	インフルエンザワクチン，ロタウイルスワクチン，DTワクチン，DPTワクチン，B型肝炎ワクチン，成人用肺炎球菌ワクチン（23価），小児用肺炎球菌ワクチン（7価），HPVワクチン，Hibワクチン

ii ● 有効期限の確認とロット番号の記録

　ワクチンの有効期限は製造日もしくはワクチンの国家検定日によって規定されている．常に最も新しいワクチンが納品されるとは限らないため，業者からワクチンを受け取る際には有効期限を確認し，ワクチン在庫を使用すべき順に整理する．さらに，定期的な在庫チェックに加え，接種時にも有効期限を確認し，ダブルチェックがなされるようにする．

　ワクチンの副反応が特定のワクチンによって起きた場合に，当該ワクチンの接種者を探し当てるため，ワクチンの有効期限とロット番号を問診票（あるいはカルテ）と母子手帳の両方に記録する．通常はワクチンの包装箱に記録用シールが添付されている．

> Q1　VPDにはどのような疾患がありますか？
> Q2　定期接種と任意接種の違い，生ワクチンと不活化ワクチンの違いは何でしょう？
> Q3　卵アレルギーの患者に対するインフルエンザワクチン接種をどう考えますか？
> Q4　なぜ，小児ワクチンにおいて同時接種が推奨されるのでしょう？
> Q5　ワクチンの個別接種におけるプライマリ・ケア看護師の役割は何でしょうか？

まとめ

　VPDはワクチン接種により予防すべきである．小児のワクチンは生後2ヵ月からのスタートダッシュが重要であり，乳幼児期前半に集中する多数のワクチンを確実に接種させるためには，個別のワクチン接種スケジュールの立案，同時接種の推進が不可欠であり，プライマリ・ケア看護師の役割は重要である．

参考文献

1) WHO：Measles. Fact sheet No. 286, 2015.
   http://www.who.int/mediacentre/factsheets/fs286/en/
2) 国立感染症研究所：麻疹 2014年3月現在. IASR, 35（4）：93-95, 2014.
   http://www.nih.go.jp/niid/ja/measles-m/measles-iasrtpc/4573-tpc410-j.html
3) 厚生労働省：世界保健機関西太平洋地域事務局より日本が麻しんの排除状態にあることが認定されました. 平成27年3月27日プレスリリース, 2015.
   http://www.mhlw.go.jp/file/04-Houdouhappyou-10906000-Kenkoukyoku-Kekkakukansenshouka/img-327100220.pdf#search＝'%E9%BA%BB%E3%81%97%E3%82%93%E6%8E%92%E9%99%A4%E7%8A%B6%E6%85%8B
4) 国立感染症研究所：日本の定期／任意予防接種スケジュール（平成27年5月18日以降）, 2015.
   http://www.nih.go.jp/niid/images/vaccine/schedule/2015/JP20150518.pdf
5) 中谷正晴, 上野成子：ワクチンの複数同時接種後の副反応としての発熱に関する検討. 小児科臨床, 65：455-466, 2012.
6) Nishi J, Tokuda K, Imuta N, et al：Prospective safety monitoring of haemophilus influenzae type b and heptavalent pneumococcal conjugate vaccines in Kagoshima, Japan. Jpn J Infect Dis, 66（3）：235-237, 2013.
7) 小児科医学会：日本小児科学会の予防接種の同時接種に対する考え方, 2011.
   https://www.jpeds.or.jp/uploads/files/saisin_1101182.pdf
8) 岡部信彦, 多屋馨子：2014年 予防接種に関するQ&A集, 一般社団法人日本ワクチン産業協会, 東京, p.14-19, 2014.

9) NIAID-sponsored Expert Panel, Boyce JA, Assa'ad A, Burks AW, et al：Guideline for diagnosis and management of food allergy in the United States：report of the NIAID-sponsored expert panel. J Allergy Clin Immunol, 126 (6 Suppl)：S1-58, 2010.

〈石角鈴華〉

3 ライフステージと保健指導
①ライフステージと予防

> **学習目標**
> ① 人のからだの成長・発達について理解する
> ② 疾病予防活動におけるプライマリ・ケア看護師の役割を学ぶ
> ③ 予防に関する法令・制度を理解する

A 総論

人は，生涯を通じて発達し続ける存在であり，ライフステージのなかで各期に特有の発達課題を達成しながら成長する．厚生労働省の「健康日本21」では人生を6つの時期に分けて全体を把握しており，本項では，この分類に沿って，各時期の特徴と課題，プライマリ・ケア看護師の役割について考察を進める．そのうえで関係する法令・制度に関する概略を述べていくこととする．

「健康日本21」では生まれてから死ぬまでの生涯を，「幼年期（育つ）」「少年期（学ぶ）」「青年期（巣立つ）」「壮年期（働く）」「中年期（熟す）」「高年期（稔る）」の6段階に大別している（図Ⅱ-3-①-1）[1]．

i ● 幼年期（図Ⅱ-3-①-2）[1]

a. 特徴
幼年期は生理的機能が次第に自立する時期である．人格や習慣を形成する時期として重要である．死亡の多くは，周産期に発生した主要病態と先天異常によるものであり，その他，不慮の事故が目立っている．障害はほかの期に比べて知的障害が多く，原因も先天性ならびに周産期に起因していることが多い．

b. 課題
回避できるリスクとしての不慮の事故対策が重要であり，対策も家庭を介するものに重点を置く必要がある．家庭内での教育は，健康に関連した習慣に重きを置く必要がある．周産期前からの母子に関する対策も重要である．

c. プライマリ・ケア看護師による予防的アプローチ
地域保健を担う保健師との連携のもと，**周産期からの母子へのアプローチ**と，**0歳児健診**，

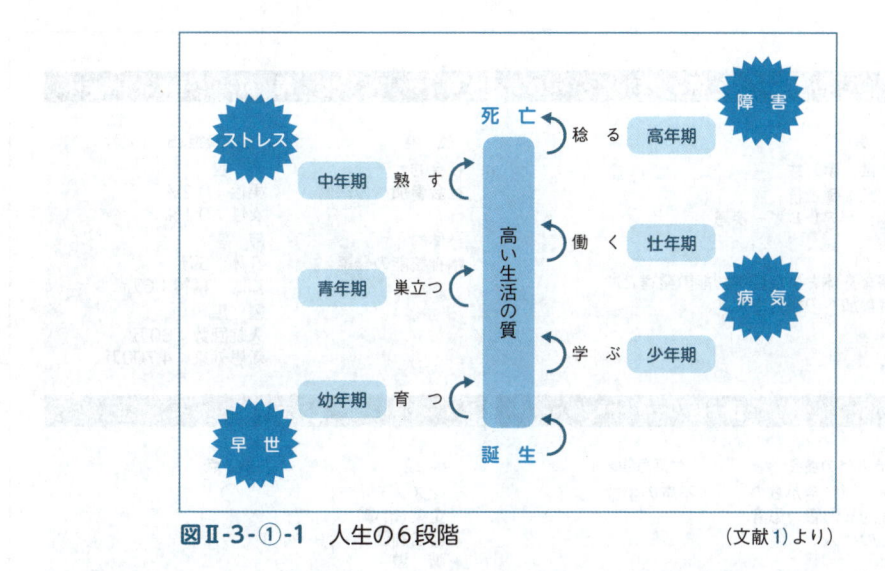

図Ⅱ-3-①-1　人生の6段階　　　　　　　　　　　　　　　　　　　　（文献1）より）

図Ⅱ-3-①-2　幼年期　　　　　　　　　　　　　　　　　　　　　　（文献1）より）

1歳6ヵ月児健診，3歳児健診の際に家庭での状況の把握と事故予防が重要である．必要な予防接種の大半はこの時期に行われるため，母子手帳を活用した予防接種歴の確認と成長・発達の確認を，上記の乳幼児健診以外の医療機関受診の場面で行うことが望まれる．

Ⅱ 患者と家族のライフステージに応じたヘルスプロモーション

目　標		特　徴	
疾病 早世　事故 罹患　骨折 　　　アレルギー疾患 **生活** 順調な身体および精神機能の発達と社会参加への移行を促す		**意　義** 社会的 社会参加への準備 身体的 精神機能の発達	**疾病負担（5～14歳）** 早世 男性：0.2％ 女性：0.1％ 障　害 身体：5万 知的・精神：6万 罹　患 入院回数：60万 新患外来：4,700万

課　題		支　援	
働きかけの機会 親および社会からの多面的な影響，思春期への突入 **世　代** 同世代価値観の形成初期	**生活危険因子** 不慮の事故 **健康観** 清潔	**手　段** ・マスメディア ・企業（市場） ・非営利団体 ・職　域 ・学　校 ・地　域 ・家　庭 ・保険者 ・保健医療専門家	**重　点** ○ ◎ ◎ ○

図Ⅱ-3-①-3　少年期　　　　　　　　　　　　　　　　　　　　　　　　　　　（文献1）より）

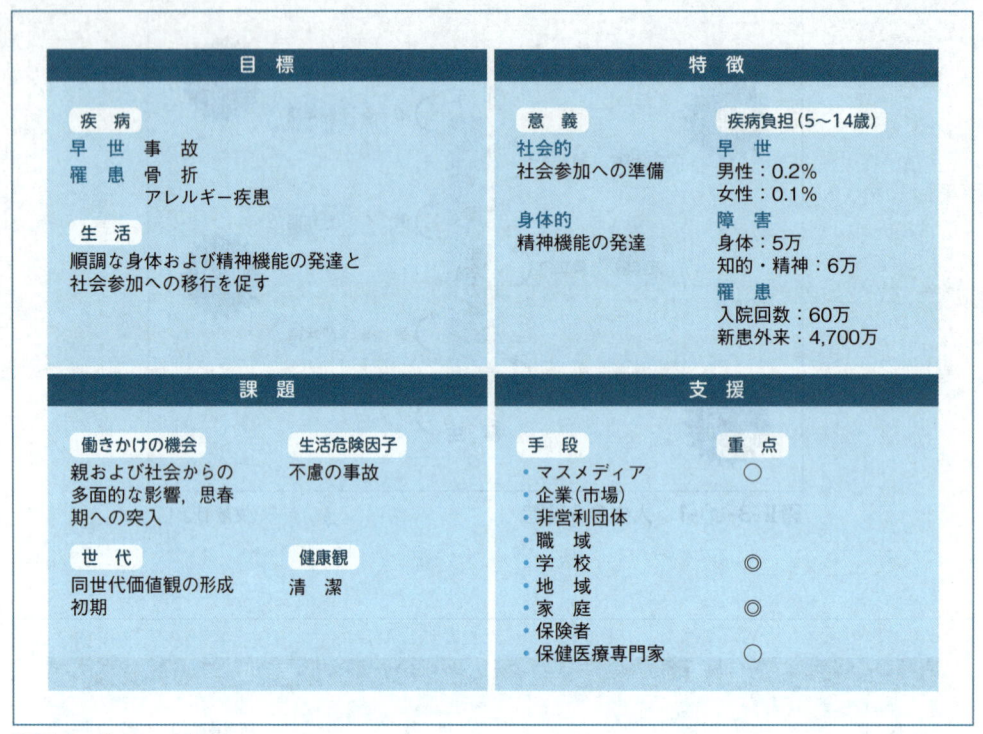

ⅱ● 少年期（図Ⅱ-3-①-3）[1]

a. 特　徴
　少年期は，社会参加への準備という意義があり，精神神経機能の発達の時期である．死亡の絶対数は少ないものの，その最大の原因は不慮の事故である．この時期の健康観は，清潔や衛生などに関連していることが多い．

b. 課　題
　生活習慣が固まる時期として大切である．支援は，学校や家庭を通して行うことが重要となる．早世や障害の観点から，事故予防が大きな課題といえる．

c. プライマリ・ケア看護師による予防的アプローチ
　地域保健から学校保健に主体が移る時期のため，保健予防活動が地域の保健師から学校の養護教諭に十分引き継がれていない状況があり得る．①入学前後の予防接種歴の確認，②小学校低学年での低身長への介入，③小学校・中学校を通した肥満児へのアプローチ，④学校でのいじめや不登校予備軍へのメンタルヘルスケアなど，**日々の診療と学校保健をつなぐ支援**が望まれる．不慮の事故への取り組みも，学校と連携して行うことが求められる．

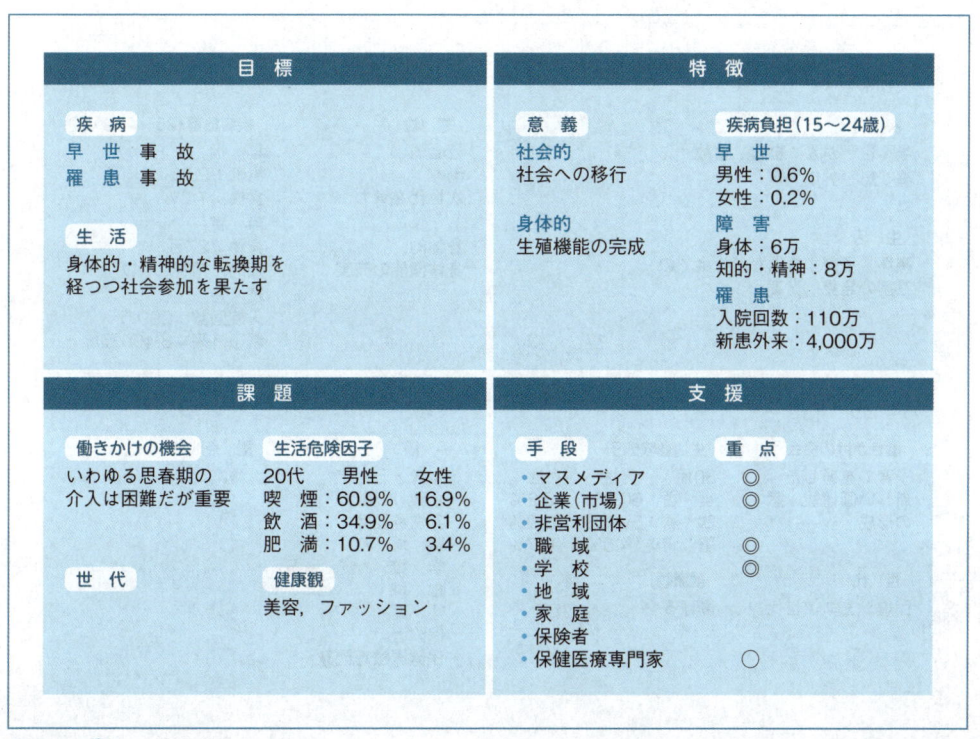

目標	特徴
疾病 早世 事故 罹患 事故 生活 身体的・精神的な転換期を経つつ社会参加を果たす	意義　　　　疾病負担（15〜24歳） 社会的　　　早世 社会への移行　男性：0.6% 　　　　　　女性：0.2% 身体的　　　障害 生殖機能の完成　身体：6万 　　　　　知的・精神：8万 　　　　　罹患 　　　　　入院回数：110万 　　　　　新患外来：4,000万
課題	支援
働きかけの機会　生活危険因子 いわゆる思春期の　20代　男性　女性 介入は困難だが重要　喫煙：60.9%　16.9% 　　　　　　　　飲酒：34.9%　6.1% 　　　　　　　　肥満：10.7%　3.4% 世代　　　　　　健康観 　　　　　　　　美容，ファッション	手段　　　　　　　重点 ・マスメディア　　　◎ ・企業（市場）　　　◎ ・非営利団体 ・職域　　　　　　　◎ ・学校　　　　　　　◎ ・地域 ・家庭 ・保険者 ・保健医療専門家　　○

図Ⅱ-3-①-4　青年期　　　　　　　　　　　　　　　　　　　　　　（文献1)より）

ⅲ・青年期（図Ⅱ-3-①-4）[1]

a. 特　徴
　身体的には生殖機能は完成し，子どもから大人へ移行する時期である．この時期の死亡はきわめて少ないが，その原因としては事故や自殺があげられる．この時期の健康観は，病気の有無ではなく，むしろ美容やファッションという視点で健康を捉えている．

b. 課　題
　学生生活や単身生活で，生活習慣に問題がある場合も多く，壮年期以降の危険な生活習慣の出発点でもあり，重要な時期と考えられる．支援は，**学校や職場を通じたものに重点を置き**，さらにメディアや企業を通じて働きかける必要がある．

c. プライマリ・ケア看護師による予防的アプローチ
　学校保健と職域保健の狭間で，十分なケアがなされていない可能性を認識すべきである．医療機関に受診する頻度は低いため，予防接種や上気道炎，外傷などで受診した際には，①生活習慣の現状（喫煙・アルコール含め），②事故や自殺のリスク，③危険行動の有無（交通外傷や性的行動），④メンタルヘルスの状況などを確認することが望まれる．社会人としての自立のプロセスが進んでいない状況（高校や専門学校，大学の中退，引きこもりなど）も想定されるため，現在の生活状況も把握することが重要である．

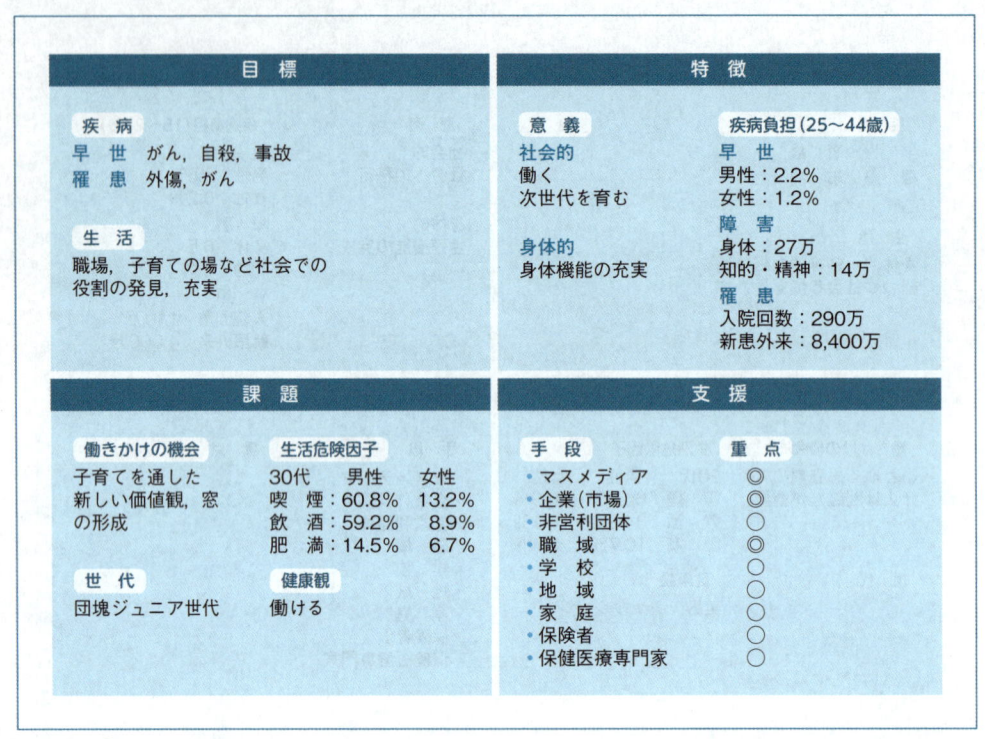

II 患者と家族のライフステージに応じたヘルスプロモーション

目標		特徴	
疾病 早世 がん，自殺，事故 罹患 外傷，がん **生活** 職場，子育ての場など社会での役割の発見，充実		**意義** 社会的 働く 次世代を育む 身体的 身体機能の充実	**疾病負担（25～44歳）** 早世 男性：2.2% 女性：1.2% 障害 身体：27万 知的・精神：14万 罹患 入院回数：290万 新患外来：8,400万

課題		支援	
働きかけの機会 子育てを通した新しい価値観，窓の形成 **世代** 団塊ジュニア世代	**生活危険因子** 30代　男性　女性 喫　煙：60.8%　13.2% 飲　酒：59.2%　8.9% 肥　満：14.5%　6.7% **健康観** 働ける	**手段** ・マスメディア ・企業（市場） ・非営利団体 ・職　域 ・学　校 ・地　域 ・家　庭 ・保険者 ・保健医療専門家	**重点** ◎ ◎ ○ ◎ ○ ○ ◎ ○ ○

図 II-3-①-5　壮年期 （文献1）より）

iv ● 壮年期（図 II-3-①-5）[1]

a. 特徴
　壮年期から死亡は少し増え，25～44歳までの区間死亡確率（dx 25～44）は男性で2.2%，女性で1.2%で，精神障害ならびに身体障害の増加がみられるようになる．入院は外傷や骨折，そしてがんが目立ち始める．死亡原因の1位に**がん**があげられ，**自殺**，**事故**が続いている．

b. 課題
　働けるということが健康であると考える時期に当たる．この時期は家庭を形成し，子どもを育て，子どものからだや病気を通して，もう1度健康問題を考えるよいチャンスであるといえる．支援に関しては，**職場や家庭に支援の重点を置き**，マスメディアや企業を通じて働きかける必要がある．

c. プライマリ・ケア看護師による予防的アプローチ
　職域保健（生活習慣病とメンタルヘルス）と**地域保健（40歳以上のがん検診）**の2つにまたがる時期である．仕事での多忙から健診／検診後の受診を怠りがちで，外来受診時には最近の健診／検診歴の確認と介入が望まれる．**生活習慣病予防**ではタバコ・アルコール・食事・運動など早期の対処が望まれるケースが多いが，なかなか受診につながりにくいため，職場や地域での健康教育を介して間接的にかかわる必要がある．

72

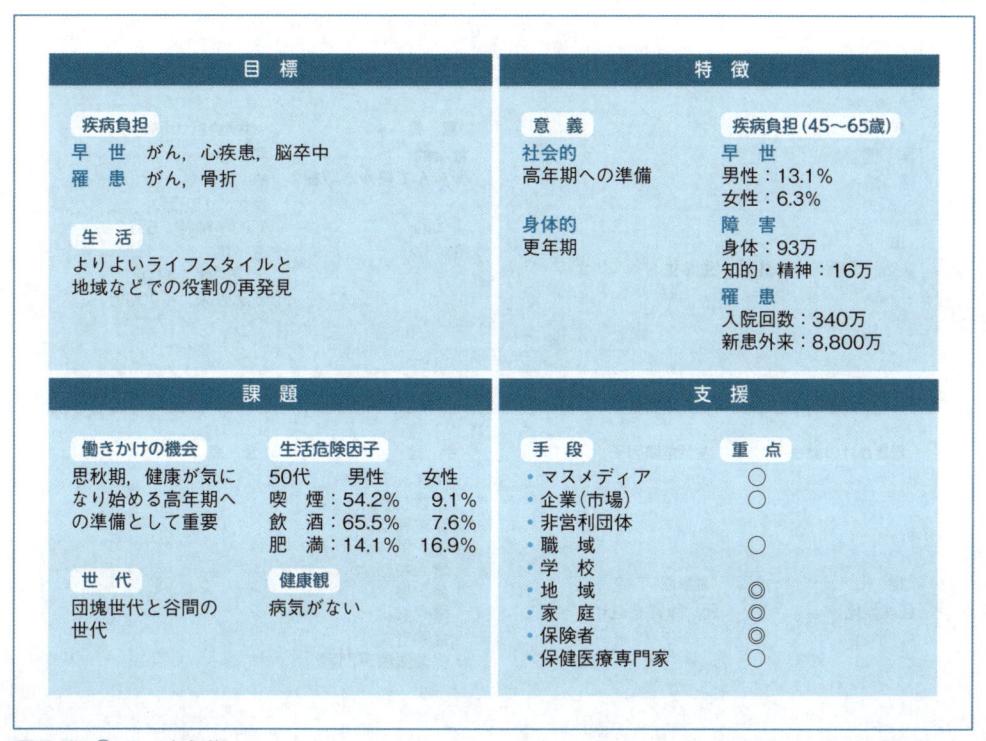

図Ⅱ-3-①-6 中年期

目　標	特　徴
疾病負担 早　世　がん，心疾患，脳卒中 罹　患　がん，骨折 **生　活** よりよいライフスタイルと地域などでの役割の再発見	**意　義** 社会的　高年期への準備 身体的　更年期 **疾病負担（45～65歳）** 早世　男性：13.1%　女性：6.3% 障害　身体：93万　知的・精神：16万 罹患　入院回数：340万　新患外来：8,800万
課　題	**支　援**
働きかけの機会 思秋期，健康が気になり始める高年期への準備として重要 **世代** 団塊世代と谷間の世代 **生活危険因子** 50代　男性　女性 喫煙　54.2%　9.1% 飲酒　65.5%　7.6% 肥満　14.1%　16.9% **健康観** 病気がない	**手段**　　　　　　　　　**重点** ・マスメディア　　　　　　○ ・企業（市場）　　　　　　○ ・非営利団体 ・職　域　　　　　　　　　○ ・学　校 ・地　域　　　　　　　　　◎ ・家　庭　　　　　　　　　◎ ・保険者　　　　　　　　　◎ ・保健医療専門家　　　　　○

（文献1)より）

Ⅴ● 中年期（図Ⅱ-3-①-6）[1]

a. 特　徴

　社会的には高年期への準備期であり，身体機能が徐々に低下していく時期である．65歳未満の死亡のなかでは，この期の占める割合が最も大きく，45～64歳までの区間死亡確率（dx 45～64）は男性が13.1%，女性が6.3%にのぼっている．障害については，身体障害の増加が著しい．入院は，**がん**によるものが最も多く，ついで**骨折，心疾患**が続いている．この時期の健康観は，病気と関係が深く，健康が気になり始める時期である．

b. 課　題

　高年期における障害やQOLを視野に入れて，自らの健康を設計することが重要である．支援は，**職場や家庭に加え，地域を通したものに重点**を置き，マスメディア，企業がそれを支える必要がある．

c. プライマリ・ケア看護師による予防的アプローチ

　壮年期と同様，**職域保健（生活習慣病とメンタルヘルス）と地域保健（40歳以上のがん検診）**の2つにまたがる時期である．仕事での多忙から健診／検診後の受診を怠りがちで，外来受診時には最近の健診／検診歴の確認と介入が望まれる．**生活習慣病予防**ではタバコ・アルコール・食事・運動など本格的な対処が望まれる時期にあるため，予防接種や上気道炎，外傷などでの受診の際には，少し時間をかけて一次予防，二次予防を推進する必要がある．

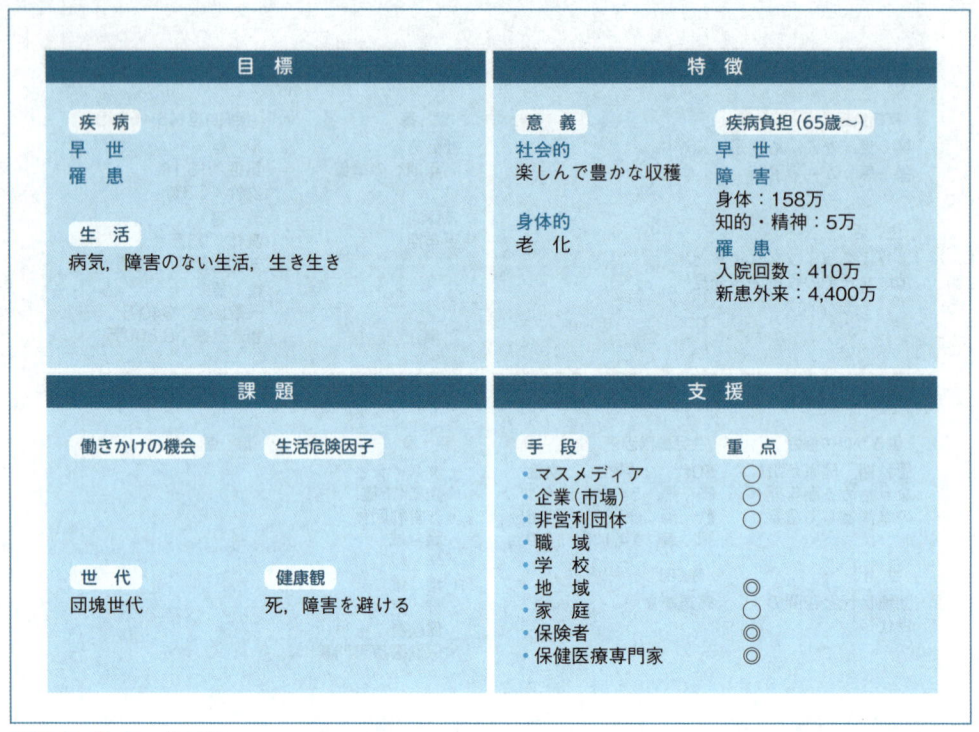

II 患者と家族のライフステージに応じたヘルスプロモーション

<table>
<tr><th colspan="2">目 標</th><th colspan="2">特 徴</th></tr>
<tr><td>疾病
早世
罹患</td><td></td><td>意 義
社会的
楽しんで豊かな収穫

身体的
老 化</td><td>疾病負担(65歳〜)
早世
障害
身体：158万
知的・精神：5万
罹患
入院回数：410万
新患外来：4,400万</td></tr>
<tr><td>生活
病気，障害のない生活，生き生き</td><td></td><td></td><td></td></tr>
<tr><th colspan="2">課 題</th><th colspan="2">支 援</th></tr>
<tr><td>働きかけの機会</td><td>生活危険因子</td><td>手 段
・マスメディア
・企業(市場)
・非営利団体
・職 域
・学 校
・地 域
・家 庭
・保険者
・保健医療専門家</td><td>重 点
○
○
○

◎
○
◎
◎</td></tr>
<tr><td>世 代
団塊世代</td><td>健康観
死，障害を避ける</td><td></td><td></td></tr>
</table>

図 II-3-①-7　高年期 （文献1)より）

vi 高年期（図II-3-①-7）[1]

a. 特 徴
　身体的には老化が進み，健康問題が大きくなる．障害は，**寝たきりや認知症**などの介護を必要とするものもあるが，**視聴覚，歯の喪失による咀嚼の機能障害**といったQOLにかかわる障害も多い．入院は**脳卒中，心臓病，がんや白内障**によるものが多くみられる．死や障害を避けるといったような消極的健康観をもつ者が多くなる．

b. 課 題
　支援は，主として地域や保健医療福祉の専門家によるものが中心になる．この時期は，多少の病気や障害を抱えていても，**QOLを維持し，豊かに暮らす**ことができるよう自ら試みることが重要である．そのためには，社会との交流を図り，何らかの社会的役割をもつことが大切である．

c. プライマリ・ケア看護師による予防的アプローチ
　地域保健の保健師や地域包括支援センターによる見守りのなか，病気や障害をもちながらも三次予防を行いつつ，地域で健康に過ごすことが重要となる．一方で，がんを中心とした二次予防では，早期発見・早期治療が可能な病態については積極的に介入を進めていく必要がある．同時に配偶者や友人，家族の死に伴う悲嘆現象が多くみられ，地域での支え合いと同時に医療機関での**メンタルヘルスケア**も重要である．

表Ⅱ-3-①-1 母子保健対策の体系

区分	思春期	結婚	妊娠	出産	1歳	2歳	3歳
健康診査など			●妊産婦健診	●乳幼児健診　●1歳6ヵ月児健診　●3歳児健診			
				●新生児聴覚検査			
				●新生児マス・スクリーニング検査			
			←●B型肝炎母子感染防止事業				
保健指導など			←●妊娠の届出および母子健康手帳の交付				
			←●マタニティマーク配布				
			←●保健師による訪問指導など →				
			○乳児家庭全戸訪問事業（こんにちは赤ちゃん事業）				
	←●養育支援訪問事業 →						
	←●母子保健相談指導事業 →						
			（両親学級）　（育児全般）				
	←●生涯を通じた女性の保健支援事業 →						
	（女性健康支援センター，不妊専門相談センター，HTLV-1母子感染予防対策の推進）						
			●子どもの事故予防強化事業 →				
	●思春期保健対策の推進						
	●食育の推進 →						
療養援護など			←○未熟児養育医療→				
		○不妊に悩む方への特定治療支援事業					
			○小児慢性特定疾病対策				
			○小児慢性特定疾病児に対する日常生活用具の給付事業				
			○小児慢性特定疾病児童等自立支援事業				
			○結核児童に対する療育の給付				
			○代謝異常児等特殊ミルク供給事業				
	←○健やか次世代育成総合研究事業（厚生労働科学研究費）→						
	←○成育疾患克服等総合研究事業（日本医療研究開発機構研究費）→						
医療対策など			○妊娠・出産包括支援事業（母子保健相談支援事業，産前・産後サポート事業，産後ケア事業など）				
				○子どもの心の診療ネットワーク事業			
				○児童虐待防止医療ネットワーク事業			

○：国庫補助事業，●：一般財源による事業． (文献2)より)

B 予防に関する法令・制度について

表Ⅱ-3-①-1[2]，2[3]に現在の母子保健，職域保健，壮年期・更年期の地域保健のもととなる法令・制度についてまとめたので，参考にされたい．

Q1 「健康日本21」で分けられているライフステージにはどのようなものがありますか？

Q2 幼年期・少年期の特徴と課題には，どのようなものがありますか？

Q3 青年期・壮年期の特徴と課題には，どのようなものがありますか？

Q4 中年期・老年期に，プライマリ・ケア看護師として可能な予防的アプローチは何でしょうか？

Q5 母子保健，成人・高齢者保健に関する法令・制度の概略を述べてみましょう．

表Ⅱ-3-①-2 成人・高齢者の健康生活を守るための保健医療福祉介護制度・対策の概要

		成人期		高年齢
		壮年期	中年期	
保健	年齢(歳)*¹ 地域保健	25　　　　　　45　　　　　　　　　65　　　　75 　　　　　　　　40歳 　　　　　　　医療保険者による特定健診・特定保健指導 　　　　　　　　　　　　　　　　　高齢者の医療の確保に関する法律 　　　　　　　健康増進法 　　　　がん検診(がん検診指針),歯周疾患検診,骨粗鬆症検診,肝炎ウイルス検診, 　　　　健康手帳の交付,健康教育,健康相談,機能訓練,訪問指導 　　　　　　　　　　　　　　　　健診(結核：定期,定期外) 　　　　　　　　感染症の予防及び感染症の患者に対する医療に関する法律		
	産業保健	労働者の定期健診*² 労働安全衛生法		
医療	医療保険 国民健康保険,被用者保険(共済組合,政府管掌健康保険,企業の健康保険など)	←――――――――――――――――→ 75歳 　　　　療養の給付　健康保険法		
	後期高齢者医療(長寿医療)*³	65歳　　75歳 　　　　　　療養の給付など 高齢者の医療の確保に関する法律		

*¹：年齢区分は「健康日本21」の人生の段階に準ずる．
*²：保険者は，加入者が労働安全衛生法に基づいて行われる特定健診に相当する健診を受けた場合は，特定健診の全部または一部を行ったものとする．
*³：2008年から開始された後期高齢者医療制度(長寿医療制度)で，75歳以上の後期高齢者には独立した医療制度を，65歳以上75歳未満の前期高齢者には保険者間で医療費の負担を調整する制度を，それぞれ設けた．（文献3）より）

まとめ

　個々のライフステージごとに固有の生活現象があり，発達課題と健康問題がある．発達課題を遂行し，健康問題を予防・解決することで，健康を維持しながら，うまく次の段階に移行できる．どのライフステージにいるかによって健康問題の発生の仕方や問題の種類などが異なるため，それらを視野に入れたアプローチが必要である．プライマリ・ケア看護師として，あらゆるライフステージにある人に対して，個々のライフステージごとに直面する健康・発達課題が異なることを十分意識し，前段階および現在のそれらへの取り組みをアセスメントし，切れ目のない支援を行っていくことが重要となる．

参考文献

1) 厚生労働省：健康日本21（総論）ウェブサイト．
　http://www1.mhlw.go.jp/topics/kenko21_11/s0.html
2) 厚生労働統計協会：国民衛生の動向 2015/2016版，厚生の指標 増刊，厚生労働統計協会，東京，2015．
3) 宮崎美砂子，北山三津子，春山早苗，他（編）：最新 地域看護学 各論1 第2版，日本看護協会出版会，東京，2010．

（池添志乃・今藤潤子・松下　明）

3 ライフステージと保健指導
②妊婦健診と保健指導

> **学習目標**
> ① 周産期における看護師の役割を学ぶ
> ② 妊婦健診の方法について学ぶ
> ③ 各妊娠期に必要な保健指導を学ぶ

A 周産期看護：周産期看護におけるヘルスプロモーションと看護師の役割

　母子保健法第四条では，「母性は，みずからすすんで，妊娠，出産又は育児について正しい理解を深め，その健康の保持及び増進に努めなければならない」としている．周産期看護では，妊産褥婦及び妊産褥婦を取り巻く家族が，できる限り主体性をもって判断・行動がとれるようになるセルフケアの考え方が重要である．また，妊娠・出産は女性にとって喜びである反面，ストレスにもなり得る．妊産褥婦は，周囲の人的・物理的環境から容易に影響を受け，母子の生命や円滑な妊娠経過が脅かされやすい．また，妊娠・出産は，新しい家族を迎える重要な出来事であり，家族の発達危機ともなる．親役割の獲得が難しい今日，この時期を家族発達の機会として，母子・家族を中心とした看護をする必要がある[1]．妊娠各期における身体，自己，役割，日常生活の変化について，**表Ⅱ-3-②-1**[2]に示す．

B 妊婦健診の方法

　妊婦健診は「母児ともに健全な状態で妊娠・分娩を終了させること」を目標として行われる．その目的は，妊娠が正常に経過していることの確認，ハイリスク妊娠の早期抽出，妊娠中に発症する各種合併症の発症予防，胎児異常の有無の診断，分娩時期や分娩様式の決定，マイナートラブルへの対応，各種保健指導である．妊婦健診は通常14回程度受け，保険が適用されないため全額自己負担となるが，自治体からの助成制度があり，利用可能である．標準的な妊婦健診の例（**表Ⅱ-3-②-2**）[3]も参照されたい．

II 患者と家族のライフステージに応じたヘルスプロモーション

表 II-3-②-1　妊娠期のメンタルプロセス

	妊娠初期	妊娠中期	妊娠末期
内分泌環境と感情の強さ	hCG・否定的感情・肯定的感情	エストロゲン	プロゲステロン
妊娠という出来事への適応	・肯定的感情（喜びや幸福感など）と否定的感情（不安や恐怖など）が併存するアンビバレンスな状態	・全体的な肯定的感情の増加に伴い，幸福感・満足感などの感情が生じる	
内分泌環境の変動への適応	・気分の変動があり，情緒的に過敏になる ・食欲や性欲の変化		
身体的変化への適応	・悪阻などのマイナートラブルへの不快感 ・正常な妊娠経過からの逸脱への不安 ・自分自身のからだに関心が注がれる	・身体症状の消失または軽減による不快感の消失 ・ボディイメージの変化への嫌悪感	・さらなる身体症状への不快感あるいは誇り
胎児の受容への適応	・胎児についての空想 ・胎児の受容困難に関する否定的感情 ・胎児の異常についての不安	・胎動初覚による胎児の存在の確認によるアタッチメントの芽生え ・胎児の具体的なイメージの形成	・胎児へのアタッチメントの高まり ・胎児の現実的イメージの獲得 ・胎児との一体感の強化や母児分離への予期的喪失
自己概念の適応	・自分の目標やあり方と関連させたうえでの否定的感情や決断への葛藤による揺らぎ	・「母親としての自己」の芽生え	・「母親としての自己」への自信の獲得 ・自己に関心が向きやすい
役割獲得・調整への適応	・社会役割の折り合いにおける決断への葛藤 ・自分の母親との関係の再評価 ・理想的な母親像のイメージ化 ・他者に対して依存傾向となり，優しさやいたわり，注目を求める内向性 ・性生活のパターンの変化や身体症状に合わせた生活調整における夫との関係調整	・母親役割のロールプレイ ・「母親としての自己」のイメージ化 ・役割調整に関連するサポートへの思い	・「母親としての自己」の取り込み ・出産に対する関心（不安や期待感など）が高まる
日常生活習慣の変化への適応	・生活習慣の変更への否定的感情	・自己管理への注意が高まる	・行動範囲が狭められることへの否定的感情

(文献2）より）

i ● 内容と方法

　妊婦健診時には，医師による医療面接，外診や内診を受ける．外診では，腹部の触診をし，子宮の硬度や胎児の姿勢・位置・大きさなどを確認する．産後の授乳に備え，乳房の視診や触診も行う．内診では，分泌物の性状，子宮腟部・頸管の状態，子宮の大きさ・硬度，子宮筋腫やポリープなどの器質性疾患の有無，付属器の状態のチェックを行い，流産や早産の兆候がないかを確認する．ただし，内診は医師と助産師にしか認められていないので注意する．

表Ⅱ-3-②-2　標準的な妊婦健診の例

期　間	妊娠初期〜23週	妊娠24〜35週	妊娠36週〜出産まで
健診回数 (1回目が8週の場合)	1・2・3・4	5・6・7・8・9・10	11・12・13・14
受診間隔	4週間に1回	2週間に1回	1週間に1回
毎回共通する基本的な項目	・健康状態の把握：妊娠週数に応じた医療面接・健診などを行う ・検査計測：妊婦の健康状態と胎児の発育状態を確認するための基本検査を行う 　　基本検査例　子宮底長，胸囲，血圧，浮腫，尿検査(糖・タンパク)，体重(1回目は身長も測定) ・保健指導：妊娠期間を健やかに過ごすための食事や生活に関するアドバイスを行うとともに，妊婦の精神的な健康に留意し，妊娠・出産・育児に対する不安や悩みの相談に応じる．また，家庭的・経済的問題などを抱えており，個別の支援を必要とする場合は，適切な保健や福祉のサービスが提供されるように，市区町村の保健師などと協力して対応する		
必要に応じて行う医学的検査	・血液検査 [初期に1回] 　血液型(ABO血液型・Rh血液型・不規則抗体)，血算・血糖，B型肝炎抗原，C型肝炎抗体，HIV抗体，梅毒血清反応，風疹ウイルス抗体 ・子宮頸がん健診(細胞診) 　[初期に1回] ・エコー検査 [期間内に2回] ・血液検査 [妊娠30週までに1回] 　HTLV-1抗体検査 ・性器クラミジア [妊娠30週までに1回]	・血液検査 [期間内に1回] 　血算，血糖 ・B群溶血性レンサ球菌 　[期間内に1回] ・エコー検査 [期間内に1回]	・血液検査 [期間内に1回] 　血算 ・エコー検査 [期間内に1回]

(文献3)より)

また，体重・血圧・子宮底長測定，尿検査，胎児心拍確認，浮腫の評価は毎回実施する．看護師としては，妊娠の時期別に，体重・血圧・尿検査・血液検査・胎児心拍，浮腫の正常値を把握し，正常であるかどうかを判断するとともに，適切な保健指導を実施し，異常値の場合には医師へ報告する．

C 周産期にある女性に対する健康増進・リスク回避のための指導

i 妊娠初期

a. 心理的な準備性

妊娠初期は，妊娠が判明し，これまでの非妊娠時と大きく異なり，心身ともにさまざまな変化が生じてくる．母親は，妊娠を知った喜びを感じると同時に，親になっていくことへの自信のなさなど，アンビバレントな感情を抱きやすい．妊婦が妊娠をどのように受け止めているのか，パートナーや家族の受け止め方はどうなのかといった，妊婦および周囲のキーパーソンの妊娠に対する気持ちや妊娠の受容の状態を把握し，妊娠の受容に向けて継続的に支援する．

b. リスク

安全で健康的な妊娠が継続できるように，妊娠全期を見据えたリスク因子を回避する支援

を行う．妊娠初期は流産の危険性が高いことから，下腹部痛，性器出血，悪阻の消失などの流産徴候の有無や，流産のリスク因子について把握する．流産徴候がある場合には，適切な受療行動がとれるように医療機関へのアクセス方法について説明する．妊婦の年齢，既往・現病歴，月経歴，既往妊娠・分娩歴，家族歴といった妊娠・分娩・産褥経過に影響する基礎的情報や，体格，バイタルサイン，血液・尿検査の結果を把握し，身体的リスクについても予測したうえで対応する．

c. セルフケア能力の向上

妊婦のこれまでの日常生活やセルフケアについてアセスメントし，セルフケア能力を高めることができるよう援助を行っていく．健康教育として，母親の気持ちや価値観を認め，一方的な情報提供にならないように注意し，主体的に取り組む姿勢を支持し，ともに目標設定をするなど，妊婦の自律や満足度を高める工夫をする．食生活では，食事の摂取量や偏食の有無，嗜好品の摂取状況，悪阻の有無・程度を把握し，妊娠期の母子の健康に必要な栄養摂取や好ましい食事に関する情報を提供し，調整を図っていく．また，職業や住宅環境については，過労や事故，トラブルの原因となり得る危険要因がないかどうかを把握し，改善方法を提案する．

d. 社会資源の紹介

妊娠期に受けられる保健医療サービスの利用準備支援も重要である．居住地の市町村への妊娠の届け出，母子健康手帳の交付・具体的な活用方法についても紹介していく．分娩までの妊娠期全般にわたる保健医療サービスの概要，妊婦健診の目的や必要性，スケジュールと受診方法を説明し，受診する医療機関を選択して受診の計画を立てるように促す．医療機関や地域が主催する母親学級などの出産準備教育についても紹介する．

ii ● 妊娠中期

a. 健康状態の管理

妊娠週数に応じた母児の生理的変化が正常範囲であるかをアセスメントし，異常への移行や予測されるリスクを早期に発見していく．バイタルサインや生化学的な検査データは健康状態の客観的な指標となる．体重増加量が適切であるかどうかは母児の健康に大きく影響を与えるため，体重増加に注意し，妊婦の体格に合わせた体重増加量の目安を個別に説明し，体重コントロールを行っていく．

b. 生理的な変化

妊娠週数に応じた生理的な変化として，乳房・腹部・外陰部の変化についてもアセスメントし，母親が妊娠経過について理解し，セルフケア行動につながるように援助していく．胎児の発育は妊婦の子宮底長と腹囲，体重増加量，エコー断層法によって，胎児の健康状態は胎児心拍と胎動などによって評価する．胎動は妊娠20週前後から知覚されることが多く，妊婦自身が胎児の生存や元気であることを知る手がかりとなる．胎動についてセルフモニタリングを行い，通常と異なる場合には医療機関に相談するように説明する．

c. リスク

　妊娠中期は，妊娠による合併症や異常が出現する時期であり，早期発見と対処ができるように援助していく．妊娠高血圧症候群や切迫流早産に対する注意が必要であり，症状がみられたら，早期に受診するよう伝える．これらの原因と考えられる日常生活動作や習慣がある場合には，原因に向けた対処ができるように支援する．異常が発見された際は，分娩方法や出生後の治療方針，育児について母親の気持ちに寄り添い，医療職種間で連携をとりながら継続的に支援していく．分娩前後の生活をイメージし，出産に向けた準備ができるように健康教育を行い，家族のサポート体制が整うように支援する．

iii ● 妊娠末期

a. 母親になる準備性

　出産予定日が近づいてくると，出産への関心が高まり，早く児に会いたいという出産への期待感も高まる一方，出産に対する不安や恐怖，健康な児が出生するのかといった不安感情も強くなってくる．このような妊婦の気持ちを理解し，共感・傾聴し，常に受容的に支援していくことが重要である．

　出産準備や周囲の母親役割モデルとの交流により，胎児や育児，親となる自分に対する空想を具体化し，出産後の生活について現実的に考え，準備するようになる．新生児をイメージし，児との生活を具体的に理解できるようにかかわるとともに，育児に関する知識・技術を身につける場として，母親学級などでの育児技術演習も実施していく．

b. よりよい分娩体験に向けて

　分娩開始の徴候や，分娩の経過，呼吸方法・補助動作に関しても健康教育として伝える．また，出産およびその後の育児を含めたすごし方について，希望や要望を盛り込んだ計画書であるバースプランを立案することは，妊婦が出産と産褥期の生活について考え，具体的なイメージを描き，出産への主体的な姿勢を養い，満足の高い分娩体験につながっていく．

c. 健康状態の管理

　妊娠末期は，腹部が大きくなることから母親の身体的負担が増大し，マイナートラブルによる日常生活への支障が大きくなる時期である．また，妊娠合併症の発症や，早産などの異常への移行が起こりやすくなる時期でもある．安全に妊娠が終了し，分娩に向かうことができるように，異常の早期発見・対応に努めるとともに，妊婦が迫りくる分娩・育児に向けて前向きに，楽しみながら臨むことができる支援が望まれる．

d. 生理的な変化

　妊娠末期になると，妊娠高血圧症候群，妊娠糖尿病，妊娠性貧血などの合併症がさらに多く出現するようになる．切迫早産，前期破水も増加することから，異常の早期発見に努める．また，胎児の発育・健康状態の評価も継続する．胎児付属物に関する情報は，胎児の健康状態の評価やリスクの予測に活用する．また，腹部の増大に伴い，息切れや動悸，胃部圧迫感，頻尿，腰痛，下肢浮腫，入眠障害や中途覚醒などのマイナートラブルが生じ，日常生活にも

影響が出てくる．妊婦一人ひとりの生活背景を考慮して，具体的な健康教育を実施していく．

　また，分娩に向けての準備状態と分娩経過について予測し，支援を行っていく．妊娠37週以降には，子宮頸管の熟化状態をBishop Scoreを用いて評価する．胎児の胎位・胎向と胎児下降の程度や先進部の骨盤侵入状態から分娩開始時期を予測し，準備性を高める．

D 周産期における家族への健康指導・保健指導

　家族のライフサイクル理論では，妊娠・出産を迎える家族はステージ2に当たり（Ⅰ-7：p.40参照），乳児を養育するために，実際的にも心理的にもスペースを確保し，育児のための学習をし，責任をもって養育すること，すなわち親としての役割に適応することが望まれる．一方で，夫として妻としても新たなコミュニケーションパターンを獲得し，絆を再確認していく必要がある．家族は，新たな子どもの誕生により，カップルの二者関係から，子どもが加わった三者関係へと拡大，変化し，二者関係に存在した家族内役割やその他の社会的役割に加え，子どもに対する親としての役割が新たに組み込まれていく．家族の状況を早期よりアセスメントし，家族の情緒的な支援を提供するとともに，家族役割の調整，家族の対処行動の強化に向けて，妊娠期間中より継続して支援する．

　また，新たな家族員の誕生は，子どもの母親以外の家族にとっても大きな出来事である．父親に対しても，早期からの父親になるための支援が必要である．また祖父母は，子どもの親にとって，最も身近で頼りになるサポーターである場合が多い．子どもが誕生してから家族機能が円滑に進むように，子どもの祖父母を加えた家族全体をアセスメントした支援が求められる．妊娠期より，産後の生活を具体的にイメージし，必要な家族の役割調整，家族の力を高めることができるように，早期から家族も含めて，妊娠・出産・育児に関する情報提供を行っていく．家族の不安な思いに寄り添いながら，家族内のコミュニケーションの活性化，対処行動や対処能力が高まるように支援することが望ましい．

Q1　妊婦健診の目的は何でしょうか？
Q2　周産期における保健指導のあり方について，マイナートラブルへの対応のしかたを説明してください．
Q3　母親となる準備性を促す支援について説明してください．
Q4　妊娠各期における健康増進への支援について説明してください．
Q5　周産期における家族への保健指導について説明してください．

まとめ

　周産期看護では，妊産褥婦および家族ができる限り主体性をもって判断・行動ができるよう，セルフケアの考え方が重要である．妊娠各期における健康増進・リスク回避のための指導として，妊娠初期には心理的な準備性への支援，リスクの理解，セルフケア能力の向上，社会資源の紹介，妊娠中期は健康状態の管理・生理的な変化に応じた支援，リスクの理解，妊娠末期では母親になる準備性への支援，よりよい分娩体験に向けた支援・健康状態の管理・生理的な変化に応じた支援を行っていくことが重要である．また，家族に情緒的支援を提供するとともに，家族の役割の調整，対処の変化，コミュニケーションの活性化に向けた継続した支援が望まれる．

参考文献

1) 村本淳子,高橋真理：ウイメンズヘルスナーシング―周産期ナーシング,ヌーヴェルヒロカワ,東京,2006.
2) 森　恵美,高橋真理,工藤美子,他：系統看護学講座 専門分野Ⅱ 母性看護学各論 母性看護学②,医学書院,東京,2016.
3) 厚生労働省：標準的な妊婦健診の例.リーフレット；すこやかな妊娠と出産のために妊娠検診を受けましょう,2011.
http://www.mhlw.go.jp/bunya/kodomo/boshi-hoken13/dl/02.pdf

（岩崎順子・児玉あずさ）

3 ライフステージと保健指導
③乳幼児期・学童期・思春期におけるヘルスプロモーションと保健指導

> **学習目標**
> ① 国の施策における子どものヘルスプロモーションの位置づけを理解する
> ② 乳幼児健診の目的と看護師の役割を理解する
> ③ 乳幼児期，学童期，思春期におけるヘルスプロモーションの特徴を理解する
> ④ 乳幼児期，学童期，思春期の子どもへのヘルスプロモーションにおける看護師の役割を理解する

A 乳幼児のヘルスプロモーションと看護師の役割

i 乳幼児のヘルスプロモーション

「健やか親子21」においても，乳幼児期のヘルスプロモーションの促進がうたわれている．「健やか親子21」は，21世紀の母子保健の主要なビジョンとして，2001年から開始された国民運動計画である．2015年度からは，現状の課題を踏まえ，新たな計画（〜2024年度）として，「健やか親子21（第2次）」が始まっている．「健やか親子21（第2次）」は，すべての子どもが健やかに育つ社会の実現に向けて，関係するすべての人々，関連機関・団体が一体となって取り組むことを目指しており，達成すべき3つの基盤課題と2つの重点課題を掲げている（図Ⅱ-3-③-1）．

ii 乳幼児健診[1]

乳幼児健診の目的は，乳幼児の健康を維持することである．心身ともに健全な人として成長していくために，すべての乳幼児が身体的・精神的・社会的によい状態で生活できることを目標にしている．公的健診は，母子保健法第十二条，第十三条に定められた年齢（**0歳児の2回，1歳6ヵ月児と3歳児**）の小児に，定められた内容の健診を行うことが大前提となっている．

健診の目的は，①発育・発達の遅れの発見，②疾病の早期発見，③疾病や事故の予防，④生活習慣の確認，⑤育児感情や育児能力に関する問題の発見，⑥保護者の心配事・悩み事への対応である．

乳幼児健診の項目は，身体計測（体重，身長，胸囲，頭囲），医師による診察，保健指導

3 ライフステージと保健指導　③乳幼児期・学童期・思春期におけるヘルスプロモーションと保健指導

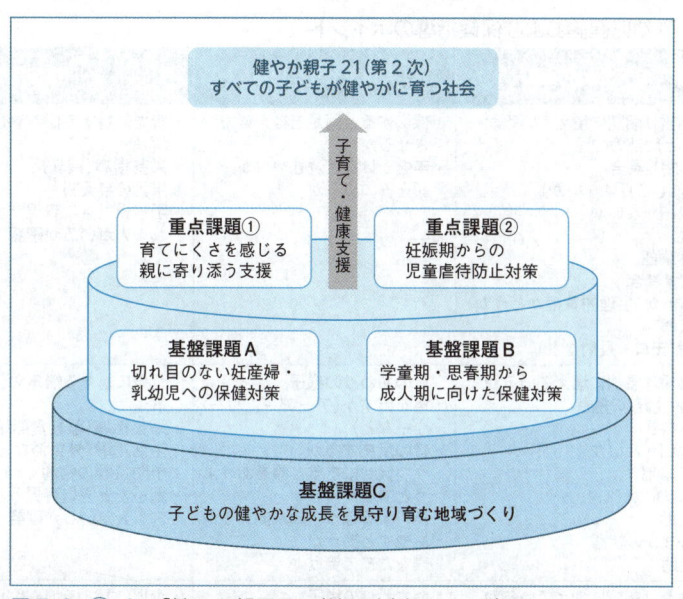

図Ⅱ-3-③-1　「健やか親子21（第2次）」イメージ図

である．保健指導では，生活習慣，栄養，授乳・離乳支援，予防接種，事故予防，禁煙などについて指導する（**表Ⅱ-3-③-1**）[2]．

ⅲ● 乳幼児健診における看護師の役割

　健診時の医療面接や待合室での子どもの様子を観察することで，多くの情報が得られる．多職種で情報を共有し，集められた情報を健診のなかで活かしていくことが重要である．健診中は，不安に思っていることや，相談したいことを相談できたかを保護者に確認しつつ，必要なときには看護師のほうから相談を引き出すことも求められる．さらに医師からの説明や対応のしかたについて十分に理解できているか，個々の生活に即した具体的な助言を加えたりすることも大切である．成長・発達に遅れや異常が指摘された場合は，保護者の気持ちに配慮しながら，受容していけるよう支援する．また，保護者の育児態度を理解し，ほめて自信をつけてもらい，育児が楽しめるように支援していくことが望ましい．

　プライマリ・ケアは，単に健康上の問題が生じたときに果たすだけのものではない．子どもが健康に育つことを支援するために，乳幼児健診は大切な機会であり，看護師の役割も重要となる．

B 学童期におけるヘルスプロモーションと看護師の役割

ⅰ● 小学生のヘルスプロモーションと看護師の役割

　子どものライフスタイルや健康は，子どもの置かれている環境に強く規定されるので，健全な環境を整え，維持することが重要である．また子どもが，自らの健康に関する情報を正しく理解する能力や，健康を脅かすリスク要因を回避する能力を獲得する必要がある．その

II 患者と家族のライフステージに応じたヘルスプロモーション

表II-3-③-1 乳幼児健診および保健指導のポイント

月齢	健診でのチェック項目	発達チェック項目	保健指導
1カ月	・身長，体重は順調に増えているか ・胸の聴診と腹部の触診 ・大泉門の閉じ具合 ・斜頸（首にしこりはないか） ・股関節脱臼がないか ・筋の緊張 ・陰嚢，外陰部 ・へその乾き具合 ・黄疸があるか（生理的黄疸かどうか） ・皮膚の状態 ・原始反射（モロー反射など）	・裸にすると両足をばたばたさせるか ・声をかけると泣きやむか ・顔をみつめるか	・育児に対する悩みや心配事への相談・解消 ・栄養指導（授乳） ・果汁の与え方 ・困ったときに育児サポートをしてくれる人がいるか確認
3〜4カ月	・身長，体重は順調に増えているか ・胸の聴診と腹部の触診 ・頭の形，斜頸 ・股関節脱臼がないか ・陰嚢，外陰部 ・斜視ではないか ・皮膚の状態 ・口，耳のなかの状態 ・へその状態	・首のすわりの様子 ・声を出すか（アーアー，ウーウーなど） ・音の反応するか ・うつ伏せにすると顔をあげようとするか ・声のするほうへ顔を向けるか ・あやすと笑うか ・声をたてて笑うか	・育児に対する悩みや心配事への相談・解消 ・栄養指導（離乳食開始に当たって） ・生活指導（外気浴など） ・予防接種の指導 ・困ったときに育児サポートをしてくれる人がいるか確認
6〜7カ月	・身長，体重は順調に増えているか ・胸の聴診と腹部の触診 ・斜頸 ・股関節脱臼がないか ・陰嚢，外陰部 ・斜視ではないか ・皮膚の状態 ・口，耳のなかの状態	・おすわりの様子 ・寝返りの様子 ・手を伸ばして物をつかむか ・顔にかかった布をとろうとするか	・育児に対する悩みや心配事への相談・解消 ・栄養指導（離乳の進め方，進み具合の確認） ・生活指導（夜泣き，感染症への心構え） ・事故防止 ・予防接種の指導．進み具合の確認 ・困ったときに育児サポートをしてくれる人がいるか確認
9〜10カ月	・身長，体重は順調に増えているか ・胸の聴診と腹部の触診 ・大泉門の閉じ具合 ・斜頸 ・股関節脱臼がないか ・陰嚢，外陰部 ・斜視ではないか ・皮膚の状態 ・歯の生え具合 ・パラシュート反射	・おすわりの様子 ・はいはいの様子 ・つかまり立ちの様子 ・小さな物をつかむか ・保護者の真似をするか	・育児に対する悩みや心配事への相談・解消 ・栄養指導（離乳の進め方，進み具合の確認） ・生活指導（おもちゃなど） ・事故防止 ・予防接種の指導，進み具合の確認 ・困ったときに育児サポートをしてくれる人がいるか確認
1歳6カ月	・身長，体重は順調に増えているか ・胸の聴診と腹部の触診 ・大泉門の閉じ具合 ・陰嚢，外陰部 ・斜視や難聴ではないか ・歯科健診	・1人で歩けるか ・意味のある言葉をいえるか ・積み木を重ねたり，なぐり書きをするか ・コップから飲めるか ・絵本をみて指をさすか	・育児に対する悩みや心配事への相談・解消 ・栄養指導（幼児食，楽しい食事） ・生活指導（自立へ向かう指導） ・事故防止 ・虫歯予防（歯のみがき方） ・予防接種の指導，進み具合の確認 ・困ったときに育児サポートをしてくれる人がいるか確認
3歳	・身長，体重は順調に増えているか ・胸の聴診と腹部の触診 ・陰嚢，外陰部 ・視聴覚検査 ・歯科健診 ・尿検査	・走ったり，階段をのぼったりできるか ・簡単な会話ができるか ・名前をいえるか ・友だちと仲よく遊べるか ・3色（赤・青・黄色）の区別ができるか	・育児に対する悩みや心配事への相談・解消 ・栄養指導（偏食） ・生活指導（自立完成へ） ・事故防止 ・虫歯予防（歯のみがき方） ・予防接種の指導，進み具合の確認 ・困ったときに育児サポートをしてくれる人がいるか確認

(文献2)より)

ために，発達段階に応じた健康増進・予防のための教育・指導を行っていく．心の健康問題は言葉で表現することが難しいため，心理面での訴えよりも，頭痛や腹痛，嘔吐，不眠などの身体症状や，落ち着きのなさといった行動面の変化として現れやすいという特徴がある．看護師には，子どもの自我や認知の発達段階を十分に把握したうえで，発達段階に適合する教育を実施することが求められる．

　小学生は日常生活の一部を，親または養育者に依存している．健康状態と生活習慣の確立に向けて，養育者に対して教育的かかわりをする必要がある．最近では，ライフスタイルの変化により就寝時間の遅延や食事の不規則化，糖質の過剰摂取，運動不足による肥満，生活習慣病予備群の増加など，子どもの健康に関連したさまざまな問題が発生している．ヘルスプロモーションを促進する看護師には，健康的な生活のもとで子どもが過ごせるように，家族とともに環境を整えること，また子どものセルフケア能力を高めるためのかかわりが求められている．

ii ▪ 中学生のヘルスプロモーションと看護師の役割

　中学生頃になると，第二次性徴に伴う身体的な変化により，自我機能のバランスが崩れるため，心身ともに不安定になりやすい．自律神経の調節もしづらい時期であるため，不調を訴える子どもも多く，起立性調節障害，ストレスが原因の過敏性腸症候群などにも注意する．ストレス反応から不安や抑うつなどの精神的な症状に移行することや，引きこもり，攻撃的行動につながることもある．

　小学校と比べて人間関係も複雑になるため，クラスにうまく適応できず，不登校となるケースもある．このことには，対人関係を築くことを苦手とする子どもの場合，とくに気をつける必要がある．さらに，この年代の自殺が年々増加傾向にあることに留意するべきである．

　健康増進・予防のための教育の基盤となるものは，家庭や地域での健康に関する情報共有や教育の提供であるため，看護師は子どもだけでなく，親または養育者，学校の教員や養護教諭など，子どもにかかわる他職種や地域とも連携しながら，発達段階や子どもの特性に合わせた必要な支援を行う役割を担っている．

C 思春期におけるヘルスプロモーションと看護師の役割

i ▪ 高校生のヘルスプロモーション

　思春期は，身体的には生殖機能が完成し，精神的には自我の確立に向けて揺れ動く，子どもから大人へ移行する大切な時期である．そのため，ヘルスプロモーションは，高校生という時期に特有な健康問題に焦点を当てると同時に，将来の健康な生活にも焦点を当てて行うことが重要となる．

　前述の，厚生労働省が「すべての子どもが健やかに育つ社会」の実現に向けて推進する「健やか親子21」の第1次の取り組み（2001〜2014年）では，高校生に関連した思春期の解決すべ

き課題として，自殺，人工妊娠中絶，性感染症への罹患，摂食障害，肥満，薬物乱用，喫煙，飲酒などがあげられている．2013年にまとめられた最終評価報告書で，悪くなっているとされている項目は自殺の問題であり，15～19歳の男女で自殺率が上昇していること，進路や学業不振などの学校問題，うつ病，統合失調症，その他の精神疾患などの健康問題がその主な原因・動機となっていることが報告された．

ii ● 看護師の役割

　思春期は，ほかの時期と比べ，障害や疾患が比較的少ない時期であるため，医療機関において高校生にかかわる機会は少なく，かつ外来でのかかわりが中心になるといえる．また，この時期は，その心理的な特徴から，仲間との関係が最も重要で，親や教員などの大人からの働きかけに対して反発しやすい時期でもある．いつ，誰が，どこでかかわることが効果的なのか，高校生ならではのヘルスプロモーションの工夫が課題であるといえる．医療機関では，その少ない機会を捉え，効果的にかかわる方法を考えると同時に，学校や地域社会と連携して高校生のヘルスプロモーションを展開する方法についても模索していく必要がある．

　高校生のヘルスプロモーションは，家族計画，心の問題，生活習慣といった内容に関して，家庭，学校，地域との連携による教育，啓発，相談などを通じて，高校生が有益な情報を得て，問題を理解し，現在および将来における健康的な行動を選択・実施できるようになることを目的としている．医療専門職であり，かつ，その人の生活にかかわることを専門性としている看護師は，高校生に対し，その専門性に根ざした情報を提供し，彼らが生活のなかで健康な行動を選択・実施できるよう，セルフケアの能力を高めていく役割があるといえるだろう．

　心の問題，人工妊娠中絶など，今後ますます積極的な取り組みが必要だとされている課題に関しては，専門的な知識をもった看護師や保健師，養護教諭や助産師などが，高校生だけでなく，家族もその対象として，相談の窓口となることが望まれている．また，医療専門機関，学校，地域の関連機関などとの連携を強化するコーディネート機能の発揮も，看護に期待される役割であると考える．

Q1 乳幼児健診における看護師の役割は何でしょうか？

Q2 看護師は，乳幼児のヘルスプロモーション促進のために，どのような点に留意しますか？

Q3 看護師は，小学生のヘルスプロモーション促進のために，どのような点に留意しますか？

Q4 看護師は，中学生のヘルスプロモーション促進のために，どのような点に留意しますか？

Q5 看護師は，高校生のヘルスプロモーション促進のために，どのような点に留意しますか？

まとめ

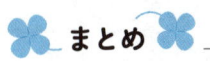

　子どもの健やかな成長・発達は，生涯にわたる健康づくりの基盤となる．そのため，子どものヘルスプロモーションは国の重要な施策と位置づけられ，さまざまな取り組みが行われている．子どものヘルスプロモーションにおいて，健康管理や健康教育が必要になるが，子どもは年齢や発達段階によって，セルフケア能力や物事の理解の仕方が異なる．したがって看護師には，子どもが健康を管理していくことができるように，年齢や発達段階に応じたセルフケア能力を高めるためのかかわりが求められる．また，社会全体で子どもの心身の健康づくりを促進するために，看護師は，親または養育者，学校の教員や養護教諭など，子どもにかかわる職種や地域の関連機関などとも連携しながら，専門性に根ざした支援を行う役割も担っている．

参考文献

1) 日本小児科学会，日本小児保健協会，日本小児科医会，日本小児科連絡協議会ワーキンググループ：子育て支援ハンドブック，日本小児医事出版社，東京，2011．
2) 及川郁子（監）：子どもの外来看護―病院・診療所における外来看護の役割をめぐって，へるす出版，東京，2009．

（田之頭恵里・田中亜紀子）

3 ライフステージと保健指導
④成人の健診と保健指導

> **学習目標**
> ① 成人のライフステージに対応した健診を法的根拠や実施内容から理解できる
> ② 法令で定められた基本健診項目を理解し，検査・計測ができる
> ③ 健診結果から基本的な保健指導が行える

A 成人の健康づくりの基盤となる施策・制度・事業

i 職域保健[1]

　職場における健診は，総合的な健康状態の把握および，粉じん，化学物質など，職場における健康を阻害するさまざまな因子による健康障害を早期に発見することが目的である．さらに，労働者が，その作業に従事してよいかという就業の可否を判断したり，当該作業への継続従事が可能かどうかという適正配置を判断するために行う．これらは，労働安全衛生法，労働安全衛生規則に基づき，一般健診，特殊健診として，その項目，実施時期などが決められている（表Ⅱ-3-④-1, 2）[2]．また，健診結果に基づく保健指導の実施，作業の転換や労働時間短縮などの取り組みを行うことも規定されている[2]．

表Ⅱ-3-④-1　事業者に実施が義務づけられている健診

健診の種類		対象となる労働者	実施時期
一般健診	雇入時の健診（安衛則第四十三条）	常時使用する労働者	雇入れの際
	定期健診（安衛則第四十四条）	常時使用する労働者（特定業務従業者を除く）	1年以内ごとに1回
	特定業務従業者の健診（安衛則第四十五条）	労働安全衛生規則第十三条第一項第二号に掲げる業務に常時従事する労働者	左記業務への配置替えの際，6ヵ月以内ごとに1回
	海外派遣労働者の健診（安衛則第四十五条の二）	海外に6ヵ月以上派遣する労働者	海外に6ヵ月以上派遣する際，帰国後国内業務に就かせる際
	給食従業員の検便（安衛則第四十七条）	事業に附属する食堂または炊事場における給食の業務に従事する労働者	雇入れの際，配置替えの際

安衛則：労働安全衛生規則．

（文献2）より）

ⅱ 特定健診,特定保健指導

a. 特定健診

　一方で,増加する生活習慣病対策として,高齢者の医療の確保に関する法律に基づき,2008年4月から,医療保険者(国民健康保険・被用者保険)のうち40〜74歳の加入者(被保険者・被扶養者)を対象として,特定健診・保健指導の実施が義務づけられている.特定健診は,メタボリック症候群に着目した生活習慣病予防のための健診といえる.また,保健指導が必要な者を抽出するための健診でもあり,結果に基づき保健指導(特定保健指導)を実施しなくてはならない.特定健診の項目を**表Ⅱ-3-④-3**[3)]に示す.また,医師の判断により実施しなければならない項目として,詳細な健診の項目(貧血検査,心電図検査,眼底検査)がある(**表Ⅱ-3-④-4**)[3)].

表Ⅱ-3-④-2　一般健診の項目

a 雇入れ時健診および定期健診

雇入れ時の健診(安衛則第四十三条)	定期健診(安衛則第四十四条)
1　既往歴および業務歴の調査	1　既往歴および業務歴の調査
2　自覚症状および他覚症状の有無の検査	2　自覚症状および他覚症状の有無の検査
3　身長,体重,腹囲,視力および聴力の検査	3　身長*,体重,腹囲*,視力および聴力の検査
4　胸部X線検査	4　胸部X線検査*および喀痰検査*
5　血圧の測定	5　血圧の測定
6　貧血検査(血色素量および赤血球数)	6　貧血検査(血色素量および赤血球数)*
7　肝機能検査(GOT, GPT, γ-GTP)	7　肝機能検査(GOT, GPT, γ-GTP)*
8　血中脂質検査(LDLコレステロール,HDLコレステロール,血清トリグリセリド)	8　血中脂質検査(LDLコレステロール,HDLコレステロール,血清トリグリセリド)*
9　血糖検査	9　血糖検査*
10　尿検査(尿中の糖およびタンパクの有無の検査)	10　尿検査(尿中の糖およびタンパクの有無の検査)
11　心電図検査	11　心電図検査*

b 定期健診(安衛則第四十四条)における健診の項目の省略基準

項　目	医師が必要でないと認めるときに左記の健診項目を省略できる者
身　長	20歳以上の者
腹　囲	1. 40歳未満(35歳を除く)の者 2. 妊娠中の女性その他の者であって,その腹囲が内臓脂肪の蓄積を反映していないと診断された者 3. BMIが20未満である者(BMI＝体重(kg)／身長(m)^2) 4. BMIが22未満であって,自ら腹囲を測定し,その値を申告した者
胸部X線検査	40歳未満のうち,次のいずれにも該当しない者 1. 5歳ごとの節目年齢(20歳,25歳,30歳および35歳)の者 2. 感染症法で結核にかかわる定期の健診の対象とされている施設などで働いている者 3. じん肺法で3年に1回のじん肺健康診断の対象とされている者
喀痰検査	1. 胸部X線検査を省略された者 2. 胸部X線検査によって病変の発見されない者または胸部X線検査によって結核発病のおそれがないと診断された者
貧血検査,肝機能検査,血中脂質検査,血糖検査,心電図検査	35歳未満の者および36〜39歳の者

安衛則:労働安全衛生規則.
＊:定期健診については,bの健診項目を,それぞれの基準に基づき,医師が必要でないと認めるときは省略することができる.なお,「医師が必要でないと認める」とは,自覚症状および他覚症状,既往歴などを勘案し,医師が総合的に判断することをいう.したがって,bの省略基準に関しては,年齢などにより機械的に決定されるものではないことに留意されたい.

(文献2)より)

表Ⅱ-3-④-3 特定健診の項目

項　目	備　考
既往歴の調査	服薬歴および喫煙習慣の状況にかかわる調査（質問票）を含む
自覚症状および他覚症状の有無の検査	理学的検査（フィジカルアセスメント）
身長，体重および腹囲の検査	腹囲の測定は，厚生労働大臣が定める基準（BMIが20未満の者，もしくはBMIが22未満で自ら腹囲を測定し，その値を申告した者）に基づき，医師が必要でないと認めるときは，省略可．腹囲の測定に代えて，内臓脂肪面積の測定でも可
BMIの測定	BMI＝体重(kg)／身長(m)^2
血圧の測定	—
肝機能検査	AST (GOT)，ALT (GPT)，γ-GTP
血中脂質検査	血清トリグリセリドの量，HDLコレステロールの量，LDLコレステロールの量
血糖検査	空腹時血糖またはHbA1c
尿検査	尿中の糖およびタンパクの有無

(文献3)より)

表Ⅱ-3-④-4 詳細な健診の項目と追加条件

貧血検査（ヘマトクリット値，血色素量および赤血球数の測定）
　貧血の既往歴を有する者または視診などで貧血が疑われる者
心電図検査（12誘導心電図），眼底検査
前年度の特定健診の結果などにおいて，血糖，脂質，血圧および腹囲などのすべてについて，次の基準に該当した者
　血糖：空腹時血糖値が100mg/dL以上またはHbA1c（NGSP値）5.6％以上
　脂質：中性脂肪150mg/dL以上またはHDLコレステロール40mg/dL未満
　血圧：収縮期130mmHg以上，または拡張期85mmHg以上
　腹囲など：腹囲が85cm以上（男性）・90cm以上（女性）の者（内臓脂肪面積の測定ができる場合には内臓脂肪面積が100cm^{2}以上），またはBMIが25以上の者

(文献3)より)

　一般健診は，労働者の作業と健康との関係を管理することが目的であるが，特定健診はメタボリック症候群の予防・改善を目的としている．目的は異なるが，一般健診と特定健診の項目は重なっており，ほとんどの場合，両者は同時に実施される．しかし，特定健診よりも一般健診の実施が優先されており，医療保険者の多くは，対象者の同意を得て，一般健診の結果を提供されている．

b. 特定健診から特定保健指導の流れ：階層化

　特定健診は，特定保健指導の対象者，つまり，生活習慣の改善を図り，疾病の発症リスクを下げなければいけない人をみつけ出すことを目的としている．特定健診の結果から，内臓脂肪蓄積の程度とリスク要因の数により，リスクに応じたレベル別の保健指導ごとに対象者の選定を行う（表Ⅱ-3-④-5)[3]．この選定を階層化という．特定保健指導には，動機づけ支援，積極的支援があり，後者のほうがリスクが高い対象者向けの支援である．また，全対象者に対し，特定健診結果の通知と，予防のための情報を提供することが義務づけられている（情報提供）．

c. 特定保健指導

　階層化に基づき，特定保健指導を実施する．実施の概略を図Ⅱ-3-④-1に示す．

表Ⅱ-3-④-5 特定保健指導の対象者（階層化）

腹　囲	追加リスク ①血糖，②脂質，③血圧	④喫煙歴	対　象 40～64歳	65～74歳
≧85cm（男性） ≧90cm（女性）	2つ以上該当		積極的支援	動機づけ支援
	1つ該当	あり		
		なし		
上記以外でBMI≧25	3つ該当		積極的支援	動機づけ支援
	2つ該当	あり		
		なし		
	1つ該当			

喫煙歴の斜線欄は，階層化の判定が喫煙歴の有無に関係ないことを意味する． （文献3）より）

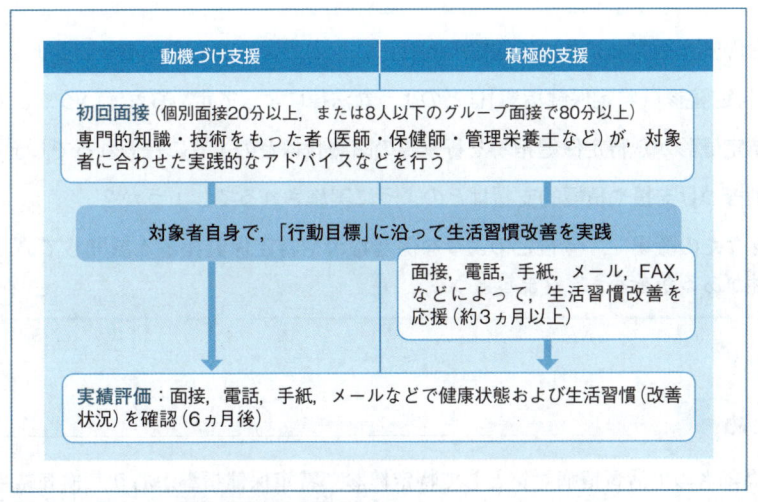

図Ⅱ-3-④-1 特定保健指導の実施

①情報提供

健診を受けたすべての人に，現在のからだの状態や健康な生活を続けていくための好ましい生活習慣についての情報提供を行う．

②動機づけ支援

原則1回の保健指導が行われる．対象者の生活習慣を見直し，メタボリック症候群を予防するための目標・計画を立てる．そして，6ヵ月後に目標・計画の達成状況や生活習慣の改善状況などを振り返る．

③積極的支援

メタボリック症候群を改善するため，6ヵ月間にわたり，面接，電話，手紙のやりとりなどによって継続的に保健指導が行われる．対象者が実施できるよう，現実的な目標を立てる．計画の達成状況や生活習慣の改善状況などを定期的に振り返る．

保健指導に必要な行動変容の理論や技術は，Ⅲ-4（p.163）を参照されたい．

B 診療所での特定保健指導とプライマリ・ケア看護師の役割

　特定健診，特定保健指導は，それぞれに医療保険者からの外部委託が可能であり，地域の医療機関がこの実施の役割を担う場合もある．プライマリ・ケア看護師は，健診や特定健診を確実に実施する．そして，これを一次予防，二次予防の機会と捉え，リスクを抱える者を確実に保健指導に結びつけることが重要である．また，特定保健指導の実施に当たっては，患者の行動変容を促し，長期的に継続する変化を起こせるようにかかわる技術の習得が求められる．

> Q1　労働安全衛生法に基づく健診の内容には，どのようなものがあるでしょうか？
> Q2　「特定健診」「特定保健指導」はどのような法律によって定められているでしょうか？
> Q3　特定健診から特定保健指導を行う際の階層化はどのように行われるでしょうか？
> Q4　動機づけ支援や積極的支援はどのように実施されるでしょうか？
> Q5　あなたの職場で，今後どのような保健指導や特定保健指導を展開していける可能性があるかを考えてみましょう．

まとめ

　成人・高齢者の生活習慣病対策として特定健診，特定保健指導があり，検査結果により保健指導の内容が異なる．対象者や集団の準備期に応じた効果的な保健指導を行っていく必要がある．

参考文献

1) 中央労働災害防止協会（編）：平成27年度 労働衛生のしおり, 中央労働災害防止協会, 東京, 2015.
2) 厚生労働省, 都道府県労働局, 労働基準監督署：労働安全衛生法に基づく健康診断を実施しましょう〜労働者の健康確保のために〜, 厚生労働省, 2013.
http://www.mhlw.go.jp/file/06-Seisakujouhou-11200000-Roudoukijunkyoku/0000103900.pdf
3) 厚生労働省保険局：特定健康診査・特定保健指導の円滑な実施に向けた手引き, 厚生労働省, 8, 13-14, 2013.
http://www.mhlw.go.jp/bunya/shakaihosho/iryouseido01/info03d.html
- 厚生労働省健康局：標準的な健診・保健指導プログラム 改訂版, 2013.
http://www.mhlw.go.jp/seisakunitsuite/bunya/kenkou_iryou/kenkou_seikatsu/dl/hoken-program1.pdf
- 津下一代：図解 相手の心に届く保健指導のコツ―行動変容につながる生活習慣改善支援 10のポイント, 東京法規出版, 東京, 2007.
- 厚生労働省：平成16年国民健康・栄養調査報告, 2006.
http://www.mhlw.go.jp/bunya/kenkou/eiyou06/01.html

（馬場敦子・今藤潤子）

3 ライフステージと保健指導
⑤がん検診と保健指導

> **学習目標**
> ① がんの一次予防，二次予防，三次予防について学ぶ
> ② がんの予防としての保健指導について学ぶ
> ③ がんの予防としてのがん検診の意義を理解できる
> ④ エビデンスに基づいた有効な検診について学ぶ
> ⑤ 悪い知らせの伝え方を学ぶ

A 悪性新生物（がん）の疫学

　悪性新生物（がん）は，わが国における死因の第1位であり，2014年には年間約37万人がこの傷病名で死亡し，生涯のうち約2人に1人が罹患すると推計されている（図Ⅱ-3-⑤-1）[1]．胃癌，子宮癌，肺癌，乳癌，大腸癌が主要5大がんである．
　「健康日本21（第2次）」では，がんに関する目標項目として，「①75歳未満のがんの年齢調整死亡率の減少」「②がん検診の受診率の向上」が掲げられている．2006年に成立したがん対策基本法に基づくがん対策推進基本計画により，現在も「がん患者を含む国民が，がんを知り，がんと向き合い，がんに負けることのない社会」を目指して，がん対策が進められている．

B プライマリ・ケア領域における看護師の役割

　前述のとおり，がんは多くの国民が発症する疾患である．その人生に与えるインパクトの大きさを理解し，早期発見・早期対処のために，住民教育を正しく積極的に行い，患者に対しては，ライフサイクルと科学的根拠に基づいて定期的ながん検診を勧める．また，さまざまな健診においても，通常の診療場面においても，がんの発症リスクとなる危険因子（ライフスタイルや曝露）を認めた場合は，予防的に保健指導を実施する．
　看護師は，地域や職場における健康の保持増進を目指し，市町村のがん検診の情報（時期，場所，費用など）を収集し，がんに関する知識の普及啓発や健康教育において役割を担うことが望ましい．

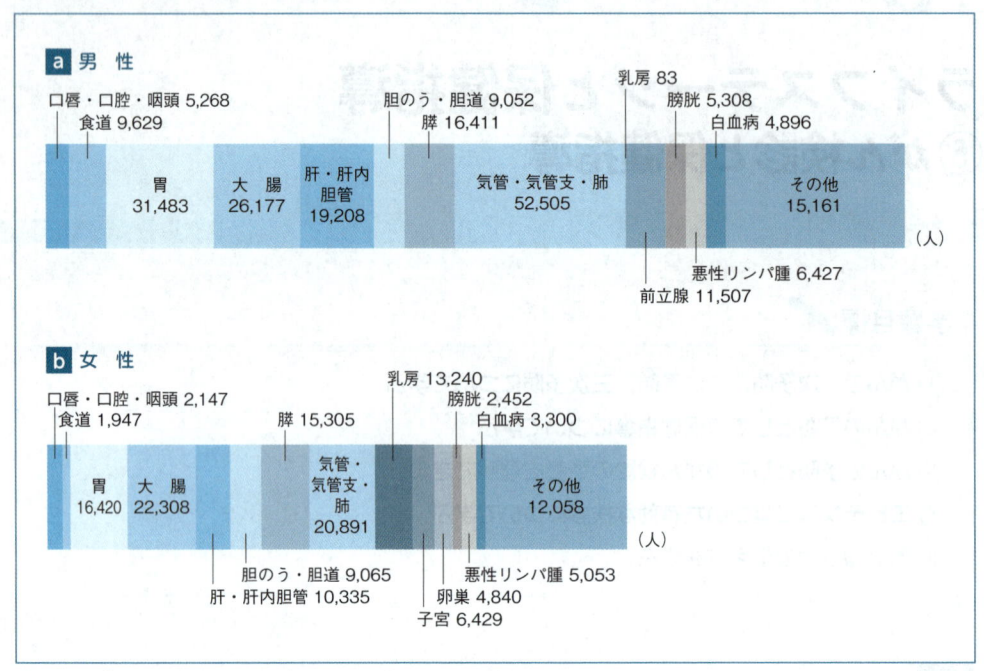

図Ⅱ-3-⑤-1　主な部位別がん死亡数（2014年度）　　　　　　　　　　　（文献1）より）

C　がんの予防を目的とした保健指導

i　一次予防

　がん医療における一次予防とは，健康の保持増進を図り，がんの発症を予防することである．つまり，がん発症のリスクに応じて，それらを予防する保健指導を患者に対して行う．現状において日本人に推奨できる科学的根拠に基づくがん予防法として，①禁煙，②節度ある飲酒，③偏りなくバランスのよい食事，④適度な身体活動，⑤適正な体格，⑥感染防止（肝炎ウイルス感染検査，ピロリ菌検査）があげられている[2]．

　がんのリスク要因として，肝炎ウイルスによる肝臓癌発症のリスクやヘリコバクター・ピロリ菌感染による胃癌発症リスク，ヒトパピローマウイルス感染による子宮頸癌発症リスクが明らかにされている．看護師はこれらの知識の普及，教育に関する役割を担い，検査を受けることや，感染している場合には適切な治療や定期健診を受けることを支援することが重要になる．また，遺伝性腫瘍や家族性腫瘍については，遺伝カウンセリングやサポートグループの紹介など，ニーズに応じて必要な看護が提供されるような支援や体制づくりが求められる．また，禁煙を希望する者に対する禁煙支援プログラムの提供，食生活や身体活動の改善に向けた教育支援など，個人の課題に応じた健康教育，また職場環境の視点からの改善に向けた取り組みも欠かせない．

ii ● 三次予防

二次予防については後述する．

がん医療における三次予防は，疾病の治癒過程・再発予防・リハビリテーションに向けた活動である．エビデンスに基づいた適切な治療の実施，保健指導や社会復帰支援などが含まれる．がん治療は主に専門病院の役割となるが，地域の診療所において継続される場合もある．また，退院後のさまざまなフォローアップも行われる．適切な栄養と活動，禁煙の継続，適切なアルコール摂取，感染予防，ストレスや不安の緩和，腫瘍マーカーのフォローアップ（異常の早期発見），症状マネジメント（痛みやリンパ浮腫など）というように，保健指導として行うことは数多くある．また，機能の回復に向けたリハビリテーション（可動域の拡大を目的とした理学療法や呼吸訓練など）や，ボディ・イメージの変化への対応もある．さらには，ストレスのかかりにくいライフスタイルの構築，家庭や職場の環境整備，就労支援などの取り組みもある．

D　がん検診

i ● 二次予防としてのがん検診

がん医療における二次予防は，早期発見・早期対処である．がんの早期発見につながるがん検診は，適切な実施により確実な効果が得られることから，重要な役割を担っている．がん対策基本法は，がん対策の基本方針を明確化した法律である．このなかで，「国及び地方公共団体は，がんの早期発見に資するよう，がん検診の方法等の検討，がん検診の事業評価の実施，がん検診に携わる医療従事者に対する研修の機会の確保その他のがん検診の質の向上等を図るために必要な施策を講ずるとともに，がん検診の受診率の向上に資するよう，がん検診に関する普及啓発その他の必要な施策を講ずるものとする」（第十三条）と定めている．

ii ● がん検診の3本柱

a. がん検診アセスメント

がん検診を行うことで，がんの死亡率が確実に減少しているかについて科学的に検証し，わが国における有効ながん検診を明確にし，ガイドラインを作成することである．

b. がん検診マネジメント

科学的根拠のあるがん検診の精度を改善・維持し，正しく行うために支援することを指す．

c. 受診率対策

がん死亡率を減少させるためには，受診者ががん検診の正しい知識を得ること，そして多くの人に受診してもらうことが欠かせない．そのうえで，医療従事者が受診者を適切に後押ししながら，検診の必要性を喚起し，受診を継続しやすい環境づくりに努める必要がある．

II 患者と家族のライフステージに応じたヘルスプロモーション

表Ⅱ-3-⑤-1　厚生労働省「がん予防重点健康教育及びがん検診実施のための指針」で定める市町村のがん検診の項目と実施方法および科学的根拠など

検診部位	胃癌	子宮頸癌
対策型検診項目	・問診 ・胃部X線検査または胃内視鏡検査	・問診，視診 ・子宮頸部の細胞診および内診
任意型検診項目（人間ドックなど）	・ペプシノゲン検査 ・ヘリコバクター・ピロリ抗体検査	・HPV検査を含む方法（HPV検査単独，HPV検査と細胞診の同時併用法，HPV検査陽性者への細胞診トリアージ法）
がん発症のリスク・対策型検診の根拠	・胃粘膜にすみつくヘリコバクター・ピロリの持続感染が，胃癌のリスク要因とされている ・喫煙，食塩および高塩分食品の摂取が胃癌のリスクを高め，野菜および，とくに果物の摂取が，リスクを減少させると考えられている ・死亡率減少効果を示す相応な証拠があることから，対策型検診・任意型検診として胃X線検査が推奨される	・子宮頸癌の発生にはヒトパピローマウイルス（HPV）のハイリスク型の感染が関与することがわかっており，なかでも16型と18型のHPV感染が，がんの発症に関係する ・HPVは性交渉によってヒトからヒトへと感染し，成人女性の数十％が生涯に1度は感染する ・喫煙歴は子宮頸癌発症のリスクを増大させ，禁煙によってリスクが低下することも知られている ・子宮頸がん死亡率減少効果を示す相応な証拠があることから，対策型検診・任意型検診として，細胞診が推奨される
対策型検診対象者	50歳以上（胃部X線は40歳以上）	20歳以上
対策型検診間隔	2年に1回（胃部X線は年1回）	2年に1回
対策型検診方法	・問診では，現在の症状，既往歴，家族歴および過去の検診の受診状況などを聴取 ・胃部X線検査は原則として間接撮影（場合によっては直接撮影も可） ・胃内視鏡検査の実施に当たっては『対策型検診のための胃内視鏡検診マニュアル』を参考にする	・問診では，不正性器出血といった現在の症状，月経および分娩・妊娠などに関する事項，既往歴，家族歴，過去の検診の受診状況などを聴取 ・視診では，腟鏡を挿入し，子宮頸部の状況を観察 ・細胞診は，子宮頸管および腟部表面の全面擦過法によって検体を採取し，パパニコロウ染色を行い，顕微鏡下で観察 ・内診では，双合診を実施
対策型検診の注意点	・胃部X線検査にて，造影剤の使用に当たっては，その濃度を適切に保つとともに，副作用などの事故に注意 ・胃部X線写真の読影は，原則として十分な経験を有する2人以上の医師が行う	・細胞診にて，検体の顕微鏡検査は，十分な経験のある医師および臨床検査技師を有する専門的検査機関において行う
任意型検診の注意事項	・ペプシノゲン検査，ヘリコバクター・ピロリ抗体検査は，死亡率減少効果の有無を判断する証拠が不十分であるため，対策型検診として実施することは勧められない．個人を対象とした任意型検診（人間ドックなど）として実施する場合には，効果が不明であることについて適切に説明する必要がある	・HPV検査を含む方法は子宮頸癌死亡率減少効果の有無を判断する証拠が不十分であるため，集団を対象とした対策型検診としての実施は勧められない．個人を対象とした任意型検診（人間ドックなど）として実施する場合には，子宮頸癌死亡率減少効果が不明であることと，過剰診断などの不利益についても適切に説明する必要がある

ⅲ 対策型検診と任意型検診

がん検診には，市町村などの住民検診に代表される「対策型検診」と，人間ドックなどの「任意型検診」とがある．

ⅳ がん検診の不利益性

がん検診には利益だけでなく，不利益もある．多くの人が遭遇する可能性のあるものは，「偽陰性」「偽陽性」「過剰診断」である．

- 偽陰性：がんであるにもかかわらず，正しく診断されないこと
- 偽陽性：検診でがんの疑いと判定されたが，精密検査を行ってもがんが発見されないこと
- 過剰診断：そのがんが進行して死亡に至るという経路をとらない，生命予後に関係のないものが発見されること

肺癌	乳癌	大腸癌
・質問（問診） ・胸部X線検査および喀痰細胞診	・問診 ・乳房X線検査（マンモグラフィ） ※視診，触診は推奨しない	・問診 ・便潜血検査
・低線量の胸部CT	・エコー検査	・全大腸内視鏡検査 ・直腸指診
・肺がんの原因としては，タバコの影響が最大である．喫煙により肺癌になる危険は男性で4.5～5.1倍，女性で2.3～4.2倍に増加し，喫煙年数や本数が多いほど高くなり，また受動喫煙でも1.2～1.3倍に増加する ・死亡率減少効果を示す相応の証拠があることから，対策型検診・任意型検診として胸部X線検査および喀痰細胞診が推奨される	・乳癌の発生・増殖には，性ホルモンであるエストロゲンが重要な働きをしている．体内のエストロゲンレベルに影響を与えるものとして，経口避妊薬の使用や閉経後のホルモン補充療法などがあげられ，乳がんのリスクが高まるとされている ・生理・生殖要因としては，初潮年齢が低い，閉経年齢が高い，出産歴がない，初産年齢が高い，授乳歴がないことがリスク要因とされる．また閉経後の肥満が，確立したリスク要因だと指摘されている ・死亡率減少効果を示す相応の証拠があることから，対策型検診・任意型検診としてマンモグラフィが推奨される	・50歳すぎから増加しはじめ，高齢になればなるほど多くなるのが特徴 ・多くの大腸癌は，腺腫という種類のポリープから発生すると考えられているが，ポリープを経ずに正常粘膜が直接がん化する場合もある ・死亡率減少効果を示す十分な証拠があることから，対策型検診・任意型検診として便潜血検査（とりわけ免疫法）が強く推奨される
40歳以上	40歳以上	40歳以上
年1回	2年に1回	年1回
・質問では，喫煙歴，職歴，血痰の有無および妊娠の可能性の有無を必ず聴取し，かつ過去の検診の受診状況などを聴取（自記式の質問用紙を用いてもよい） ・喀痰細胞診は，質問の結果，その対象と判断された者に対して実施する．喀痰を採取後，パパニコロウ染色を行い，顕微鏡下で観察	・問診では，現在の症状，月経および妊娠などに関する事項，既往歴，家族歴，過去の検診の受診状況などを聴取 ・マンモグラフィは，両側乳房について，内外斜位方向撮影を行うが，40歳以上50歳未満の対象者には頭尾方向撮影もあわせて実施	・問診では，現在の症状，既往歴，家族歴および過去の検診の受診状況などを聴取 ・便潜血検査は免疫便潜血検査2日法により行う．採便用具を配布し，自己採便とし，検体は冷蔵保存
・胸部X線写真については，2人以上の医師（このうち1人は，十分な経験を有すること）が読影 ・細胞診にて，検体の顕微鏡検査は，十分な経験のある医師および臨床検査技師を有する専門的検査機関において行う	・マンモグラフィの写真の読影は，適切な読影環境下で，二重読影（このうち1人は，十分な経験を有する医師であること）によって行う ・視診および触診は推奨しないが，仮に実施する場合は，マンモグラフィとあわせて実施	・採便用具の使用方法，採便量，検体の保管方法などは，検診の精度に大きな影響を与えることから，採便用具の配布に際して，その旨を受診者に十分説明する
・低線量の胸部CTによる肺癌検診は，死亡率減少効果の有無を判断する証拠が不十分であるため，集団を対象とした対策型検診としては勧められない	・エコー検査は，乳癌の臨床において有用な検査（簡便で非侵襲的な検査であり，腫瘤病変の良・悪性の鑑別に有用．高濃度乳腺のため，マンモグラフィで偽陰性となりやすい若年者の検査に用いられることが多い）だが，現在のところ，エコーを用いた検診による乳癌の死亡率減少効果について根拠となる報告はなされていない	・全大腸内視鏡検査には死亡率減少効果を示す根拠はあるものの，無視できない不利益があることから，集団を対象とした対策型検診としては勧められない ・直腸指診は，死亡率減少効果がないことを示す証拠があることから，検診の実施は勧められない

(文献3)より作成)

v. 各種がん検診の内容と推奨

表Ⅱ-3-⑤-1に，厚生労働省が市町村に推奨する各種がん検診における代表的な検査の種類と，対策型検診で行われる検査の方法，対象，検診期間をあげる[3]．なお，市町村によっては，別の方法をとっているところもある．また，その他のがん検診に関しては，医学関連学会が出している各種がんの診療ガイドラインに基づき，検査の方法，対象，検診期間について患者と話し合う．

E 検査結果の伝え方

i. 誰に伝えるのか

基本的には，本人に伝える．『医療・介護関係事業者における個人情報の適切な取扱いのためのガイドライン』[4]に基づくと，本人の同意を得てからのみ，検査結果を家族を含む他者

に伝えることが可能となる．

また，判断力の低下した重症認知症患者の場合は，意識不明の患者と同様に，本人の同意を得ずに家族への説明を行うことが可能だが，治療などで本人の判断能力が改善した際は，すみやかな本人への説明が義務づけられている．わが国では，判断力があるにもかかわらず，高齢者本人に知らせずに家族のみに検査結果が伝えられる場面がまだ多くみられるが，個人情報の取り扱いの視点や倫理的視点からは例外的な状況と認識すべきと思われ，現場での個別対応が求められる．

ⅱ 悪い知らせの伝え方

悪い知らせとは，「患者の将来に対する見通しを根本から否定的に変えてしまう知らせ」と定義される[5]．がん検診においては，がんである可能性があり，精密検査が必要であることを伝えることがあげられる．悪い知らせを伝える役割は，主に医師が担っているが，看護師は患者・家族に悪い知らせが伝えられる多くの場面に遭遇し，重要な役割を果たすことも少なくない．ここでは，「悪い知らせの伝え方」のコミュニケーション・スキルの1つであるSHAREと看護師の役割を示す．

a. SHARE

SHAREは，医師が患者に悪い知らせを伝える際の効果的なコミュニケーション・スキルの1つである．国立がんセンター東病院の外来通院がん患者を対象に，医師から「悪い知らせ」を伝えられる際に，患者が医師に対してどのようなコミュニケーションを望んでいるのかを調査し，まとめられた[6]．

S：Supportive environment（支持的な場の設定）
H：How to deliver the bad news（悪い知らせの伝え方）
A：Additional information（付加的な情報）
RE：Reassurance and Emotional support（安心感と情緒的サポート）

---

b. 悪い知らせを伝える際の看護師の役割

看護師には，以下の役割がある[6]．

---
①患者や家族の情報ニーズや気がかりを把握し，医師やほかの医療スタッフに伝える「代弁者」としての役割
②患者や家族に対し「情緒的サポート」を提供する役割
③患者や家族に対する「情報提供者」としての役割
④医師への「サポート」を提供する役割

悪い知らせを伝えるのは医師の役割であるが，看護師がその前後を通じて継続したサポー

トをしていくことで，チームとしてよりよい医療を提供することにつながる．看護師は，患者・家族がどこまでの情報を求めているか，どのような解釈をしたか，その後の反応に対してどのようなフォローを必要としているかなどを考えなければならない．とくに生活に関しては，積極的にかかわっていく必要がある．また悪い知らせを伝えることは，医師にとっても大変難しいことであることを理解し，医師へのサポートも忘れてはならない．

> **Q1** がん医療における一次予防とは何ですか？
> **Q2** がん医療における二次予防とは何ですか？
> **Q3** 対策型検診で推奨されているがん検診には何がありますか？またその検査内容，対象者，検診間隔はどれぐらいですか？
> **Q4** がん医療における三次予防にはどのようなものがありますか？
> **Q5** 悪い知らせを伝える際の看護師の役割は何ですか？

まとめ

がん検診の目的は，早期発見により，がん死亡率を減少させることである．看護師は普段からかかわる患者や受診者に対し，そのライフサイクルに合った検診を勧めていく必要がある．科学的根拠に基づくがん検診について理解し，その人が受診対象となるかを，個々の背景を把握したうえで考えていかなければならない．また，受診を勧める際には，その有効性・不利益性を説明することが大切である．そして，コミュニケーション・スキルを磨き，悪い知らせを伝えるときなどに積極的にかかわっていく．また，がん予防の観点から，患者の生活習慣についての危険因子を認識し，その保健指導を実施するという役割もある．

参考文献

1) 厚生労働省：平成26年（2014）人口動態統計（確定数）の概況，2015.
   http://www.mhlw.go.jp/toukei/saikin/hw/jinkou/kakutei14/index.html
2) 国立がん研究センター　社会と健康研究センター予防研究グループ：がん予防法の提示―日本人のためのがん予防法，2015年12月10日改訂版，2015.
   http://epi.ncc.go.jp/can_prev/93/3457.html
3) 厚生労働省：がん検診.
   http://www.mhlw.go.jp/stf/seisakunitsuite/bunya/0000059490.html
4) 厚生労働省：医療・介護関係事業者における個人情報の適切な取扱いのためのガイドライン，平成22年9月17日改正版，2010.
   http://www.mhlw.go.jp/topics/bukyoku/seisaku/kojin/dl/170805-11a.pdf
5) Buckman R：Breaking bad news：why is it still so difficult? Br Med J (Clin Res Ed), 288 (6430)：1597-1599, 1984.
6) 内富庸介，藤森麻衣子（編）：がん医療におけるコミュニケーション・スキル―悪い知らせをどう伝えるか―，医学書院，東京，2007.

（庄司麻美・児玉あずさ）

3 ライフステージと保健指導
⑥ ライフステージに応じた事故予防・保健指導

> **学習目標**
> ① 家庭内（乳幼児，高齢者）や職場などで起こりやすい事故とその原因がわかる
> ② 事故の予防教育ができる
> ③ 労働災害について学ぶ

A 家庭内の事故

i 乳幼児期

わが国の小児期の死因統計において，0歳を除いたあらゆる年齢層で，不慮の事故は死因の上位に入っている[1]（表Ⅱ-3-⑥-1）[2]．受傷状況がわずかに違っただけで重症度が大きく異なるのが事故の特徴であり，事故に遭わない対策を講じることはきわめて重要である．健診は，その機会として大きな意味がある．健診時，保護者に事故予防の話をすることで事故率が低下するという研究があり，とくに乳児期での効果が高いとされている．

表Ⅱ-3-⑥-1　1～4歳に起こりやすい事故

	起こりやすい事故	予防のポイント
転落・転倒	・ベランダや階段などからの転落	・箱，家具など，踏み台になるようなものをベランダや窓際に置かない
やけど	・炊飯器や加湿器の蒸気に触る ・アイロン，ストーブに触る ・ポット，鍋をひっくり返す ・スープやコーヒーなどをかぶる	・ストーブ，アイロン，ポット，鍋など，やけどの原因になるものに子どもが触れないようにする ・ストーブなどには安全柵をつける
溺れる	・浴槽に落ちて溺れる ・水遊び中の事故	・わずかな量でも残し湯はしない ・浴室に鍵をかける ・水遊びのときはライフジャケットをつける，目を離さない
誤飲，中毒，窒息	・医薬品，化粧品，洗剤，コインなど，あらゆるものが原因になる ・お菓子，豆などの食品がのどにつまる	・危険なものは子どもの手の届かない所に保管する ・ピーナッツなど乾いた豆類を食べさせない
自転車事故，交通事故	・自転車の補助椅子からの転落，自転車ごと転倒 ・道路への飛び出し	・自転車の補助椅子に乗せるときは自転車専用ヘルメットを着用させる ・手をつないで歩く
火遊びによる死傷	・ライター，マッチなどによる火遊び	・チャイルドレジスタンス機能つきライターを使い，子どもの手の届かない所に保管する

（文献2）より）

a. 転倒・転落

寝返りをするようになるとベッドやソファから転落し，はいはいができるようになると階段や椅子から落ち，歩くようになるとさまざまな場所で転んだり落ちたりするようになる．とくに重症度が高いのが高所からの転落である．

b. 溺水

厚生労働省の2014年の人口動態調査によると，0～9歳では窒息，交通事故について多く，不慮の事故による死亡の約19％を占めている．なお，0歳では100％が浴槽での溺死である[3]．

c. 熱傷・火傷

好発年齢は1～1歳6ヵ月．熱傷の80％は家庭内で起こり，そのうちの50％は台所で発生している．熱い汁ものをこぼしたり，アイロン，炊飯器，ポット，ホットプレート，ストーブなどの家庭内の熱源すべてが原因になる[4]．

d. 鼻内・耳道異物

4～5歳児に多い．

e. 食道異物

好発年齢は5歳以下．乳幼児では，異物として硬貨，針・ピン，金属片，おもちゃ，魚骨片などが多い．

f. 動物による咬傷

イヌ，ネコ，ヒト，ネズミ，ヒツジ，ウシ，ウマなど，身近な動物に咬まれることが多い．

g. 誤飲

生後5ヵ月をすぎると，乳児は手にしたものは何でも口にもっていく．そのため乳児の事故のうち，最も発生頻度が高いものは異物の誤飲である．乳幼児が誤飲した物質は多いものから，医薬品・医薬部外品，タバコ，プラスチック製品，おもちゃ，金属製品，硬貨，電池，食品類，化粧品，洗剤類の順となっている[5]．

h. 窒息・気道異物

乳幼児では，直前まで元気であった児の突然死が知られている．死因は不詳である場合が多く，乳幼児突然死症候群(sudden infant death syndrome：SIDS)か，窒息かの判別は大変難しい．発見時はうつ伏せの状態であることが多い．SIDSは疾患と考えられているが，原因は全く不明である．

また，一口サイズの食品で，ある程度の硬さのあるものに注意が必要である(ミニトマト，団子，こんにゃく入りゼリーなど)．さらに，早食い競争，仰臥位・歩きながら・遊びながら食べるなども注意を要する．乳幼児に食べることを強要せず，そばで観察するようにする．

さらに，ループになったひも状の物や衣服は身につけないようにする[6]．

ii ● 高齢者

高齢者の事故予防は，以下のように分類できる．

高齢者の場合，不慮の事故の死亡数は，意外なことに交通事故よりも家庭内の事故のほう

が多くなっている．厚生労働省の2014年の人口動態調査によると，65歳以上の家庭内の事故の内訳は，溺死・溺水39.9％，窒息28.4％，転倒・転落19.1％であり[7]，生活のなかでも入浴中，食事中，移動中はとくに注意が必要といえる．住宅内での転倒・転落は，死亡にまでは至らなくても，寝たきりの原因になることも多く，できるだけ予防する必要がある．

65歳以上の高齢者では，20歳以上65歳未満の人より，住宅内での事故発生の割合が高く，事故発生場所は，居室45.0％　階段18.7％　台所・食堂17.0％となっている[8]．

B 事故の予防教育

i 乳幼児期の事故予防

保護者の多くは，自分の子どもは事故に遭わないと確信しているが，事故は一定の頻度で必ず起こる事象である．乳幼児健診などで指導する際は，自治体がつくっているパンフレットや「健やか親子21」のパンフレット（表II-3-⑥-2）[9]などを利用しながら，保護者・保育者の注意には限界があることを伝え，保護者の意識を変えて予防に目が向くようにする．

表II-3-⑥-2　子どもの事故防止対策

幼児期から小学生にかけて，子どもの死亡原因の第1位は「不慮の事故」である．子どもの事故の内容は，年齢によって特徴があるが，多くの事故は親の注意や環境づくりによって防ぐことができる．各家庭で事故防止対策ができているか，チェック欄に「○」をつけてみよう．

a　1歳6ヵ月ごろ

	項目	チェック欄 1回目	チェック欄 2回目
1	子どもを1人で家や車に残さない		
2	自動車に乗るときは，チャイルドシートを後部座席に取りつけて乗せている		
3	浴槽に水をためたままにしない		
4	医薬品，化粧品，洗剤などは子どもの手の届かないところに置く		
5	タバコや灰皿はいつも手の届かないところに置く		
6	ピーナッツやあめ玉などは手の届かないところに置く		
7	暖房器具（ストーブ，こたつなど）の熱が直接触れないようにしている		
8	ポットや炊飯器は子どもの手の届かないところに置く		
9	ベビー用品やおもちゃを購入するとき，デザインよりも安全性を重視している		
10	階段に転落防止用の柵を取りつけている		

b　3歳ごろ

	項目	チェック欄 1回目	チェック欄 2回目
1	子どもを1人で家や車に残さない		
2	自動車に乗るときは，チャイルドシートを後部座席に取りつけて乗せている		
3	浴槽に水をためたままにしない		
4	医薬品，化粧品，洗剤などは子どもの手の届かないところに置く		
5	タバコや灰皿はいつも手の届かないところに置く		
6	ピーナッツやあめ玉などは手の届かないところに置く		
7	ストーブやヒーターなどは，安全柵で囲い，子どもが直接触れないようにしている		
8	お箸や歯ブラシなどをくわえたまま走らせない		
9	すべり台やブランコの安全な乗り方を教えている		
10	ベランダや窓のそばに踏み台になるものを置かない		

すべて「○」がついただろうか？1度だけではなく，時間をおいて再チェックをしてみよう．

（文献9）より）

ii ● 高齢者の事故予防

高齢者の事故予防は，以下のように分類できる．

a. 転倒・転落防止
段差解消，手すり，滑り止め，照明，滑りやすい履物は避ける．

b. 火傷防止
電磁調理器を勧める，袖口・袖幅が細めの衣類を選ぶ，化繊の衣類は注意する．

c. 浴室での事故予防
温度差を減らす，湯温度の管理，飲酒後は入浴を控える．

d. 窒息予防
喉を湿らせてからゆっくりよく噛んで食べる，餅や粘度のある食品には注意する，うしろに反り返らない姿勢で食べる，酸味・辛味の強いものは避ける．

e. 誤薬予防
飲み忘れ，飲みすぎを起こさないよう薬箱を工夫する．

f. 交通事故予防
反射材を身につける，横断歩道を横断中は手をあげる，過信しない，無理をしない．

g. 商品選びの工夫
安全性が高く，使いやすいものを選ぶなど．

C 国の対策

i ●「健やか親子21」

厚生労働省の支援による母子保健国民運動計画施策「健やか親子21」は，21世紀の母子保健の主要な取り組みを提示するビジョンであり，関係者，関係機関・団体が一体となって，その達成に向けて取り組む国民運動計画として，「健康日本21」の一翼を担うものである．2015年4月から10年計画で開始された「健やか親子21（第2次）」[10]では，「すべての子どもが健やかに育つ社会」の実現を目指している．

ii ● 労働災害防止のために

労働災害，略して労災とは，労働者の業務上の負傷，疾病，障害，死亡のことを指す．広義には業務中のみならず，通勤中の災害も含む．

労働災害防止の基本は労働安全衛生関係の法律を守り，法令に従った対策をとることである．

iii ● 労働安全衛生法[11]

第一条によると，「この法律は，労働基準法（昭和二十二年法律第四十九号）と相まつて，労働災害の防止のための危害防止基準の確立，責任体制の明確化及び自主的活動の促進の措置を講ずる等その防止に関する総合的計画的な対策を推進することにより職場における労働

者の安全と健康を確保するとともに，快適な職場環境の形成を促進することを目的とする」とある．

a. 危険防止の措置
機械設備の安全確保，火災・爆発の危険防止など．

b. 健康管理の措置
事業者は，従業員に対して年に1回，定期健康診断を行う．また，従業員を健康に影響を及ぼすおそれのある業務に就かせる場合には，6ヵ月以内に1回，特殊健康診断を実施しなければならない．

c. 安全衛生管理体制の整備
① 安全衛生推進者または衛生推進者の選任．
② 作業主任者の選任．
③ 従業員の意見聴取．

d. 安全衛生教育の実施
雇い入れのときなどに，安全衛生のための教育を行う．

iv. 自主的な安全衛生活動
①ヒヤリ・ハット活動．
②危険予知活動．
③安全当番制度．

v. リスクアセスメントに基づく取り組み
作業に伴う危険性または有害性をみつけ出し，これを除去，低減するための手法．

D 補足知識：産業看護職

産業の現場で働く保健師・看護師の総称で，産業保健専門職（産業医，保健師，看護師，衛生管理者，作業環境測定士など）からなる学際的産業保健チームの一員として，看護専門職の立場で，事業者が労働者の協力を得て自主的に行う産業保健活動を支援する役割を担う．

産業保健の目的
① 職業に起因する健康障害を予防すること
② 健康と労働の調和を図ること
③ 健康および労働能力の保持促進を図ること
④ 安全と健康に関して好ましい風土を醸成し，生産性を高められるような作業組織，労働文化を発展させること

- Q1 乳幼児期に起こりやすい事故をあげてみましょう.
- Q2 高齢者に起こりやすい事故をあげてみましょう.
- Q3 乳幼児期に起こりやすい事故の予防教育とはどのようなものでしょうか?
- Q4 高齢者に起こりやすい事故の予防教育とはどのようなものでしょうか?
- Q5 労働災害防止のために,プライマリ・ケア看護師はどのようなことができるでしょうか?

まとめ

　ヘルスプロモーションのなかの保健指導・事故予防においては,プライマリ・ケア看護師が重要な役割を果たす.それぞれのライフステージに応じた予防教育・指導を行えることが大切で,健診などによる診療所受診はよい機会となる.これらの機会を活用して,事故予防教育を実施できることが望ましい.

参考文献

1) 厚生労働省:平成26年人口動態統計月報年計(概数)の概況. 2015.
  http://www.mhlw.go.jp/toukei/saikin/hw/jinkou/geppo/nengai14/index.html
2) 愛知県県庁健康福祉部児童家庭課:乳幼児の事故防止情報. 2013年6月20日更新, 2013.
  http://www.pref.aichi.jp/soshiki/jidoukatei/0000011026.html
3) 厚生労働省:平成26年人口動態調査 不慮の事故の種類別にみた年齢別死亡数.
  https://www.e-stat.go.jp/SG1/estat/GL08020103.do?_toGL08020103_&listID=000001137965&requestSender=dsearch
4) 山中龍宏:傷害予防につながる情報収集へのアプローチ, 小児保健研究, 67(2):177-190, 2008.
5) 厚生労働省医薬食品局審査管理課化学物質安全対策室:平成25年度家庭用品等に係る健康被害病院モニター報告, 2015年3月.
  http://www.mhlw.go.jp/stf/houdou/0000079541.html
6) 日本小児科学会,日本小児保健協会,日本小児科医会,日本小児科連絡協議会ワーキンググループ(編):子育て支援ハンドブック チェック版, 日本小児医事出版社, 東京, 2011.
7) 厚生労働省:5-35 家庭における主な不慮の事故の種類別にみた年齢別死亡数及び百分率. 平成26年人口動態調査, 2015年9月3日公表, 2015.
  https://www.e-stat.go.jp/SG1/estat/GL08020103.do?_toGL08020103_&listID=000001137965&requestSender=dsearch
8) 内閣府:6 高齢者の生活環境. 平成27年版高齢社会白書, 2015.
  http://www8.cao.go.jp/kourei/whitepaper/w-2015/zenbun/27pdf_index.html
9) 厚生労働省・健やか親子21推進協議会:健やか親子21パンフレット, 2009.
  http://www.mhlw.go.jp/bunya/kodomo/boshi-hoken09/pdf/01.pdf
10) 厚生労働省・健やか親子21推進協議会:健やか親子21(第2次)周知用パンフレット, 2015年4月.
  http://www.mhlw.go.jp/file/06-Seisakujouhou-11900000-Koyoukintoujidoukateikyoku/0000067539.pdf
11) 厚生労働省・都道府県労働局・労働基準監督署:労働災害防止のために, 2011年2月.
  http://www.mhlw.go.jp/new-info/kobetu/roudou/gyousei/anzen/dl/110222-1_001.pdf

(田中亜紀子)

4 虐待：発見と対応
① 医療専門職としての責任

> **学習目標**
> ① 暴力・虐待の本質について学ぶ
> ② 暴力・虐待が，人に与える身体的・精神的・社会的影響について学ぶ
> ③ 人間の尊厳について理解し，その人に対する看護師の役割について学ぶ

A 暴力・虐待の本質

i 暴力・虐待とは何か

　暴力・虐待とは，権力と支配の構造であり，強い者から弱い者へと向かい，加害者の何らかの目的のために，他者に対して行われる行為である[1]．そのため，必ず「目的」と「対象者」と「結果」が存在し，たまたま起こるのではなく，暴力を振るうことで相手を支配してもよいと思っている人間が行動するのである．戦争やテロ，紛争や内戦，いじめ，ハラスメント，子ども虐待，女性への暴力，高齢者への暴力，障害者への虐待などのさまざまな暴力・虐待は，依然として人々の暮らしのなかで身近に存在し，人々はその根絶を望みながらも，人間の内面にはその芽が常に存在しているのだ．人々は，暴力・虐待の被害者のみならず，同時に暴力・虐待の加害者にもなり得るほど，不安定な社会のなかで暮らしているといえる．そのため，暴力・虐待を特殊な人間の特別な行為としてみるのではなく，暴力・虐待行為に向かってしまう人間の本質を見抜くこと，暴力・虐待に支配された個人のみを否定するのではなく，暴力・虐待を生み出す社会の構造にも目を向けることが重要である．

ii 暴力・虐待の分類

　暴力・虐待は，いかなる理由が存在しようとも，人間の尊厳を踏みにじる行為であることに間違いはなく，まずは犯罪行為であることを認識する必要がある．暴力・虐待の種類を整理すると，以下の a.〜c. に3つに分類される．

a. 身体的暴力

　叩く，殴る，蹴る，つねる，つばを吐きかける，物を使って攻撃するなど．

b. 精神的暴力
次の3つをがあげられる.
①言語的暴力：人格や容姿や外見に関する罵り，罵声，無能扱いして罵る，中傷するなど.
②非言語的威嚇：殴る・蹴るまねをする，大切な物を壊すなど.
③脅迫や因縁：脅す，因縁をつける，権力を振りかざすなど.

c. 性的暴力
わいせつな発言，無理矢理に性交渉を求める，意に反する身体への接触や撮影，性器の露出，妊娠させるなど.

B 暴力・虐待が及ぼす健康への被害

暴力や虐待の被害者と加害者へのケアを行う看護学としてforensic nursingがあり，1992年にはInternational Association of Forensic Nurses（国際司法看護協会）という国際看護師組織（http://www.forensicnurses.org/）が設立され，さらに2014年には日本フィオレンジック看護学会が立ちあげられてる. forensic nursingの対象は，親密なパートナーからの暴力（domestic violence：DV），高齢者虐待，子ども虐待，性的暴力，女性への暴力，人身取引，検死，司法精神，救命救急，自然災害，公害と幅広い.

暴力・虐待の対象がさまざまであっても，その被害者のほとんどは，身体を傷つけられ，心に深い傷を与えられ，死に至るケースすらある. 暴力・虐待による身体への影響は，外傷，激しい外傷による死亡，後遺症，身体障害，慢性的な疼痛へとつながる. 暴力・虐待は1度で終わるような類いのものではなく，繰り返され，反復し，激化する傾向があるため，**状況や環境自体を変えない限り**，暴力・虐待が永続的に続けられることも少なくない.

受傷部位としては，あらゆる箇所に被害を受ける. 身体的暴力と同時に精神的暴力も受け，このような行為を長期間にわたり受け続けていると，全身にさまざまな症状や疾患，慢性的な症状や行動異常などが現れてくることもある. 精神症状として，うつ，PTSDはどの暴力・虐待被害者にもみられる特徴的なものである. 自分ではどうしようもない状況で，日常的に暴力・虐待による苦痛を与えられていると，人はその状況に抵抗したり，逃げ出そうという気力を失う. そうすると，加害者の手中に収まり，自分自身の感覚を信じる力を失い，自尊感情の低下のみならず，正常な判断や前向きに生きるという自分の感情を根こそぎ奪い去られてしまう[2]. そのため，暴力・虐待の被害の重症度は，時に，暴力・虐待の悲惨さや激しさではかることができない.

たとえば，看護師が患者から暴言を浴びせられるという暴力を受けたとする. 身体に直接的な攻撃を加えられたわけではないので，怪我をすることはない. したがって，被害を受けた当初は何事もなかったようにすごせる. しかし，体調不調や憂うつな気分などに気づき始めると，自身も周囲も違和感を覚えることがある. そのことを発端に，周囲との関係には亀裂が生じたり問題が起こったりすることもある[3].

C 暴力・虐待被害者対応と倫理

　看護師の役割は，裁判官の代行をすることではなく，暴力・虐待被害者ではないかという兆候をみつけ，可能性が感じられるのであれば，積極的にアプローチすることである．プライベートなことに立ち入って尋ねてもよいのか，暴力・虐待ではなく喧嘩の延長による怪我や疾病の可能性はないか，大げさなのではないかといったことに葛藤する必要はない．

　暴力・虐待に対する看護師の倫理的な対応とは，憐憫や怒りといった感情に揺れるのでなく，被害者を暴力・虐待から救い出し，繰り返させないための支援に有効なわざ（技術）を身につけていくことである．そして，暴力・虐待の本質を理解することが看護師の倫理的役割といえる．

　そのためにも，気づいたときにまずヘルスアセスメントをする必要がある．

- 外傷サーベイランス（医師と協働）
- 傷を負った部分だけではなく，全身の観察
- ほかの症状の有無や怪我の機序の聞き取り
- すべて記録

　ケアのいかんによって，患者は被害の事実を語ることができるようになるため，痛みや苦痛の緩和に努めることは重要である．逆に傷のケアに専念しすぎて，外傷サーベイランスを怠ることがないよう，砂などの付着物や汚れ，傷のでき具合を観察し，記録するよう心がける．患者が語らなくとも，傷が語ってくれることも少なくないことを忘れないでおこう．そのためにも，観察眼とそのスキルは身につけるべき能力である．

　もしも加害者にかかわることがあれば，できる限り非難することなく対応したい．もちろん犯罪行為であることは否めず，きちんとした対応は必要であるが，孤立無縁など，困難な状況に置かれていたことに深く共感し，被害者がこれ以上の被害を被ることがないよう，安全を考えていくような姿勢をみせ続けることが望ましい．

D 暴力・虐待と看護師の役割

　看護師の役割は，早期発見に尽きる．法律にはそのための文言が明記されているため，子ども，女性，高齢者，障害者など，対象者に応じた法律（表Ⅱ-4-①-1）には必ず目を通しておこう．

　「何かおかしい」を明確にすること，それは暴力・虐待への気づきにつながる．そのためには，暴力・虐待の知識をもつ必要がある．

　たとえば，妊娠中の女性への暴力が早産や流産を誘発したり，低出生体重児を増加させたりするという知識があれば，それらの兆候に注意を払うことで，暴力・虐待を発見する眼を

表Ⅱ-4-①-1　暴力・虐待に関連した法律

- 児童虐待の防止等に関する法律(平成十二年五月二十四日法律第八十二号)
- 配偶者からの暴力の防止及び被害者の保護等に関する法律(平成十三年四月十三日法律第三十一号)
- 高齢者虐待の防止,高齢者の養護者に対する支援等に関する法律(平成十七年十一月九日法律第百二十四号)
- 障害者虐待の防止,障害者の養護者に対する支援等に関する法律(平成二十三年六月二十四日法律第七十九号)
- ストーカー行為等の規制等に関する法律(平成十二年五月二十四日法律第八十一号)
- 犯罪被害者等基本法(平成十六年十二月八日法律第百六十一号)

養うことができる．さらに，妊婦のストレスが胎盤から分泌される副腎皮質刺激ホルモン放出ホルモン(corticotropine releasing hormone：CRH)濃度を上昇させることで血管収縮が起こり，子宮内胎児発育遅延(intrauterine growth retardation：IUGR)を誘発するということも知っておくべきである．そうすれば，検診時の胎児の様子から，「交友関係や電話を細かく監視される」「大声で怒鳴られる」といった妊婦の精神的ストレスを増大させるような行為の存在を疑うことが可能になる．暴力被害者の30～50％が医療機関に受診するほどの怪我を負っていることから，観察と早期発見は看護師による重要な看護実践といえる．

　暴力被害者への対応や看護としては，「被害と被害者の早期発見」「被害状況の観察」「外傷サーベイランスやトリアージ」「外傷の看護」「暴力によるトラウマケア」「予防」があげられる．早期発見のためには，前述のとおり，被害者の医学的特徴についての知識が不可欠となるが，それ以外に求められる能力には，次のようなものがある．看護師としては身につけておくことが望ましい．

①被害者へ警戒心を与えないで事実を聞き出すことのできるコミュニケーション能力
②外傷と健康の相互作用を科学的に把握する能力
③外傷の事件性を科学的に把握する外傷サーベイランス能力
④緊急度を判断するトリアージ能力
⑤組織や被害者・加害者・家族に働きかける能力

　常態的に暴力・虐待を受けている被害者は，外傷を負った際に，家庭で治す，あるいは治療しないことが多く，治療したとしても診療所などを転々として，暴力・虐待被害であることが発覚しないように受診していることが少なくない．被害者も加害者も，出来事と外傷の因果関係について答えない場合もあるが，尋ねられるような状況でなかったとしても，看護師は不審な外傷や死について観察することが重要である．

> Q1 暴力・虐待の本質について考えてください．
> Q2 暴力・虐待による健康への影響について述べてください．
> Q3 暴力・虐待の被害者をケアする必要性について述べてください．
> Q4 暴力・虐待の被害を看護師はどのように発見することができるでしょうか．
> Q5 暴力・虐待への看護師の役割と，そのための能力について述べてください．

まとめ

　最近の社会情勢の変容により，医療機関にはさまざまな態様の患者が来院するようになった．そのなかに埋もれるように，受付や待合室，診察室で声なき声で援助を求めている人がいる．自宅だからといって，家庭内が安全と思い込むのは危険である．密室での暴力・虐待は，訪問者がない限り，誰の目にも触れることはなく，訪問者がいたとしても，それが加害者を擁護するような立場の人の場合には，被害者の声は死亡という形で届けられることになる．

　生活環境の悪化や従来のコミュニティの分断，先のみえない不安などが人びとの暮らしに広がり，安全や安心が損なわれつつある．そんなときだからこそ，看護師は社会的健康が脅かされている患者のアドボカシー機能を発揮することが求められていることを自覚し，人々の営みに起こっている出来事を認識することから始め，必要とされる知識とスキルを身につけるべきであり，それがプライマリ・ケア看護師の専門性といえる．

参考文献

1) Family Violence Prevention Fund（著），友田尋子（翻訳）：保健・医療のためのDV対応トレーニング・マニュアル，解放出版社，大阪，2005．
2) ジュディス・L・ハーマン（著），中井久夫（訳）：心的外傷と回復，みすず書房，東京，1997．
3) 三木明子，友田尋子（編）：事例で読み解く 看護職が体験する患者からの暴力，日本看護協会出版会，東京，2010．

（友田尋子）

4

虐待：発見と対応
②子ども虐待と対応

> **学習目標**
> ① 子ども虐待の事象について学ぶ
> ② 子ども虐待を発見するためのアセスメントに必要な内容を学ぶ
> ③ 子ども虐待を発見したときの安全確保と通報について学ぶ

> **必要とされる看護技術**
> - 子ども虐待の観察項目とアセスメント
> - 子ども虐待の重症度判断
> - 子ども虐待の通報と連携方法

> **実践において参考・順守すべき診療ガイドラインなど**
> - 厚生労働省：児童虐待防止医療ネットワーク事業推進の手引き，2014
> - 大阪府：大阪府における乳幼児健康診査未受診児対応ガイドライン，2014
> - 厚生労働省：児童虐待を行った保護者に対する援助ガイドライン，2008
> - 日本看護協会：看護職のための子どもの虐待予防＆ケアハンドブック，2003
> - 日本看護協会：看護職による子どもの虐待予防と早期発見・支援に関する指針，2002

A 子ども虐待の疫学とプライマリ・ケアにおける課題

　小児科を有する200床以上の全国の主要病院96ヵ所を対象とした子ども虐待に関する調査[1]によって，虐待が原因で治療や入院をしている児童の数は少なくないことが明らかとなった．また，6歳以下の子どもの心中以外の虐待死について，0歳が44.4％と最も多く，0～2歳までを合わせると66.7％であったとする報告もある[2]．厚生労働省は児童相談所における相談対応件数を1990年から発表しているが，1990年度は1,101件だった件数が2014年度には88,931件となっており，大幅に増加していることがわかる[3]．

児童虐待の防止等に関する法律（以下，児童虐待防止法）では，子どもが暴力を目撃したり，そのような環境にさらされていることは，心理的虐待に当たるとされている．また，子ども虐待の早期発見・対応を目的とした，児童家庭支援センターの設置，虐待などにより心身に有害な影響を受けた子どもを養育する専門里親制度の創設，さらに2004年にはすべての児童養護施設などに家庭復帰のための調整や相談を行う家庭支援専門相談員が配置されるなど，対策の充実が進められた．

虐待行為によって病院を受診する子どもは重篤な状態にある重度の被虐待児がほとんどである．2012年には，厚生労働省から各都道府県などへ，医療機関と連携して子ども虐待に対応するように，「児童虐待の防止等のための医療機関との連携強化に関する留意事項について」[4]が発出された．このなかで，医療機関は子ども虐待対応の体制を整備し，地域関係機関と積極的に連携していくべきとされている．

これらの法整備などが整った現在においても，虐待を疑われた子どもが，受診後そのまま自宅へ帰され，虐待死した事例が報告されており，医療機関の対応は十分なものとはいえない．したがって，暴力による健康被害を食い止めるべく，子ども虐待の早期発見・対応および防止に取り組むことがプライマリ・ケア看護師の役割である．

B プライマリ・ケアにおける看護師の役割

怪我や，暴力の影響によるさまざまな症状，疾患で受診する子どもとその家族に対して，暴力の被害者であることを早期に発見し，さらに被害を繰り返すことがないよう支援することによって，以下を達成する．

①被害を最小限にするために，虐待を受けている子どもを早期に発見し，対応すること
②暴力による健康被害を防止すること
③子どもの安全を確保すること
④子ども虐待が存在する家族では，ドメスティック・バイオレンス（domestic violence：DV）も同時に起こっていることを想定し，DV被害者の健康被害を発見して（Ⅱ-4-④：p.130参照），子どもとともに支援すること

C 子ども虐待とは

i 子ども虐待の定義

過去の歴史および児童福祉法，民法の流れを受けて，2000年に児童虐待防止法が制定され，子ども虐待の定義，子どもに対する虐待の禁止，虐待防止に関する国および地方公共団体の責務，虐待を受けた子どもの保護のための措置などが定められた．その後，改正され，子ど

もの目の前で行われるなど，直接子どもに対して向けられた行為でなくても，子どもに著しい心理的外傷を与えるものであれば，子ども虐待に含まれることが明記された．子ども虐待の定義としては，18歳未満の子どもに対する身体的暴力，不当な扱い，不適切な養育，事故防止への配慮の欠如，言葉による脅かし，性的行為の強要などによって，子どもへの明らかな危険が予測されたり，子どもに苦痛や心身の問題が生じているような状態ということができる．

ii ● 子ども虐待の健康被害と予後

虐待による身体的影響としては，打撲，切り傷，火傷，骨折などがあげられる．さらに殴打されることが多いため，頭部外傷のほか，鼓膜破裂，歯が折れる，眼瞼打撲などを負いやすい．外傷の程度は，軽度のものから，多発骨折，頭蓋内出血，内臓損傷，眼球破裂といった重傷なものまである．大半が身体的暴力と同時に，罵る，脅かすといった言語的な暴力も受けている[5]．

このような行為を長期間にわたって受け続けている子どものからだには障害が残ることもある．たとえば頭痛や腹痛，睡眠障害，思春期以降の薬物乱用など，さまざまな慢性的な症状や行動異常などが数年後に現れる．その場合，その症状などが暴力による影響だと気づかれず，子どもの問題とされてしまうことが多い．

また虐待による精神症状には，無力感，パニックや不安症状，心的外傷後ストレス障害（PTSD）または複雑性PTSDなどがある．

子ども虐待は，しばしば3歳以下の子どもに対して初発する．この年齢の子どもは，親に全面的に依存し，基本的な信頼関係を育てるものであるが，その時期に虐待を受けると，人間不信に陥り，成長・発達過程で攻撃的・反社会的行動を呈し，親に同一化して衝動的・破壊的な性格が形成されやすくなる．その反面，抑うつ的，反応の乏しさ，常におどおどして他人の顔色をうかがう，何事にも自信がもてないといった特徴も有する．いずれの場合も，自尊感情は低く，基本的に安定感のない子どもとなることが多い．

性的虐待は，救急搬入されることは少なく，長期にわたる虐待の末に発見されることも少なくない．性的虐待の被害者は大部分が女児で，80％以上が身内や知人によるものである．身体的影響に，口・肛門・性器の裂傷や炎症・出血・腫脹・痛み，性感染症，妊娠などがある[5]．さらに長期的には心理的影響を及ぼし，不登校，家出，売春，薬物依存，拒食症，自殺企図などを起こしやすい．性器周辺のひどい外傷や妊娠，子どもの異常行動などによって周囲が気づくまで，被害が続くケースが多い．

ネグレクトも周囲が気づくことはまれであり，発見されたときには危篤状態だったり重症化していたりする．親の気分次第で食事が与えられたり与えられなかったりする，医療ネグレクト，揺さぶられっ子症候群（shaking baby syndrome：SBS）による被害などでは，身体的暴力同様に死に至ることがある[6]．

継続的に暴力を受け続けると，暴力に対する閾値が下がり，誰かに話をしたり相談したりする力も勇気も失い，判断する力をも奪われる．「親以外に信用できる人間はいない」と親に

コントロールされている子どもは，社会との関係が断たれている状況にあることも少なくなく，孤立している．繰り返される絶望体験によって自分を大切にしようとする気持ちを根こそぎなくし，「生まなければよかった」などと罵られ，殴られ，自身の存在を否定されても，親との暮らし以外を知らない子どもは親にしがみつきながら，親の理不尽な要求を受け入れて生きていることが多い．また，親から暴力を受けていることを他人に知られるのは恥ずかしいという思いや，親を失う恐怖を抱いているため，大多数の子どもは事実を語らない[7]．

D 子ども虐待を早期に発見するための手順

小さな傷でも，偶発的な事故ではないと判断される場合は，たしかな知識による裏づけをもって虐待被害の兆候を推測し，以下のような詳細な観察とスクリーニングにより被害を発見することが望ましい．

- 子どもの栄養状態，衣服の状況や汚れ，性器や肛門などの状態も含め，全身を詳細に観察する（表Ⅱ-4-②-1）[8]
- 受傷機序について聞き取り，怪我の状況説明と所見の一致度を確認する
- 養育者の性格や育児態度，環境，経済状況，社会生活などについて，親と子どものリスクアセスメントを行う

しかし，親の加害者意識は低いうえ，子どもは虐待を受けるのは自分が悪いからだと信じ込み，親をかばう傾向があるため，子ども虐待と判断がついても，その対応は困難となるこ

表Ⅱ-4-②-1　診療上の注意点

皮　膚	全身をくまなく観察
頭　皮	抜毛部位の検索，後頭部の診察を忘れずに
眼	頭部外傷の可能性があれば，必ず眼底鏡で網膜出血やその他の出血について診察する．結膜下出血など，眼球外の外傷にも注意
耳	耳介だけでなく，耳介の後ろ側や外耳道，鼓膜も観察する．不慮の事故で耳に外傷を負うことは滅多にない
口	口蓋をよく観察する．舌そのものだけでなく，その裏側や舌下帯，上唇小帯，下唇小帯も調べる
頸　部	点状出血，挫傷（打撲傷），絞扼による索条痕を見逃さない
胸　部	挫傷（打撲傷），咬創，爪痕，吸引痕がないかを観察する
背　部	きちんと服を脱がせて背部や殿部を観察する
腹　部	挫傷（打撲傷）などの外傷を，視診だけでなく，触診によっても確認する．常に，腹腔内損傷の可能性を念頭に置く（腹腔内損傷は致死率が極めて高い）
性　器	性的虐待以外の虐待が疑われる子どもであっても，可能な限り，全員に全身の診察を行い，その一環として性器と肛門を観察する．逆に性的虐待疑い児の診察時にも，性器診察はあくまで全身診察の一環として実施するべきである．性的虐待被害児の性器に関する精査は，専門性が高く，必要であれば対応可能な医師に連絡する
四　肢	外傷の有無，機能障害，関節可動域をチェックする

（文献8)より）

とが多い．だからこそ，来院したすべての子どもに対して，次に会うときには，この子どもは死亡しているかもしれないという危機感をもち，かつ，兆候を見逃すことで虐待の進行を手助けする結果となることを自覚し，来院を早期発見のチャンスにつなげていく必要がある．

受傷した子どもや，気になる子どもとその家族に対しては，たとえ間違っていたとしても，まずは疑ってみることである．子ども虐待による医療機関への受診では，子どもの状況や症状が放置できなくなった結果として来院することが多いため，この機会を見すごしたり，見逃したりしてはならない．看護師は，医師が子どものからだをくまなく，注意深く診察できるように協働する必要がある．

子ども虐待の疑いで入院し，退院後に受診した際には，来院したことを喜びながら，細心の注意を払い，虐待再発の兆候はないかといった視点で観察することが重要となり，多職種での注意深い観察と，継続的な受診につなげるための親への支援が欠かせない．そのためにも，待合室での家族の様子（夫婦関係，子どもの扱い，態度や様子，前回との変化など）を観察しておくとよい．

なお，子どもの置かれた状況が生命が脅かされるほどに深刻で，急を要する場合には，すぐさま治療の補助と外傷サーベイランス（Ⅱ-4-④：p.130参照）を実施し，「通報か，入院か，自宅へ帰せる状況か」を判断するために虐待対策委員会に連絡するべきである．

E 通報

虐待された子どもを発見したら，児童相談所や福祉事務所などの行政機関に通報することとなっている．同時に，子どもの安全を確保するために，親の同意を得て入院させることを決めることが多い．院内に虐待対策委員会などが設置されている場合はその委員会へ，ない場合には支援できるチームに報告・相談することが望ましい．医師による親への告知時には，看護師も同行して複数体制をとり，「これだけ大きな怪我（病状）があると，警察に届けないといけないことになっている」と，法律上の通告義務があることを伝える．すでに救急隊が警察に連絡していることもあるので，連絡窓口を一本化し，書類を整える．その後の方針や役割分担については，カンファレンスを開催し，「どの程度の重症度で通報するのか」「誰が通報するのか」「虐待に気づいたらどうしたらよいのか」といったことを事前に決めておくことで，とっさのときでも適切な行動がとれる．

通報する際には，以下のような情報を正確に整理して，報告する必要がある．

- 受診理由
- 病状，検査所見
- 暴力・虐待を疑った理由
- 加害者や被害者への説明内容
- 必要な治療，予後

II 患者と家族のライフステージに応じたヘルスプロモーション

　全国には虐待防止のためのホットラインや電話相談が存在している．自分の身元や名前が明らかになることを躊躇する場合には，このような機関に通報する方法もある．院内の安全確保に当たって，一時避難としての入院，チームを組んだ他職種との連携が求められる．

事例で実践してみよう！

事例：Aちゃん，4歳，女児．大腿骨骨折の疑いで診察を受けている．待合室では，父親はスマートフォンでゲームをし，母親は0歳，2歳の子どもにつき添っている

- **Q1** Aちゃんの受診状況について，子ども虐待の視点で何を観察するか，その方法を考えてみましょう．
- **Q2** Aちゃんの大腿骨骨折の機序についてアセスメントしましょう．
- **Q3** Aちゃんの家族について，家族発達理論，家族の危機理論を用いてアセスメントしてみましょう．
- **Q4** Aちゃんの危険リスクを考えてみましょう．
- **Q5** Aちゃんの被害を通報する必要があるか，アセスメントしてみましょう．

まとめ

　子ども虐待は，起こってしまってからでは，子どもの心身の健康を取り戻すことが困難であるケースが多い．したがって，わが子を「育てにくい子ども」だと感じていたり，子育てに困難を抱えていたり，社会的に孤立していたりする親を早期に発見し，子育てを支援していくことが，子ども虐待の予防につながる．"指導"ではなく，相談できる環境と雰囲気，コミュニケーションスキルを伴った予防的支援が重要となる．

参考文献

1) 厚生省（研究代表：小林　登）：小児期の成長・発達と養育条件に関する医学的，心理学的及び社会学的研究．厚生省，1986．
2) 厚生労働省 社会保障審議会児童部会児童虐待等要保護事例の検証に関する専門委員会：子ども虐待による死亡事例等の検証結果等について．第11次報告，2015．
http://www.mhlw.go.jp/stf/seisakunitsuite/bunya/0000099920.html
3) 厚生労働省：児童虐待の定義と現状．2015．
http://www.mhlw.go.jp/stf/seisakunitsuite/bunya/kodomo/kodomo_kosodate/dv/about.html
4) 厚生労働省雇用均等・児童家庭局：児童虐待の防止等のための医療機関との連携強化に関する留意事項について（雇児総発1130第2号，雇児母発1130第2号）．平成24年11月30日，2012．
5) クリストファー・J・ホッブス，ジェーン・M・ウイニー（著），溝口史剛（訳）：子ども虐待の身体所見，明石書店，東京，2013．
6) マリリン・ストラッチェン・ピーターソン，マイケル・ダーフィー（編），他，太田真弓，山田典子（監訳）：児童虐待とネグレクト対応ハンドブック，明石書店，東京，2012．

7) W. ボーグ, R. ブロドリック, R. フラゴー (著), 藤川洋子, 小澤真嗣 (監訳): 子どもの面接ガイドブック―虐待を聞く技術, 日本評論社, 東京, 2003.
8) 子どもの心の診療に関する診療体制確保, 専門的人材育成に関する研究班(研究代表奥山眞紀子): ③子ども虐待対応・医学診断ガイド. 厚生労働科学研究費補助金 子ども家庭総合研究事業 平成20-22年度 総合研究報告書, p.12, 2011.

(友田尋子)

4
虐待：発見と対応
③ 高齢者虐待と対応

> **学習目標**
> ① 高齢者と養護者に対するアセスメントに必要な知識を整理し，高齢者虐待の予防について学ぶ
> ② 高齢者虐待の背景と要因について必要な知識を整理し，高齢者虐待の徴候について学ぶ
> ③ 高齢者虐待において活用できる社会資源を整理し，実際の通報経路と方法について学ぶ

> **必要とされる看護技術**
> - 家族システム理論に基づいた家族アセスメント
> - 高齢者虐待早期発見のためのフィジカルアセスメント
> - 養護者とのコミュニケーションスキル

> **実践において参考・順守すべき診療ガイドラインなど**
> - 日本社会福祉士会：市町村・都道府県のための養介護施設従事者等による高齢者虐待対応の手引き，2012
> - 日本社会福祉士会：市町村・地域包括支援センター・都道府県のための養護者による高齢者虐待対応の手引き，2011
> - 厚生労働省老健局：市町村・都道府県における高齢者虐待への対応と養護者支援について，2006

A 高齢者虐待の疫学とプライマリ・ケアにおける課題

　日本の高齢化率は2014年に26.0%[1]となり，世界に類をみないスピードで加速し，2060年には2.5人に1人が高齢者という社会になるとされている．家族構成に目を向けると，核家族化もさることながら，全世帯数における高齢者夫婦世帯，高齢者単身世帯も増加しており[1]，家族の高齢化問題も深刻である．

　このように家族構成員の減少と家族構成員の高齢化が重なり，家族機能はこれまで以上に

低下しているといえる．さらに，子どもの独立や離職といった家族の発達課題も変化するため，家族機能のいっそうの低下や変化が懸念される．これまでのような家族に依存した介護は立ち行かなくなり，養護者の介護負担は増大していく可能性が高い．

　高齢者虐待に関する2013年度の厚生労働省の調査によると，養護者による高齢者虐待の相談・通報件数は，2万5,000件を超え[2]，うち約60％が虐待と判断されている．また，養介護施設従事者らによる相談・通報件数は年間962件で[2]，2012年度より226件も増加しており，深刻な社会問題に発展しているといえる．高齢者虐待は，高齢者本人のからだや精神に重大な悪影響を及ぼすおそれがあるばかりではなく，人権侵害に該当する．高齢者の人権と権利を擁護し，養護者とともに健康的な療養生活が続けられるよう，高齢者・養護者と地域を支援することがプライマリ・ケア看護師の役割である．

B　プライマリ・ケアにおける看護師の役割

　家族システム看護学，ストレスコーピング理論を活用しながら高齢者と養護者の療養環境をアセスメントし，さらに虐待発見時には虐待へのアプローチに活用することが望まれる．加えて，高齢者と養護者が必要なサービスを早期に導入できるよう地域資源に関する最新の情報を収集すること，高齢者の心身の悪化を最小限にし，「エンパワメント」の取り組みを行い，高齢者と養護者の療養環境を支援することによって，以下を達成する．

> ① 高齢者虐待を予防する
> ② 高齢者虐待を早期発見する
> ③ 高齢者虐待発見時（もしくは疑いのあるとき）に，適切な相談・通報ができる

C　高齢者虐待とは

i　高齢者虐待の定義と種類

　「高齢者」を65歳以上の者と定義し，さらに虐待をする者を養護者[注1]と養介護施設従事者など[注2]に分けたうえで[3]，表Ⅱ-4-③-1[4]に示した5つの行為を高齢者虐待としている．なお，ここに例示している以外にも虐待に該当する行為があるため，高齢者虐待の防止，高齢者の養護者に対する支援等に関する法律（高齢者虐待防止法）や虐待の定義に照らし合わせ，高齢者の権利が侵害されている，または，生命や健康，生活が損なわれるような事態が予測される場合には，事実確認を行い，対応する必要がある．

注1：養護者とは，高齢者の世話をしている家族，親族，同居人らを指す[3]．
注2：養介護施設従事者などとは，介護老人福祉施設などの養介護施設または居宅サービス事業といった養介護事業の業務に従事する者（直接的に介護に携わる職員のほか，経営者や管理者層も含まれる）を指す[3]．

表Ⅱ-4-③-1　虐待の種類と具体例（養護者と養介護施設従事者などによるものを含む）

種類	具体例
身体的虐待	①暴力的行為（平手打ちをする，つねる，殴る，蹴る，やけど・打撲させる，本人に向けて物を投げつけるなど） ②本人の利益にならない強制による行為，代替方法を検討せずに高齢者を乱暴に扱う行為（介護しやすいように職員の都合でベッドへ抑えつける，医学的判断に基づかない痛みを伴うようなリハビリテーションを強要する，食事を無理矢理口に入れるなど） ③外部との接触を意図的・継続的に遮断する行為（意図的に薬を過剰に服用させて動きを抑制する，「緊急やむを得ない」場合＊以外の身体拘束・抑制など）
介護・世話の放棄・放任	①必要な介護サービスの利用を妨げる，世話をしないなどにより高齢者の生活環境や身体的・精神的状態を悪化させる行為（日常的に著しく不衛生もしくは劣悪な住環境での生活，脱水症状や栄養失調の状態） ②高齢者本人が必要とする介護・医療サービスを，相応の理由なく制限したり，使わせない（徘徊や病状の放置，医療が必要な状況にもかかわらず受診させない） ③必要な用具の使用を限定し，高齢者の要望や行動を制限する（ナースコールなどを使用させない，手の届かないところに置く，義歯をつけない） ④高齢者虐待と同様の行為を放置する，もしくは高齢者の権利を無視する（ほかの人が高齢者に対して行う暴力や暴言を放置する）
心理的虐待	①威嚇的な発言，態度（怒鳴る，罵る，脅す：「追い出すぞ」など） ②侮辱的な発言，態度（排泄の失敗などの嘲笑，それを人前で話すなどにより高齢者に恥をかかせる，「死ね」など侮辱的なことをいう，侮辱を込めて子ども扱いする） ③高齢者自身・家族の存在や行為を否定・無視するような発言や態度（家族や親族，友人などとの団らんから排除する，「意味もなくナースコールを押さないで」などという，高齢者の大切にしているものを乱暴に扱う・壊す・捨てるなど） ④高齢者の意欲や自立心を低下させる行為（排泄交換や片づけをしやすいという目的で，本人の尊厳を無視して，トイレに行けるのにオムツを使用する，自分で食事ができるのに介助者の都合を優先し，本人の意思や状態を無視して食事を全介助する）
性的虐待	①本人が同意していない，あらゆる形態の性的な行為やその強要（排泄の失敗などに対して懲罰的に下半身を裸にして放置する，キス，性器への接触，撮影，性行為を強要する，人前でオムツ交換をする，自慰行為をみせるなど）
経済的虐待	①本人の合意なしに財産や金銭を使用し，本人が希望する金銭の使用を理由なく制限すること（日常生活に必要な金銭をわたさない・使わせない，本人の自宅などを本人に無断で売却する，年金や預貯金を本人の意思・利益に反して使用するなど）

＊：「緊急やむを得ない」場合とは，「①切迫性：利用者本人またはほかの利用者らの生命または身体が危険にさらされる可能性が著しく高い」「②非代替性：身体拘束やその他の行動制限を行う以外に代替する介護方法がない」「③一時性：身体拘束やその他の行動制限が一時的なものである」をすべて満たす必要がある．

(文献4)より改変)

> **虐待の定義**
> 高齢者が他者からの不適切な扱いにより権利利益を侵害される状態や生命，健康，生活が損なわれるような状態に置かれること

ii・虐待の程度

　虐待の状況の深刻さから，その程度は3つのレベルに分けて考えることができる（**表Ⅱ-4-③-2**）[5]．高齢者・介護者に虐待の自覚があるか否かにかかわらず，外からみると明らかな虐待と判断できる状態を「緊急事態」「要介入」とし，虐待かどうかの判断に迷うことの多い状態を「要見守り・支援」とする．

表Ⅱ-4-③-2　高齢者虐待の程度

	緊急事態	要介入	要見守り・支援
概　要	高齢者の生命にかかわるような重大な状況を引き起こしている	放置しておくと高齢者の心身の状況に重大な影響を生じるか，そうなる可能性が高い	高齢者の心身への影響は部分的であるか顕在化していない状態
当事者の自覚	有無を問わず	有無を問わず	有無を問わず
虐待という客観的判断	容　易	やや困難	困　難
緊急度	◎	○	△
専門職による介入	◎	○	△

（文献5）より作成）

ⅲ 高齢者虐待の背景

高齢者虐待の要因と虐待までの流れを図Ⅱ-4-③-1[6,7]にまとめる．

a. 高齢者の要因

虐待を受けていた高齢者に関して，性別は女性が70％以上を，年齢階級では75歳以上の後期高齢者が80％以上をそれぞれ占めている[4]．75歳以上の高齢者は，高血圧や糖尿病といった生活習慣病を抱えているだけでなく，老化現象に加えて認知症を呈する割合も増加する．認知症がある高齢者は，身体的・心理的虐待や，居宅では介護・世話の放棄・放任といった高齢者虐待を受けやすく，認知症に伴う言動の混乱や身体的自立度の低さなどによって自分の要望をうまく伝えられないことが，結果として虐待の要因となっていることが考えられる．

また，高齢者が虐待されることで受ける精神的ストレスが，これらの基礎疾患を重症化させる例も多く，さらなる心身の健康と生活が損なわれる可能性がある．

b. 養護者（養介護施設従事者などを含む）の要因

養護者の場合，50代の「息子」や70代の「夫」といった男性による虐待の割合が高い[4]．さらに，虐待の要因として，看護・介護疲れなどの看護負担に関連するものが多く，介護による負担やストレスに対処できず，不適応な状態が長く続くことが虐待につながることが考えられる．家族機能からみると，50代の家族は自身の子どもの自立，自身の老後の生活設計といった発達課題を抱え，とくに男性の場合は，働き盛りの年代でもあり，地域とのつながりをもちにくい環境に置かれている．そのため，介護に関する知識やコツを入手する機会も少なく，介護によるストレスへの対処が困難となり，介護が長期化していたり，養護者自身が病気や精神的な問題を抱えていたりするケースでは，虐待につながるリスクは高くなるだろう．

養介護施設従事者などに関しては，認知症に関する知識不足や認知症に伴うコミュニケーションの難しさ，認知症によって引き起こされている症状（BPSDを含む）への対応が，彼らのストレスを増大させ，虐待につながっていると推測できる．必要な知識や技術を修得していなかったり，専門職に必要な倫理を理解していなかったりすることも，ストレスへの対処を困難にする原因となるだろう．一方，介護保険の利用やケア計画などに際して，必ずしも高齢者本人のニーズにあったケアマネジメントが行われていないことが，虐待の引き金となっているケースもある．個人の問題としてではなく，虐待につながらないように，組織運営面での課題と捉え，改善していくことも虐待の予防において重要となる．

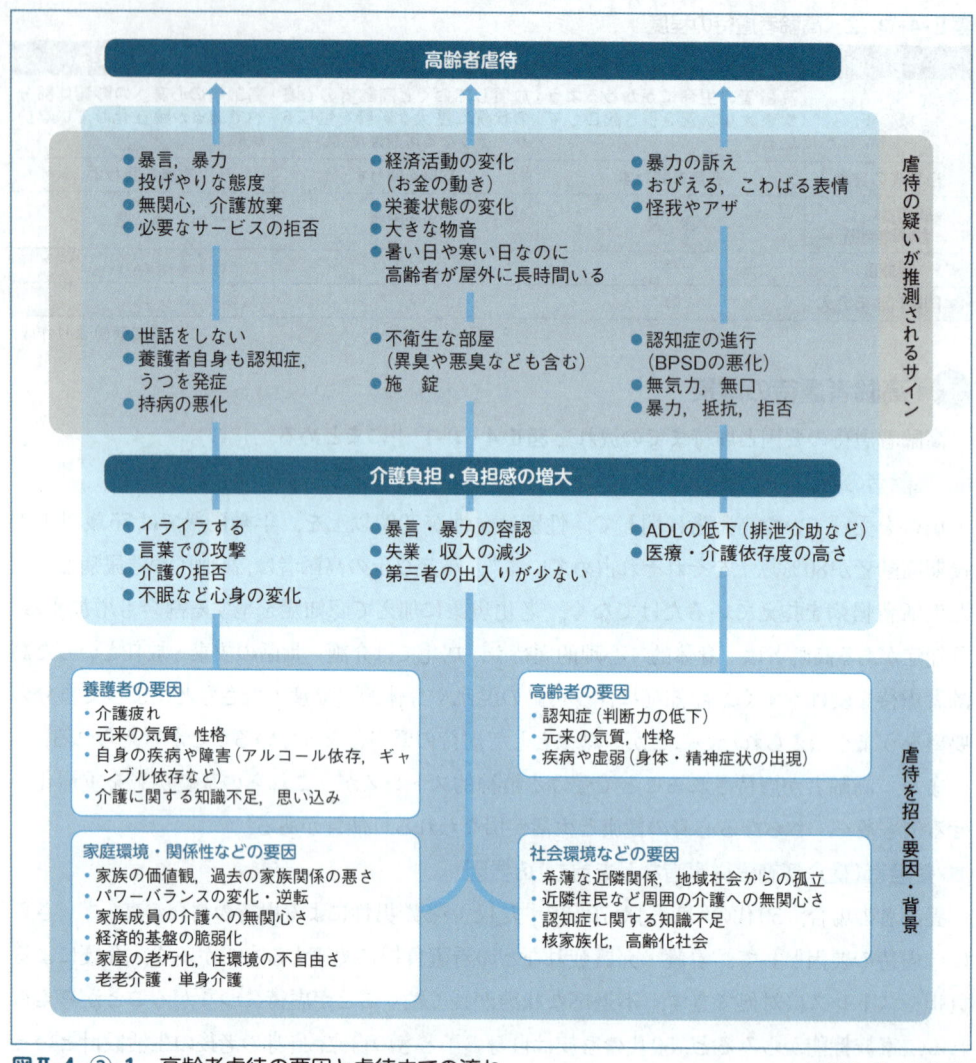

Ⅱ 患者と家族のライフステージに応じたヘルスプロモーション

図Ⅱ-4-③-1　高齢者虐待の要因と虐待までの流れ　　　　　　　　　　　　　　　　（文献6, 7）より作成）

c. 高齢者と養護者間の要因

　親の老化や認知症により，家庭内における精神的・経済的な依存関係などのバランスが崩れることが虐待の誘因となる場合がある．さらに，これまでの家族関係，家族の価値観，過去の家族関係の悪さといった長年の積み重ねによる要因や，経済基盤の変化といった課題も関係性を悪化させ，虐待を招くことがある．

d. 社会環境の要因

　高齢者と養護者周辺の社会環境が虐待を招く要因になっていることもある．地域活動および近所づき合いの程度が低い人は40％弱もおり[8]，とくに有職者（サラリーマンや自営業），借家・集合住宅に住んでいる，工場や倉庫が立ち並ぶなどの地域特性に当てはまる人は孤立しやすく，介護者が問題を抱え込み，ストレスに対処できないような状況に陥りがちである

表Ⅱ-4-③-3　高齢者虐待における家族システムアセスメント項目

①健康問題の全体像（高齢者の健康問題とそれによる家族の生活への影響）
②家族の対応能力
　a．家族成員の性別，年齢，職業，健康・経済的状態，生活習慣，住環境・地域環境
　b．情緒的関係性，コミュニケーション，価値観，役割，勢力構造，社会性
③家族の発達課題
④過去の危機的経験（育児，家族成員の罹患，介護経験，家族成員の死など）
⑤家族の対応状況（セルフケア状況，対処意欲，意見調整，社会資源の活用）

(文献9)より一部改変)

ことが示唆される．さらに，ほかの家族や親戚などの介護への関心が低いことも，介護者を孤立させる一因となり介護負担を増大させる．

D 高齢者虐待の防止

　家庭内では"虐待"の連鎖が起こることがある．1つの虐待の裏には発達段階特有の家族の課題，個々の家族の歴史，家族成員それぞれの課題といった複合的な背景が隠れており，1つの虐待に対応しても，さらなる虐待を助長させる可能性もある．家族には幅広い家族観が存在し，世代間でのギャップや家族成員間での違いもあるため，看護職側の価値を押しつけることなく，慎重に家族システムをアセスメントすることが大切である（表Ⅱ-4-③-3）[9]．

　そして，高齢者，養護者，周囲の人，環境すべての変化と，それぞれが感じている困りごとおよびその対処に注目する視点と，家庭が置かれている状況，人間関係に起きている変化を包括的に捉える視点を活かし，アプローチにつなげる必要がある．このアプローチにより，家族内に起きている問題や内在しているストレス源，累積するストレスを特定し，虐待という対処の連鎖に歯止めをかけ，家族を新たな対処と適応段階へ導くことも可能である．

　また，高齢者は社会動向や情報に疎いことが多く，自身の健康に対する不安や，加齢に伴う判断能力・記銘力・体力や気力の低下などから悪質業者の勧誘や悪質商法の対象になることもある．このような場合は社会福祉協議会などが行っている日常生活自立支援事業や成年後見制度を利用するとよい．

　さらに，プライマリ・ケア看護師として，地域が高齢者虐待に対処できるシステムづくりも重要である．高齢者にかかわる地域・福祉サービスや在宅ケア職種と連携するだけでなく，地域包括支援センター，警察，弁護士，医療機関，居宅介護支援事業者，民生委員，消防，自治会・町内会の住人といった，異なる文化・組織のチームメンバーが協働できるように調整しながら，チーム医療を促進していくことが欠かせない．緊急な対応が必要な際に多職種チームを構成できるようにしておく．日頃から合同チームによる権利擁護の視点を築いておく，潜在する倫理的視点に気づける地域づくりや社会的な支援を組み立てていくといったことによって，虐待の裏に潜む真の問題に働きかけることができる．

表Ⅱ-4-③-4 緊急性を要する状況

高齢者の状態
- □ 頭部外傷（血腫，骨折などの疑いも含む）
- □ 重度の褥瘡
- □ 全身衰弱，意識混濁
- □ 重い脱水症状，あるいは繰り返す脱水症状
- □ 栄養失調
- □「怖い」「痛い」「怒られる」などの恐怖や不安の訴え
- □「殺される」「何も食べていない」「家にいたくない」などの保護の訴え
- □「死にたい」などの強い希死念慮，自己否定的な発言

養護者の状態
- □「何をするかわからない」「殺してしまうかもしれない」といった発言
- □ 養護者自ら高齢者の保護を第三者に求める
- □ 刃物，ビンといった凶器を使った暴力や脅しがある

（文献7）より作成）

E 高齢者虐待の早期発見

　高齢者虐待があると判断する権限をもっているのは市町村である．そのため，看護職が勝手に判断することは避けるべきだが，高齢者虐待が疑わしい場合に，早期に関係部署に相談することは，長期化・複雑化する高齢者虐待を食い止めることにつながる．養護者，高齢者ともに虐待の自覚がなく[6]，当事者に確認することが難しいケースも少なくない．よって「虐待が疑わしい」「虐待がある」という客観的な状況を優先し，相談・通報する必要がある．

　「虐待が疑われる」もしくは「虐待がある」と判断したら①高齢者の生命や身体の安全確認を実施し，②虐待の具体的状況（緊急性の判断とその理由），③高齢者本人の状況（氏名，性別，年齢，居所，要介護状態，利用しているサービス，介護支援専門員や使用している医療機関などの関係機関），④養護者の状況（氏名，性別，年齢，居所，高齢者本人との関係，職業），⑤家族関係（家族構成など）の情報を整理し，丁寧な事実確認をしたうえで，地域包括支援センターもしくは市町村担当部署に相談・通報・届出を行う．

　なお，状況整理の際には，状況の捉え方について，細心の注意を払わなければならない．高齢者や養護者の判断能力，関係性，置かれている環境，精神状態によって発言や状況は変化するため，高齢者や養護者の言葉をそのまま受け取らずに，目の前に起きていることの本質を複数の目で何度も確認していくことが求められる．さらに，高齢者の人権，生命，安全を優先するという観点から，緊急性を要すると思われる状況を**表Ⅱ-4-③-4**[7]に記す．相談・通報の際の参考にされたい．

F 高齢者虐待発見時から対応まで

　虐待予防・虐待発見時の対応とその後の流れを**図Ⅱ-4-③-2**[6,7]に示す．

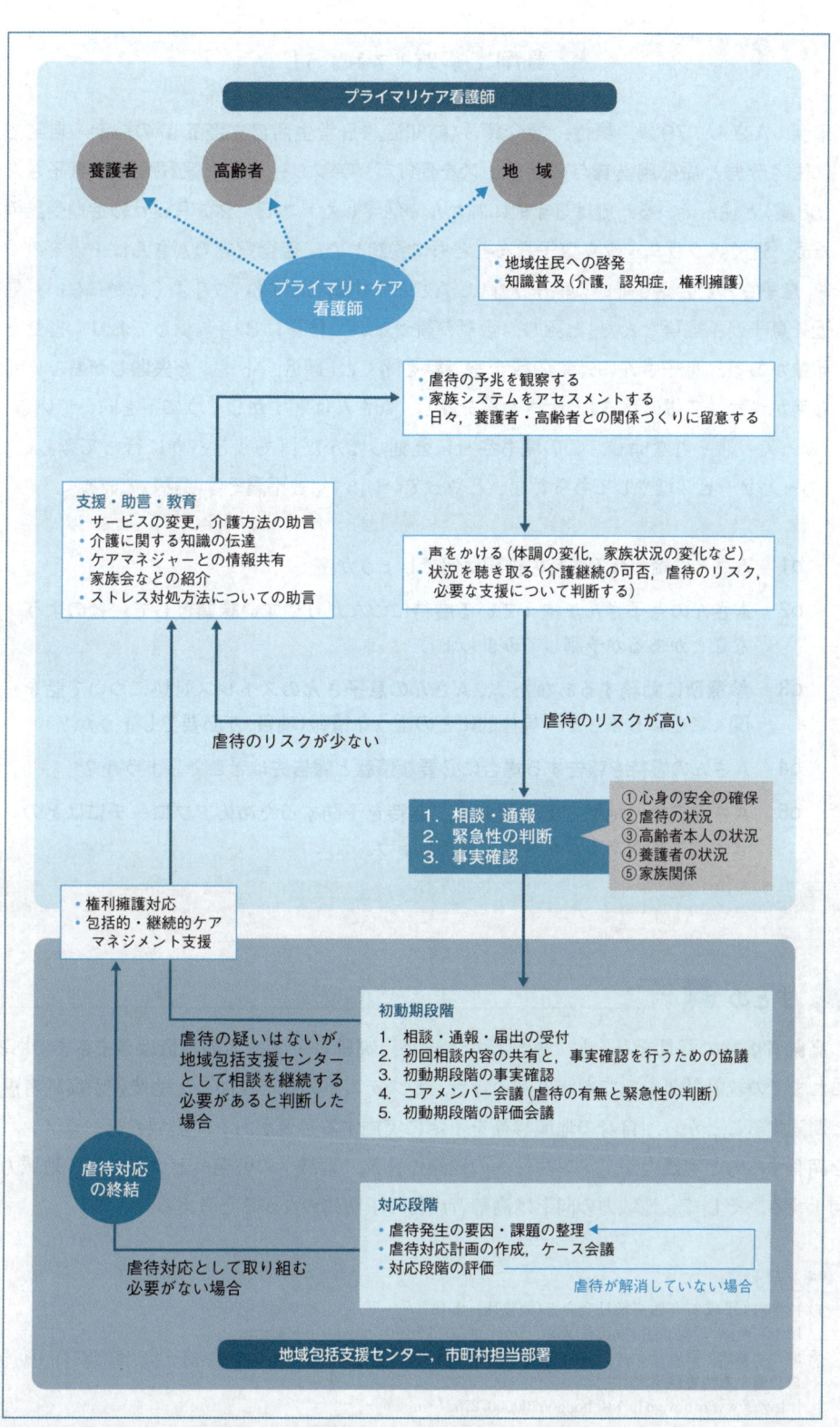

図Ⅱ-4-③-2　虐待予防から虐待対応までのフロー図　　　　　　　　　　（文献6, 7）より作成）

II 患者と家族のライフステージに応じたヘルスプロモーション

事例で実践してみよう！

事例：Aさん，79歳，男性．要介護3（認知症，日常生活自立度Ⅱa）の認定．自宅では住宅改修と福祉用具貸与のサービスを受けバリアフリーのもち家（平屋）に息子さん（56歳）と住んでいる．妻は3年前に肺がんで他界した．本日，2ヵ月ぶりの定期受診のため，近くのクリニックを息子さんとともに受診した．待合室でのAさんは一点をみつめ，息子さんと会話している様子がない．Aさんに体調をたずねても「よくわからない」「最近，息子が不機嫌なんだ」と話し，会話が続かない．体重は3kg減少しており，痩せた印象がある．息子さんに外来の待合室で話を聞くと「最近，トイレを失敗しがちでほんと手がかかって嫌になる」と大きな声で話し，Aさんは恥ずかしそうに下を向いている．「ゆっくり寝られないし，この間も会社に遅刻したんだ」「もうどっかに行ってほしい」「もっとサービス増やしてもらわないとやっていけない」と不満そうに話している

- **Q1** Aさんに疑われる虐待の種類は何でしょうか？
- **Q2** Aさんの息子さんが抱えている虐待につながりやすい課題として，どのようなことがあるか予測してみましょう．
- **Q3** 診療所に勤務するあなたは，Aさんの息子さんのストレス対処について話を聞くことにしました．具体的にどのような情報（項目）が必要でしょうか？
- **Q4** Aさんの虐待を報告する場合に必要な情報と報告先はどこでしょうか？
- **Q5** Aさんの住む地域で実現可能な，虐待を予防するためのアプローチにはどのようなものがあるかを考えてみましょう．

まとめ

　高齢者虐待の背景をみると，外部環境も含め，高齢者・養護者の特徴はさまざまである．これまでの統計結果をみても，事例の背景，システム整備などに加え，地域差が高齢者虐待と関連することから，自身の地域診断を丁寧に実施する必要がある．広域のチームメンバーを調整する力と実践力が，メンバーへの知識の普及，地域への啓発へとつながり，地域力も向上する．そして，地域力の向上は高齢者虐待の予防につながると考える．

参考文献

1) 内閣府：平成27年版高齢社会白書（概要版），2015.
http://www8.cao.go.jp/kourei/whitepaper/w-2015/html/gaiyou/index.html
2) 厚生労働省：平成25年度 高齢者虐待の防止，高齢者の養護者に対する支援等に関する法律に基づく対応状況等に関する調査結果. 2015.
http://www.mhlw.go.jp/stf/houdou/0000072782.html
3) 厚生労働省：平成24年度高齢者虐待の防止，高齢者の養護者に対する支援等に関する法律に基づく対応状況

等に関する調査結果. 2014.
http://www.mhlw.go.jp/file/04-Houdouhappyou-12304500-Roukenkyoku-Ninchishougyakutaiboushitaisakusuishinshitsu/h24chousakekka.pdf
4) 医療経済研究・社会保険福祉協会 医療経済研究機構：家庭内における高齢者虐待に関する調査報告書, 2004.
5) 東京都福祉保健局高齢社会対策部在宅支援課：高齢者虐待防止と権利擁護―いつまでも自分らしく安心して暮らし続けるために―, 東京都, 2009.
6) 社団法人日本社会福祉士会（編）：市町村・都道府県のための養介護施設従事者等による高齢者虐待対応の手引き, 社団法人日本社会福祉士会, 中央法規, 東京, 2012.
7) 社団法人日本社会福祉士会（編）：市町村・地域包括支援センター・都道府県のための 養護者による 高齢者虐待対応の手引き, 社団法人日本社会福祉士会, 中央法規, 東京, 2011.
8) 内閣府：国民生活選好度調査 平成19年版 国民生活白書―つながりが築く豊かな国民生活, 2007.
http://www5.cao.go.jp/seikatsu/whitepaper/h19/01_honpen/index.html
9) 鈴木和子, 渡辺裕子：事例に学ぶ家族看護学―家族看護過程の展開, 第2版, ヌーヴェルヒロカワ, 東京, p.21-22, 2003.
・総務省 e-Gov：高齢者虐待防止, 高齢者の養護者に対する支援等に関する法律 第2条 第2-5項.
http://law.e-gov.go.jp/htmldata/H17/H17HO124.html

（櫻庭奈美）

4 虐待：発見と対応
④ DVと対応

学習目標
① DVの事象について学ぶ
② DVを発見するためのアセスメントに必要な知識を学ぶ
③ DVを発見したときの通報について学ぶ
④ DVに対する安全確保と予防について学ぶ

必要とされる看護技術
- DVのアセスメント
- DVの外傷サーベイランス
- DVの危険度レベルの判断
- DVに関する通報と連携
- 警戒心を与えないで事実を引き出すことのできるコミュニケーションスキル

実践において参考・順守すべき診療ガイドラインなど
- 厚生労働省：婦人相談所ガイドライン，2014
- 東京都：配偶者暴力被害者支援ハンドブック，2007
- 全国女性シェルターネット：DVサポートガイドライン，2006
- American Medical Association：Diagnostic and Treatment Guidelines on Domestic Violence

A DVの疫学とプライマリ・ケアにおける課題

　ドメスティック・バイオレンス（DV）に関しては，1998年に東京都生活文化局が公表した「女性に対する暴力」調査報告書で，3人に1人が身体的暴力を，2人に1人が心理的暴力を，5人に1人が性的暴力を受けたことがあることが初めて明らかとなった[1]．また，内閣府男女共同参画局が3年ごとに男女間における暴力に関する調査を実施しており，2015年の報告書

によると，女性の約4人に1人は配偶者から暴力の被害を受けたことがあり，そのうちの約9人に1人は命の危険を感じた経験があるとされている[2]．暴言や経済的暴力なども含めると，半数以上の家庭で何らかの暴力的支配が起こっていることになる．

1992年の「夫(恋人)からの暴力」調査研究会による調査では，DV被害者の半数以上が怪我をし，そのうち80％以上が医療機関を受診したと答えていた[3]．しかし，1999年の夫・恋人からの暴力を防ぐためのネットワークに関する調査報告書において，90％の医療機関が，DV被害者に遭遇する機会はないと回答した[4]．このような状況のなか，暴力による健康被害を食い止めるために，DVによる健康問題を抱えている被害者を援助することが，プライマリ・ケア看護師の役割である．

B プライマリ・ケアにおける看護師の役割

怪我や暴力の影響によるさまざまな症状や疾患のために受診する患者に対して，自身が暴力の被害者であるとの自覚を促し，暴力が引き起こしている健康被害や生活困難の改善と，被害を繰り返すことがないよう支援することにより，以下の目標の達成を目指す．

①被害を最小限にするためにDV被害者を早期に発見し，対応する
②暴力による健康被害の悪化を防止する
③被害者の安全を確保する

C DVとは

i・DVの定義

DVは，2001年に制定された配偶者からの暴力の防止及び被害者の保護等に関する法律(以下，DV防止法)で「配偶者からの身体に対する暴力(身体に対する不法な攻撃であって生命又は身体に危害を及ぼすものをいう)又はこれに準ずる心身に有害な影響を及ぼす言動」と定義される．なお，この法律でいう「配偶者」には，「婚姻の届出をしていないが事実上婚姻関係と同様の事情にある者」も含まれる．アメリカでは近年，親密な関係の者同士の暴力をintimate partner violence (IPV)と称し，婚姻関係だけでなく，元婚姻関係，同棲関係(現在および過去)，交際相手(日本ではデートDVと称す)，同性愛者まで含めている[5]．暴力・虐待は人間の基本的人権を脅かす重大な犯罪であり，1993年には国連総会で「女性に対する暴力の撤廃に関する宣言」が採択され，そのなかでは，女性に対する暴力はジェンダーに基づくあらゆる暴力的行為であり，家庭内のそれも含まれるとされている[6]．

表II-4-④-1，2に暴力の具体例と健康被害を示すが，心身へのあらゆる暴力が存在していることがわかる．DVは個人的な出来事でも特殊な出来事でもなく，親密な関係にある者の

II 患者と家族のライフステージに応じたヘルスプロモーション

表II-4-④-1　さまざまな暴力の形態

身体的暴力	性的暴力	経済的暴力	子どもを利用した暴力
・平手で打つ ・足で蹴る ・ゲンコツで殴る ・髪を引っ張る ・首を締める ・腕をねじる ・引きずり回す ・物を投げつける ・唾を吐く	・みたくないのにポルノビデオやポルノ雑誌をみせる ・嫌がっているのに性行為を強要する ・中絶を強要する ・避妊に協力しない ・売春など女性に違法な行為をさせる(犯罪) ・性行為の映像を撮り,他人にみせる(犯罪)	・金銭を取り上げる ・生活費を渡さない ・「誰のおかげで生活できるんだ」「甲斐性なし」と罵る ・女性が仕事をもつことを妨害する ・外で働くなといったり,仕事をやめさせたりする ・相手の職場で暴れたり,因縁をつけて働き続けられなくする	・子どもに対して申し訳ないと女性に思わせる ・「子どもを取り上げる」「子どもに危害を加える」といって脅す ・子どもの欠点をあげつらい,母親に似たせいにする ・女性が傷つくのを知っていて,わざと子どもをいじめる ・子どもの前で無能な母親に仕立てあげ,子どもの母親への愛情を奪い,母親への恨みを形成させる
精神的暴力	**威嚇**	**社会的暴力**	**暴力の否認と責任転嫁**
・大声で怒鳴る ・何をいっても無視して口をきかない ・人の前でバカにし,命令口調で召し使いのように扱う ・ダメな人間だと思わせる ・罪悪感を抱かせる ・失敗や過失をみつけては,「女はこれだからダメだ」とけなす	・視線,行動,しぐさによって女性を脅えさせる ・大きな物音,舌打ち,にらみをきかせる ・ペットを傷つけたり,みせしめに使ったりする ・大切にしている物を壊したり,捨てたりする ・目の前で大事なものを叩き壊す ・武器をみせつける	・実家や友人とのつきあいを制限し,電話や携帯電話,メールなどを細かく調べる ・誰と会い,何を話し,何を読み,何をしたかなど,行動を管理して制限する ・女性の社会的活動を制限する ・パスポート,運転免許証,保険証などを取り上げる ・重要な決定はすべて男性である自分が下す	・暴力はたまたまのはずみであったとか,些細ないい争いだった,ちょっと肩が触れただけなどと主張する ・暴力はなかったといい張る ・暴力の責任を転嫁し,女性のせいにする ・巧みないい訳をして,自分を正当化する

表II-4-④-2　暴力の健康被害

身体的健康被害	精神的健康被害	性的健康被害
・急性外傷(打撲,切り傷,火傷,頸部圧迫,骨折,頭部外傷,交通事故) ・慢性または反復性の頭痛や腹痛 ・過敏性腸症候群(IBS) ・易感染性 ・治りにくい傷や症状 ・慢性疲労 ・薬物服用(多量の薬物服用,犯罪に関与する薬の使用) ・持病の悪化	・睡眠障害 ・抑うつ ・パニック発作 ・不安障害 ・自殺企図 ・心的外傷後ストレス障害(PTSD) ・複雑性PTSD ・嗜癖(飲酒,薬物乱用)	・反復性の性感染症 ・性器周辺の外傷(性器や肛門の裂傷,異物混入) ・性器周辺の炎症(出血,腫脹) ・溶連菌感染症 ・繰り返される妊娠と中絶 ・下腹部痛 ・摂食障害 ・子宮内胎児発育遅延(IUGR) ・早産,流産

間に起こる暴力のことである．その根底には，男女の社会的不平等の問題，加害者が自らの情緒的な問題を自分で処理できないときにその立場を利用して力をもたない他者に暴力を振るうことを容認する社会構造の問題などがある．

ii • DVの健康被害と予後

　暴力が引き起こす被害は怪我だけにとどまらない（**表II-4-④-2**）．たとえば，長期投薬が治療上重要であるにもかかわらず，配偶者によって服薬をさせてもらえないこともあり，そう

いったケースでは持病が悪化してしまう．

　身体的暴力はしばしば繰り返され，全身のあらゆる箇所にさまざまな健康被害が現れる．性的暴力では，性器周辺の健康被害が多い．精神的暴力は対人関係の変化，自尊感情の低下といった生活態度に影響を及ぼし，それがうつ，PTSDなどへとつながっていく．

　発見されない限り，被害者が死亡するか，加害者の体が動かなくなるまで暴力は永続的に続くため，予後はよくない．欧米の報告では，繰り返し暴力を受け続ける被害者の半数以上が複雑性PTSDを呈し，生活に大きな支障が出るとされている．しかしながら，そういったDV被害者は精神疾患患者として扱われがちであるため，その要因が暴力であったことは忘れ去られてしまうのである．

D DVの早期発見と防止のための手順

　看護師の役割は，たしかな知識を身につけることで，暴力被害をすくい上げることである．疾患の原因やリスクのなかにDVが含まれることを知り，できることならば来院者全員のスクリーニングを実施することが望ましいほど，DV被害者は多数存在することを認識すべきである．また，記録や情報提供書を一元化するなど，院内の全スタッフに周知させるためのマニュアルを作成する必要もある[7]．さらに，医師とともに外傷サーベイランスに取り組んでいくことを目指して，以下を観察し，すべてを記録する．

観察項目

- 創傷の部位（創傷が存在する身体の部位と，身体の基準点または基準線からの距離）
- 創傷の数（加害回数を推定する際は，周辺の創傷との相互関係も考慮）
- 創傷の形（創傷の形は成傷器の接触面の形状に一致する）
- 創傷の大きさ，深さ（創傷の長さと幅または長径と短径）
- 創傷の性状（創口と創縁，創角と創面，創底と創洞，感染・肉芽の有無）
- 痂疲の配列状態，相互関係
- 着衣の損傷（付着物，創傷との関係）
- 創傷の種類の判定および成傷機転の推定
- 自他為・災害・事故の鑑別
- 受傷後の経過日数の推定
- 創傷の程度と予後判定
- 身体障害の程度判定

> **記録内容**
> - 主訴(患者の言葉で)
> - 暴力の内容(患者の言葉で)
> - 既往歴・現病歴
> - 医学的所見(創傷の内容,数,大きさ,位置,患者による説明,その妥当性)
> - 検査所見(X線検査,血液検査など)
> - 写真や映像(全体および受傷部位を二方向から撮影した写真／患者を特定できるように,受傷部位と患者の顔が1枚におさめられた写真／ものさしやボールペンと一緒に撮影し,外傷の大きさが判断できる写真)
> - 警察などに連絡した場合は,連絡先の機関名,担当者名,施された処置や指導,コメント

どうやって受傷したのかを直接たずねることも,被害者を発見する方法として有効となる.たとえば,パートナーとの関係や傷について,コミュニケーション力を駆使してかかわってみる.被害の状況を把握し,これ以上の被害を生じさせないよう,安全対策を講じていこうとする姿勢をみせ続けることが望ましい[8].

なお,被害者に被害の状況をたずねる際には,以下を考慮する.

> - プライバシーの守れるところで聞く
> - 本当のことがいえるように,パートナーやつき添い人には席を外してもらい,患者との信頼関係をつくりながら行う
> - 医療従事者と患者というだけで,その関係性には力の差があることを忘れずに,権威的に振る舞わないように心がける
> - 安心感をもってもらえるように接する
> - 守秘義務について話し,秘密が守られることを被害者にきちんと伝える
> - なぜ医療面接を行うのか,どのような内容をたずねるのか,スタッフ間で統一し,患者には「すべての患者に行っている」旨を伝える
> - 「暴力」「虐待」といった直接的な表現は避ける
> - 被害者は自分を恥じていたり,情けないと感じていたりすることが多いため,まずは困難な状況を生き延びてきたことに敬意を払い,その人が本来の自分らしさを取り戻し,もっている力を信じることができるようにエンパワメントする
> - 被害者を無条件に肯定し,気持ちを理解するように努める

上記の内容を確認し,可能な限り,被害者が自分で判断し,決定できるよう支援する[9].

E DVの危険レベルの判断

危険レベルを正しく判断するために，「被害者の現在の安全性」「暴力のパターンといままでの状況，暴力の程度や頻度やその変化」「被害者の健康状況とDVとの関連」「支援者や情報源へのアクセス状況と被害者の今後の安全性，現状」「被害者の希死念慮の有無」を把握する．危険レベルが高いのは，以下の3点である．

> ①1週間以内に，暴力の頻度や程度が急速に悪化している場合
> ②「殺してやる」といった被害者を脅す言動がある場合
> ③被害者が，暴力について他者に相談していることや，逃げ出そうとしていることを加害者が知った場合

F 通報

暴力被害については，警察や配偶者暴力相談支援センターへの通報が原則となる．なお，DV防止法の第六条2項には，「医師その他の医療関係者は，その業務を行うに当たり，配偶者からの暴力によって負傷し又は疾病にかかったと認められる者を発見したときは，その旨を配偶者暴力相談支援センター又は警察官に通報することができる．この場合において，その者の意思を尊重するよう努めるものとする」とあり，通報する際は被害者から同意を得ることが求められる．ただし，生命の危険があったり，本人が話すことのできない状況にあったりする場合はこの限りではない．たとえ誤報であったとしても，罰則規定はないのだから，通報することをためらう必要はないが，1人で抱え込まず，チームに報告・相談することが望ましい．通報に当たっては，患者の健康被害の状態，危険度などを整理したうえで報告する．

しかし，通報することが最重要なのではない．看護師にとって，暴力被害者の支援のための社会資源を知っておくことが不可欠である．DV防止法第六条4項には，被害者に対して必要な情報を提供する旨が記されているが，周囲との交流を遮断されてきたDV被害者にとって，第三者の介入が欠かせない．通報すれば支援が終わるのではなく，被害者が安全な暮らしを取り戻し，健康被害から回復できるよう支援することが大切なのである．したがって，主要な機関とその役割を知り，必要時に連携することを十分に認識し，包括的支援を行う．

院内の安全確保としては，「一時避難としての入院」「面会を謝絶する」「入院していることを外部の人間に教えない」といった，DV対策に関する共通のルールをあらかじめ決めておくとよい．

事例で実践してみよう！

事例：Aさん，30代，女性．夫に連れられて来院．夫が「妻の腕が上がらないため受診した．階段から落ちた」と心配そうに医師に話し，その間，Aさんは一言も発さず，うつむいていた．待合室では，夫が手を上にあげただけで，Aさんは驚いて夫を見上げた．その顔には青あざがあるようだ．診断は，肋骨骨折であった

- **Q1** Aさんの受診状況について，DVの視点で何を観察するか，その方法と記録内容を考えてみましょう．
- **Q2** AさんはDV被害者でしょうか？ なぜそう判断したのか，根拠を考えてみましょう．
- **Q3** Aさんの危険リスクを考えてみましょう．
- **Q4** Aさんの被害を通報する必要があるか，アセスメントしましょう．
- **Q5** Aさんが自身の言葉でDV被害者であることを認めるための方法と話し方を考えてみましょう．

まとめ

家庭内での支配-被支配の関係により，被害者，加害者と，その間で息をひそめている子どもたちなど，家族成員すべてが生きにくい生活を送っている．だからこそ，DV被害が疑われる患者との出会いをチャンスと捉え，暴力を防止する信念をもつことが重要である．

参考文献

1) 東京都生活文化局：「女性に対する暴力」調査報告書, 1998.
2) 内閣府男女共同参画局：男女間における暴力に関する調査報告書, 2015.
3) 「夫／恋人からの暴力」調査研究会：ドメスティック・バイオレンス—実態・DV法解説・ビジョン, 新版, 有斐閣, 東京, 2002.
4) 夫・恋人からの暴力を考える研究会：夫・恋人からの暴力を防ぐためのネットワークに関する調査報告書, アジア女性基金, 1999.
5) Family Violence Prevention Fund（著）, 友田尋子（翻訳）：保健・医療のためのDV対応トレーニング・マニュアル, 解放出版社, 大阪, 2005.
6) 国際連合：女性に対するあらゆる形態の暴力の撤廃に関する宣言 (Declaration on the Elimination of All Forms of Violence against Women), 1993.
7) 友田尋子：暴力被害者に出会うあなたへ—DVと看護, 医学書院, 東京, 2006.
8) 尾崎礼子：DV被害者支援ハンドブック—サバイバーとともに—, 朱鷺書房, 大阪, 2005.
9) 日本DV防止・情報センター：ドメスティック・バイオレンスへの視点—夫・恋人からの暴力根絶のために—, 朱鷺書房, 大阪, 2002.

（友田尋子）

III

疾病予防と疾病管理

1 EBCPの展開

学習目標
① EBM/EBCPの定義について学ぶ
② EBCPの具体的なステップについて学ぶ
③ 診療ガイドラインの定義について学ぶ
④ 診療ガイドラインの検索方法，活用方法について学ぶ

必要とされる看護技術
- 研究論文の妥当性の評価（批判的吟味）
- 文献検索方法の習得

A EBM/EBCPとは何か

　根拠に基づく医療（evidence-based medicine：EBM），根拠に基づく看護（evidence-based nursing：EBN）は，1990年代半ばに日本に紹介され，注目を集めてきた．カナダのマクマスター大学で初めて臨床疫学部門を立ち上げ，その初代教授となったSachett博士は，自身の研修医時代から医師の「臨床」現場に，公衆衛生学領域で発展してきた「疫学」の考え方を応用する必要性があると感じていた．当初，彼らが考えていた臨床疫学の重要性は，臨床医にはなかなか理解されず，浸透することはなかった．しかし，その後EBMと名称を変えた結果，カナダ，イギリスを中心に急速に普及し，現在に至っている．

　EBMは「個人の患者のマネジメントにおいて，現在の臨床研究から得ることができる最善のエビデンスを，良心的に，思慮深く使うことである」と定義される[1]．「臨床現場における意思決定モデル」（図Ⅲ-1-1）に示されるように，EBMは臨床研究から得られた成果だけに基づいて実施されるものではなく，研究の成果と，患者の意向と行動（価値観），医療資源，臨床現場の状況，実践家の専門性とを総合的に検討したうえで，臨床現場で展開される[2]．またEBNについては，「患者の意向や臨床経験を考慮したうえで，利用可能で最善の，研究に基づくエビデンスを用い，看護ケアに関する意思決定を行うこと」とされている[3]．

　現在は，「EBM」「EBN」と分けるのではなく，すべて臨床実践に関することであるという

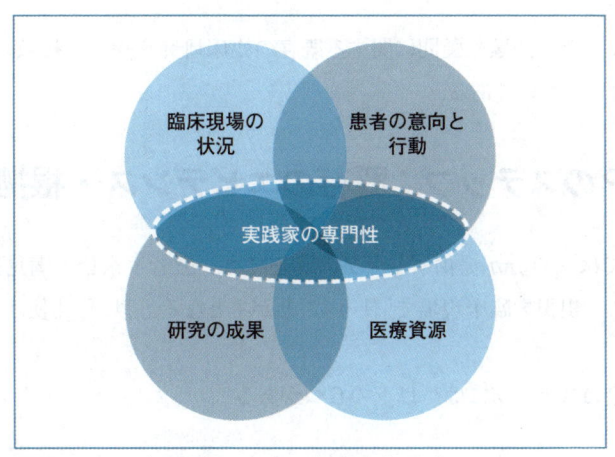

図Ⅲ-1-1　臨床現場における意思決定モデル　（文献2)より）

考えのもと，根拠に基づく臨床実践(evidence-based clinical practice：EBCP)あるいは根拠に基づく実践(evidence-based practice：EBP)と呼ばれるようになった．EBCPでは，臨床研究の成果と経験上のエビデンス(臨床知，実践知)との融合を強調しており，患者と実践者がともに行う，意思決定を助けるための問題解決アプローチであるということが明確に示されている．つまり，臨床研究から優れた効果が示された治療，ケアであっても，「その治療・ケアの受け手である患者や家族が，それを受けることを望んでいるのか」「その治療やケアを実施することができる専門技能をもった実践者がいるのか」「その治療やケアを実施する病棟や病院の環境が整っているのか」などを，実践者だけではなく，患者・家族を交えて検討・協議したうえで，最善の決定をしていくことが求められる．そして，このEBCPの実践は，患者の安全のため，実践者としての専門性の発展のため，そして学生の教育のために重要といえる．

B 臨床におけるEBCPの展開のための3局面

　エビデンス・根拠とは，「科学的知識のこと，意思決定を支援するために用いられる研究成果」[4]，あるいは「知識に裏づけられた事実」[5]と定義されている．臨床現場では，患者の視点に立ち，実践者と患者・家族との間で共通の意思決定を導き出せるよう，実践者がこのエビデンス・根拠を思慮深く活用し，実践の質を向上させていく．

　EBCPの展開には，このように既存のエビデンス・根拠を実践者が「使う」局面，エビデンス・根拠を「伝える」局面，そしてエビデンス・根拠を「つくる」局面がある．日々生み出されるエビデンス・根拠を，実践者に代わって，活用しやすく読みやすいかたちで提供してくれる，つまり診療ガイドラインやシステマティックレビューを発表してくれる人々が，エビデンス・根拠を「伝える」者である．そして，エビデンス・根拠を「つくる」のは研究者となる．なお，システマティックレビュー，系統的レビューとは，臨床上のある1つの問題や疑問に対する

回答を得るために，その問題や疑問に関する既存の臨床研究を探し，複数の臨床研究から得られた成果を統合したものである．

C EBCPのステップ：既存のエビデンス・根拠を「使う」

実践者にとっては，自分が提供するケアの質を高め，患者・家族の満足感を得るために，最善のエビデンス・根拠を臨床現場で「使う」ことが主となる．以下，「使う」局面に焦点を当てて述べていく．

代表的なEBCPのステップには，以下の6つがある[6]．

- ステップ1：臨床実践を見直し，回答を得たいと思われるような臨床上の関心事や問題を明確にする
- ステップ2：臨床上の関心事や問題の特徴・範囲を検討し，回答を得やすい（EBCPに適した）問いに絞り込む
- ステップ3：作成した問いへの回答が得られる，関連した研究論文の検索を行う
- ステップ4：研究論文の批判的吟味を行う
- ステップ5：研究論文の結果を自分の実践に適用する
- ステップ6：適用した結果を評価する

i ステップ1

日々の実践の場は，実践上の関心事や問題の宝庫である．ただ，日々の業務の多忙さは，その宝を掘り起こす時間をつくり出すことを難しくする．そこで，自分の臨床実践を見直し，臨床上の関心事や問題を明らかにするために，次のように自問するとよいだろう[4]．
- この治療・ケアに効果があるというエビデンス・根拠はあるのか？
- この治療・ケアの実践は本当に患者の役に立っているのか？
- われわれはなぜこのケアを実践するのか？この実践方法で本当によいのか？
- この実践方法はほかと比べて効果的で，費用面でもより効率のよいものであるのか？

ii ステップ2

臨床上の関心事や問題を明らかにする場合，目的が漠然としたままであると，文献検索の段階で膨大な量の文献が出てきてしまう可能性があるので，できるだけ具体的な，回答を得やすい問い（EBCPに適した問い）に絞り込むことが重要である．「より具体的な，回答を得やすい問い」をつくる際には，「誰に？」「何をすると？」「どんな成果が得られるか？」という点から考えていくとよいだろう．

たとえば，「糖尿病患者へのケアのなかで効果のあるものは何か？」を問うとする．この問

いの例を読んで，読者はどう思われるだろうか？糖尿病患者に必要となるケアは多岐にわたることから，どこかに焦点を当てる必要がある．では，「2型糖尿病患者に，定期的な運動を週3回以上実施してもらうことで，血糖コントロールがよくなるのではないか？」という問いに変えるとどうであろう？「糖尿病患者」が「2型糖尿病患者」となっており，「誰に？」が絞られている．「何をすると？」については，さまざまなケアのなかから運動療法を選び，さらに「定期的な運動を週3回以上」と，より具体的な内容としている．また，「どんな成果が得られるか？」に関しても，「効果のあるものは何か？」と漠然としていたものが，「血糖コントロールがよくなるのではないか？」と，回答を得やすい文章になっている．

iii ステップ3

関連した研究論文の検索方法については，図Ⅲ-1-2を参照していただきたい[7]．二次情報源とは，実践者が研究論文をエビデンスとして使いやすいように，事前に研究論文の検索とその論文の質の評価（批判的吟味）を行って作成された情報源であり，主として英語のものが多い．Cochrane Libraryは，さまざまな疑問，問題についてのシステマティックレビューが掲載されている二次情報源である．一次情報源には，日本国内の医学系雑誌のデータベースである医学中央雑誌，JDreamなど，日本語のものもある．

iv ステップ4

文献検索をして，論文の質の評価（批判的吟味）がされている要約や抄録，システマティックレビューをみつけることができたら，文献を入手して読み，自分の実践に適用できるものかどうかを検討する．

一方，二次情報源から適切な要約などをみつけることができなかった場合，一次情報源で

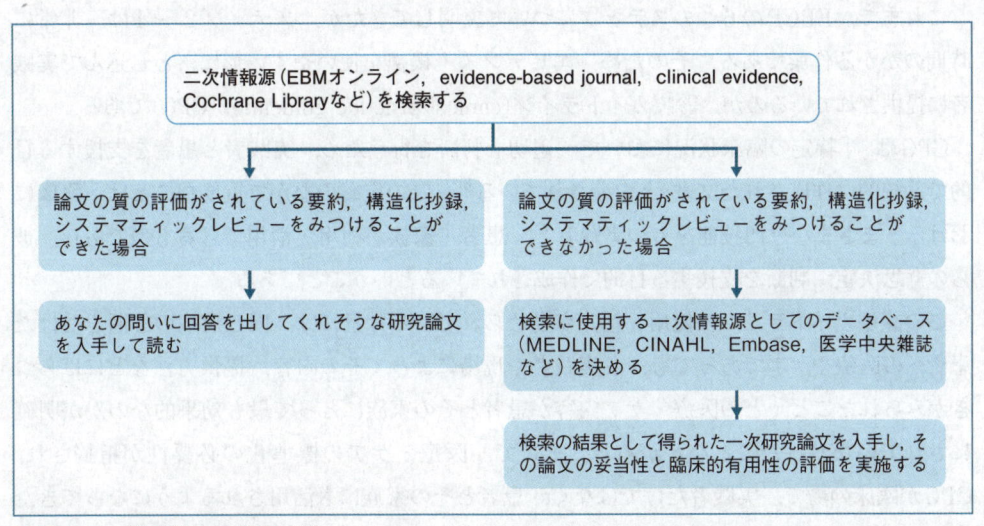

図Ⅲ-1-2　研究論文の検索方法

あるデータベースを使い，得られた検索結果から，自分の疑問・問題に回答を出してくれそうな研究論文を入手し，その論文の妥当性と，自分の実践に適用できるかどうかについて評価する．論文の妥当性，あるいは論文の質を評価することは，その臨床研究の結果が真実なのかどうかを検討することであるといえる．とくに，研究目的は何か，その目的を達成するためにどのような患者が対象となり，どのようなデータがどのように集められているのかに焦点を当てて論文を読むとよい．さらに，その論文で優れた効果が示された治療やケアの方法が，自分の臨床現場で使えるものかどうかも検討する．つまり，その論文の研究対象となっている患者の背景と，実践者である自分の患者の背景とが似通っているかどうか，その論文で優れた効果が示されている介入やケア方法を自分の臨床で実践できるのかどうか，という点を検討するのである．

v ● ステップ5，6

入手した論文の妥当性を検討したのち，論文の結果を自分の臨床実践に適用していくのがステップ5，そして，その適用した結果の評価を行うのがステップ6であるが，この2つのステップがEBCPの展開において一番難しいとされており，これまで，個人レベルあるいは組織レベルでEBCPを実現させるために，さまざまなモデルが発表されている．

組織レベルでEBCPの展開を促進するためにつくられたモデルの1つに，ジョンズ・ホプキンス大学の看護部が開発したPET processを用いたJHNEBP modelがある．PETとは，practical question（臨床上の問い）→evidence（エビデンス）→translation（臨床への浸透）の頭文字をとったもので，18のステップからなる[4,7]（図Ⅲ-1-3）．

D 診療ガイドライン

これまで，EBCPの6つのステップについて説明してきたが，ステップ2〜4は，非常に時間のかかる作業である．そのため，エビデンス・根拠を使いやすい形に落とし込んで実践者に提供されているのが，診療ガイドライン（clinical practice guideline：CPG）である．

CPGは，「特定の臨床状況において，適切な判断を行うため，実践者と患者を支援する目的で系統的に作成された文書」と定義されている[8]．この定義のなかで重要なことは，臨床におけるさまざまな専門技能をもつ実践者と，患者・家族が利用・活用できるものであり，彼らの意思決定，判断を支援する目的で作成されているということである．

この診療ガイドラインの使用・活用が勧められている背景には，同じ疾病の診断を受けた患者への医療やケアであっても，各実践者や現場によってその内容，提供方法などにばらつきがみられたこと，どの医療・ケア内容が患者とその家族にとって最も効果的なのかが明確にされていなかったことなどがある．そこで，医療・ケアの標準化の必要性が指摘され，CPGが臨床の場で，実践者だけではなく，患者とその家族にも活用されるようになってきたのである．

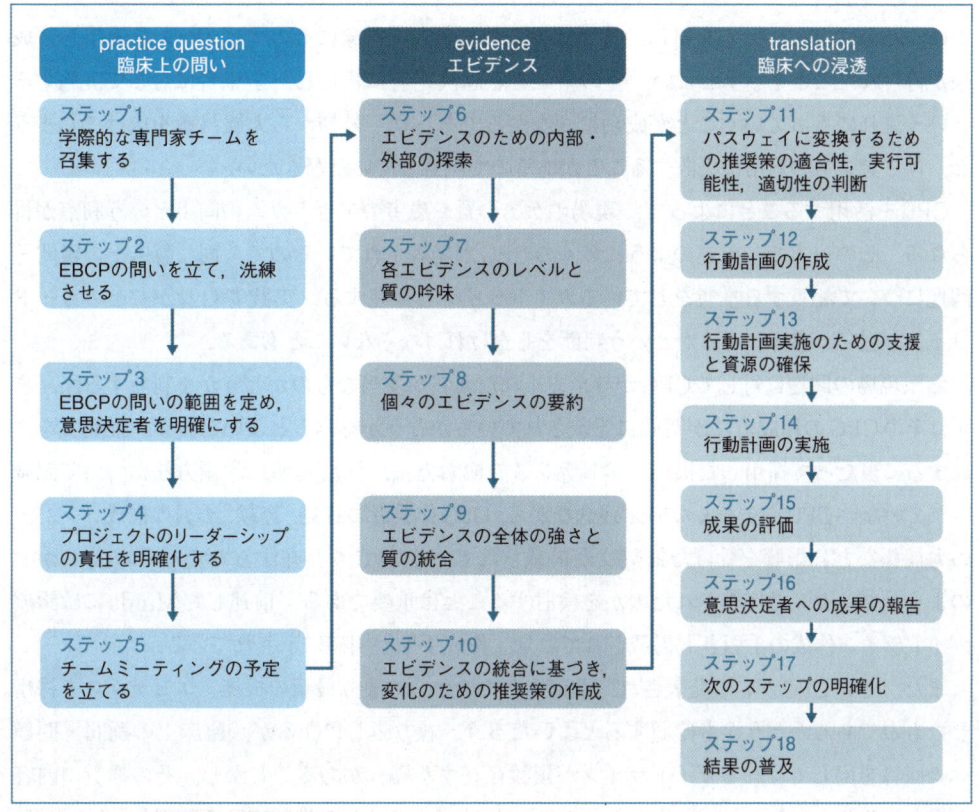

practice question 臨床上の問い	evidence エビデンス	translation 臨床への浸透
ステップ1 学際的な専門家チームを召集する	ステップ6 エビデンスのための内部・外部の探索	ステップ11 パスウェイに変換するための推奨策の適合性，実行可能性，適切性の判断
ステップ2 EBCPの問いを立て，洗練させる	ステップ7 各エビデンスのレベルと質の吟味	ステップ12 行動計画の作成
ステップ3 EBCPの問いの範囲を定め，意思決定者を明確にする	ステップ8 個々のエビデンスの要約	ステップ13 行動計画実施のための支援と資源の確保
ステップ4 プロジェクトのリーダーシップの責任を明確化する	ステップ9 エビデンスの全体の強さと質の統合	ステップ14 行動計画の実施
ステップ5 チームミーティングの予定を立てる	ステップ10 エビデンスの統合に基づき，変化のための推奨策の作成	ステップ15 成果の評価
		ステップ16 意思決定者への成果の報告
		ステップ17 次のステップの明確化
		ステップ18 結果の普及

図Ⅲ-1-3　The JHNEBP modelの18ステップ

　CPGを検索する際は，ガイドラインが登録されているNational Guideline ClearinghouseやGuidelines International Networkなど，またGoogleのような一般的なインターネットの検索エンジンを活用するとよい．国内外で発表されているCPGの数には目を見張るものがある．2011年の米国医学研究所の報告によると，Guidelines International Networkのデータベースには，39の国から3,700以上のCPGが登録されている．日本では，公益財団法人日本医療機能評価機構が運営するMinds（マインズ）ガイドラインセンターが各CPGを評価選定し，202種類のCPGが公開されている（2016年3月現在）．

　では，CPGの中身はどうなっているのだろうか？ Mindsのサイト（http://minds.jcqhc.or.jp/n/medical_user_main.php?main_tab=1&menu_id=9）にアクセスして，実際にみてみるとわかるが，CPGの特徴の1つとして，各推奨には「推奨の強さ（グレード）」が定められている．このグレードの強さはすべてのガイドラインに共通するものではないので，各ガイドラインの表記方法や基準を確認することが重要である．

　CPGで推奨されている，すべての内容を自分の患者に適用するのではなく，まずはグレードの高いものだけといったように，適用する内容を選択する．そして，適用を考えている内容に関するマニュアルを作成したり，患者指導に活用しやすいパンフレットをつくったりして，自分の実践に適用する準備を整える．その際，エビデンスを臨床の現場にうまく適用し

ていくためには，チームを組み，まずは少人数の患者を対象にそのエビデンスを適用し，成果が得られたことを示すとよい．その結果を意思決定者に報告し，全患者に対して実施するという流れにもっていくことが成功につながるであろう．最初から大風呂敷を広げてしまうと，エビデンスの適用に失敗することがあるので注意していただきたい．

CPGを活用することによって，現場のケアの質や患者のアウトカムの向上という利点が得られる．その一方で，前述のように多くのCPGが発表されているので，同じ臨床上の疑問・問題について相反する推奨をしているガイドラインも存在する．実践者自身が，どのガイドラインを選び，参考にするかという判断をしなければならないこともある．

臨床現場の問題に対してCPGが与えてくれた回答が妥当なものかどうかを判断する際，まずはそのCPGの作成方法が明確に記載されているかどうかをみるとよいだろう．推奨文を作成するに当たって採用した根拠，エビデンスの検索方法，採用基準，評価方法について記載されていないCPGも少なくない．残念ながら，CPG作成者の意見，経験，委員の構成メンバーの力関係などに影響を受けた推奨文が掲載されているCPGも存在するので，そのCPGがどのようなプロセスで作成されたのかを検討することは重要である．前述したMindsには診療ガイドライン作成の手引きも掲載されており，作成手順が明確に示されている．

また，そのCPGがいつ発表され，改訂されたのか，つまり最新の根拠，エビデンスを採用したものであるかどうかも確認するとよいだろう．繰り返しになるが，臨床上の疑問・問題への回答を出してくれるガイドラインが複数存在する場合がある．しかし，その推奨の内容が異なることも少なくない．そのようなときは，ガイドラインの推奨内容を整理し，その根拠，エビデンスまで遡り，自身で評価する必要がある．

事例で実践してみよう！

事例：Bさん，55歳，男性，会社員．独身で，80歳の母親と2人暮らし．45歳時に会社の健診の結果から2型糖尿病と診断され，内服治療を行ってきたが，血糖のコントロールや食生活の改善ができずに，インスリン注射（ノボラピッド®，朝夕4単位）と内服薬（ジャヌビア®50mg，1回1錠，1日1回，朝食後）の併用治療を行っている．現在のところ，血糖値は安定している．右足底に痛みを感じ，仕事に支障があるため，診療所を受診した

診療所での計測：身長168cm，体重77kg，脈拍数80／分，血圧138／98mmHg（坐位，左右差なし）

診療所での観察：右足底部に創傷，左足踵部にも数ヵ所の亀裂を認める．両足底部に乾燥あり．足の爪に数ヵ所の白癬がみられ，肥厚している．左右ともに外反母趾があり，靴が当たる部分に胼胝ができている

診療所での検査：モノフィラメント検査にて触圧覚あり．竹串による検査では痛覚低下を認める．両足内果の振動覚も軽度に低下．アキレス腱反射は両側低下．足関節上腕血

圧比(ankle brachial pressure index：ABI)は右0.8，左0.7．足背動脈は触知可能．足趾は冷えているが，足の違和感，しびれ，冷感などの自覚症状はなし
生活背景：食事は外食が多い．昔から家では裸足ですごす．入浴は，毎日シャワーですませている．仕事上，安全靴を履くことが多い

- **Q1** Bさんの臨床上の問題は何でしょうか？
- **Q2** Bさんの問題への回答を得るために，文献を検索してみましょう．どの検索エンジンを使いますか？
- **Q3** 検索結果から，論文の質の評価(批判的吟味)がされている要約や抄録，システマティックレビューをみつけることができましたか？
- **Q4** CPGを検索してみましょう．どのようなCPGがみつかりましたか？
- **Q5** 検索したCPGの推奨の強さの基準で一番推奨度が高いもののなかから，Bさんの臨床上の問題への回答となるものはみつかりましたか？

まとめ

　EBCPは，1990年代に日本に紹介されたEBM，EBNがその前身となるが，目的が「目の前の患者に対する医療・看護の質を高めること」「患者のアウトカムを最善のものとすること」であることに変わりはない．また，既存の根拠・エビデンスを使いやすい形にして提供しているCPGは，患者・家族を含めたチーム医療にとって，意思決定のための貴重な情報源であり，賢く活用していくべきである．

参考文献

1) Sachett D, Richardson WS, Rosenberg, W, et al：evidence based medicine：How to practice and teach EBM, Churchill Livingstone, New York, p.7-8, 1997.
2) DiCenso A, Ciliska D, Guyatt G：Introduction to Evidence-Based Nursing. Evidence-Based Nursing：A Guide to Clinical Practice, DiCenso A, Guyatt G, Ciliska D (ed), Elsevier, Philadelphia, p.3-19, 2005.
3) DiCenso A, Cullum N, Ciliska D：Implementing evidence-based nursing：some misconceptions. Evid Based Nurs, 1 (2)：38-40, 1998.
4) Porta M：A Dictionary of epidemiology, 5th ed. Oxford University Press, Oxford, 2008.
5) Liamputtong P (ed)：Research methods in health：Foundations for evidence-based practice, 4th ed, Oxford University Press, Oxford, 2010.
6) Dearholt SL, Dang D：Johns Hopkins nursing evidence-based practice：model and guidelines 2nd ed, Sigma Theta Tau International, Indianapolis, 2012.
7) Evidence-based nursing誌(編), 八重ゆかり, 海野康子(訳)：EBNユーザーズ・ガイド―そのエビデンスを役立てるために, 中山書店, 2008.
8) Field MJ, Lohr KN (ed)：Committee on clinical practice guidelines, divinision of health care services, Institute of Medicine. Guidelines for clinical practice：from development to use, National Academy Press, Washington, 1992.

〈操　華子〉

2 臨床推論
―患者のアセスメント力を向上するために―

学習目標
① 臨床推論とは何かを説明できる
② 臨床推論の重要性を理解する
③ 臨床推論のプロセス（臨床推論サイクル）を理解し，事例に適用できる
④ 臨床推論の能力を向上させるために，日常的に何ができるのかを知る

必要とされる看護技術
- ツール（臨床推論サイクル）を用いて，系統的に患者をアセスメントする能力
- 病態生理学の知識を実際の患者に適用する能力
- 自身の考え方のバイアスを認識し，できる限り公平に物事を捉える能力
- 自分の考えを相手に伝え，相手からのフィードバックを建設的に捉えることのできる能力

A 臨床推論とは？

　臨床推論は，看護師にとってあまり聞き慣れない用語かもしれない．しかしわれわれ看護師は，日常的に臨床推論を使って，臨床的意思決定を行っている．臨床推論は，英語の"clinical reasoning"という言葉に相当する．これは臨床での実践の理由づけを意味し，エビデンスに基づく実践の礎となるものだが，医師による診断までのプロセスや治療内容を決定することを臨床推論と捉えられることが多い．「医師が」とは述べたものの，実践の理由づけが必要なのは看護師も同様である．臨床推論の定義は多くの文献でなされているが，本項では「臨床推論とは，患者の抱えている問題やニーズをアセスメントするための認知プロセスであり，患者の背景を考慮しながらデータを正確に分析し，問題を抽出する．そして，看護師の介入を通して，身体的・精神社会的なアウトカムを向上させる」という定義[1]を採用する．本書はプライマリ・ケアの現場で，さまざまな健康課題をもつ患者をアセスメントし，問題解決できることを目的としているため，この臨床推論のプロセスを熟知することは必須の学習課題と考える．

B なぜ臨床推論を知ることが必要か？

　では，なぜ看護師が臨床推論を知る必要があるのか，その理由を2つ述べる．
　まず1つめは，「臨床推論は，看護師の臨床実践の中心である」ということである．看護師の役割は，患者のヘルスケアニーズを把握し，臨床的判断を下し，介入の意思決定を行うことである．看護師の扱う問題は，往々にして複雑であり，何が真の問題であるかを明確にすることが難しい．したがって，系統的なアセスメント，情報の分析を実施し，問題を明確化してから意思決定することが求められる．また，経験した事柄を次に活かすためにも，臨床推論を用いた振り返りが重要となる．
　2つめは，「看護師の臨床推論能力は，患者安全に影響を与える」ということである．看護師が効果的に臨床推論を活用すると，患者のアウトカムによい影響を与えることは研究結果で示されている．逆に，活用できていないということは，患者の急な健康状態の悪化を見逃し，早期の対応ができないような状況をつくっていることが指摘されている[2]．実際に，オーストラリアのヘルスケアにおける質調査[3]では，臨床で起きた有害事象の57％は臨床推論の活用が十分でないことが理由であったと報告されている．「臨床推論の活用が十分でない」とは，臨床から得られた情報を分析したうえで活用しきれていないことを意味する．
　われわれ看護師は，臨床推論を意識的に学習し，臨床の実践で活用することが不可欠なのである．

C 臨床推論のためのツール

　臨床の現場では，複雑で多くの要因を考慮しなくてはならないような臨床判断を迫られる．要因は，時には内的要因であったり，また時には外的要因であったりする．それらが判断に影響を与えてしまうため，ツールを用いて客観的かつ系統的に考えていく必要がある．そのツールはいくつかあるが，本項では「臨床推論サイクル」を紹介する．
　この「臨床推論サイクル」は，プロセスに沿って構成されている（図Ⅲ-2-1，表Ⅲ-2-1）．これはオーストラリアにあるニューカッスル大学が，clinical reasoningのプロジェクトを立ち上げ，既存の文献やプロジェクトとして行った研究結果をもとに作成したものである[4]．このプロセスは「臨床推論サイクル」と名づけられているが，その理由はこのプロセスが一方向に進んでいくものではなく，サイクルとして繰り返すものだからである．全8つのステップで構成され，時計回りに進めていくが，それぞれのステップの境界は明確に線引きができるわけではない．一部重なるステップが出てくることもあれば，臨床の現場では，いくつかのステップを同時進行で行ったり，前のステップに戻って確認したりすることもある．

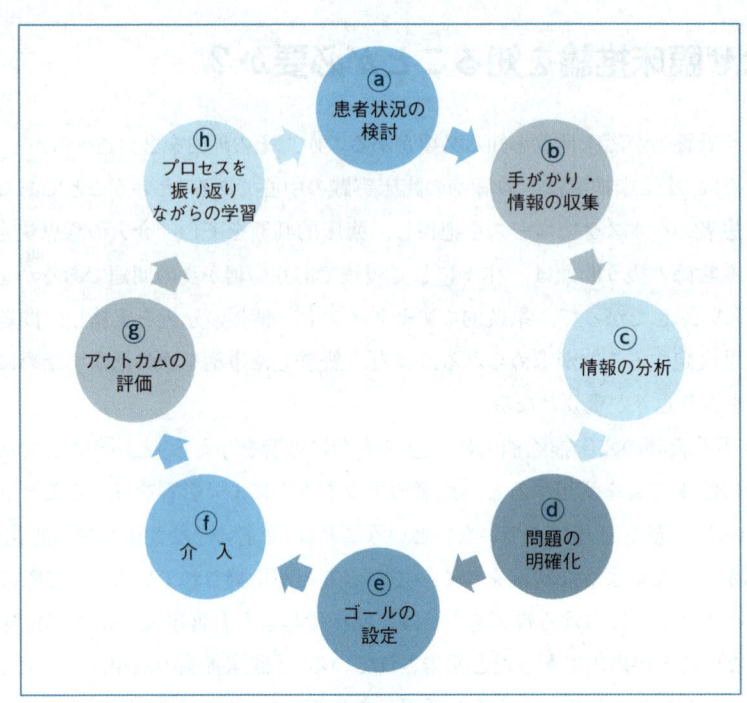

図Ⅲ-2-1 臨床推論のプロセス：臨床推論サイクル

表Ⅲ-2-1 臨床推論のサイクル

プロセス	説 明
ⓐ患者状況の検討	患者の状況の説明，事実のリストを作成
ⓑ手がかり・情報の収集	1）情報の吟味：得た情報（過去の患者のヘルスヒストリーや診療録など）を吟味 2）情報収集：新しい情報を収集（アセスメントの開始） 3）関連づけ：得た情報を自身の知識と関連づける（生理学，病態生理学，薬理学，疫学，ベストプラクティスの知識，倫理など）
ⓒ情報の分析	1）解釈：得られた情報を解釈．たとえば，患者の呈している症状や症候が正常範囲内であるのか，そうでないのか 2）分別：得られた情報が，今必要な情報であるのか，そうでないのか分別する．得られた情報の優先順位を決定．得られた情報に整合性があるのか 3）関連づけ：得られた情報のなかで関連づけできるものはないのか，似たようなパターンはあるのか 4）推測：1）解釈，2）分別のプロセスを基盤として，推論を行う．その際に，いくつかの可能性を検討 5）マッチさせる：過去に似た状況はあったか，現在の患者と似た患者は過去に存在したのか 6）予測：アウトカムを予測
ⓓ問題の明確化	ⓐ～ⓒのプロセスを統合し，患者の問題を明確にする
ⓔゴールの設定	望ましいアウトカムは何か，得たいアウトカムまでの達成時間など，ゴールを描写する
ⓕ介 入	いくつかの介入案を検討し，まず何を行うのか決定し，実施する
ⓖアウトカムの評価	実施した介入の評価．アウトカムはどうであったか，効果はどうであったか，現在の状況は以前より改善したか
ⓗプロセスを振り返りながらの学習	このプロセスのなかで何を学習したかを熟考する．もしプロセスのなかで変えるべきことがあったら，どのように変えるのか

i 事 例

ここで，実際の事例をあげて，このプロセスを説明してみる．

> **事 例**
> 84歳，女性，Sさん．3日前に右下肢の深部静脈血栓症（deep vein thrombo-sis：DVT）の治療のために入院．あなたの担当患者となった．入院時は84歳という年齢にもかかわらず，見当識障害もなく，受け答えも的確であった．しかし，昨夜から急に「自分は叔母の家にいる」といった意識変容がみられ，つじつまが合わないことをいい始めた

担当の看護師であるあなたは，Sさんに何が起こったのか，頭のなかで考えを巡らせる．あなたの「臨床的直感」が，この状況が入院によるせん妄ではなく，何か重大な健康障害が患者に起こっていると訴えている．一般的な看護師であれば，ここまでの情報を踏まえ，「患者の様子がおかしい」と医師に伝えているかと思う．しかし，臨床のエキスパートであれば，より深くアセスメントし，医師へ適切な情報提供をすることができる．では臨床推論サイクルを用いて，この事例を検討していく．

ii 臨床推論サイクルを用いた事例の検討

a. 患者状況の検討

このステップでは，患者の現在の状況を簡潔に述べる．

84歳，女性，Sさん．右下肢DVTの治療のため入院．入院時は見当識障害もなく，治療経過は順調であったが，昨夜から見当識障害が出現．

b. 手がかり・情報の収集

ここでは，現在のヘルスヒストリー（必要であれば，過去の状況と比較しながら）を収集する．

① 情報の吟味

過去，見当識障害の問題はなかった．入院歴なし．昨夜までのバイタルサインは正常範囲内．既往歴は高血圧のみ．アテノロール（β遮断薬）の内服で良好なコントロール．

② 情報収集

現在のバイタルサインは，体温35.8℃，心拍数92/分，血圧90/60mmHg，呼吸数20/分であった．

③ 関連づけ

現在のバイタルサインは，"何かおかしい"．たしかに高齢者なので，成人一般より体温は低いかもしれないが，見当識障害が出現する前にはすべて正常範囲内であった．もしかしたら，systemic inflammatory response syndrome（SIRS：全身性炎症反応症候群）なのではないか？

SIRSの診断基準は，次の2項目以上が該当した場合である．

> ①体　温＞38℃または＜36℃
> ②心拍数＞90／分
> ③呼吸数＞20／分または Pa$_{CO2}$：＜32 Torr
> ④白血球数＞12,000／mm^3 または＜4,000／mm^3 あるいは未熟顆粒球＞10％

この基準をみると，Sさんは①，②に該当している．重篤な疾患，敗血症が考えられるのではないだろうか？

c. 情報の分析

得られた情報から，「患者の状況は以前と比べて変化があるのか」を検討する．もし変化があるのであれば，それに対する至急の介入が求められるのか，それともケアプランの見直し程度で対応できるのかを検討する．

①解　釈

現在のバイタルサインから，患者の身体的状況は重篤であることが考えられる．

②分　別

見当識障害も重要であるが，まずは身体的に何が起こっているのかを把握する必要がある．

③関連づけ

見当識障害についてはアセスメントしたが，そのほかに症状はあるのだろうか？→再度，患者の現病歴の確認，フィジカルアセスメントを実施する→患者は，排尿時の痛みを訴えていた→もしかして，尿路感染症が考えられるのか？

④推　測

尿路感染症から，より重大な感染症(敗血症)になってしまったのではないか？ DVTの治療において，薬剤の副作用が出現したのか？

⑤マッチさせる

以前，高齢者が尿路感染症を発症したときには，見当識障害がみられただけで，とくにほかの症状は現れなかったことがあった．もしかしたら，そのときと同じ状況なのだろうか？

⑥予　測

尿路感染症から敗血症に至ってしまったのではないのか？ もし敗血症であれば，重篤な状況であり，すぐに治療が必要となる．

d. 問題の明確化

見当識障害は問題ではあるが，敗血症が考えられ，これに関してすぐに介入が必要である．

e. ゴールの設定

敗血症が疑われ，早急な対応が必要であることを医師に伝え，敗血症に対する介入を行う．

f. 介　入

医師より，血液培養および尿培養のオーダーをもらう．また，抗菌薬についてもオーダーを受ける．

g. アウトカムの評価

抗菌薬投与後，バイタルサインは安定した．あわせて，患者の見当識障害は改善した．

h. プロセスを振り返りながらの学習

今回，患者の身体的状況に気づくより前に，見当識障害をみつけた．高齢者は感染症に罹患した際，典型的な症状（発熱など）を呈さないということは知っていたが，それを最初に疑うことができなかった．これからは見当識障害でも，全身のアセスメントを丁寧に行うことを心がける．

本事例では，Sさんの突然の意識変容は尿路感染症によるもので，敗血症（urosepsis）を起こしかけていた．患者の変化を早期に察知し，アセスメントすることで，医師に尿培養・血液培養検査が必要かどうかを確認することが可能になる．周知のとおり，敗血症は早期の対応が予後に影響を与える．今回は，看護師が見当識障害から早い段階で敗血症を疑ったため，素早く介入することができた．

D 臨床推論を実践するための能力向上

臨床推論は，専門職として生涯にわたり，その能力を向上させていく必要がある．能力向上に最も重要なのが，自身の考え方にバイアスがないか，先入観がないか，公平に事象を捉えているのか，認識のプロセスに問題がないかを把握することである．

臨床推論においては，自身の認知機能を活用し，得た情報を分析して問題を明確にしていく．そのプロセスのなかで，認知バイアスが起こると臨床推論のプロセスがゆがめられてしまうことがある．認知バイアスとは，事象を分析・評価する際，知らず知らずのうちに自分の利害や希望に沿った方向に考えをゆがめてしまうことである．一般的な認知エラーの原因となるバイアスを**表Ⅲ-2-2**にあげる．こちらを参考に，自身の臨床推論プロセスに偏りがないかどうかを振り返ってもらいたい．

臨床推論を実践する能力を高めるためには，日常的に臨床推論を活用しながら実践に当たることが重要となる．その際，以下を意図しながら行うことを推奨する．

- 特毎回の患者とのかかわりについて，1つ1つを丁寧に振り返りながら実践する
- 手間を省かず，患者のデータ収集を行い，丁寧に分析する．手間を省くことが，臨床推論のエラーにつながり，患者安全に影響を与えると認識する
- 患者の身体的アセスメントをするときには必ず，病態生理学の知識を活用して，患者に何が起きているのか，考え得る疾患は何かを検討する
- 自分の考え方に柔軟をもたせる．常に起こり得る事象の可能性を広く捉え，本当にその可能性がないのか吟味する

表Ⅲ-2-2　認知エラーの原因

原因となるバイアス	説　明
固着バイアス	たった1つの情報に固執する傾向 例：本文にあげた見当識障害のケースは，このよい例である．「高齢者が病院に入院し，見当識障害を起こした」というように年齢の要因を強調しすぎることで，器質性の疾患の可能性を除去してしまう
確証バイアス	仮説を検証する際に，それを支持する情報ばかりを集め，反証する情報を無視，または集めようとしないこと 例：ある洋服を買った際に，本当に価格に見合った洋服を買ったかどうか心配になった．そのため，値段が高い洋服を売っているお店ばかりを回って，自分が購入した洋服は安かったと納得させてしまう
自信過剰バイアス	現実以上に自分が周囲の状況を十分把握していると考え，また自分のスキルに実際以上に自信をもつ傾向 例：医療の現場では，自分自身の自信過剰もあるが，「その分野の著明な医師がそのように診断しているから」とほかの可能性を早くに除外してしまうこと
早期閉鎖	例：病院に転院してきた患者で，以前の病院で胃潰瘍による心窩部痛と診断を受けていると，新しい病院ではそれ以外の疾患の可能性を考えなくなってしまう傾向がある
根本的な帰属の誤り	状況の影響を過小評価し，個人特性を過大評価して人間の行動を説明する傾向 例：HIVに感染した女性は，外国人と性交渉の機会を数多くもったから感染してしまったと決めつけること

- 常に臨床推論を繰り返して活用し，自分の考えを同僚や上司などに伝え，フィードバックを得る

事例で実践してみよう！

事例：Tさん，57歳，男性．血圧のフォローアップのために受診．1ヵ月ほど前に上気道炎にかかって外来を受診しており，その際に血圧が高値であることを指摘された．現在，上気道炎は回復しており，そのほかに自覚症状はなく，特記すべき既往歴もない．喫煙歴もなく，アルコールについては2〜3缶のビールを週末に飲む程度である．定期的な運動はしておらず，仕事もデスクワークが中心．家族歴としては，父親が69歳時に脳卒中が原因で死亡しており，母親は82歳で心不全によって亡くなっている．2人の兄弟がおり，とくに病気などはしたことがないという

診療所での計測：身長170cm，体重90kg．血圧（坐位）156/96mmHg（左），152/98mmHg（右）であった．発熱はなく，心拍数78/分，呼吸数14/分であった．フィジカルアセスメントの結果は，すべて正常範囲内

Tさんは，高血圧をもつ友人からいろいろと治療について聞いており，内服薬を開始したら一生飲み続ける必要があるので，内服薬は避けたいといっている

2 臨床推論

Q Tさんの健康課題を明らかにし，臨床推論サイクルに沿って目標を設定してみましょう．

ⓐ 患者状況の検討	
ⓑ 手がかり・情報の収集	
ⓒ 情報の分析	
ⓓ 問題の明確化	
ⓔ ゴールの設定	
ⓕ 介　入	
ⓖ アウトカムの評価	
ⓗ プロセスを振り返りながらの学習	

🌸 まとめ 🌸

　臨床推論は，多岐にわたる複雑な課題を抱えている臨床現場において，臨床判断を行うために大切な考え方である．その能力向上には，日常的に臨床推論を用いて実践することが欠かせない．実践しながら，自らを振り返り，その考え方に「偏りがないのか」「偏見はないのか」「常に公平に物事をみることができているのか」を確認する．これは，看護師本人の能力向上のためだけでなく，患者の安全，ひいては医療の質向上においても重要となる．

参考文献

1) Murphy JI：Using focused reflection and articulation to promote Clinical Reasoning：an evidence-based teaching strategy. Nurs Edu Perspect, 25(5)：226-231, 2004.
2) Aiken LH, Clarke SP, Cheung RB, et al：Educational levels of hospital nurses and surgical patient mortality. JAMA, 290(12)：1617-1623, 2003.
3) New South Wales(NSW)Health Patient Safety and Clinical Quality Program：3rd report on incident management in the NSW Public Health System 2005-2006, NSW Department of Health, Sydney, 2006.
4) Levett-Jones T(Ed)：Clinical Reasoning：learning to think like a nurse, Pearson, Frenchs Forest, 2013.

(塚本容子)

3 トリアージ

学習目標

1. トリアージとは何かを知る
2. プライマリ・ケアの臨床現場におけるトリアージについて理解できる
3. プライマリ・ケアの臨床現場におけるトリアージシステムについて理解し，そのシステム構築に何が必要なのかを知る
4. プライマリ・ケアにおけるトリアージのプロセスを知る
5. ④を効果的に実施するために必要な知識・経験について理解する
6. トリアージした内容をほかの医療従事者に伝えたり，医療の質を保証したりするために適切に記録できるよう，その外枠を理解する

必要とされる看護技術

- 臨床推論の知識（Ⅲ-2：p.146 参照）
- 効果的に患者および家族から情報を得るためのコミュニケーションスキル
- トリアージを適切に行うための、病態生理学の知識・ヘルスアセスメントのスキル・臨床薬理学の知識
- 教育力（スタッフへの教育，患者および家族への教育）

A トリアージとは

トリアージとは，患者の重症度に基づき，治療の優先度を決定して選別を行うことである．トリアージという言葉は，フランス語の動詞である「trier」が由来で，「分類する」という意味である．ナポレオン時代の公衆衛生局長官が戦場で負傷した兵の「トリアージ」を指示したことが，初めて行われたトリアージとされる[1]．言葉の由来どおり，従来は患者の急変時や緊急時に行うことが多かったが，医療の提供の場が多様化してきており，トリアージは必ずしも重症の患者に対して行うだけのものではなくなっている．

看護師は，患者への最前線のケア提供者として，さまざまな臨床の場や状況下でトリアージを担う．救急外来などでは，重症患者に対して，治療の優先度を決定するためにトリアー

ジを行う．プライマリ・ケアを提供する臨床現場，たとえばクリニックや病院の外来，在宅医療でも，「患者急変時」に対応する場面もあれば，患者から「包丁で手を少し切ったけれどどうしたらよいか」といった必ずしも生命にかかわらないような健康相談を受けることもある．また，軽微な症状の場合，「病院に行ったほうがよいのか，自宅で様子をみたほうがよいのか」という質問もされる．さらに，患者の状態を直接対面で観察しながらトリアージするケースもある一方，電話で話すだけのこともある．

　救急外来とは異なり，プライマリ・ケアにおける主たるトリアージの目的は，**患者が必要としている適切な医療を提供できる臨床スタッフにつなぐこと**である．患者急変時を含めて，その時点で患者に必要な医療が提供できるように判断を下す．簡単そうに聞こえるが，実は高度な臨床実践である．とくに，患者の状態が急変したときに行うトリアージでは，短時間での適切な判断が求められる．急変時の対応として考えられる状況には以下のようなものがある．

- 予期しない状況への対応
- 限られた資源
- 家族を巻き込んでケアを提供する場合がある
- 状況によっては，1人の患者ではなく，複数の患者を対象とする
- 患者の重症度，既往歴などが不明な場合もある

　このように状況が複雑であるため，急変時のトリアージは，知識・技術をもった看護師が対応すべきである．また看護師の高い自律性が問われるため，十分な病態生理学，身体アセスメント，薬理学，心理社会面のアセスメントなどの知識を統合し，それらを意識した臨床現場での実践を心がけたい．

　本項では，トリアージに関する知識・技術を学ぶことができるように，実際の臨床現場で起こり得る症状を取り上げながら，どのようにトリアージしていけばよいのか，またその際のアセスメントの外枠を説明する．加えて，アセスメントの方法だけでなく，アセスメントした内容を，医師を含むほかの医療従事者と情報共有するために必要となる記録の方法についても解説する．

B 「トリアージ」のプロセスとポイント

i トリアージのプロセスにおけるゴール

　まず，トリアージのプロセスにおけるゴールを明確にしておく．

　必要なデータを収集し，患者が現在置かれている緊急度を判断し，何が必要なのかを明らかにしたうえで，患者および家族の理解を得ながら必要な医療を提供できるようにする．なお，通常はこのプロセスを5分以内に行う．

III 疾病予防と疾病管理

トリアージを行うためのプロセスには，いくつかの枠組みが存在する．トリアージのなかでも最も重要となるのは，患者の重症度を把握することである．そのため，まず，救急外来でよく使われる救急重症度指標(emergency severity index：ESI)を用いたトリアージについて説明する．

ii ● ESI

ESIとは，アメリカの医療研究・品質調査機構(Agency for Healthcare Research and Quality：AHRQ)が取りまとめ，作成したもので，2012年に改訂されている[2]．ESIトリアージのアルゴリズムでは，図III-3-1[2]に示したとおり，重症度をレベル1〜5に分類している．レベル1が最も重症，レベル5が最も軽症の患者カテゴリとなる．レベル1の場合はすぐに救急救命処置を，レベル2はただちにドクターコール(医師への連絡)が必要となる．レベル3〜5と判断されたら，患者に現在の症状，既往歴，内服している薬剤などをたずね，時間をとって患者の症状を評価する．

初めの救命救急の部分(図III-3-1 A)は，VIII-3 (p.441)を参照されたい．

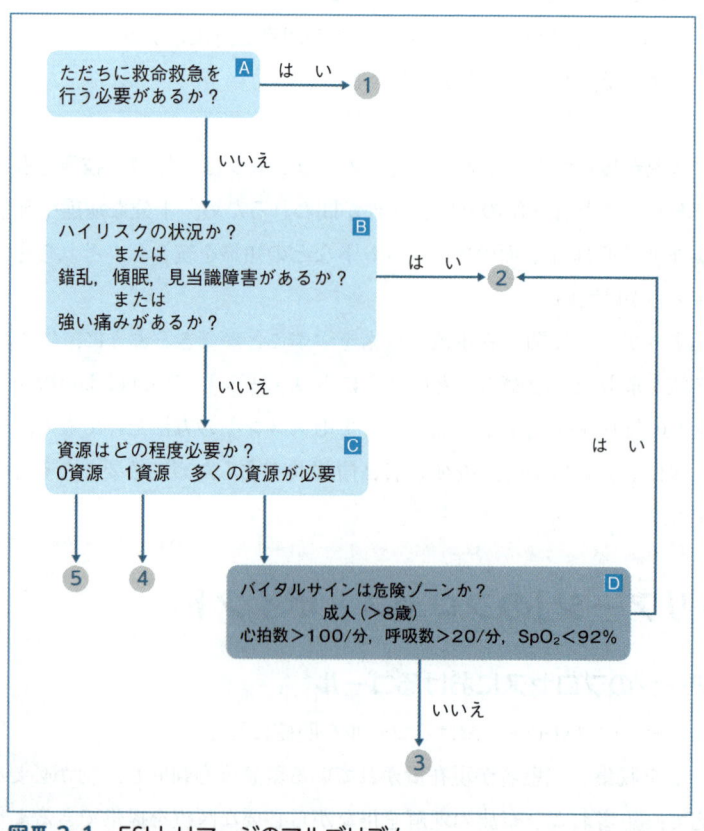

図III-3-1 ESIトリアージのアルゴリズム

(文献2)より作成)

次の**B**は，患者がどの程度待つことができるかを判断するための基準である．ハイリスクの状況であるか否かは，看護師の経験に裏打ちされた直感を活用しながら判断する．ハイリスクの状況としては，「①患者の心停止の可能性があるか」「②四肢を失う危険があるか」「③臓器に重篤な異常が起こり得るか」を吟味する．**一般的に，「突然始まった」重篤な症状はハイリスクと考えてよい**．表Ⅲ-3-1に，プライマリ・ケアの臨床現場で遭遇するようなハイリスクの状況をあげ，判断とその根拠を説明する．なお，**強い痛み・症状があるかどうかは，必ずスケールで聞くことが重要である**．一番痛い痛みを10として，現在の痛みはどれくらいかをたずね，7以上であれば「ハイリスク」と考える．その他，**意識レベルの変化として，錯乱，傾眠，見当識障害がある場合も「ハイリスク」**に分類する．

図Ⅲ-3-1 **C**では，資源（リソース）の必要度から重症度を振り分ける．ここでいう資源については以下にまとめる．

- 検査：血液検査，尿検査，心電図，X線検査，CT・MRI検査，エコー検査
- 輸液：静脈ライン，静脈・筋肉注射
- 他科へのコンサルテーション：脳外科，外科，精神科など
- 処置：一時縫合などの単純な処置（＝1つの資源活用とカウントする），セデーションなどの複雑な処置（＝2つの資源活用とカウントする）

図Ⅲ-3-1[2]に示したESIをもとにプライマリ・ケアの現場での対応をまとめると，以下のようになる．

①emergent（緊急→①，②）：プライマリ・ケアの臨床現場では，できる限りの対応を行いながら，患者を救急外来に送る必要がある．

②urgent（急を要する→③，④）：この状況にいる患者に対しては，その臨床現場の資源状況により，対応できる場合と対応できない場合が出てくる．自身の勤務している施設において，どのような医療が提供できるのかを把握しておくことが求められる．万が一，対応できないようなら，ほかの施設に送る必要が出てくる．

③non-urgent（急を要しない→⑤）：一般的な患者の症状アセスメントのプロセスを用いて，状況を確認する時間的余裕がある．トリアージのプロセスは終了し，症状アセスメント（Ⅲ-2：p.146参照）を開始する．

表Ⅲ-3-1 ハイリスク状況の例とその根拠

訴えの部位	主　訴	ハイリスクの状況か否か
腹部	22歳，男性．腹部全体の痛み，悪心・嘔吐あり．下痢×3日．バイタルサインは安定	否→急性胃腸炎の症状であり，急性腹症は考えにくい
腹部	45歳，女性．排便時，トイレットペーパーに少量の血液が付着．痔核の既往あり	否→痔核の既往があり，血液量も少量であるため
腹部	55歳，女性．吐血あり，頻脈	ハイリスク→吐血から消化管出血が考えられる．また，頻脈ということで急変することもあり得る
循環器	35歳，女性．急な動悸，心拍数160/分，血圧120/70mmHg	ハイリスク→急な動悸心拍数160/分という点から上室性頻拍と考えられる
循環器	35歳，女性．急な動悸，不安感，心拍数90/分，血圧120/70mmHg	否→心拍数90/分ということから循環器の異常は考えにくい
循環器	65歳，女性．呼吸困難感，胸部の不快感が3時間前から始まった	ハイリスク→急な症状出現から急性心筋梗塞の可能性あり
循環器	45歳，男性．倦怠感，咳嗽時の胸痛，湿性咳嗽，発熱と悪寒．これらの症状が4日前から出現	否→4日前から症状が出現ということで，急変は考えにくい．胸痛を訴えているが，循環器由来というより呼吸器に関連した痛みと考える
眼	65歳，女性．突然の視力低下	ハイリスク→これらの情報だけだと原因はわからないが，突然の視力低下はハイリスクと考える
眼	22歳，男性．喧嘩の最中に拳によって眼周囲に怪我を負い，目を開けることができない	ハイリスク→眼球外傷の可能性あり
泌尿器	22歳，男性．突然の左睾丸の強い痛み	ハイリスク→精巣捻転症（緊急手術を要する）の可能性あり
泌尿器	29歳，女性．排尿時の焼けるような痛みと頻回の排尿が3日前から始まった	否→症状から尿路感染症と考えられる
精神	19歳，女性．暴れ，叫んでいる	ハイリスク→他人，および自分に危害を加える可能性あり
精神	22歳，女性．自殺企図あり	ハイリスク→とくに具体的な自殺企図がある場合には要注意
精神	52歳，女性．不安感があり，ストレスも強い．自殺企図はない．意識清明	否→自殺企図なく，意識清明
神経	35歳，女性．強い頭痛，発熱38.6℃	ハイリスク→髄膜炎の可能性
神経	55歳，男性．急な激しい頭痛	ハイリスク→急な激しい頭痛ということで，クモ膜下出血の可能性あり
神経	33歳，女性．右手の第1，2指にピンで刺されたような痛みあり．痛みは，1ヵ月ほど前から始まっている	否→症状が1ヵ月前から始まっていることから，ハイリスクではないと考える
がん	40歳，女性．リンパ腫のため，化学療法を受けている．発熱が38.8℃	ハイリスク→好中球減少が考えられ，易感染状況のため
がん	60歳，女性．乳がんのため放射線療法を受けている．包丁で指を切ったが，すぐ出血は止まった	否
呼吸器	20歳，男性．やせ型．激しく咳をした後，突然の呼吸困難	ハイリスク→気胸が考えらえる
呼吸器	25歳，男性．喘鳴あり．SpO$_2$は98%．呼吸数18/分	否．SpO$_2$も高く，呼吸数も安定している
その他	40歳，女性．血糖のコントロール不良の糖尿病患者．嘔吐が2日前から続いている	ハイリスク→ケトアシドーシスの可能性があり，緊急の検査および評価が必要
その他	69歳，男性．透析を受けている．脱力感，めまいの訴え	ハイリスク→透析患者ということで，電解質異常，とくに高カリウム血症が疑われる

表Ⅲ-3-2　トリアージシステムの例（事務職員と看護師間の取り決め）

①受付にサインを出しておく
　例：発熱・咳嗽・発疹のある人は，受付に申し出てください
②サインをみて，申し出のあった場合は，受付の事務職員が看護師を呼ぶ
③申し出はないものの，一目みて明らかに体調が悪い様子（今までは自力での歩行が可能だったが現在は不可能，痛みのために顔を歪めているなど）を観察した場合は，看護師を呼ぶ
④本人から体調が悪く，早く診てもらいたいと申し出のあった場合は，受付でやり取りをするのではなく，看護師を呼ぶ

C 臨床現場におけるトリアージシステム

　トリアージは，医師や看護師をはじめとした医療従事者の専売特許ではない．たとえば，クリニックなどでは事務を担当する受付担当者が患者のファーストコンタクトとなる．その際，患者の具合が非常に悪い様子であれば，患者の体調を配慮し，すぐに看護師や医師を呼ぶという対応が求められる．これもトリアージであり，このような対応を可能にするためには，各現場の状況に合わせたトリアージシステムの構築，つまり現場での取り決めを考えておくことが望ましい．同時にその取り決めが遂行できるように，看護師は他職種に対する教育を担う役割がある．

　参考までに，筆者が勤務していたクリニックでの1例を**表Ⅲ-3-2**に示す．このトリアージシステムを構築するに際して，勤務するスタッフ一同で話し合い，各役割を確認したうえで実施に至った．そして，実施していくなかで不具合が生じたら，その都度話し合いの場を設け，修正していった．このプロセスにおいて最も問題となったのは，患者が電話で自身の状況を説明せずに，「今すぐ医師に診てもらいたい」といった際の対応であった．この問題への対処として，患者への教育を行った．具体的には，初診時に，クリニックでの受診までの流れを説明するようにした．急な体調の変化があったら，急変時専用のホットライン（そのためだけの電話番号）に連絡して詳細な状況を伝えてもらい，そのうえでクリニック側が緊急度を判断し，必要であれば急な予約などの対応をする旨を明確にしている．さらに，緊急度の判断基準についても患者に説明していくようにしたところ，前述のような問題が生じることはほとんどなくなった．これはトリアージシステムだけの課題ではなく，臨床現場における管理にもつながることであるので，ぜひシステムの構築を検討してほしい．

D 効果的トリアージに求められる能力

　適切なトリアージが行われないと，患者の生命の危機に直結する．そのため，看護師として日々研鑽を重ねる必要がある．能力開発のための方法として，紙面上の学習だけでは十分でない．次に，トリアージについて学べるコースおよび必要な知識・技術をまとめる．

- コース:「日本ACLS協会」が提供しているBLSヘルスケアプロバイダーコースおよび，ACLSプロバイダーコースの受講
- 知識・技術：病態生理学・ヘルスアセスメント・薬理学の知識，対人関係のスキル，コミュニケーションスキル，必要な情報を統合するスキル（これは一部臨床推論のスキルと重なる），必要情報をもとに短時間で意思決定を行うスキル，多重課題をこなすスキル，スタッフ・患者への教育を行うための知識・技術，チームメンバーの一員として協働できるスキル，ストレス下で判断を下すことのできるスキル，ほかの人に仕事を割り振ることのできるスキル，リーダーシップ

多くの知識・能力をあげているが，これらを1度にすべて獲得する必要はなく，日々目標をもって研鑽していくことが重要である．

E トリアージの記録

トリアージにおいて，何をアセスメントし，どのような対応を行ったかを記録に残すことは重要である．以下に最低限必要な記録項目を記す．

- 患者の名前，およびつき添いなどがいれば本人との関係
- 直接対応したのか，電話での対応なのか．電話での対応の場合，患者本人からの連絡なのか，それとも家族などからか
- 対応した年月日と時間
- 主　訴
- 症状・状況の詳細
- 既往歴・内服薬
- 対応内容
- 対応内容を決定した根拠
- 対応したが改善しない場合はどうするのか

項目だけ示したのではイメージがつきにくいかと思うので，表Ⅲ-3-3に実際の状況からどのように記録するのか，例をあげておく．

記録については，チーム内での情報共有という意味でも重要であるが，万が一，患者に有害事象が起こった際にも役立つ．つまり，医療従事者として適切な対応をとったのかどうかの判断は記録に委ねられるところが大きく，自身を守るためにも必要といえる．

表Ⅲ-3-3　トリアージの事例と記録

- 2015年12月15日，14：00頃，Aクリニックで勤務しているS看護師に電話相談があった
- 相談者は24歳，女性で，普段は喘息が悪化すると受診している（年2〜3回程度）
- 前夜から腹痛が始まり，様子をみていたが，徐々に痛みが増強してきている．現在は勤務先だが，これから受診したほうがよいかと相談された
- 痛みの部位は，右下腹部〜臍部．痛みの程度は，一番痛い痛みを10とすると7程度．便秘はないが，前夜少量の軟便があったという
- ⇒痛みが増強している，また痛みも強い（7/10）ので，すぐにクリニックに来てもらうように伝え，担当の医師にもその旨を知らせた

↓

【実際の記録】
2015年12月15日，14：00頃，患者（24歳，女性）本人により，仕事場からクリニックへの電話相談あり．S看護師が対応
主訴：右下腹部〜臍部にかけての腹痛
症状の詳細：昨夜より腹痛が始まり，持続的に増悪している．ペインスケールにて，現在は7/10．排便・排尿に問題はない．今すぐ，受診したほうがよいかという相談を受けた
対応：今すぐ受診するように本人に伝えた．同時に，担当医にもこれから受診の旨を知らせる
対応の根拠：若い女性の腹痛．消化器疾患も考えられるが，婦人科の対応も必要かもしれない．痛みは7/10と強いが，非常に強いというわけではない．電話で話していても，痛みのために会話が続かないということはなかった．まずは，クリニックを受診してもらい，診察をしてから今後について決めてもよいと判断した
万が一の場合の対応：クリニックに来ることができない場合や，クリニックで受診する前に我慢できないほどの痛みが出現した際には，すぐに救急外来を受診するように患者に伝えた

　　　　　　　　　　　　　　　　　　　　　　　　　　　　　　　　　　　　　　○○クリニック　看護師　S

事例で実践してみよう！

事例：Kさん，91歳，女性．息子さんの車にて，かかりつけ病院の外来を受診．息子さんによると，Kさんはいつもと様子が違うという．Kさんは車椅子を使用しており，通常は車から車いすへの移乗に問題はなく，ほぼ自立でできていたが，今日はかなりの介助が必要であった．息子さんが外来の受付担当者に状況を話し，プライマリ・ケア看護師であるあなたが対応することになった

息子さんと話すと，Kさんは3日前に転倒し，右の腰あたりに内出血があることがわかった．その部分を押すとかなり痛みを訴える．「車椅子に座っているときには痛くない」ということは本人に確認がとれたもののペインスケールでどの程度痛むかは答えられなかった．Kさんには軽度の認知症があり，自分の状況をうまく伝えられないときもあるという情報は得ている．バイタルサインは，体温36.0℃，血圧150/90mmHg，心拍数88/分（整），呼吸数20/分であった

- **Q1** 今回紹介したESIを用いず，まずはあなたの感覚でトリアージしてみてください．
- **Q2** KさんをESIのアルゴリズムでトリアージすると，レベルはどれに当たりますか？
- **Q3** その理由をあげてください．
- **Q4** Kさんをトリアージした結果，どのように対応しますか？
- **Q5** トリアージして対応した内容を記録してみましょう．

まとめ

以上，プライマリ・ケアにおけるトリアージについて説明した．看護師は，日常的にさまざまな状況下でトリアージを行っている．「トリアージしている」という認識があるかどうかは別であるが，このトリアージはすべて臨床推論を基盤にしている．本項とあわせて，Ⅲ-2（p.146）を参考にしていただき，適切なトリアージができるようになれば幸いである．

参考文献

1) Robertson-steel I：Evolution of triage systems. Emerg Med J, 23（2）：154-155, 2006.
2) Gilboy N, Tanabe P, Travers D, et al：Emergency Severity Index（ESI）：A triage tool for emergency department Care. Agency for Healthcare reseach and quality（AHRQ）, Ver.4, 2014.
・Zimmermann PG, McNair RS：Triage essence and process. Triage Nursing Secrets, Zimmermann PG, Herr R（Eds.）, Mosby, St Louis, p.3-14, 2006.
・Funderburke P：Exploring best practice for triage. J Emerge Nurs, 34（2）：180-182, 2008.

（塚本容子）

4 患者教育と行動変容

学習目標

① 患者教育に関する理論について学ぶ
② 行動変容を促すための理論について学ぶ
③ コーチング技法，動機づけ面接法について学ぶ
④ 集団教育と個別教育の特徴・違い・展開の方法について学ぶ

必要とされる看護技術

- 行動変容を促す個別面接（動機づけ，セルフマネジメント教育，コーチング）
- 集団教育

A プライマリ・ケアにおける患者教育を実施するうえでの課題

　慢性疾患には，心疾患，脳卒中，糖尿病といった生活習慣に関連して発症するものや，全身性エリテマトーデス，再生不良性貧血などの難病，死因第一位の悪性新生物，長期にわたって管理の必要な感染性疾患などがある．これらは，いったん発症すると治療の継続が必要で，身体的，心理・社会的，経済的負担が長く続き，生活習慣の是正やライフスタイルの変更を余儀なくされるという特徴がある．患者は，毎日の生活のなかで慢性疾患の管理を求められるが，家族や医療者の支援なしでは自己管理を長期的に実践していくことは難しい．プライマリ・ケア看護師は，患者一人ひとりの人生や生活を尊重し，患者が主体となって病状や症状をマネジメントできるように，患者・家族へ教育的支援を行うことが求められている．また，慢性に経過する疾病に限らず，風邪を含む感染症に頻繁に罹患する，事故を頻繁に起こすなど，一過性にみえても，基本には修正すべき行動が含まれることもあるので，これらに関する患者・家族教育も重要となる．

B　プライマリ・ケアにおける患者教育を実施するうえでの看護師の役割

　患者が主体的にライフスタイルの改善に取り組めるように，看護師は面接技法を身につけ，健康行動理論を用いて，一人ひとりの学習レディネスに合わせたプログラムを組み，療養行動獲得のための教育支援を行うことで，以下を達成する．

①患者が自らの健康を維持する（または悪化を予防する）ための行動変容とその維持ができること
②患者が自分の疾患のセルフマネジメント技術を習得し，疾患の発症や進行を予防すること
③患者が健康維持のための療養行動と新たなライフスタイルを獲得し，QOLの維持・向上を図ること

C　プライマリ・ケアで必要な患者教育とは

　患者は疾患に罹患すると，生活習慣の変更を余儀なくされるが，それまでの習慣を変えることは容易ではない．看護師は，①成人の学習スタイルに沿った教育支援方法を学び（成人教育），②患者が再発や急性増悪，合併症を予防するための専門知識や技術を習得したいと能動的に思えるように動機づけ面接を行い，③患者が病状や症状を自己管理（セルフマネジメント）できるよう支援し，④健康行動理論を用いて介入することで，患者の行動変容を促す．プライマリ・ケア看護師には，患者の危険な行動（性行動や飲酒行動，自傷など）や，急性増悪，合併症を予防し，在宅療養を継続させ，患者のQOLを維持・向上させる支援を行うことが求められている．

i　成人教育

　患者教育では，これまでは，医療者が患者へ専門的知識や技術を"指導する"方法がとられることが多かった．しかし最近は，生活習慣改善のための行動を患者自身が学習することを支援する「学習援助型教育」が望ましいという方向に変化してきている．

a. コンプライアンスとアドヒアランス

　コンプライアンス（compliance）とは，医療者が治療や療養法について指導したことに患者が従うという受動的な行動といわれる[1]．一方，アドヒアランス（adherence）は，患者が医療者の推奨する方法に同意して，服薬，食事療法，ライフスタイルの改善を実行することと定義されており[2]，医療者にはアドヒアランスを高める支援が求められている（**表Ⅲ-4-1**）[1,2]．

表Ⅲ-4-1 コンプライアンスとアドヒアランス

	コンプライアンス	アドヒアランス
定義	養生法や治療法を指示どおり守る受動的な行動	養生法や治療法に同意して，それを遵守するという能動的な行動
医療者と患者の関係	医療者が指示をして，患者が従う（推奨される指示に調和しない行動をノンコンプライアンスという）	パートナーシップを築き，必要な療養法の知識や技術を提供し，患者が納得して能動的に実践できるよう支援する

（文献1, 2）より作成）

表Ⅲ-4-2 ペダゴジーとアンドラゴジーの比較

	ペダゴジー	アンドラゴジー
学習スタイル	依存的で，カリキュラムや教科書に沿って，集団で教師からの伝達によって学ぶ	生活上の問題解決・課題達成が中心的．自己の経験に基づいて自己決定し，教師と相互信頼の関係のもとで学習を進める
動機づけ	外部からの賞罰による	内的な誘因・好奇心

b. ペダゴジーとアンドラゴジー

ペダゴジー（pedagogy）は子どもを指導する技術や科学，アンドラゴジー（andragogy）は成人の学習を援助する技術と科学と定義されている[3]（**表Ⅲ-4-2**）．成人患者に対しては，成人学習理論の考え方に沿った教育方法を用いることで，患者が療養法を理解して能動的に実践し，病状を悪化させないことにつながる．

ⅱ・セルフマネジメント

病気になると，治療のための服薬や定期受診とともに，食事や運動などの生活習慣の改善が求められる．予後に対する不安を抱き，抑うつ的な気分になることもあるが，家庭や社会生活を維持しなくてはならない．セルフマネジメントとは，患者が自分の自覚症状やデータ，ストレス状況をアセスメントして，病気によって生じる治療，社会生活，感情について自己管理する方法を身につけることである[4]．

> ①治療の管理：治療方針について医師と話し合い，服薬，食事・運動療法などの管理を行う
> ②社会生活の管理：病気と折り合いをつけながら，仕事や家事・育児など，生活のなかでの役割をとる
> ③感情の管理：病気に伴って生じる怒りや無力感，不安などと向き合い，対処する

看護師は，患者が病気に伴って経験するさまざまな問題に対して，病気と生活の折り合いをつけて，患者自身でマネジメントできる力をつけるように支援する．自己管理をしていくうえで身につけるべき管理方法に，①症状マネジメント，②徴候マネジメント，③ストレスマネジメントがある．

a. 症状マネジメント（自覚症状と上手につきあう）

　自分の症状と折り合いをつけて生活する方法を身につけることである．患者が自分の症状を理解し，症状出現時の対処方法を学ぶための看護師の支援方法としてLarsonら[5]が開発した症状マネジメントの統合的アプローチ（Integrated Approach to Symptom Management：IASM）がある[5,6]．以下にそのプロセスを示す．

- 患者が体験している症状についての生理的・病理的・心理的変化がどのような形で現れているのかを把握する．
- 患者が症状をどのように認知し，評価しているのか，症状にどのように反応しているのかについて，患者の体験とその意味を理解する．症状に対する反応として，精神的サイン（怒りっぽくなる，イライラしているなど），身体的サイン（顔面蒼白になる，震えるなど），情緒的サイン（不機嫌になる，抑うつ的になるなど）を観察する．
- 症状出現時に患者がとっている行動が，積極的な方略か（いろいろな工夫を行っている，専門職や家族を活用している），消極的な方略か（じっとしている，我慢する，行動を縮小する）を捉える．方略の内容が理にかなったものであるか，症状のメカニズムに反していないか，また，患者が症状マネジメントをどのレベルまでにしたいと考えているかについて分析する．
- 患者が症状を効率的・効果的にマネジメントするために，看護師は患者に，①必要な知識を提供し，②基本的技術を習得してもらい，③患者が行えたことを承認したり，できるように励ましたりする．
- 効果的な症状マネジメントの結果として望まれることは，①患者の症状の改善（発生頻度や強度の軽減など），②症状マネジメントによるセルフケア能力の向上，③患者の機能の向上あるいは維持，④患者のQOLの向上あるいは維持である．介入後，効果がみられない場合は，その原因を探索し，問題解決に努める．

b. 徴候マネジメント（データと上手につきあう）

　徴候マネジメントとは，客観的データや徴候（サイン）の意味を知り，それに対処することである．疾患の増悪はセルフモニタリングを身につけることにより予防できることを理解してもらう．患者は日々，血圧，脈拍数，体重，血糖測定や摂取カロリー，万歩計の数値などをチェックし，手帳に記録することで，自分の状態を知る（セルフモニタリング）．血圧や体重の測定値に逸脱がみられた場合，安静にする，医療機関に相談する，または早期受診をするなどの対処方法がとれるようにする．

c. ストレスマネジメント（ストレスと上手につきあう）

　ストレスマネジメントとは，自分のストレスについて知り，適切な対処法を実践することでストレスと上手につきあっていくことである．ストレス状況，ストレス反応，人間関係にうまく対処することができれば，ストレスマネジメント力を高められる．以下にストレスとうまくつきあっていく方法を示す．ストレスへの対処にはさまざまな方法があるが，適切な方法を選んでストレスに柔軟に対処できるように援助する．

① ストレッサー（ストレス源）の量を減らす：刺激統制法

自分にとってストレスになっているものや環境をコントロールすることを「刺激統制法」という．糖尿病で食事制限があるが，間食をやめられずにストレスになっている場合，職場や自宅で「目に入る範囲に食べ物を置かない」ことや，外食，飲酒の機会となる宴会などへの参加を減らすといったことがあげられる．

② ストレッサーの受け止め方を変える：認知療法

ストレスを減らすことが難しい場合には，ストレスの受け止め方を変えるよう支援する．「認知療法」とは，認知（ものの捉え方，考え方）に働きかけて気持ちを楽にする方法で，その人の偏った考え方を変えていくことにより問題を解決していく．うつ，過食症などの治療のほか，不安や怒りといった感情の問題，対人関係の問題などのストレスマネジメントにも用いられる．

自動思考とは，ある特定の状況下で脳裏に現れては消える思考のことで，なかには極端なものの考え方や受け取り方（認知の歪み）がある．これに対して，ものごとには別の見方や考え方があることを知り，気分の落ち込みを和らげ，今までに陥っていた自分の健康に悪影響を与えている行動を避け，新たな行動をとってみるように働きかける（表Ⅲ-4-3）[7]．

表Ⅲ-4-3 特徴的な自動思考（認知の歪み）の例と適応的思考

認知の歪み	定義	例	適応的思考
根拠のない決めつけ（飛躍的推論）	証拠が少ないままに思いつきを信じ込む	メールの返事がなかなかこないときに，「相手にとって嫌なことを書いたから，機嫌を損ねたのか」と自分勝手に意味づけしてしまう	メールの返事がなかなかこないのは，相手が忙しいのか，気がついていないのかと考える
白黒思考	灰色（あいまいな状態）に耐えられず，ものごとを白か黒か（全か無か）という極端な考え方で割り切ろうとする	カロリー制限が守れず，減量できないと，「台無しになった」と感じて食事療法を放棄し，「自分はダメだ」と落ち込む	カロリー制限が守れない日があっても，翌日から再度制限を行う，またはカロリー超過の量を減らすようにする
部分的焦点づけ	自分が着目していることだけに目を向け，短絡的に結論づける	与えられたプロジェクトについて，全体的には成功しているのに，一部うまくいっていないところしかみえなくなる	うまくいっているところを振り返り，それによって全体的には成功しているということに目を向けるようにする
過大・過小評価	自分の関心があることは拡大して捉え，反対に自分の考えや予想に合わない部分はことさらに小さくみる	ほんの些細な失敗で，すべてが台無しだと大げさに考え，自分はダメな人間で役立たずだと自分を責める	失敗は避けられないこともあるため，次回は失敗しないように注意して取り組もうと考える
べき思考	「こうすべきだ」「あのようにすべきではなかった」と過去のことをあれこれ思い出して悔やんだり，自分の行動を自分で制限して自分を責める	家事が十分にできない自分をみて，「主婦なら家事を完璧にするべき」と責める	仕事をしているから，家事が完璧にできなくても仕方ないと考える
極端な一般化	少数の事実を取り上げ，すべてのことが同様の結果になるだろうと結論づける	食事療法がうまくできず，血糖コントロール不良の際，過去の失敗を思い出して，自分はいつも失敗すると考える	食事療法がうまくできて，血糖コントロールが良好であった過去にも目を向け，方法を変えてもう1度やってみようと考える

（文献7）より作成）

③対処行動を変える：行動療法

ストレスを感じたときにとっている対処行動を変える．「行動療法」とは行動面に働きかける方法で，自分に不利益を及ぼしてしまっている行動が「癖」や「習慣」になっているのを変えていくことである（イライラしたときの対処法を間食からレクリエーションに変えるなど）．

④ソーシャルサポートの力を借りる

ソーシャルサポートとは，社会的関係のなかでやりとりされる支援のことで，家族を含めた自分の周りの人からサポートされると，健康行動を維持しやすくなったり，ストレッサーの影響を緩和できたりするという働きがある．ソーシャルサポートには，情緒的サポート（共感や愛情の提供，励まし，そばに寄り添う）や，道具的サポート（形のある物やサービスの提供，その人が資源を手に入れることができるような情報や助言を与える）といった支援方法がある．

D 健康行動理論

健康行動理論とは，行動科学を基盤とした理論で，人が健康によい行動を行う可能性を高める要因を示す考え方である．

i 健康信念モデル

a. 健康信念モデルとは

健康信念モデル（ヘルスビリーフモデル）は，RosenstockやBeckerらによって開発された，病気予防のための健康行動を理解・説明するモデルである[8]．健康行動は，次の4つの信念から決定される．

①罹患性：自分は病気にかかりやすいという自覚
②重大性：病気にかかると重大（重症）なことになるという自覚
③有益性：健康行動をとることで得られるプラス面の自覚
④障　害：健康行動をとるときに生じるマイナス面の自覚（行動による障壁や支障，負担）

自分が病気にかかりやすいと認識する「罹患性」と，その病気になると重大な結果を引き起こすかもしれないと考える「重大性」の両方を自覚すると，それを「脅威」と捉え，「危機感」を感じる．健康行動をとると，病気にかかりにくい，または重大な結果を避けられると信じ（有益性），その行動によってもたらされる利益が，行動をとることで被る損害や負担（障害）を上回ると考えたとき，人は病気を回避し，健康状態を維持・向上しようとして行動に移す（図Ⅲ-4-1）[8,9]．

危機感に影響するものとして「行動のきっかけ」がある．これには，自分で病気の症状を自覚すること（内的きっかけ）や，医療者からの勧め，マスメディアからの情報，家族や友人が

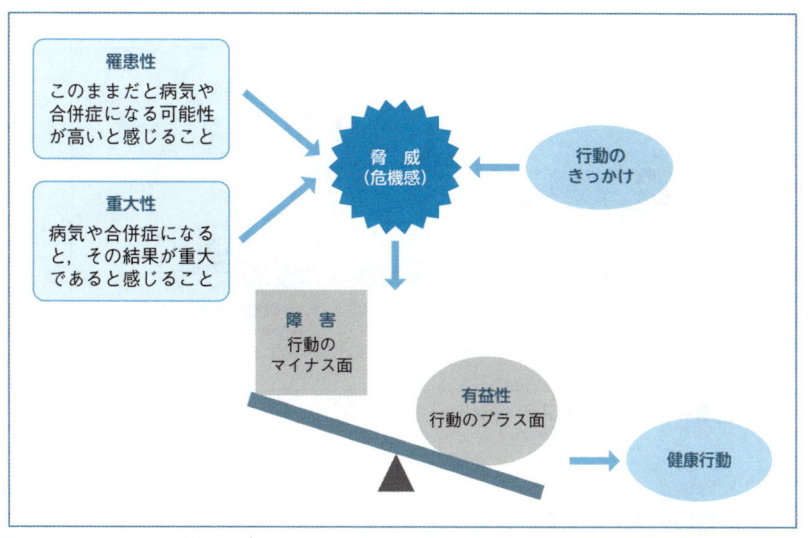

図Ⅲ-4-1 健康信念モデル　　　　　　　　　　　　　　　　　　　（文献8, 9)より作成）

表Ⅲ-4-4　行動変容の5つのステージ

無関心期	6ヵ月以内には行動を変える気がない時期
関心期	6ヵ月以内に行動を変える気がある時期
準備期	1ヵ月以内に行動を変える気がある時期
行動期	行動を変えて6ヵ月以内の時期
維持期	行動を変えて6ヵ月以上が経った時期

（文献10)より）

実際に病気にかかること（外的なきっかけ）などがある．これらは危機感を強め，健康行動を起こすきっかけになる．

b. 健康信念モデルを活用した介入方法

本モデルは，生活習慣病に起因する慢性疾患患者への行動変容の動機づけにも応用できる．看護師は，患者の健康に対する信念を聴取し，「罹患性」や「重大性」の自覚を高め，健康行動に対する「障害」の実感を少なくし，「有益性」の実感を強めるように介入を行い，行動変容を支援する．

ⅱ●変化のステージモデル

a. 変化のステージとは

変化のステージモデル（transtheoretical model）は，ProchaskaとDiclementeによって提唱されたモデルで，人が自分の健康行動を変えてそれを維持するには，5つのステージを経ると考えられている（**表Ⅲ-4-4**[10]，**図Ⅲ-4-2**[11]）．無関心期から始まって段階的にステージを進み，維持期に至るとされているが，無関心期からすぐに準備期または行動期に移行することもあれば，逆に前のステージに戻ってしまうこともある．

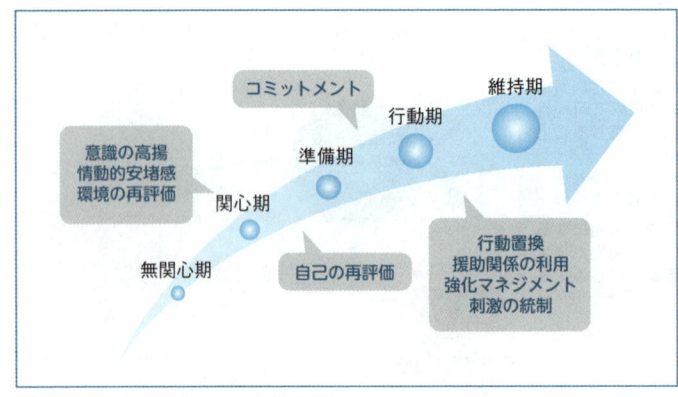

図Ⅲ-4-2 変化のステージモデル （文献11）より）

表Ⅲ-4-5 変化のステージに応じた介入方法

ステージ	特徴	介入方法
無関心期	・行動を変えようとは全く思っていない ・不健康行動や健康行動がもたらす結果について何も知らない、または不十分な情報しかもっていない	目標：患者が行動変容の必要性を自覚する 方法：病気や健康行動に対する知識を増やし、患者の考えや気持ちを表出してもらう。不健康行動を続けるリスクと、行動変容する利点を説明する
関心期	・行動を変えようとは思っているが、実行する気になれない ・行動変容によってもたらされる利点に対する意識が高まっているが、欠点にも敏感である	目標：動機づけにより、患者が行動変容に対する自信をもつ 方法：行動を変えることに対して、何が障害になっているかを話し合う。行動変容に関する情報を提供し続ける
準備期	・行動を変えようとしており、実行のきっかけをまっている ・これまでに健康教育を受けたり、本を読んだりするなど、なんらかの健康行動を起こしている	目標：患者自身が行動計画を立てる 方法：行動変容の決意ができるように、具体的で達成可能な方法を提案するなど、話し合いで行動計画が立案できるよう支援する
行動期	・行動を変えて、続いている ・健康行動を実行して一定期間継続しているが、逆戻りしやすい	目標：患者の行動変容の決意が揺らがない 方法：目標とした行動をとっていることに対して賞賛し、セルフモニタリングを継続させる。ソーシャルサポートを利用する
維持期	・行動を変えてから6ヵ月以上が経過している ・行動変容を継続できると確信しており、逆戻りすることが少ない	目標：再発予防のための問題解決ができる 方法：問題解決を支援し、行動変容を維持できるように環境づくりをする。セルフモニタリングとソーシャルサポート利用の継続

b. 変化のステージに応じた介入方法

看護師は患者に質問をして、患者がどのステージにいるかを把握し、各ステージに合わせた行動変容と維持を促す介入を行う（表Ⅲ-4-5）。

ⅲ 自己効力理論

a. 自己効力感とは

自己効力理論は、Banduraによって提唱された[12]。人はある行動が望ましい結果をもたらすと期待し（結果期待）、その行動をうまくやることができるという自信（効力予期、自己効力感）があるときに、その行動をとる可能性が高くなると考えられている。

b. 自己効力感を高めるアプローチ

自己効力感を高め，行動変容に導くための情報源を以下に示す．

① 自己の成功体験

過去に同じか，または似たような行動をうまくやることができたという経験があると，自己効力感を感じ，やってみようと思いやすい[9]．一方，達成困難な目標を設定すると，失敗して挫折することになり，自己効力感は低下する．達成することが容易な目標を患者とともに設定し，目標達成の成功体験を積めるように介入する．

② 代理的経験

自分には経験がなくても，他人の成功や失敗の様子を見聞きすることが自己効力感に影響を与える．自分と似たような状況にある人が，ある行動をうまくやるのをみて，自分にもできそうだと思うことである[9]．

③ 言語的説得

自分にはその行動をうまくやる自信がなくても，他人から「あなたならできる」といわれると，言葉による影響を受ける[9]．専門家や客観的な判断のできる人からの言葉かけが効果的である．

④ 生理的・情動的喚起

ある行動をとることで，生理的反応や感情の変化を自覚することである．ある行動をしたときに，緊張で手が震え，あせって余裕がなくなったりすると，その行動をする自信をもちにくくなる[9]．反対に，たとえば早起きをしてウォーキングによる爽快感を得たりすると，またやろうという気持ちになる．

自己効力感を高める上記の4つの情報源を活用し，「自分にもできる」という患者の自己効力感を高め，「その行動をすると気持ちよく過ごせる」との結果期待をもって，生活習慣の改善のための行動変容を促し，維持できるように支援する．

E コーチング

コーチング（coaching）とは，相手のやる気を引き出し，自発的な行動を促すためのコミュニケーション技術である[13]．その人自身がもっている潜在能力を引き出し，未来志向で，一緒に目標達成に向かう点が特徴的である．

i コーチングを活用した支援方法

a. ステップ1：目標の明確化と現状把握

患者が医師から勧められる禁煙などを実行していく際に，高すぎる目標にすると挫折感を生むため，成功体験を積めるよう，達成可能なギリギリのところをみつけ，大きな目標を小さな目標に落とし込む．そして，自分が置かれている立場や状況について，どんな認識をもっ

ているのかを引き出す．今できていることを確認すると，不足の部分がわかりやすい．現状を明確にすることで，目標と現状のギャップがみえてくる．

b. ステップ2：資源の発見

資源とは，「目標達成に使えるもの」のことで，人・物・カネ・情報・それまでの経験（成功体験や，失敗から学びを得た体験など）を指す．患者本人が資源を効果的に活用しながら，主体的に動けるようにする．

c. ステップ3：選択肢の創造・可能性の追求

目標達成のために，多くの選択肢を考え，そのなかからベストの方法を選ぶように，患者とともに検討する．いつもの方法でうまくいかない場合は，それまで試したことのない新しい方法を考える必要がある．

d. ステップ4：目標達成の意思の確認・行動の計画化

本人が意思決定できるように，いつ，どの時期に，何を，どれくらいするかという具体的なスケジュールを自分のなかで立てられているか，質問しながら確認する．

ii ● コーチングスキル

コーチングには「傾聴」「質問」「承認」「提案」のスキルがある．

a. 傾　聴

傾聴の効果的なスキルを以下に示す．

---
① 話をさえぎらずに最後まで聴く
② うなずく，相づちを打つ
③ 相手の感覚を大切にし，それを受容する
④ 話のキーワードを繰り返す
⑤ 相手の話を要約し，確認する
⑥ 相手に共感する

そして，傾聴により，相手に次のような変化が生まれる[14]．

---
① 自分はこの人に受け入れられていると確認できる
② 自分の話には価値があると自信をもつことができる
③ 自分には存在価値があると肯定することができる
④ 自分の「今」の状態を正しく理解することができる

傾聴により，相手のゴール，問題点を浮かびあがらせ，次の「効果的な質問をする」ことにつなげる．

表Ⅲ-4-6 否定質問と肯定質問

種　類	特　徴	例
否定質問	・質問のなかに否定的な言葉を多く含むため，時には相手から責められていると感じる	「できなかった原因は何？」「どうしてできなかったの？」
肯定質問	・質問のなかに肯定的な言葉を多く含むので，気持ちも前向きにシフトしやすい	「すぐにできそうなことはある？」「はっきりしていることは，何と何？」

b. 質　問

質問は，患者自身の気づきや思考の整理のために行い，患者の内なる自分を呼び起こす[14]．適切な質問によって，情報やアイデア，解決策や意欲を引き出す．コーチングで活用したい質問の種類と特徴を以下に示す．

- 「**過去質問**」と「**未来質問**」：「過去質問」は内容によっては，悲観的，後ろ向き，いい訳になるようなネガティブなアプローチになることがある．過去の成功体験を語ってもらうことで，ポジティブにゴールに向かわせることができる．「未来質問」で，患者の意識を未来や肯定的な面に向けるような質問をして，患者の自己実現を目指して前向きな行動を促す．
- 「**否定質問**」と「**肯定質問**」（表Ⅲ-4-6）：「なぜ？」で始まる「否定質問」だと，受け手が相手に詰問されていると感じてしまいやすい．これでは，自己弁護をしたり，理解されないと感じたりして，心を閉ざしてしまう．それに対し，「何が？」「どうしたら？」といった「肯定質問」に置き換えることで，患者が自分の意思で主体的に取り組んでいけるように問いかけることができる．

c. 承　認

承認とは，相手を常に肯定的に受けとめ，みて心にとまったことを言葉に出し，相手に伝えることである[14]．その人のもち味，強み，長所，進歩，成長などをよく観察して，プラス面をほめる．これにより，相手が嬉しく感じ，やる気が湧いて行動に移すエネルギーが高まる．

d. 提　案

療養方法の正しい知識を提供し，具体的なプランなどについて提案する．

F 動機づけ面接法

i 動機づけ面接とは

動機づけ面接（motivational interviewing，モチベーションインタビュー）とは，臨床心理士のミラーとロルニックらが開発したカウンセリング方法である[15]．動機づけ面接では，患者のなかにある両価性（変わりたいけど，変わりたくないという相反する気持ち）を明らかにし，その矛盾を解決する方向に患者が自ら向かうように働きかける[15]．喫煙などの習慣が健康に悪影響を与えるとわかっており，その行動をやめたいと思いながらも，行動による利点（ストレス解消など）から，行動を変えられない患者も少なくない．そうした場合でも，動機づけ面接では，患者の行動を否定したり，強制的に変容させたりはしない．動機づけ面接のゴー

表Ⅲ-4-7　行動を変える意思決定のための利益と損失を比較する対照表（例：飲酒）

飲酒を今までどおり継続する		飲酒を完全にやめる	
利　益	損　失	利　益	損　失
・気分が落ち着く ・友人と一緒に飲むのが楽しい	・家族を失う ・子どもへ悪い影響を与える ・健康を害する ・お金の浪費 ・精神機能が低下する ・仕事を失う可能性がある ・自分の時間や人生を無駄にしている	・家庭内の不和が減る ・子どもと過ごす時間が増える ・健康になる ・お金の問題が減る	・酔うのが好きなのに気分よくなれない ・友人と交流できない ・ストレス解消法がわからない

（文献15）より改変）

ルは，患者と信頼関係を築き，チェンジトーク（変化を語る言葉）を引き出し，変わることの意志を確実なものにすることである．

ⅱ ● 動機づけ面接の介入法

動機づけ面接法について，以下の4つの原理とプロセスを示す[15]．

a. 共感を表現する

「変わりたいけど，変わりたくない」という両価性は一般的な現象である．カウンセラーは，振り返りの傾聴を通して，患者の感情や意見を，裁いたり批判したり責めたりせずに，理解する（受容的態度）．受容して尊重する態度は，患者との信頼関係を構築し，患者の自己評価を高め，変化の過程を促進する．「あなたは間違っている，変わるべきである」という態度（非受容的態度）は変化を妨げる．

b. 矛盾を拡大する

患者がこうありたいと望む生き方と，現実の生き方の間にある矛盾を探り，この矛盾を拡大させる（自分の目標と行動が乖離していることに気づかせる）．次に，問題とされている行動の結果として起こる潜在的な問題や，過去の経験，リスクなどに対して患者が自ら気づくように誘導する．そして，患者がよりよい将来を描き，自身の行動を変えることの価値に気づき，現状維持の惰性に打ち勝ち，変化を選ぶことができるように支援する．

c. 抵抗を利用する

患者の変わりたくないという気持ち（変化への抵抗）に，直接的に反論しない．患者が抵抗するときは，カウンセラーが戦略を変えるべきときだと理解し，新しい見方を提案し，患者が最良の解決法を見出すのを援助する．動機づけ面接では，患者が行動変容に向かうように，現在の行動を続けることの利益と損失，行動変容することによる利益と損失を比較しながら（**表Ⅲ-4-7**）[15]，患者自身が最良の解決法に到達できるように支援する．動機づけ面接の戦略は，患者が自らの行動について違った見方をするようになり，最終的には行動を変えることによって何が得られるかを考えるようになることを目指している．

d. 自己効力感を高める支援をする

カウンセラーが患者の変化する能力を信じることで，患者は励まされる．患者が自信をもって変わっていけるように援助し，チェンジトークを引き出す．

G 集団教育と個別教育

　患者の背景はさまざまであり，一人ひとりの生活スタイルに合った教育をするために，個別教育が主流となってきている．しかし，集団教育は少ないスタッフで効率よく実施でき，教育内容の統一が図れ，患者同志の交流も生まれるなどの利点もある．集団教育で一般的な知識を提供し，その後の個別教育で理解が不十分であった内容を補うなど，両者をうまく組み合わせ，効果的な教育を行う．

i 集団教育の展開方法

a. 参加者の選定
　どんな患者が集団指導の恩恵を被ることができるかを見極める．

- 長時間の座学に耐え得る安定した病状であること
- 視覚・聴覚的に受講可能であること
- 学びたい意欲があり，人の話に耳を傾け，自分のことも話せる患者
- 集団行動のルールを無視するなど，自己中心的で要求の多い患者は避ける

b. 教室の内容
　看護師，管理栄養士，薬剤師など，多職種がもち回りで教室を担当し，自施設の人的資源などの状況に合わせて開催する．知識提供のみならず，簡単な運動などの体験型セッションといった行動学的方法を取り入れたり，グループワークを行って，質疑応答タイムを設定し，成功体験をほかの患者と共有したりすることで，ピアラーニング効果を高める工夫もできる．

c. 集団教育を実施するうえでの注意点

- 安全に進めるよう環境を整え，緊急時の対応策も講じておく
- 質疑応答時に個人情報が含まれる話題が出ることも多いので配慮する
- 集団教育後に患者の理解度を確認し，個別指導につなげる

ii 個別教育（行動変容を促す看護面接）の展開方法

　慢性疾患患者の行動変容を促し，自己管理能力を向上させるための患者教育の重要なポイントを以下に示す．
①相手を理解しようとする姿勢で接し，パートナーシップ（信頼関係）を築く．
②患者の病状，生活環境，行動などについて包括的にアセスメントし，個々の患者の疾患の悪化や合併症発症の危険因子を特定する．
③テキスト教材を用いて療養行動の方法を教育し，日常生活で修正しなくてはならない点（食

事，運動，薬物療法など）について，個々の患者の生活に合わせて，患者が実践できる方法をみつけ，具体的に指導する．
④セルフモニタリングの方法として，症状のみかた，血圧や体重測定の方法と，増悪時の対処方法について指導する．
⑤行動変容への動機づけを行い，患者が自ら目標を設定し，家族や地域の医療・介護従事者などによるソーシャルサポートを活用できるように支援する．
⑥教育した内容が実践できているかの確認・フォローアップの際は，検査データやセルフモニタリング用の手帳をみながら振り返り，目標達成が困難であった場合には解決方法をともに探り，目標達成時には患者のがんばりを承認・賞賛する．これを繰り返すことで患者の自己効力感を高め，自己管理行動が習慣化されるように支援する．

このように，一方的な知識提供型の教育ではなく，個々の患者の生活に合わせて，必要な療養行動を日常生活のなかに落とし込む方法を，医療者と患者がともに探りながら実施していくという方法をとる．

事例で実践してみよう！

事例：Aさん，63歳，男性．妻と2人暮らし（定年までは単身赴任であった）
既往歴：高血圧症・脂質異常症（40歳），2型糖尿病（50歳）．半年前に心不全と診断され，入院加療を受けた後，近医に定期受診している．これまでに栄養指導を受けたことはあったが，食事・運動療法などを実施することはなかった．最近血圧が高くなり，頭痛と目のみえにくさを自覚し，診療所を受診した．待合室での看護師による医療面接中，両足背に軽度の浮腫がみられた
診療所での計測：身長168cm，体重80kg，BMI 28.3，脈拍数 90／分・整，血圧 160／92mmHg（坐位，左右差なし）
診療所での検査：FBS 184mg/dL，HbA1c 8.1％，Hb 14.2g/dL，Cr 1.01mg/dL，eGFR 58.2mL／分／1.73m^2，BUN 22mg/dL，UA 8.9mg/dL，TG 223mg/dL，HDL-C 206mg/dL，LDL-C 132mg/dL，AST（GOT）20IU/L，ALT（GPT）18 IU/L，BNP 47pg/mL，CTR（胸部X線検査）58.4％
診療所での診断：心不全の急性増悪はみられないが，医師は，糖尿病合併症チェックのための定期的な眼科受診を勧めた．また，食事・運動療法について看護面接を行うように依頼を受けた．Aさんは，「心不全で入院したときは，息ができなくて死ぬ思いをした．最近血圧がまた高くなってきたのと，目も見えにくくなってこわい．ウォーキングなどの運動をしたいが，心不全がぶりかえすのではないかと心配で，ほとんど家のなかで過ごしている．食事は気をつけないといけないけど，食事をつくるのは妻だから，妻がやってくれないとね……」と発言している

治療薬：フロセミド（ラシックス®）20mg・1回1錠・1日2回・朝夕食後，テルミサルタン（ミカルディス®）40mg・1回1錠・1日1回・朝食後，アムロジピン（アムロジン®）5mg・1回1錠・1日2回・朝夕食後，カルベジロール（アーチスト®）10mg・1回1錠・1日1回・朝食後，ピタバスチン（リバロ®）1mg・1回1錠・1日1回・朝食後，シタグリプチン（ジャヌビア®）25mg・1回2錠・1日1回・朝食後，メトホルミン（メトグルコ®）250mg・1回1錠・1日3回・毎食後を内服中

- **Q1** 食事療法に対するAさんの変化のステージはどの段階にあるでしょう？
- **Q2** 診療所に勤務する看護師のあなたは，Aさんの療養指導を担当することになりました．指導を行うに当たって，追加としてどのような情報（項目）が必要でしょうか？
- **Q3** Aさんにはどのような療養指導内容が必要でしょうか？
- **Q4** Aさんはどのようなソーシャルサポートを活用できるでしょうか？
- **Q5** Aさんは高血圧や糖尿病などを指摘されても，行動変容することなく生活を続けていました．どのような方法を用いて動機づけますか？実際に動機づける手順とアプローチ方法を考えてみましょう．

まとめ

疾患の増悪や合併症の発症・進行を防止するためには，患者が自身の病気と治療について理解し，自己管理方法を習得して，疾病管理を確実に行う必要がある．医療者は，患者の生活や学習への準備状態に合わせて教育方法を選択・活用し，患者が行動変容を実現して適切な療養行動がとれるように支援することが重要である．

参考文献

1) アイリーン・モロフ・ラブキン，パメラ・D・ラーセン（著）：第8章：コンプライアンス．クロニックイルネス―人と病いの新たなかかわり．黒江ゆり子（監訳）医学書院，東京，p.158, 2007.
2) Sabate E：Adherence to long-term therapies；Evidence for action, 17, World Health Organization, 2003.
3) Knowles MS（著），堀 薫夫，三輪建二（訳）：成人教育の現代的実践：ペダゴジーからアンドラゴジーへ，鳳書房，東京，p.513, 2002.
4) 安酸史子：糖尿病患者のセルフマネジメント教育―エンパワメントと自己効力―，改訂2版，メディカ出版，大阪，p.16, 2010.
5) Larson PJ, et al：A model for symptom management, The University of California, San Francisco School of Nursing Symptom Management Faculty Group. Image J Nurs Sch, 26（4）：272-276, 1994.
6) 内布敦子：第12章 緩和ケアにおける看護技術．系統看護学講座 専門分野Ⅱ 成人看護学総論成人看護学1，医学書院，東京，p.317, 2010.
7) 大野 裕：こころが晴れるノート―うつと不安の認知療法自習帳―，創元社，大阪，p.51-52, 2003.
8) Becker MH, Maiman LA：Sociobehavioral determinants of compliance with health and medical care ewcommendations. Med Care, 13（1）：10-24, 1975.

9) 松本千明:医療・保健スタッフのための健康行動理論の基礎―生活習慣病を中心に―, 医歯薬出版, 東京, 1-36, 2002.
10) Prochaska JO, Diclemente CC: Stage and processes of self-change of smoking: towards an integrative model for change, J Cons Clin Psychol, 51(3): 390-395, 1983.
11) Kasl SV, Cobb S: Health behavior, illness behavior, and sick-role behavior, Ⅰ. Health and illness behavior. Arch Environ Health, 12(2): 246-266, 1966.
12) Bandura A: Self-efficacy: toward a unifying theory of behavioral change, Psychol Rev, 84(2): 191-215, 1977.
13) 多羅尾美智代:看護現場に活かすコーチング:相手の内なる力を強める話し方, 産労総合研究所出版部, 東京, 2005.
14) 柳澤厚生(編著), 日野原万記, 井原恵津子, 清野健太郎, 他(著):ナースのためのコーチング活用術, 医学書院, 東京, 2003.
15) ウイリアム・R・ミラー, ステファン・ロルニック(著), 松島義博, 後藤 恵(訳):動機づけ面接法 基礎・実践編, 星和書店, 東京, 2007,

(宇野真理子)

5 生活習慣病・疾病予防
①高血圧，脂質異常症，メタボリック症候群

> **学習目標**
> ① 高血圧，脂質異常症，メタボリック症候群の定義・病態・実施される検査および標準的な治療管理について学ぶ
> ② 患者のリスク状況のアセスメントを学ぶ
> ③ 生活習慣是正や治療へのアドヒアランス向上のための患者教育（セルフマネジメント教育）のポイントを学ぶ

> **必要とされる看護技術**
> - フィジカルアセスメント
> - 生活習慣是正に関する指導法
> - セルフモニタリング（とくに家庭血圧測定）の指導法

> **実践において参考・順守すべき診療ガイドラインなど**
> - 日本高血圧学会：高血圧治療ガイドライン2014，2014
> - 日本動脈硬化学会：動脈硬化性疾患予防ガイドライン2012年版，第2版，2013

A 高血圧，脂質異常症，メタボリック症候群の疫学とプライマリ・ケアにおける課題

わが国の死因のおよそ1/3は心疾患と脳血管疾患であり，心血管病と総称されるが，主原因は動脈硬化である．動脈硬化の危険因子としては高血圧，脂質異常症，高血糖，肥満などが知られている．「NIPPON DATA2010」[1]の結果より，2010年の高血圧有病者数は4,300万人と推計されており，生活習慣病のなかで最も多い．厚生労働省が2006年に発表した「国民健康・栄養調査の概要」[2]によると，「脂質異常症が疑われる人」は約4,220万人であった．さらに，2007年度の同調査[3]では，メタボリック症候群およびその予備群は，40〜74歳で合わせて約2,010万人とされている．これらの危険因子は，軽度であっても，重複することで動脈

硬化を促進することが重要な点であり，早期から介入し，発症や進展を予防していくことがプライマリ・ケアにおける課題である．

B プライマリ・ケアにおける看護師の役割

　高血圧，脂質異常症，メタボリック症候群は患者数が多いため，危機感を感じにくい．個人のリスク状況を認識させ，生活習慣是正や治療アドヒアランス向上のための教育を行い，心血管病の発症・進展予防に努めるのが看護師の役割である．

C 高血圧，脂質異常症，メタボリック症候群とは

i 高血圧，脂質異常症，メタボリック症候群の定義

　高血圧とは，収縮期血圧または拡張期血圧が間欠的または持続的に上昇し，血管に強い圧力がかかりすぎている状態である．脂質異常症とは，血清LDLコレステロール（LDL-C）高値，血清トリグリセリド（TG）高値，血清HDLコレステロール（HDL-C）低値の状態である．メタボリック症候群とは，内臓脂肪蓄積に加え，糖代謝異常，脂質異常，血圧上昇を複数合併した状態である．

ii 高血圧の病態・発症メカニズム

　高血圧の90％は，明らかな発症原因を特定できない「本態性高血圧」である．原因が特定できるものは「二次性高血圧」と呼ばれ，原因疾患としては腎実質性高血圧，腎血管性高血圧，原発性アルドステロン症，褐色細胞腫などが知られているが，原因を治療することによって効果的に血圧を下げることができる．一方，本態性高血圧は複数の遺伝子と環境因子が関与して発症するが，血圧調整メカニズムについてはまだ解明されていないことも多い．血圧上昇と関連する環境因子としては，食塩の過剰摂取，肥満，運動不足，アルコール，喫煙，精神的ストレスなどがあげられる．本態性高血圧は特異的な症状を伴わないことが多い．主な血圧上昇の機序を以下に述べる．

a. レニン・アンジオテンシン・アルドステロン（RAA）系

　肝臓で合成されるアンジオテンシノーゲンは，腎臓で合成されるレニンによってアンジオテンシンⅠに変換され，アンジオテンシンⅠは肺などでアンジオテンシン変換酵素（ACE）の働きによってアンジオテンシンⅡという昇圧物質に変換される．アンジオテンシンⅡが受容体に結合することで，血管収縮やアルドステロン分泌による水・ナトリウム（Na）再吸収などが起こり，血圧が上昇する．

b. 自律神経系

　交感神経が亢進すると細動脈収縮，RAA系亢進，近位尿細管でのNa再吸収が亢進し，血圧が上昇する．

c. アディポサイトカイン

　肥満細胞はアディポサイトカインといわれる生理活性物質(アディポネクチン，レプチン，腫瘍壊死因子(TNF-α)，プラスミノーゲンアクチベータインヒビター1(PAI-1)などを分泌しているが，内臓脂肪が蓄積すると分泌異常を引き起こし，インスリン抵抗性などとともに血圧上昇に影響する．

iii ● 脂質異常症，メタボリック症候群の病態・発症メカニズム

　脂質異常をきたす原因はさまざまであるが，主に遺伝因子による「原発性脂質異常症」と，生活習慣の乱れ(過食，運動不足，喫煙など)や，糖尿病などの基礎疾患，薬物による「二次性脂質異常症」がある．脂質異常症には，一般に特異的な症状はない．LDLコレステロールは，冠動脈疾患の最大の危険因子とされており，増加して酸化変性すると動脈壁に蓄積し，粥状動脈硬化の初期病変となる．HDLコレステロールは末梢組織から過剰なコレステロールを回収する働きがあるため，低値は動脈硬化を促進する．トリグリセリドは，増加するとHDLコレステロールが低下することから，動脈硬化に関与している．内臓脂肪蓄積は，「動脈硬化を促進する悪玉のアディポサイトカインの分泌を亢進させる」「内臓脂肪の分解産物である遊離脂肪酸とグリセロールが門脈を通じて肝臓に高濃度に流入し，脂質異常症やインスリン抵抗性，糖代謝異常を誘発する」という2つの面から動脈硬化に関係する．メタボリック症候群は，複数の危険因子の上流に位置するこの内臓脂肪蓄積を鍵として，動脈硬化を効果的に予防していくために導入された概念である．

iv ● 高血圧，脂質異常症，メタボリック症候群の進行と合併症の発症

　高血圧は血管壁に慢性的に圧力がかかることで血管内皮障害をきたし，動脈硬化を進展させ，さまざまな心血管病を引き起こす．また，心臓の慢性的な圧負荷は左室のリモデリングを生じさせ，高血圧性心疾患や心不全が起こる．また，脂質異常症やメタボリック症候群も，動脈硬化の進展から心血管病を発症させる．

D 高血圧，脂質異常症，メタボリック症候群の診断基準と診断手順

i ● 診断基準

　それぞれの診断基準をまとめたものを表Ⅲ-5-①-1[4,5]に示す．高血圧は，測定法により基準値が異なる点に注意が必要である．『高血圧治療ガイドライン2014』[4]では，家庭血圧の臨床価値は診察室血圧よりも高いため，両者に差がある場合は家庭血圧による高血圧診断を優先すると明言されている．

表Ⅲ-5-①-1 高血圧，脂質異常症，メタボリック症候群の診断基準

a 高血圧

	収縮期血圧		拡張期血圧
診察室血圧	≧140 mmHg	かつ／または	≧90 mmHg
家庭血圧	≧135 mmHg	かつ／または	≧85 mmHg
24時間自由行動下血圧	≧130 mmHg	かつ／または	≧80 mmHg

b 脂質異常症

LDLコレステロール (LDL-C)	≧140 mg/dL	高LDLコレステロール血症
	120〜139 mg/dL	境界域高LDLコレステロール血症[*1]
HDLコレステロール (HDL-C)	<40 mg/dL	低HDLコレステロール血症
トリグリセリド (TG)	≧150 mg/dL	高グリセリド血症

[*1]：スクリーニングで境界域高LDL-C血症を示した場合は，高リスク病態がないかを検討し，治療の必要性を考慮する．
- 空腹時採血を原則とする（10〜12時間以上の絶食を「空腹時」とする．ただし，水やお茶など，カロリーのない水分の摂取は可）．
- LDL-C は Friedewald の式（TC − HDL-C − TG/5）を用いて算出する（TC：総コレステロール．この式は TG が 400mg/dL 未満の場合に用いる）．
- TG が 400mg/dL 以上で Friedewald の式を用いることができない場合や食後採血では，LDL-C の代わりに non HDL-C（TC − HDL-C）を用いて評価する．non HDL-C の基準値は LDL-C に 30mg/dL を加えた値とする．

c メタボリック症候群

必須項目	内臓脂肪蓄積[*2]：ウエスト周囲径[*3]	男性≧85 cm 女性≧90 cm （内臓脂肪面積に換算すると男女ともに≧100 cm² に相当）

＋

選択項目 (2項目以上)	1	高トリグリセリド血症 かつ／または 低HDLコレステロール血症	≧150 mg/dL <40 mg/dL
	2	収縮期血圧 かつ／または 拡張期血圧	≧130 mmHg ≧85 mmHg
	3	空腹時高血糖	≧110 mg/dL

[*2]：CTスキャンなどで内臓脂肪量を測定することが望ましい．
[*3]：ウエスト周囲径は立位・軽呼吸時・臍レベルで測定する．脂肪蓄積が著明で臍が下方に偏位している場合は肋骨下縁と前上腸骨棘の中点の高さで測定する．

（文献4, 5）より作成）

ii 診断手順

診断は基本的に次の手順で行われる．

a. スクリーニング（医療面接，身体所見，検査所見）

医療面接：症状，既往歴・治療歴（とくに冠動脈疾患），家族歴（動脈硬化性疾患，突然死，若年死など），妊娠歴，生活習慣（運動，食事，喫煙，飲酒），睡眠，家庭血圧など．

身体所見：身長，体重，BMI，診察室血圧，脈拍，心尖拍動・心雑音，血管雑音，動脈触知，角膜輪部，アキレス腱肥厚，皮膚・腱黄色腫（関節伸側・手首・殿部）など．

検査所見：一般検査（血液検査，尿検査，胸部X線，心電図），腹囲（ウエスト周囲径）．
必要に応じて行う追加検査：足関節上腕血圧比（ABI），心エコー，頸動脈エコー，X線軟線

表Ⅲ-5-①-2 分類と予後影響因子

a 診察室血圧に基づいた心血管病リスク分類

リスク層 (血圧以外の予後影響因子)	Ⅰ度高血圧 140〜159/ 90〜99mmHg	Ⅱ度高血圧 160〜179/ 100〜109mmHg	Ⅲ度高血圧 ≧180/ ≧110mmHg
リスク第一層 (予後影響因子がない)	低リスク	中等リスク	高リスク
リスク第二層 (糖尿病以外の1〜2個の危険因子，3項目を満たすメタボリック症候群のいずれかがある)	中等リスク	高リスク	高リスク
リスク第三層 (糖尿病，CKD，臓器障害・心血管病，4項目を満たすメタボリック症候群，3個以上の危険因子のいずれかがある)	高リスク	高リスク	高リスク

b リスク分類に用いる予後影響因子

予後影響因子	
心血管病の危険因子(血圧以外)	**臓器障害・心血管病**
・糖尿病 　空腹時血糖≧126mg/dL 　負荷後2時間血糖≧200mg/dL 　随時血糖≧200mg/dL 　HbA1c≧6.5%(NGSP) ・高齢(65歳以上) ・喫煙 ・脂質異常症 　HDLコレステロール<40mg/dL 　LDLコレステロール≧140mg/dL 　トリグリセリド≧150mg/dL ・肥満(BMI≧25) ・若年(50歳未満)発症の心血管病の家族歴 ・メタボリック症候群	脳　　・脳出血・脳梗塞 　　　・無症候性脳血管障害 　　　・一過性脳虚血発作 心臓　・左心肥大(心電図，心エコー) 　　　・狭心症，心筋梗塞，冠動脈再建術後 　　　・心不全 腎臓　・タンパク尿・アルブミン尿 　　　・eGFR低値(<60mL/分/1.73m^2) 　　　・CKD 　　　・確立された腎疾患(糖尿病性腎症、腎不全など) 血管　・動脈硬化性プラーク 　　　・頸動脈内膜中膜複合体厚≧1.1mm 　　　・大血管疾患 　　　・末梢動脈疾患(ABI≦0.9) 眼底　・高血圧性網膜症

(文献4)より一部改変)

撮影(アキレス腱)など．

高血圧においては二次性高血圧，脂質異常症においては家族性高コレステロール血症のスクリーニングにとくに留意する．

b. 危険因子の評価

年齢・性別，冠動脈疾患，糖尿病・耐糖能異常，慢性腎臓病(CKD)，非心原性脳梗塞，末梢動脈疾患(PAD)，高血圧，脂質異常症，喫煙，早発性冠動脈疾患の家族歴など．

c. リスクの層別化

リスク評価の後，結果に応じて目標，治療計画を決定していく．心血管病リスク分類と予後影響因子，降圧目標，脂質異常症のリスク管理，脂質管理目標値については，**表Ⅲ-5-①-2**[4]，**3**[4]，**4**[5]，**図Ⅲ-5-①-1**[5,6]にそれぞれ示す．

表Ⅲ-5-①-3 降圧目標

	診察室血圧	家庭血圧
若年，中年，前期高齢者患者	＜140/90mmHg	＜135/85mmHg
後期高齢者患者	＜150/90mmHg （忍容性があれば＜140/90mmHg）	＜145/85mmHg（目安） （忍容性があれば＜135/85mmHg）
糖尿病患者	＜130/80mmHg	＜125/75mmHg
CKD患者（タンパク尿陽性）	＜130/80mmHg	＜125/75mmHg（目安）
脳血管障害患者 冠動脈疾患患者	＜140/90mmHg	＜135/85mmHg（目安）

目安として示す診察室血圧と家庭血圧の目標値の差は，診察室血圧140/90mmHg，家庭血圧135/85mmHgが，高血圧の診断基準であることから，この2者の差を当てはめたものである． 　　　　　　　　　　　　　　　　　　　　（文献4）より）

表Ⅲ-5-①-4 リスク区分別脂質管理目標値

治療方針の原則	管理区分	LDLコレステロール	HDLコレステロール	トリグリセリド	non HDL-C
一次予防 まず生活習慣の改善を行った後，薬物療法を検討する	カテゴリ-Ⅰ	＜160	≧40	＜150	＜190
	カテゴリ-Ⅱ	＜140			＜170
	カテゴリ-Ⅲ	＜120			＜150
二次予防 生活習慣の是正とともに薬物療法を検討する	冠動脈疾患の既往	＜100			＜130

- 家族性高コレステロール血症については動脈硬化性疾患予防ガイドライン（以下，ガイドライン）9章を参照のこと．
- 高齢者（75歳以上）についてはガイドライン15章を参照のこと．
- 若年者などで絶対リスクが低い場合は相対リスクチャート（ガイドライン参考資料1：p.133）を活用し，生活習慣の改善の動機づけを行うと同時に絶対リスクの推移を注意深く観察する．
- これらの値はあくまでも到達努力目標値である．
- LDL-Cは20～30％の低下を目標とすることも考慮する．
- non HDL-Cの管理目標は，高TG血症の場合にLDL-Cの管理目標を達成したのちの二次目標である．TGが400mg/dL以上および食後採血の場合は，non HDL-Cを用いる．
- いずれのカテゴリーにおいても管理目標達成の基本はあくまでも生活習慣の改善である．
- カテゴリーⅠにおける薬物療法の適用を考慮するLDL-Cの基準は180mg/dL以上とする．

（日本動脈硬化学会（編）：動脈硬化性疾患予防ガイドライン2012年版，日本動脈硬化学会，2012より）

E 高血圧，脂質異常症，メタボリック症候群の治療

　各ガイドラインにおいて述べられている治療の基本は，まず第一に生活習慣の改善，それでも改善できない場合に薬物療法である．薬物療法開始後も，生活習慣改善は継続していく必要がある．内臓脂肪蓄積を背景としているメタボリック症候群の治療においては，体重管理がとくに重要である．**表Ⅲ-5-①-5**[4,5]に生活習慣是正項目をあげる．肥満の体重減少に関しては，急速な体重減少はリバウンドの危険性が高いため，体重あるいはウエスト周囲径の5％減を3～6ヵ月間で目指していく．主な降圧薬と脂質異常症治療薬を**表Ⅲ-5-①-6**[4], **7**[5,6]に示す．二次高血圧に関しては，専門医と連携して対応する．

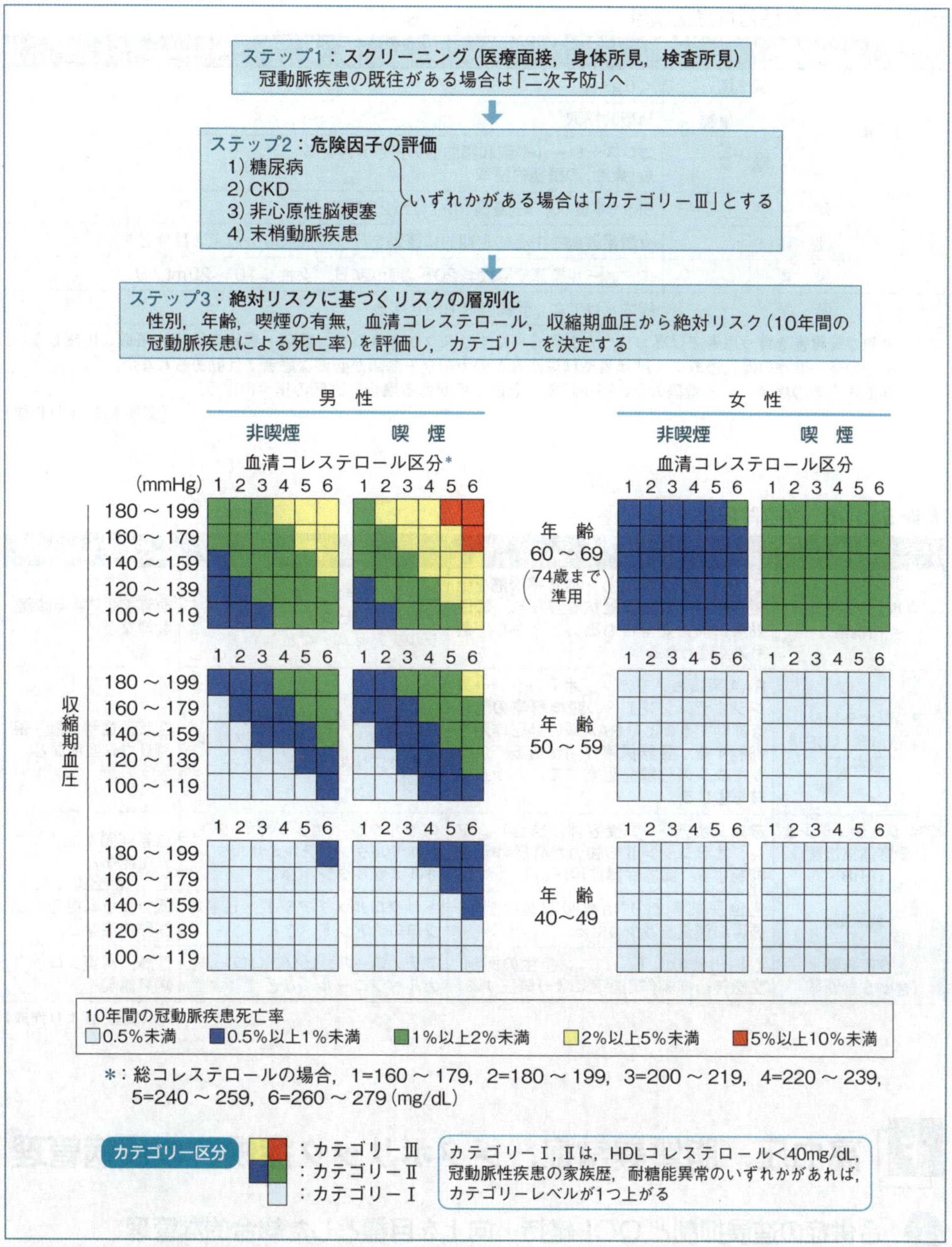

5 生活習慣病・疾病予防 ①高血圧，脂質異常症，メタボリック症候群

図Ⅲ-5-①-1 脂質異常症のリスク管理
- 75歳以上は，主治医の判断で対応する．
- 総コレステロール160mg/dL未満は160〜179，280mg/dL以上は260〜279の区分を用いる．
- 収縮期血圧100mmHg未満は100〜119，200mmHg以上は180〜199の区分を用いる．
- 血圧管理は日本高血圧学会のガイドライン，糖尿病の管理は日本糖尿病学会のガイドラインに従って行う．
- 喫煙者は禁煙させることが望ましい．

(文献5, 6)より作成)

III 疾病予防と疾病管理

表III-5-①-5　生活習慣是正項目

項目		要点
食事	減塩	＜6g/日
	野菜・果物	積極的摂取[*1]
	脂質	コレステロールや飽和脂肪酸の摂取を控える 魚（魚油）の積極的摂取
減量		BMI（体重(kg)÷[身長(m)]^2）が25未満
運動		有酸素運動を中心に定期的に運動を行う（毎日30分以上を目標とする）[*2]
節酒		エタノール換算で男性≦20〜30mL/日，女性≦10〜20mL/日
禁煙		喫煙だけでなく受動喫煙も防止する

[*1]：重篤な腎障害を伴う患者では高カリウム血症をきたすリスクがあるので，野菜・果物の積極的摂取は推奨しない．糖分の多い果物の過剰摂取は，肥満者や糖尿病などのカロリー制限が必要な患者では勧められない．
[*2]：高血圧患者の場合，心血管病のない者が対象．心血管病がある場合，医師の指示に従う．

（文献4, 5）より作成）

表III-5-①-6　主な降圧薬

種類	特徴	一般名	代表的な副作用
カルシウム(Ca)拮抗薬	Caチャネルを阻害し，血管平滑筋を弛緩させて末梢血管抵抗を減らす．降圧効果に加え安全性も高いことから，最もよく使われる	ニフェジピン，アムロジピン，アゼルニジピン，シルニジピン，ジルチアゼム　など	血管拡張による頭痛，動悸など
アンジオテンシン変換酵素(ACE)阻害薬	RAA系においてアンジオテンシン I→アンジオテンシン II への変換酵素の働きを抑制することでRAA系の昇圧作用を抑制する．臓器保護作用がある．ブラジキニンの分解を阻害することから空咳を生じる	カプトプリル，エナラプリル，アラセプリル，イミダプリル，テモカプリル　など	空咳，血管浮腫，高カリウム血症など
アンジオテンシン II 受容体拮抗薬(ARB)	アンジオテンシン受容体に結合し，アンジオテンシン II の強力な昇圧作用を抑制する．臓器保護作用がある	ロサルタン，カンデサルタン，バルサルタン，テルミサルタン，オルメサルタン　など	血管浮腫，高カリウム血症など
利尿薬	遠位尿細管でのNa再吸収を抑制し，循環血液量を減少させる	トリクロルメチアジド，ヒドロクロロチアジド　など	低カリウム血症，高尿酸血症など
β遮断薬（含αβ遮断薬）	心拍出量の低下，レニン産生の抑制，交感神経抑制作用などにより降圧する	アテノロール，ビソプロロール，カルベジロール　など	徐脈，房室ブロック，喘息誘発

（文献4）より作成）

F 高血圧，脂質異常症，メタボリック症候群の疾病管理

i 合併症の進展抑制とQOL維持・向上を目標とした総合的な管理

　まず，疾患の進展・発症に関与する危険因子を見極め，患者のリスク状況を評価する．そのうえで患者の生活状況，性格などをアセスメントしながら，セルフマネジメント教育を行う．具体的な方法をともに検討し，小さな目標設定を繰り返しながら是正を促していく．なかなか是正に向き合えない場合，背景にストレスやうつなどが隠れていないかも検討する．

表Ⅲ-5-①-7　主な脂質異常症治療薬

種類	特徴 LDLコレステロール, non HDLコレステロール	特徴 トリグリセリド	特徴 HDLコレステロール	一般名	副作用
スタチン	↓↓↓	↓	↑	プラバスタチン, シンバスタチン, フルバスタチン, アトルバスタチン, ピタバスタチン, ロスバスタチン	横紋筋融解症, 筋肉痛や脱力感などのミオパチー様症状, 肝障害, 認知機能障害, 空腹時血糖値およびHbA1c値の上昇, 間質性肺炎など
陰イオン交換樹脂	↓↓	―	↑	コレスチラミン, コレスチミド	消化器症状, 脂溶性ビタミンの吸収障害 ジギタリス, ワルファリンとの併用では, それら薬剤の薬効を減ずることがあるので要注意
小腸コレステロールトランスポーター阻害薬	↓↓	↓	↑	エゼチミブ	消化器症状, 肝障害, クレアチンキナーゼ上昇
フィブラート系薬剤	↓	↓↓↓	↑↑	ベザフィブラート, フェノフィブラート, クロフィブラート, クリノフィブラート	横紋筋融解症, 肝障害など
ニコチン酸誘導体	↓	↓↓	↑	トコフェロール, ニセリトロール, ニコモール	顔面紅潮や頭痛など（日本人では多いといわれているが, 慣れの現象があり, 少量から開始して漸増するか, アスピリンを併用することで解決できる）
プロブコール	↓	―	↓↓	プロブコール	可逆性のQT延長や消化器症状など
多価不飽和脂肪酸	―	↓		イコサペント酸エチル	消化器症状, 出血傾向, 発疹など
				オメガ-3脂肪酸エチル	

↓↓↓：≦-25％, ↓↓：-20～-25％, ↓：-10～-20％, ↑：10～20％, ↑↑：20～30％, -：-10～10％.
詳しくは各薬剤の添付文書参照. （文献5, 6）より作成）

ⅱ・セルフマネジメント教育

　生活指導に関する詳細は, Ⅲ-6-①（p.224）をご参照いただきたい. 家庭血圧測定は診断や薬効判断に有効という利点があるため, セルフモニタリングとして, 体重測定とともに推奨する. 測定値は記録して, 受診時に持参するよう依頼し, その数値の変化について体調や生活, 治療と関連づけて説明し, セルフマネジメントできるようサポートしていく.

Ⅲ 疾病予防と疾病管理

事例で実践してみよう！

事例：Aさん，40歳，男性．メーカーの中間管理職として多忙な毎日を送っている．21時頃帰宅し，夕食を摂った後，23時すぎに就寝しているが，週に数回は空腹を満たすため，帰宅途中に天ぷらそばを食べて帰ることがある．学生時代は運動部であったが，最近は休日には家で寝ていることが多い．会社の健診で2年前から脂質異常症，肥満を指摘されていたが未受診で，心配した妻に促され，今年初めて診療所を受診した．喫煙者である

診療所での計測：身長170cm，体重84kg，BMI 29.0，血圧148/92mmHg，脈拍数86/分・整，腹囲92cm

診療所での検査：TG 192mg/dL，TC 218mg/dL，LDL-C 148mg/dL，HDL-C 38mg/dL，FBS 108mg/dL，HbA1c 6.7％

診療所での診断名：高血圧，脂質異常症，メタボリック症候群，肥満

既往歴：とくになし

治療薬：なし

- **Q1** Aさんの脂質異常に関するリスク区分と，管理目標値をあげてみましょう．
- **Q2** Aさんの血圧管理目標はいくつですか？
- **Q3** Aさんの療養指導を行うに当たり，どのような追加情報が必要でしょうか？
- **Q4** Aさんの将来的なリスクについて，あなたはどのように説明しますか？
- **Q5** Aさんの改善すべき生活習慣のなかで，あなたはどの項目に重点を置いて指導を進めますか？

まとめ

高血圧，脂質異常症，メタボリック症候群の疾病管理は，動脈硬化疾患の進展・発症予防という点で大変重要であり，プライマリ・ケアにおける看護師の役割は大きい．

参考文献

1) 三浦克之（研究代表者）：2010年国民健康栄養調査対象者の追跡開始（NIPPON DATA2010）とNIPPON DATA80/90の追跡継続に関する研究：厚生労働省科学研究費補助金循環器疾患・糖尿病等生活習慣病対策総合研究事業，平成22年度〜平成24年度総合研究報告書，2013．
http://mhlw-grants.niph.go.jp/niph/search/NIDD00.do?resrchNum=201222024B
2) 厚生労働省：平成18年 国民健康・栄養調査結果の概要について．2008年4月．
http://www.mhlw.go.jp/houdou/2008/04/h0430-2.html
3) 厚生労働省：平成19年 国民健康・栄養調査結果の概要について．2008年12月．
http://www.mhlw.go.jp/houdou/2008/12/h1225-5a.html

4）日本高血圧学会：高血圧治療ガイドライン2014, ライフサイエンス出版, 東京, 2014.
5）日本動脈硬化学会：動脈硬化性疾患予防ガイドライン2012年版, 動脈硬化学会, 2012.
6）日本動脈硬化学会, 日本医師会：動脈硬化性疾患予防のための脂質異常症治療のエッセンス, 2014.
　　http://dl.med.or.jp/dl-med/jma/region/dyslipi/ess_dyslipi2014.pdf

（鶴見恵子）

5 生活習慣病・疾病予防
② 不整脈

学習目標
① 疾患の病態生理と診断基準，標準的な治療・管理について学ぶ
② 患者の生活習慣を理解し，増悪・合併症の発症を予防するための一般的な患者教育を実施できる
③ 正常な心電図波形がわかり，代表的な不整脈が読める

必要とされる看護技術
- 生活習慣の指導法
- 薬剤管理
- 節酒，禁煙の指導法
- セルフモニタリング
- ストレスマネジメント

実践において参考・順守すべき診療ガイドラインなど
- 日本循環器学会，ほか：不整脈薬物療法に関するガイドライン（2009年改訂版）
- 日本循環器学会，ほか：不整脈の非薬物療法に関するガイドライン（2011年改訂版）
- 日本循環器学会，ほか：心房細動治療（薬物）ガイドライン（2013年改訂版）

A 不整脈の疫学とプライマリ・ケアにおける課題

　厚生労働省の患者調査（2014年）によると，不整脈の推計患者総数は約4.3万人と発表されているが[1]，受療していなくても何らかの不整脈を有する者は少なくない．心房細動は臨床上頻繁に遭遇する不整脈の1つであるが，Inoueらの調査によると，わが国では71.6万人が心房細動を有する（有病率0.56％）と推計されており[2]，その多くが未受療のままでいることが推測される．また，心房細動の有病率を年齢層別にみると，60歳を超えると有病率が急激に増え，80代以降では10％に達する[3]．心房細動は動悸やめまい，不快感を生じさせるだけ

でなく，脳梗塞や心不全，心臓突然死といった重篤な疾患を惹起するおそれがあり，早期発見と適切な管理が重要といえる．

B プライマリ・ケアにおける看護師の役割

医療面接やフィジカルアセスメントのなかで早期に発見し，患者・家族の生活習慣改善とセルフマネジメント教育，適切な治療管理を行うことによって，「①不整脈を悪化させない生活習慣の獲得，日常生活の質(QOL)の維持・向上」「②不整脈の悪化予防」「③不整脈による合併症予防」を実現できる．

C 不整脈とは

正常な心臓においては，洞房結節で生じた興奮が，心房→心室(心房，房室結節，ヒス束，左右脚，プルキンエ線維，心室)を伝播する．正常の心臓調律を正常洞調律(図Ⅲ-5-②-1)といい，以下の特徴を満たす．これらのうち1つでも欠ける場合は不整脈となる．

- 洞房結節から発生する
- P波(心房の興奮)の頻度は成人安静時で50〜100bpm(1分間の拍動数)
- PP間隔は一定で，短時間内(5〜10秒)に0.16秒以上の変動をみない
- P波とR波(心室の興奮)は常に1：1，PQ間隔は成人では0.12〜0.21秒で心拍ごとの変動はない
- 心室内伝導が正常であり，QRS幅は成人では0.12秒以内

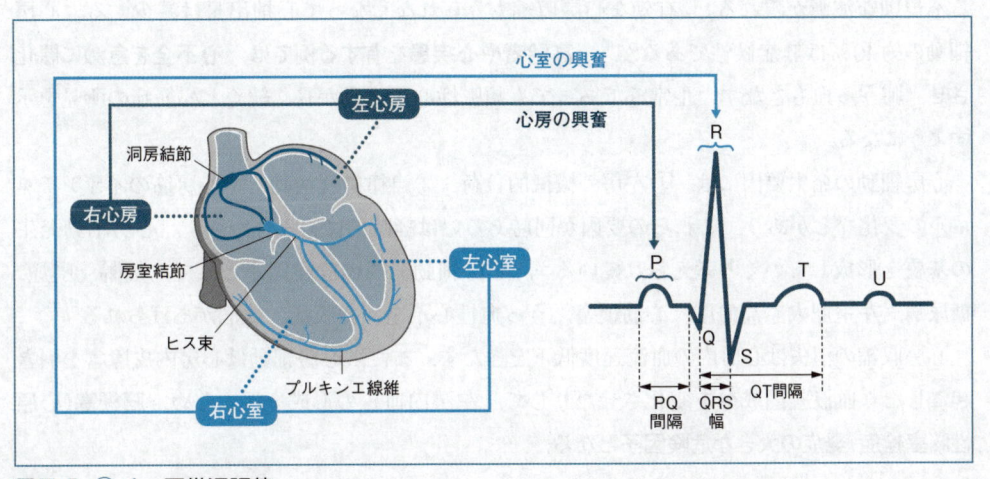

図Ⅲ-5-②-1 正常洞調律

i. 不整脈の定義，病型，ステージ分類

不整脈とは心電図における正常洞調律以外の異常の総称であり，頻脈性不整脈（＞100 bpm）と徐脈性不整脈（≦60 bpm）に大別される．

以下にプライマリ・ケア領域で出会う代表的な不整脈について述べる．

a. 頻脈性不整脈

① 心房細動

心房細動とは，心房の無秩序な電気的興奮（350〜600 bpm）を有する心房性頻脈性不整脈である（図Ⅲ-5-②-2）．心房収縮の欠如，過剰な心拍数増加と不規則性により，動悸，脈拍欠如，易疲労感，心不全，心内血栓形成に伴う血栓塞栓症などを引き起こす．

② 発作性上室頻拍

発作性上室頻拍（paroxysmal supraventricular tachycardia：PSVT）は房室結節や副伝導路などを介するリエントリーによる上室性の頻拍である．①規則正しいRR間隔で，②狭いQRS幅（＜0.10秒）による頻拍をいう．

b. 徐脈性不整脈

① 洞不全症候群

洞房結節の機能障害や洞房結節から心房への興奮伝播障害による不整脈．著しい洞性徐脈，洞停止，洞房ブロックおよび発作性心房粗細動，心房頻拍などの徐脈と頻脈を合併する病態の総称である．Rubenstein分類に基づき，①Ⅰ群：持続性洞性徐脈（図Ⅲ-5-②-3），②Ⅱ群：洞停止・洞房ブロック（図Ⅲ-5-②-4），③Ⅲ群：徐脈頻脈症候群（図Ⅲ-5-②-5）に分類される．

ii. 病態・発症メカニズム・合併症

a. 心房細動

統率のない速く不規則な心房興奮のために心電図上でP波が消失し（代わりにf波と呼ばれる不規則な波形が現れる），有効な心房収縮もみられなくなって心拍出量は減少する．心房細動の約40％は無症候性であるが[4]，**高齢者や心疾患を有する例では，心不全を急激に悪化させ，肺うっ血もきたす**．正常心であっても頻脈性心房細動が長く続くと心筋症の所見を示すようになる．

心房細動の発生要因には，①左房の機械的負荷，②自律神経活動，③心房筋のイオンチャネルの変化などがあり，これらの要因が同時あるいは経時的に組み合わさり，心房細動発生の基質を形成していくと考えられている[5]．心房細動発生の危険因子として，加齢，喫煙，糖尿病，左室肥大，高血圧，心筋梗塞，うっ血性心不全，弁膜症，飲酒があげられる[6,7]．

心房収縮の消失は心房内の血流速度低下をきたす．また，心房細動は心房内皮障害を引き起こしたり血液凝固成分を変化させたりして，左房内血栓の形成を促すため，**脳梗塞（心原性脳塞栓症）発症の大きな危険因子**となる．

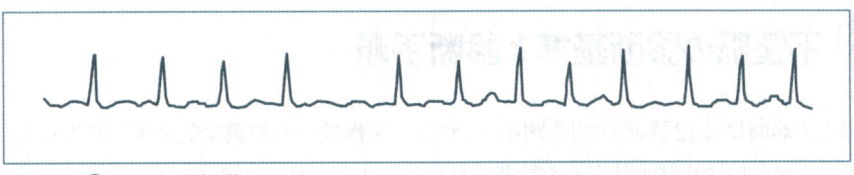

図Ⅲ-5-②-2　心房細動

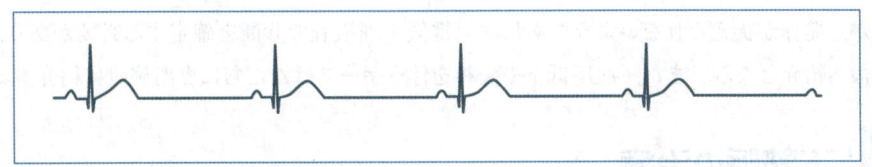

図Ⅲ-5-②-3　持続性洞性徐脈

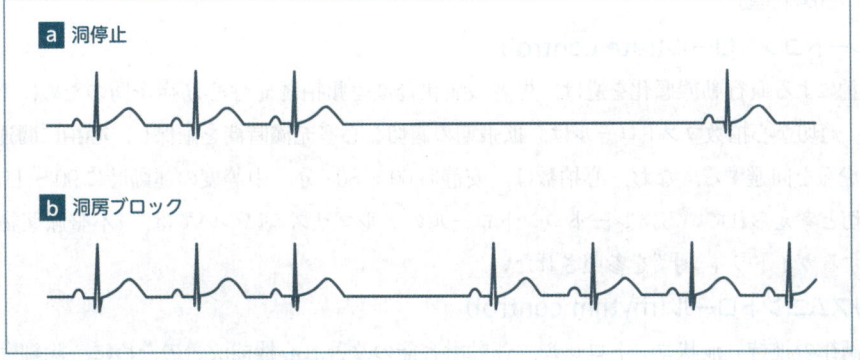

a 洞停止

b 洞房ブロック

図Ⅲ-5-②-4　洞停止・洞房ブロック

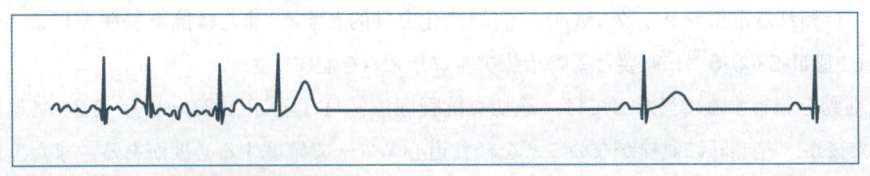

図Ⅲ-5-②-5　徐脈頻脈症候群

b. PSVT

期外収縮による興奮が伝導路を逆行することで生じる．頻拍は突然始まり，突然停止することが多い．通常，循環動態は安定しているが，高齢者や心疾患を有する患者に起こった場合には，失神や狭心症，肺水腫などの重篤な症状を惹起することがある．

c. 洞不全症候群

虚血性心疾患，心筋炎，サルコイドーシスなどの浸潤性病変，間質組織の線維化，心筋症，高血圧などによる場合もあるが，原因不明のことが多い．徐脈に伴い，動悸，失神，けいれん，眼前暗黒感，めまい，息切れ，易疲労感などが出現する．高度の洞徐脈が持続するケースや，洞停止が著しい際には心拍出量が低下し，脳虚血によって失神することもある（アダムス・ストークス発作）．

D 不整脈の診断基準と診断手順

不整脈の診断には12誘導心電図が用いられる．発作性の不整脈は受診時に消失していることが多く，発作時の症状や特徴から診断を推定し，方針を決定する．

繰り返す発作で血圧低下を伴わない場合は心電図記録やホルター心電図記録によって診断するが，発作が捉えられないようであれば，電気生理検査で診断を確定する必要があり，専門施設へ紹介となる．また，血圧低下や失神を伴うケースはただちに専門施設に紹介する．

E 不整脈の治療

i 心房細動

a. レートコントロール(rate control)

頻拍による血行動態悪化を避け，患者の症状軽減や頻拍誘発性心筋症予防のために重要となる．適切な心拍数コントロールは，拡張期の適切な心室充満時間を確保し，心拍に関連する心筋虚血を回避する．なお，心拍数は，安静時60〜80/分，中等度の運動時に90〜115/分が適切と考えられている．レートコントロールのアルゴリズムについては，『不整脈薬物療法に関するガイドライン』[9]を参照されたい．

b. リズムコントロール(rhythm control)

洞調律の維持，症状コントロール，運動耐容能の改善，心機能改善のために，除細動と抗不整脈薬投与が必要となる場合もある．除細動は電気的除細動（カルディオバージョン：同期下で行われる電気ショックであり，洞調律化を目的とする）または抗不整脈薬によって行われる．**図Ⅲ-5-②-6**[10]に概要と薬物治療アルゴリズムを記す．

除細動を施行するに当たっては，適切な抗凝固療法（PT-INR[注1] 2.0〜3.0）を3〜4週間維持した後か，左心耳に血栓がないことを経食道心エコーで確認する必要がある．また，除細動後の最初の数週間は血栓塞栓症のリスクが増加するため，待機的除細動は抗凝固療法下に施行し，除細動後も最低4週間は継続することが不可欠となる．

> **抗凝固療法が必要なケース**
> - 心房細動持続時間が48時間以上または不明
> - 僧帽弁狭窄症を有する
> - 血栓塞栓症の既往

c. 抗凝固療法

非弁膜症性心房細動では，基本的にCHADS$_2$スコア（**表Ⅲ-5-②-1**）を患者ごとに計算し，

注1：PT-INRとは，プロトロンビン時間・国際標準比のこと．血液の凝固能を測定する検査項目である．

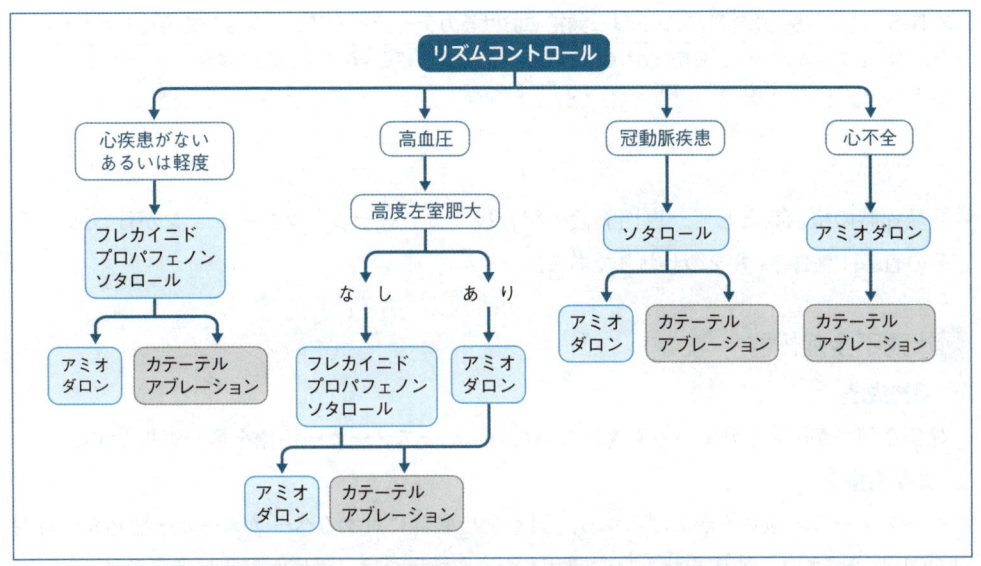

図Ⅲ-5-②-6 正常洞調律維持のための管理の概要と薬物治療のアルゴリズム　　（文献10）より作成）

表Ⅲ-5-②-1　CHADS₂スコア

	危険因子		スコア
C	congestive heart failure/LV dysfunction	心不全，左室機能不全	1
H	hypertension	高血圧	1
A	age ≧ 75	75歳以上	1
D	diabetes mellitus	糖尿病	1
S₂	stroke/TIA	脳梗塞，一過性脳虚血発作	2
		合　計	0〜6

そのスコアに沿って抗凝固療法が必要かどうかを判断する[5]．なお，ワルファリン（ワーファリン®）は定期的に凝固能検査を受ける必要があることや，禁止食品（納豆，クロレラ食品，青汁など）があることを患者が理解しておくことが求められる．

d. 非薬物治療

薬剤抵抗性の症候性心房細動症例に対しては，カテーテルアブレーション治療が推奨される．肺静脈およびその周囲の心筋を，左心房から電気的に隔離することを目的とする．発作性心房細動は90％以上が根治可能である一方，慢性心房細動での根治率は50％程度にとどまる．

ⅱ ● 発作性上室頻拍

- 血行動態が安定している場合はバルサルバ（Valsalva）法（息こらえ）を試み，無効であればカルシウム拮抗薬やアデノシン三リン酸を静脈注射する．
- 発作時に血行動態が不安定な場合にはカルディオバージョンが行われる．

表Ⅲ-5-②-2　房室結節リエントリー頻拍におけるカテーテルアブレーションの適応（クラスⅠ）

① 失神などの重篤な症状や，軽症状でもQOLの著しい低下を伴う頻拍発作の既往がある場合
② 頻拍発作があり，薬物治療の有無にかかわらず患者がカテーテルアブレーションを希望する場合

- 非発作時の根治術として，専門施設へ紹介後，カテーテルアブレーションが行われるが，その適応は**表Ⅲ-5-②-2**のとおりである．

ⅲ 洞不全症候群

a. 薬物療法

確実な効果が証明されている薬物はないため，ペースメーカー治療を第一選択とする．

b. 非薬物療法

ペースメーカー植込みがあげられる．洞不全症候群に対するペースメーカー植込みの目的はQOL改善であり，臨床症状も自覚症状も全くない場合は，適応が慎重に考慮される[11]．

F　不整脈の疾病管理

ⅰ 不整脈の再増悪予防とQOL維持・向上を目標とした総合的な管理

不整脈再増悪予防のために，不整脈に関する知識を患者に提供し，病態の理解を促すとともに，以下①〜④に関するセルフマネジメント行動の教育（Ⅲ-4：p.163参照）を行う．生活のなかにある不整脈の増悪因子を特定し，その改善を図ることが重要である．加えて，治療による不整脈の管理，そして脳梗塞などの前兆についても理解してもらい，異常を感知した際のすばやい対応を指導する．

① 自己検脈，血圧・体重や症状のモニタリングと増悪時の対処
② 食事療法
③ 薬物療法
④ 不整脈を誘発させる外部因子の調整

ⅱ セルフマネジメント教育

詳細はⅢ-6-④（p.272）をご参照いただきたい．

a. 症状のモニタリングと増悪時の対処

① 不整脈による症状のモニタリング

動悸やめまい，易疲労感を感じたときは，自己検脈を行い，リズムの整・不整や症状の発生様式，随伴症状の有無について患者自身で確認することが重要である．

②心不全手帳の活用と増悪時の対処方法の指導

心不全手帳に血圧・脈拍数・体重の測定値と不整脈症状の有無や程度などを記録し，症状が悪化したり，頻度が高まったりした場合は，適切に受診するよう指導する．

b. 食事療法

①塩分制限

慢性心不全の管理(6g/日)に準ずる．ただし，過度の塩分制限が食欲を低下させ，栄養不良の原因となり，PT-INR値を変動させるおそれがあるため，高齢患者の場合は徐々に減塩に取り組むようにする．

②水分管理

水分制限量については患者ごとに異なるが，設定された水分量を過不足なく摂取する必要がある．とくに心房細動患者においては，脱水により血液の粘稠度が増し，心内血栓ができやすくなるため，脱水にはとりわけ気をつけなければならない．また，アルコールは要注意である．

c. 薬物療法

心疾患患者は内服薬も多く，しばしば高齢者であるため，薬効・副作用の理解，服薬動作や剤形を含め，患者が適切に内服できるかをアセスメントする必要がある．抗凝固療法中の患者では，大きな副作用として出血があげられ，日常生活での転倒や打撲を避けられるような工夫や，歯科受診時などは主治医へ相談するよう患者・家族へ教育する．

d. 不整脈を誘発する外的因子の調整[12]

①持久型スポーツ

ジョギング，水泳など，持久型スポーツと関連した心房細動患者の存在が報告されているため，実施時には注意が必要である．

②気　候

寒く乾燥した気候が，心臓性突然死の重要なリスクファクターであることが報告されている．

③飲　酒

飲酒後の急性期には末梢血管が拡張し，洞性頻脈となる．飲酒者の心房細動発症リスクは非飲酒者の1.5倍とする報告[13]や，1日に純アルコール換算で36g以上飲むと心房細動発生の危険が増すという報告があるため[14]，節酒が必要となる．

④喫　煙

コホート研究では現在喫煙中の者は非喫煙者に対し，1.69倍の心房細動発症リスクを有するとされている[15]．喫煙はあらゆる心疾患の危険因子であり，禁煙指導を行う．

⑤入　浴

脱衣所や浴室など，急激な温度差のある環境にさらされることで不整脈が出現し得る．温度変化をコントロールすることが重要となる．

その他，過労，仕事や介護負担などのストレス，生活リズム(睡眠不足や夜ふかしなどを含む)の調整など，生活全般の見直しも行う．

事例で実践してみよう！

事例：Aさん，66歳，男性，無職（元会社員，1年前に退職）．妻と2人暮らし．昨夜より倦怠感と動悸を自覚し，診療所を受診した．会社の健診で高血圧と肝機能悪化を指摘されていたが放置してきた．ビール500mL／日，ウイスキー（ダブル）3～4杯／日を毎日飲酒している．運動は習慣的に行っているが，過度になる傾向があり，前日もスポーツセンターでジョギングと水泳をしていた．これまでも疲労感や動悸は時折自覚していたが，運動によるものだと思っていた

診療所での計測：身長160cm，体重70kg，BMI 27.3，脈拍数140／分・不整，血圧168／88mmHg（坐位，左右差なし）

診療所での検査：Hb 13.2g/dL，Cr 1.15mg/dL，BUN 21mg/dL，UA 8.9mg/dL，TG 221mg/dL，HDL-C 64mg/dL，LDL-C 134mg/dL，AST（GOT）61IU/L，ALT（GPT）53IU/L，γ-GTP 135IU/L，CRP 0.1mg/dL．心電図は図に示したとおりで，胸部X線検査にてCTR 58％

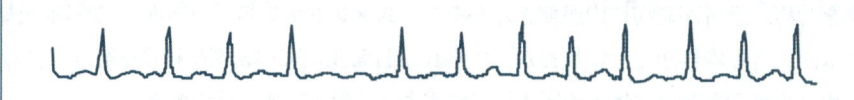

図　Aさんの心電図

- Q1　Aさんの不整脈の種類と分類は何でしょう？
- Q2　Aさんの不整脈およびほかの合併症について，関連図を描いてみましょう．
- Q3　診療所に勤務する看護師のあなたは，Aさんの療養指導を行うことになりました．指導を行うに当たって追加してどのような情報（項目）が必要でしょうか？
- Q4　Aさんにはどのような療養指導の内容が必要でしょうか？
- Q5　Aさんは不整脈に関連した症状を自覚しても，適切な療養行動をとらずに生活を続けていました．どのような方法を用いて動機づけますか？　実際に動機づける手順とアプローチ方法を考えてみましょう．

まとめ

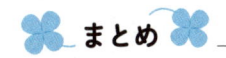

不整脈は，心不全症状や突然死の原因となるが，その基礎には高血圧や心疾患，生活習慣の乱れなどがあり，こうした基礎疾患・生活習慣に介入することが重要となる．さらに，不整脈をコントロールするためには，患者のアドヒアランスを向上させ，セルフマネジメント行動を習得してもらうことが欠かせない．

参考文献

1) 厚生労働省：平成26年 患者調査（傷病分類編），2015.
   http://www.mhlw.go.jp/toukei/saikin/hw/kanja/10syoubyo/
2) Inoue H, Fujiki A, Origasa H, et al：Prevalence of atrial fibrillation in the general population of Japan：an analysis based on periodic health examination. Int J Cardiol, 137（2）：102-107, 2009.
3) Feinberg WM, Blackshear JL, Laupacis A, et al：Prevalence, age distribution, and gender of patients with atrial fibrillation：Analysis and implications. Arch Intern Med, 155（5）：469-473, 1995.
4) Senoo K, Suzuki S, Sagara K, et al：Distribution of first-detected atrial fibrillation patients without structural heart diseases in symptom classifications. Circ J, 76（4）：1020-1023, 2012.
5) 循環器病の診断と治療に関するガイドライン（2012年度合同研究班報告）：心房細動治療（薬物）ガイドライン（2013年改訂版）．2013.
   http://www.j-circ.or.jp/guideline/pdf/JCS2013_inoue_h.pdf
6) Benjamin EJ, Levy D, Vaziri SM, et al：Independent risk factors rof atrial fibrillation in a population-based cohort. The Framingham Heart Study. JAMA, 271（11）：840-844, 1994.
7) 藤島正敏：循環器学の進歩―高齢者の循環器疾患 脳血管障害のリスクファクターとしての心疾患．循環器専門医, 6（1）：19-26, 1998.
8) 因田恭也：不整脈スクリーニングの進め方．不整脈概論―専門医になるためのエッセンシャルブック，第1版，池田隆徳，山下武志（編），メジカルビュー社，東京，p.78-81, 2013.
9) 循環器病の診断と治療に関するガイドライン（2008年度合同研究班報告）：不整脈薬物療法に関するガイドライン（2009年改訂版）．2009.
   http://www.j-circ.or.jp/guideline/pdf/JCS2009_kodama_h.pdf
10) Fuster V, Rydén LE, Cannom DS, et al：ACC/AHA/ESC 2006 Guidelines for the management of patients with atrial fibrillation. J Am Coll Cardiol, 48（4）：149-246, 2006.
11) 循環器病の診断と治療に関するガイドライン（2010年度合同研究班報告）：不整脈の非薬物療法ガイドライン（2011年改訂版）．2011.
    http://www.j-circ.or.jp/guideline/pdf/JCS2011_okumura_h.pdf
12) 足立正光：不整脈を誘発する外的因子．不整脈概論―専門医になるためのエッセンシャルブック，第1版，池田隆徳，山下武志（編），メジカルビュー社，東京，p.50-55, 2013.
13) Kodama S, Saito K, Tanaka S, et al：Alcohol consumption and risk of atrial fibrillation：a meta-analysis. J Am Coll Cardiol, 57（4）：427-436, 2011.
14) Djoussé L, Levy D, Benjamin EJ, et al：Long-term alcohol consumption and the risk of atrial fibrillation in the Framingham Study. Am J Cardiol, 93（6）：710-713, 2004.
15) Chamberlain AM, Agarwal SK, Folsom AR, et al：A clinical risk score for atrial fibrillation in a biracial prospective cohort. Am J Cardiol, 107（1）：85-91, 2011.

（中山 奨）

5 生活習慣病・疾病予防
③ 喫　煙

学習目標
1. 喫煙がもたらす全身の影響を学ぶ
2. 精神的依存と身体的依存の特徴について学ぶ
3. 禁煙治療について学ぶ
4. 禁煙指導において必要な理論やモデルについて学ぶ

必要とされる看護技術
- 禁煙による離脱症状への指導法
- 禁煙を継続するための指導法

実践において参考・順守すべき診療ガイドラインなど
- 日本口腔衛生学会，日本口腔外科学会，日本公衆衛生学会，ほか合同研究班参加学会：禁煙ガイドライン（2010年改訂版），2010
- 日本循環器学会，日本肺癌学会，日本癌学会，日本呼吸器学会：禁煙治療のための標準手順書，第6版，2014
- 日本呼吸器学会 喫煙問題に関する検討委員会：禁煙治療マニュアル，日本呼吸器学会，2009

A 喫煙の疫学

　世界で12億人，日本には3,000万人を超える喫煙者がいる[1]．日本では男性喫煙率は年々低下しているが，若い女性の喫煙率は上昇している．タバコは肺や気管支への影響だけにとどまらず，全身へ影響し，さまざまな疾患や異常に大きく関連しており，タバコによる健康被害を防ぐため，世界保健機関（WHO）は2005年に「たばこの規制に関する世界保健機関枠組条約」を発効した．日本でも「健康日本21」や健康増進法などが策定され，タバコへの対策を行っているが，一方で「たばこ事業法」も残されており，タバコ対策を進めるうえでの問題となっている．

B プライマリ・ケアにおける看護師の役割

　タバコによる全身への影響やタバコの依存性，離脱症状などを理解したうえで，すべての喫煙者に禁煙を勧めるべきである．しかし，禁煙に無関心な喫煙者への禁煙の推奨は大変困難であり，禁煙を勧めることで患者との信頼関係を損ねてしまう可能性もある．また，禁煙のための面接では，1回の面接時間を長く，回数を多く，かつできるだけ長期間行ったほうが禁煙率は高くなる[2,3]ことから，「5Aアプローチ」や「変化のステージモデル」などを活用しながら，粘り強くかかわるとよい．さらに，禁煙を1年継続できる割合は17〜18％といわれており，再喫煙防止のための支援が求められている．

C 喫煙による弊害

i タバコ煙の有害性

　タバコに含まれる有害成分のうち，一酸化炭素（CO），タール，ニコチンは健康障害に最も大きな悪影響を及ぼしている．COは，組織内の酸素欠乏をきたし，心血管病変の発症や皮膚の老化，胎児の発育不全などに関与する．

　タバコに含まれる成分や，その成分が燃焼する際に生じる多様な化合物は，4,000種類以上とされ，そのうちの粒子成分をタールという．これには，ベンゾ(a)ピレンやカドミウム，ニッケルなどを含む発がん物質，ナフタレン類，フェノールなどの発がん補助物質，心臓血管・呼吸器毒性物質であるニコチンが含まれる．タールは粒子成分であるため，吸い込むと体内に沈着し，耳鼻科系のがんや太い気管支にできる肺がん，肺気腫などを引き起こす．

ii ニコチン依存

　タバコを吸うことによって急速に肺から吸収されたニコチンは，数秒で脳に到達し，自律神経節や神経筋接合部でニコチン性アセチルコリン受容体に結合する．ニコチンがこの受容体に結合するとドパミンが放出され，一時的な快感や報酬感をもたらす．しかし，ドパミンの放出は一瞬で，ニコチンが代謝されて尿中に排出されると受容体が閉じてしまうため，喫煙者は再度同じ状態を取り戻そうと喫煙を繰り返す．喫煙を繰り返すことにより，受容体が刺激される時間は長くなって身体的な依存が形成される．また，ニコチンはドパミン以外にも神経伝達物質の遊離に関係しているため，眠気覚ましや気分高揚，鎮痛などの効果もあり，これによりタバコが自分の生活には必需品だという認知がつくられ，心理的依存に陥る．さらに，喫煙が長期に及ぶと，体内のニコチンが減少することで身体が正常に機能しなくなり，不快な症状が現れ，それを避けるために喫煙を続ける．

　このようにニコチン依存は身体・心理的依存（図Ⅲ-5-③-1）[1,4]を生じさせ，生活の基準が喫煙することに支配されてしまう．だからこそ，ニコチンの心理的依存から離脱することは難しいのである．

2つの依存が原因

喫煙を始めると2つの依存が生じる

身体的依存

ニコチンに対する身体的依存（薬物依存）

ニコチンが体内から消失すると，ニコチン欠乏からくる吸いたいイライラなどの症状（＝離脱症状）が現れる

- タバコが吸いたい
- イライラ，落ち着かない
- 不安，頭痛，身体がだるい　など

心理的依存

喫煙が生活習慣となる心理的依存

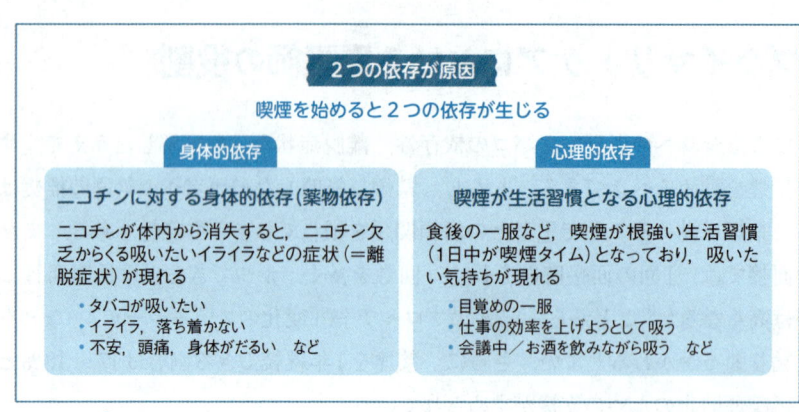

食後の一服など，喫煙が根強い生活習慣（1日中が喫煙タイム）となっており，吸いたい気持ちが現れる

- 目覚めの一服
- 仕事の効率を上げようとして吸う
- 会議中／お酒を飲みながら吸う　など

図Ⅲ-5-③-1　ニコチンによる依存　　　　　　　　（文献1, 4）より筆者作成）

iii ● 喫煙による全身への影響

　タバコやタバコ煙に含まれる有害成分などにより，心拍数増加，血圧上昇，末梢血管収縮・循環障害が起こる．口から取り込まれた有害成分は気道を経て肺に至り，気道や肺実質の炎症を引き起こし，慢性閉塞性肺疾患（COPD），気管支喘息，慢性気管支炎などの原因となる．また，肺がん以外にも，喉頭がんや咽頭・口腔がん，食道がんへの影響も非常に大きく，胃がんや大腸がん，肝臓がん，膵臓がんといった消化器系がんにも影響する．さらに，喫煙により一酸化窒素（NO）が減少し，血管拡張が抑制されて冠動脈攣縮が誘発されたり，酸化ストレスの増大で血管内皮機能が障害を受けて血管収縮や血管炎症などが引き起こされたりするなど，虚血性心疾患と脳血管障害の危険因子にもなる．ほかにも，胃潰瘍や慢性肝疾患・肝硬変，歯周病リスクの増加，視力障害に強く関係する．加えて，骨粗鬆症や椎間板ヘルニア，腰痛や肩こりなどの整形外科的症状や，不妊症などの生殖機能にも影響するなど，喫煙は全身のあらゆる臓器・組織に害を与える．

iv ● 受動喫煙

　タバコの副流煙には，主流煙より多くのCOが含まれている．また，ニトロソアミンは主流煙の数倍から数十倍が副流煙に含まれるなど，受動喫煙であっても能動喫煙で起きる病気を発症するリスクは高まる．乳幼児突然死症候群（SIDS）や気管支喘息の発症・悪化などは，母親または父親の喫煙で増加するといわれ，家庭における受動喫煙も問題である．喫煙後に肺から呼出されるタバコ煙は非常に高濃度で，約40呼吸（約200秒間）続くことがわかっており，屋外でタバコを吸ったばかりの者が屋内にタバコ煙をもち込む量は非常に多いため，受動喫煙を完全に防止するには，禁煙する必要がある．

表Ⅲ-5-③-1　ニコチンの離脱症状

- タバコに対する欲求
- 気分が落ち込む（一時的）
- イライラ・欲求不満・怒りなどの不快な気分
- 不　安
- 集中困難
- 倦怠感，虚脱感
- 落ち着かない，易刺激性
- 食欲亢進
- 寝つきが悪い，眠っても途中で目が覚める
- 口腔内の潰瘍形成

（文献1, 4）より筆者作成）

ⅴ 離脱症状

体内のニコチン濃度低下のために，喫煙後30分ほどでイライラ感などの離脱症状が現れる．主な離脱症状を**表Ⅲ-5-③-1**[1,4]に示す．禁煙すると，1〜2週間ほどでニコチンによる離脱症状は軽快する．

D ニコチン依存症の診断

ⅰ 依存症のスクリーニング

ニコチンは麻薬やアルコールと同様に依存性薬物であり，常習喫煙者の喫煙行動はタバコへの依存である．診断には，ニコチン依存症スクリーニングテスト（Tabacco Dependence Screener：TDS，**表Ⅲ-5-③-2**[5]）を用いる．ニコチン依存の程度判定には，ファーガストロームニコチン依存度指数（Fagerström test for nicotine dependence：FTND，**表Ⅲ-5-③-3**[6]）など，患者が記入できるアンケートを使用する．

ⅱ 検　査

- 呼気CO濃度検査：呼気中のCO濃度を測定する．喫煙により摂取されたCOは，半減期が3〜5時間と短く，禁煙の動機づけに役立つ．
- 尿中ニコチン代謝産生物濃度測定：尿中のニコチン代謝産物を半定量的に測定し，喫煙状況を評価する．ニコチン製剤投与量の決定の参考になるが，体外診断薬としての承認は受けていない．

E 禁煙治療

ⅰ ニコチン代替療法と非ニコチン代替療法

ニコチン依存に対する治療としては，ニコチン代替療法（nicotine replacement therapy：NRT）と非ニコチン製剤がある．

表Ⅲ-5-③-2　ニコチン依存症スクリーニングテスト（TDS）

	はい （1点）	いいえ （0点）
1. 自分が吸うつもりよりも，ずっと多くタバコを吸ってしまうことがありましたか？		
2. 喫煙や本数を減らそうと試みて，できなかったことがありましたか？		
3. 禁煙したり本数を減らそうとしたときに，タバコが欲しくて欲しくてたまらなくなることがありましたか？		
4. 禁煙したり本数を減らそうとしたときに，次のどれかがありましたか？ 　イライラ，神経質，落ち着かない，集中しにくい，憂うつ，頭痛，眠気，胃のむかつき，脈が遅い，手のふるえ，食欲または体重増加		
5. 上記の症状を消すために，またタバコを吸い始めることがありましたか？		
6. 重い病気にかかったとき，タバコはよくないとわかっているのに吸ってしまうことがありましたか？		
7. タバコのために自分に健康問題が起きているとわかっていても吸ってしまうことがありましたか？		
8. タバコのために精神的問題が起きているとわかっていても吸ってしまうことがありましたか？		
9. 自分はタバコに依存していると感じることがありましたか？		
10. タバコが吸えないような仕事やつきあいを避けることが何度かありましたか？		

合計点が5点以上の場合，タバコ依存症である可能性が高い（約80%）．　　　　　　　　　　　　　　　　　（文献5）より）

表Ⅲ-5-③-3　ファーガストロームニコチン依存度指数（FTND）

	0点	1点	2点	3点
1. 朝，目が覚めてから何分くらいで最初のタバコを吸いますか？	61分以降	31〜60分	6〜30分	5分以内
2. 禁煙の場所で，タバコを吸うのを我慢するのが難しいと感じますか？	いいえ	はい	—	—
3. 1日のうち，どの時間帯のタバコをやめるのに最も未練が残りますか？	右記以外	朝起きたときの目覚めの1本	—	—
4. 1日にタバコを何本吸いますか？	10本以下	11〜20本	21〜30本	31本以上
5. 目覚めて2〜3時間以内と，その後の時間帯のどちらが頻繁にタバコを吸いますか？	その後の時間帯	目覚めて2〜3時間以内	—	—
6. 病気でほとんど1日中寝ているときでもタバコを吸いますか？	いいえ	はい	—	—

ニコチン依存度は以下のように判定する．ただし，わが国では「0〜3点：低い，4〜6点：中等度，7〜10点：高い」と3段階で評価されることもある．
0〜2点：大変低い，3〜4点：低い，5点：中等度，6〜7点：高い，8〜10点：大変高い．　　　　　　　（文献6）より）

　NRTでは，依存度が高く離脱症状が強く表れる患者に対し，喫煙時にタバコから摂取していたニコチンをニコチンパッチやニコチンガムといったニコチン製剤に置き換えて摂取することにより，禁煙時の不快症状を軽減することができる．タバコにはたくさんの有害成分が含まれるが，ニコチン製剤にはニコチン以外は含まれず，吸収されるニコチンの量も喫煙に比べると少量である．NRTを行っている最中に喫煙すると一時的に喫煙本数は減少するが，ニコチンの過剰摂取になることがあるため，喫煙しないよう教育する．また，ニコチンの毒性は非常に強いため，不安定狭心症や急性心筋梗塞，不整脈のある患者や，脳血管障害回復

初期の患者や妊婦には禁忌である．

　非ニコチン製剤として有効性が確認され，使用が推奨されているのは，ニコチン依存形成に関係する$\alpha_4\beta_2$ニコチン受容体に選択的に作用するバレニクリン(チャンピックス®)である．脳内でニコチンが作用するアセチルコリン受容体に対する拮抗作用により，喫煙によるドパミン分泌がブロックされ，喫煙による満足感や幸福感が抑制される．不安定狭心症や急性心筋梗塞，重篤な不整脈などの心血管障害をもつ患者へも使用することができる．

ii ● 禁煙外来

　2006年4月から禁煙治療は保険適用となり，条件を満たした患者のニコチン依存に対する治療は保険給付の対象となる(ニコチン依存症管理料)．NRTで使用されるニコチンパッチやバレニクリンは保険適用薬剤である．保険診療を行うためには，敷地内禁煙，専任看護師配置，呼気CO濃度測定器の常備，禁煙治療の結果報告義務などの施設基準や，患者にも満たすべき要件がある．禁煙治療の内容を図Ⅲ-5-③-2[7]に示す．

F 禁煙指導

i ● 指導の実際

　指導の際は，禁煙支援の方策(5Aアプローチ)を使い，受診のたびに患者の禁煙状況や意思を確認し，変化のステージ(Ⅲ-4：p.163参照)を評価しながら患者にかかわることが有用とされている．

　5Aアプローチには5のステップがある．具体的には，「ステップ1：たずねる(ask)」「ステップ2：助言する(advise)」「ステップ3：評価する(assess)」「ステップ4：援助する(assist)」「ステップ5：手配する(arrange)」からなり，患者の禁煙をサポートできるような実施方法が示されている．詳しくはガイドライン[3]などを参照されたい．

ii ● 禁煙外来による指導

a. 喫煙状況や禁煙の準備，TDSによる評価と結果のフィードバック

　喫煙状況や禁煙経験，現病歴，喫煙に伴う症状などを確認する．禁煙経験については，禁煙の理由や禁煙期間，再喫煙の状況をたずねる．

b. 喫煙状況やニコチン摂取量の客観的評価

　呼気中CO濃度を測定し，禁煙への動機づけを行ったり，禁煙状況を評価したりする．再診時に測定したら，前回の結果と比較して説明すると，より禁煙の効果を実感することができ，禁煙に対する自信にもつながる．

c. 禁煙開始日の決定

　初診時には2週間以内とし，具体的な日程を決める．ただちに禁煙したいと考えている患者が禁煙外来の対象となるため，禁煙開始日は初回診察当日や翌日に設定することもできる．

```
┌─────────────────────────────────────────────────────────────┐
│  一般診療における対象者のスクリーニング                      │
│                                                             │
│  問診・診察項目                                             │
│    ①喫煙状況の問診                                          │
│    ②禁煙の準備性に関する問診                                │
│    ③ニコチン依存症スクリーニングテスト（TDS）の実施         │
│    ④喫煙に伴う症状や身体所見の問診および診察                │
│              │                                              │
│              │    ・ただちに禁煙しようとは考えていない喫煙者│
│              │    ・ニコチン依存症ではない喫煙者            │
│              │         ┌──────────────────────────┐        │
│              └········▶│ ①自由診療による禁煙治療   │        │
│              │         │ ②簡易な禁煙アドバイス     │        │
│              │         │ ③セルフヘルプ教材などの資料の提供│  │
│              │         └──────────────────────────┘        │
│              │                                              │
│    下記条件を満たす喫煙者に対して禁煙治療プログラムを提供   │
│       1）ただちに禁煙しようと考えていること                 │
│       2）TDSによりニコチン依存症と診断（TDS 5点以上）されていること│
│       3）ブリンクマン指数が200以上であること                │
│       4）文書により禁煙治療を受けることに同意していること   │
│              │                                              │
│              ▼                                              │
│  標準禁煙治療プログラム（保険適用）                         │
│   1．初回診察                                               │
│     禁煙治療                                                │
│       ①喫煙状況，禁煙の準備性，TDSによる評価結果の確認      │
│       ②喫煙状況とニコチン摂取量の客観的評価と結果説明（呼気CO濃度測定など）│
│       ③禁煙開始日の決定                                    │
│       ④禁煙に当たっての問題点の把握とアドバイス            │
│       ⑤禁煙補助薬（ニコチン製剤またはバレニクリン）の選択と説明│
│                                                             │
│   2．再診：初回診察から2，4，8，12週間後（計4回）           │
│     禁煙治療                                                │
│       ①喫煙（禁煙）状況や離脱症状に関する問診              │
│       ②喫煙状況とニコチン摂取量の客観的なモニタリングと結果説明（呼気CO濃度測定など）│
│       ③禁煙継続に当たっての問題点の把握とアドバイス        │
│       ④禁煙補助薬（ニコチン製剤またはバレニクリン）の選択と説明│
└─────────────────────────────────────────────────────────────┘
```

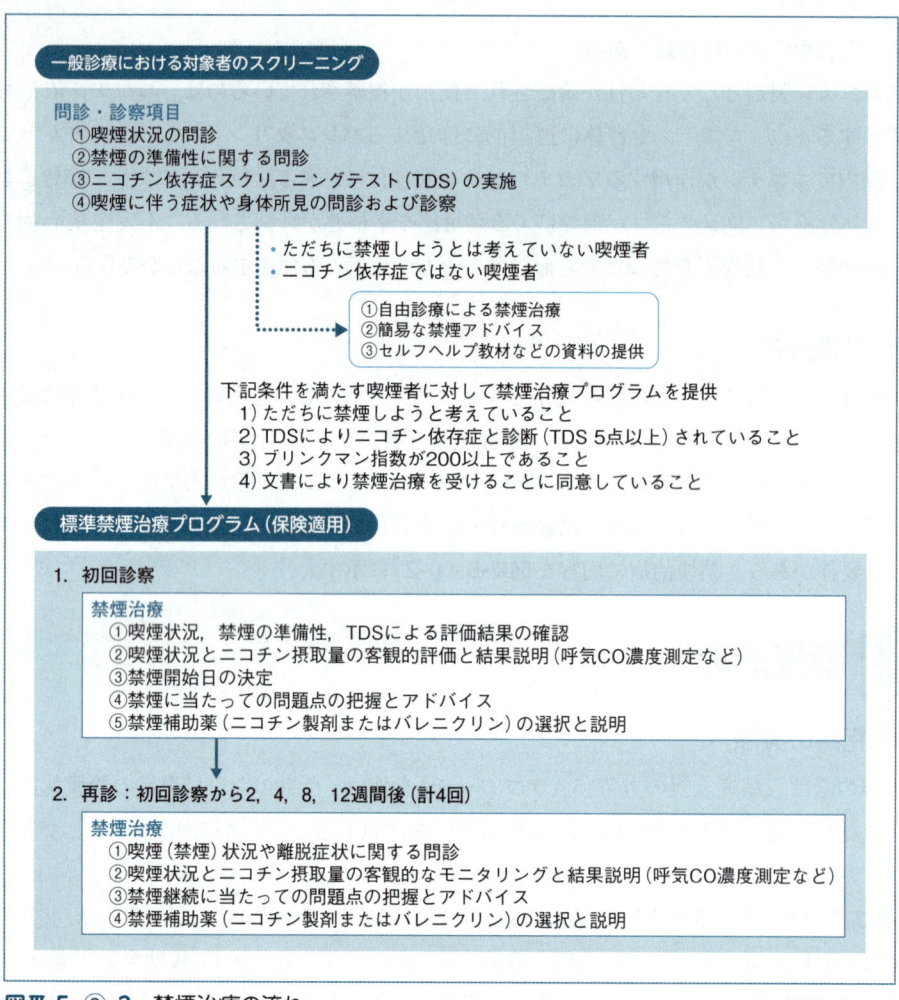

図Ⅲ-5-③-2　禁煙治療の流れ　　　　　　　　　　　　　　　　　　　　　　　　（文献7）より）

ニコチンパッチの場合はできるだけ早く使用を開始し，バレニクリンならば服用1週間後に禁煙開始日を設定する．また，周囲の人に禁煙を宣言し，協力してもらうように伝える．

d. 禁煙の問題点の把握とアドバイス

喫煙者が不安に思っていることや心配していることについて，解決策を考える．

e. 禁煙継続に当たっての問題点の把握

禁煙して2週間後には離脱症状は落ち着くが，タバコを吸いたい気持ちはしばらく続く．禁煙4週間後には，体調がよくなったことを実感し始めるので，どのような変化が起こったかを確認する．8週間すると禁煙が安定してくるが，禁煙により味覚障害が改善されたり食欲が増加したりするため，体重の変化に注意する．12週間後には振り返りを行い，苦労した

こと，禁煙してよかったことなどを聞き出す．1年以内は喫煙が再開する可能性があることを説明し，1本でもタバコを吸わないよう伝える．いずれの再診時も，禁煙が継続しているようであれば必ず努力を賞賛するようかかわる．

f. 禁煙補助薬の選択と説明

禁煙補助薬にはそれぞれ利点と欠点・副作用がある[3]．ニコチンガムにはニコチン補充と口寂しさをまぎらわすことが同時に行えるという利点があるが，むかつきやのどへの刺激といった副作用，義歯の人はガムを噛みにくい，口腔内が酸性のときは吸収が悪いなどの欠点がある．ニコチンパッチは貼付によってニコチンが確実に補給される，1日1回貼れば効果がある，周囲の人から気づかれにくいなどの利点を有するが，貼付による皮膚のかゆみ・かぶれが起こったり，よく眠れなかったりといった症状が出現する場合もある．バレニクリンは，ニコチンを含まず，内服するだけで喫煙による満足感を抑制することができる一方で，嘔気や頭痛，便秘，不眠といった不快な症状が現れることがある．

そのため，ニコチンパッチやニコチンガム，バレニクリンの特徴と問題点について患者にきちんと説明し，患者に合った方法を選択する．再診時には薬の数量や効果，副作用について確認し，副作用への対応策を検討する必要がある．12週間の治療期間内であれば，薬剤の変更は可能である．

ⅲ 禁断症状の対処方法

喫煙欲求を抑える方法[3]には，「洗顔・歯磨き・朝食など，起きてからの行動順序を変える」「アルコールやコーヒーを控える」「携帯電話や傘，カバンなどをタバコをもつ側の手でもつ」などの行動パターンを変更する方法や，「タバコ・ライター・灰皿などをすべて捨てる」「喫煙者の近くにいない」「禁煙中であることを宣言し，周囲の協力を得る」といった喫煙のきっかけとなる環境を改善する方法などがある．どうしても喫煙したくなった場合の対処法としては，「深呼吸をする」「水やお茶を飲む」「散歩や体操などによってからだを動かす」「ガムや昆布などを噛む」「歯磨きをする」など，喫煙の代わりになるような行動をとることで吸いたい気持ちをコントロールする方法について教育する．

ⅳ 禁煙がうまくいかなかった患者への対応

患者は再喫煙を大きな失敗と捉え，自信を失ってしまうため，患者の人格を非難・否定しないよう注意する．再喫煙は禁煙に至るまでの通常のプロセスで，多くの患者が少なくとも3～4回にわたる禁煙への挑戦を経験していることを伝える．そして，今回の再喫煙を防ぐことができたかもしれない方法について患者と話し合い，対処方法を検討する必要がある．

事例で実践してみよう！

事例：Aさん，33歳，女性．5年前に結婚し，46歳の夫とその両親（70代），3歳と1歳の子どもの6人暮らし．タバコをやめたいとは思っているが，義父母との同居や育児のストレスからなかなか禁煙に踏み出すことができない．子どもが風邪をひいて受診した際，Aさんからタバコ臭がした

喫煙状況：20歳から10本／日（起床後すぐや就寝前，食後，子どもを幼稚園に送り出した後など），喫煙している．妊娠中や体調不良のときには禁煙できていたが，授乳が終わると同時に吸い始めた．タバコは子どもにも自分のからだにもよくないことはわかっているので，何度かやめようと節煙などを試みたが，イライラや落ち着かないことが多くなり，どうしても吸いたい欲求に勝てずに吸ってしまった．その他，タバコに依存していると感じることはなく，より多くのタバコを吸ってしまうようなこともない．看護師と話をしながら，無意識に喫煙できるカフェやお店に行くようにしていることや，子どもがいないときや寝た後に一息ついて自分の世界に浸れる時間がほしくなってタバコを吸いに外に出ることに気がついた．一番やめにくいのは，起床後よりも子どもを幼稚園に送り出した後の1本であると語った

Q1 タバコ臭のするAさんにどのように声をかけたらよいでしょうか？

Q2 TDS，FTNDを用いて，依存症の有無や程度を判定してみましょう．

Q3 Aさんは，経済的理由から自由診療での禁煙外来の受診が困難ですが，毎月子どもを連れて受診することはできるようです．どのようなかかわりを行っていきますか？

Q4 Aさんは，禁煙日を決定し，市販のニコチンガムや電子タバコなどを購入し，子どもや夫の協力を得ながら禁煙を始めました．8日ほど経った頃，イライラしたり食欲が増進したり，倦怠感や不眠などの症状に悩まされていると電話がありました．どのように指導しますか？

Q5 その後，Aさんは順調に禁煙を続けていましたが，禁煙後10日目に姑と喧嘩をしてタバコを吸ってしまったと落ち込まれています．どのように対応したらよいでしょうか？

まとめ

喫煙は呼吸器疾患だけでなく，循環器や消化器，口腔内，皮膚など，あらゆる臓器に悪影響を及ぼし，さまざまな病気を引き起こす．タバコに含まれるニコチンは，喫煙による報酬感を与え，日々の生活になくてはならないといった精神的な依存の原因となり，禁煙を困難なものにする．医療者はこれらについて熟知し，禁煙できるよう動機づけを行ったり，禁煙が継続できるよう支援したりする必要がある．

参考文献

1) 日本呼吸器学会 喫煙問題に関する検討委員会（編）：禁煙治療マニュアル，日本呼吸器学会，メディカルレビュー社，東京，p.1, 7-15, 56, 2009.
2) US Department of Health and Human Service：clinical interventions for Tobacco use and dependence-Background. Treating tobacco use and dependence, p.37-38, 2008.
http://www.ahrq.gov/sites/default/files/wysiwyg/professionals/clinicians-providers/guidelines-recommendations/tobacco/clinicians/update/treating_tobacco_use08.pdf
3) 日本口腔衛生学会，日本口腔外科学会，日本循環器学会，ほか合同研究班参加学会：循環器病の診断と治療に関するガイドライン（2009年度合同研究班報告）：禁煙ガイドライン（2010年改訂版），p.8, 14, 18, 19, 2010.
4) 日本呼吸ケア・リハビリテーション学会呼吸リハビリ委員会，東京，他（編）：呼吸リハビリテーションマニュアル—患者教育の考え方と実践—，照林社，p.51-52, 58, 2007.
5) Kawakami N, Takatsuka N, Inaba S, et al：Development of a screening questionnaire for tobacco/nicotine dependence according to ICD-10, DSM-Ⅲ, and DSM-Ⅳ. Addict Behav, 24（2）：155-166, 1999.
6) Heatherton TF, Kozlowski LT, Frecker RC, et al：The Fagerström Test for Nicotine Dependence：a revision of the Fagerström Tolerance Questionnaire. Br J Addict, 86（9）：1119-1127, 1991.
7) 日本循環器学会，日本肺癌学会，日本癌学会，日本呼吸器学会：禁煙治療のための標準手順書，第6版，p.5, 2014.

〈高濱明香〉

5 生活習慣病・疾病予防
④ 栄　養

学習目標

① 年齢別，性別，生活活動強度の違いを考慮した個人の栄養補給量を学ぶ
② 食事摂取量，身体計測，血液性状および尿検査による栄養アセスメントについて学ぶ
③ 摂取・嚥下機能を考慮した栄養補給方法を学ぶ
④ 疾患ごとの食事・栄養療法の特徴を学ぶ

必要とされる看護技術

- 食事摂取量，身体計測，血液性状および尿検査による栄養アセスメント
- ライフステージ別（幼児，小児，高齢者，妊産婦など）の栄養補給量の提示
- 生活習慣病予防のための食生活改善の指導法
- 傷病者・要介護者の適切な栄養補給量・補給方法の計画

実践において参考・順守すべき診療ガイドラインなど

- 日本肥満学会：肥満症診断基準2011，2011
- 日本高血圧学会：高血圧治療ガイドライン2014，2014
- 日本動脈硬化学会：動脈硬化性疾患予防ガイドライン2012年版，2012

A 栄養管理の疫学とプライマリ・ケアにおける課題

　食生活の欧米化やファストフード・外食の多用による過剰栄養や，ストレス社会が引き起こす喫煙・飲酒・生活リズムの乱れ，車社会と運動不足など，さまざまな要因の蓄積によって生活習慣病が増加し，わが国の健康寿命の延伸を阻む一因となっている．一方，今日の超高齢社会の栄養管理上の重要な課題として，在宅高齢者の低栄養の問題がある．さらに，独居，食料供給事情などの社会的要因のみならず，何らかの理由で飲食できなくなった高齢者に，非経口的な栄養補給法を導入するかどうかという問題もある．本人の人生にとっての最善を達成するという観点で，家族の事情や生活環境についても配慮することが望まれる[1]．

生活習慣を是正して，健康寿命を延伸させ，また高齢者においては要支援・要介護状態を予防するために，地域住民一人ひとりの社会的背景やニーズを考慮した，包括的かつ全人的な栄養管理を具現化することが，プライマリ・ケア看護師の役割である．

B プライマリ・ケアにおける看護師の役割

通院患者や，在宅患者，在宅高齢者の栄養状態を継続的に評価し，栄養と疾病予防・介護予防との関連を患者・家族へ指導し，健康増進活動を推進する．そして，これにより以下を達成する．

①栄養状態を良好に保つことにより，疾患の治癒を促進すること
②栄養過剰を防ぐことにより，生活習慣病を改善すること
③低栄養を予防することにより，高齢者の自立を促進すること

C 栄養アセスメントの定義

対象者の栄養状態をさまざまな指標を用いて客観的に把握し，身体状況や栄養状態を判定する過程をいう．栄養アセスメントの結果と対象者の社会的背景などを包括的に評価し，対象者あるいは対象者を介護する家族に最適な栄養管理計画を立案し，実践する．

D 栄養アセスメントの基準と方法

i 食事の摂取量と消費量による栄養アセスメント

自宅での2～3日の食事の記録や写真から，平均的な摂取エネルギー量を把握し，対象者の推定エネルギー必要量（**表Ⅲ-5-④-1**)[2]との過不足を評価する．推定エネルギー必要量は『日本人の食事摂取基準』（2015年版)[2]を参考にする．

表Ⅲ-5-④-1　推定エネルギー必要量（kcal/日）

年齢（歳）	男　性	女　性
30～49	2,300～2,650	1,750～2,000
50～69	2,100～2,450	1,650～1,900
70以上	1,850～2,200	1,500～1,750

（文献2)より

ii 身体計測による栄養アセスメント

体格指数(body mass index：BMI，(図Ⅲ-5-④-1))で，エネルギーの摂取量および消費量の収支バランスを評価する．成人期(18歳以上)を3つの区分に分け，目標とするBMIにより，肥満や低栄養を評価する(表Ⅲ-5-④-2)[2]．とくに高齢者では低栄養の予防が重要である．

iii 血液検査による栄養アセスメント

栄養アセスメントの指標としては，血清アルブミン値が最も多く用いられる(表Ⅲ-5-④-3)．タンパク質の異化亢進状態や，食事摂取量の減少によるタンパク質不足などにより，血清アルブミン値が低下する．鉄の摂取不足による鉄欠乏性貧血では，ヘモグロビン(Hb)が低値となる．高度の低栄養の場合は，総コレステロール(TC)値が低下する．また，低栄養状態では，免疫能が低下するため，免疫能の指標である末梢血総リンパ球数(TLC)が低値となる．

$$BMI＝現体重(kg)÷(身長(m)×身長(m))$$

例：身長160cm，体重60kgの人のBMI (kg/m^2)
60÷(1.6×1.6)＝23.4

図Ⅲ-5-④-1　BMIの算出方法

表Ⅲ-5-④-2　目標とするBMIの範囲(18歳以上，男女共通)

年齢(歳)	BMI (kg/m^2)
18〜49	18.5〜24.9
50〜69	20.0〜24.9
70以上	21.5〜24.9

(文献2)より)

表Ⅲ-5-④-3　栄養評価に用いられる検査指標

	基準値	検査値	栄養評価
血清アルブミン(g/dL)	3.5〜5.0	<3.5	栄養障害
ヘモグロビン(g/dL)	男性13.8〜16.9 女性12.0〜15.0	基準値以下	貧血
総コレステロール値(mg/dL)	130〜219	低値	栄養障害，貧血
末梢血総リンパ球数(mm^3) ＝白血球数×リンパ球比率	1,800〜4,000	<900	高度栄養障害
		900〜1,500	中等度栄養障害
		1,500〜1,800	軽度栄養障害

E 低栄養・生活習慣病（栄養過剰）の予防

i 低栄養の予防

　高齢者は，疾病の影響のみではなく，精神的な問題，薬の副作用などにより食欲低下をきたすため，早期に原因を把握して低栄養を予防することが重要である．外来診察時や，通所介護，訪問診療の際に栄養アセスメントを実施することが望ましい．MNA®-SF（図Ⅲ-5-④-2）[3]は入院環境よりも福祉施設，在宅の高齢者の栄養スクリーニングにより有用であることが報告されており，簡便な栄養評価が可能となる．栄養状態良好・低栄養のリスクあり・低栄養の3段階に分類される．

氏名：					
性別：	年齢：	体重： kg	身長： cm	調査日：

下の□欄に適切な数値を記入し，それらを加算してスクリーニング値を算出する．

スクリーニング

A 過去3ヵ月間で食欲不振，消化器系の問題，咀嚼・嚥下困難などで食事量が減少しましたか？
　0＝著しい食事量の減少
　1＝中等度の食事量の減少
　2＝食事量の減少なし

B 過去3ヵ月間で体重の減少がありましたか？
　0＝3kg以上の減少
　1＝わからない
　2＝1〜3kgの減少
　3＝体重減少なし

C 自力で歩けますか？
　0＝寝たきりまたは車椅子を常時使用
　1＝ベッドや車椅子を離れられるが，歩いて外出はできない
　2＝自由に歩いて外出できる

D 過去3ヵ月間で精神的ストレスや急性疾患を経験しましたか？
　0＝はい　　　2＝いいえ

E 神経・精神的問題の有無
　0＝強度認知症またはうつ状態
　1＝中程度の認知症
　2＝精神的問題なし

F1 BMI
　0＝19未満
　1＝19以上，21未満
　2＝21以上，23未満
　3＝23以上

（BMIが測定できない方は，F1の代わりにF2に回答してください
BMIが測定できる方は，F1のみに回答し，F2には記入しないでください）

F2 ふくらはぎの周囲長(cm)
　0＝31cm未満
　3＝31cm以上

図Ⅲ-5-④-2　MNA®-SFのスクリーニング項目（簡易栄養状態評価表）
スクリーニング値（最大：14ポイント）
　12〜14ポイント：栄養状態良好
　8〜11ポイント：低栄養のおそれあり
　0〜7ポイント：低栄養

（文献3）より）

ii ● 生活習慣病(栄養過剰)の予防

表Ⅲ-5-④-2[2])に示した目標体重を維持し，メタボリック症候群のリスクである高血糖・脂質異常症・高血圧の重症化を抑制する．適切な食事摂取量や，運動習慣・飲酒・喫煙などの生活習慣の是正についての生活指導を行う．

iii ● 管理栄養士との連携

在宅高齢者の低栄養については，プライマリ・ケア看護師は，高齢者施設または地域の栄養ケア・ステーション[4])などの管理栄養士と連携し，居宅療養管理指導(介護保険)により，低栄養状態にある高齢者に具体的な栄養ケア計画を作成し，高齢者の自立を支援する．生活習慣病予防は，外来診察時や在宅訪問の際に，内臓脂肪やBMIから生活習慣病予備軍を抽出し，栄養ケア・ステーションの管理栄養士と連携する．有床診療所の入院患者の栄養管理については，管理栄養士が配置されていない場合，地域の栄養ケア・ステーションの管理栄養士による入院栄養食事指導料(診療報酬)[5])が認められており，診療所内の保健師や保健指導を行っている看護師と連携して入院患者の栄養管理を実施する．

F 低栄養・生活習慣病(栄養過剰)の栄養管理

i ● 低栄養の栄養管理

食事摂取量不足が持続することにより，低栄養が惹起される．経口摂取の機能的・量的レベルを把握し，必要エネルギー量を摂取できない要因に対処する．高齢者の摂取量の減少の主たる原因は，咀嚼・嚥下機能の低下である．咀嚼・嚥下機能のレベルに応じた食事形態に変更することにより，必要エネルギー量を充足できるようにする．

a. 咀嚼に問題がある場合

噛む機能が衰えているため，柔らかい食事とする．圧力鍋やフードプロセッサーを利用した簡単な調理方法を指導する．義歯の噛み合わせに問題がある場合もあるので，確認が必要である．

b. 老化による唾液分泌の減少などにより，噛んだものがまとまらない場合

飲み込みやすくするために，健常者は唾液によって噛んだものをかたまり(食塊)にして，咽頭から食道に送ることができる．しかし，老化や化学療法により，唾液の分泌が減少することで食塊形成が困難となるため，ゼラチン・片栗粉を利用して飲み込みやくする調理方法を指導する．

c. 脳梗塞後遺症や認知症などで経口摂取が不可能な場合

誤嚥性肺炎を起こす危険があるので，摂食・嚥下機能の造影検査または内視鏡検査を受診することを勧める．経口摂取が不可能な場合は，『高齢者ケアの意思決定プロセスに関するガイドライン』[1])を参照し，本人・家族とのコミュニケーションを通して，経腸栄養，経静脈栄養などを選択する必要がある．

ⅱ 生活習慣病（栄養過剰）の栄養管理

a. 糖尿病の栄養管理

指示エネルギーの順守と，バランスのとれた食事を摂取する．食事療法は，運動療法・薬物療法・インスリン療法の治療の基本となるものであり，糖尿病の治療に不可欠である．

b. 脂質異常症の栄養管理

脂質エネルギー比率，飽和脂肪酸量，食物繊維摂取量に注意する．

c. 高血圧の栄養管理

塩分摂取量を減らし，標準体重を維持する．

事例で実践してみよう！

事例：Aさん，76歳，男性．妻と2人暮らし．ほぼ毎晩飲酒の習慣があり，持病の痛風のために2週間ごとに通院している．4ヵ月前から食欲が低下し，お茶や汁物などでむせることが多くなった．現在の食事量は4ヵ月前の1/2量まで減少している．4ヵ月前の体重は55kg

診療所での計測：身長162cm，体重48kg，血圧150/92mmHg

診療所での検査：TC 120mg/dL，Alb 2.5g/dL，UA 7.2mg/dL，Hb 10.4g/dL

診療所での診断名：痛風，高血圧症

既往歴：高血圧（40代），脳梗塞（50代）

治療薬：降圧薬，尿酸生成抑制薬

- **Q1** AさんのBMIを算出し，エネルギーの摂取量および消費量の収支バランスを評価してみましょう．
- **Q2** MNA®-SFを用いて，AからF1（またはF2）のスクリーニングを実施し，3段階の栄養評価をしてみましょう．
- **Q3** 『日本人の食事摂取基準』2015年版[2]では，Aさんの推定必要エネルギー量はどのくらいでしょうか？ 現在の食事摂取量の収支を確認してみましょう．
- **Q4** プライマリ・ケア看護師のあなたは，Aさんの栄養評価後，食事摂取量を増加させ，必要エネルギー量を充足させる必要があります．どのような方法が考えられるでしょうか？
- **Q5** Aさんは，主治医より飲酒量について指導を受けてきましたが，改善される傾向がみられません．プライマリ・ケア看護師であるあなたができるAさんのへのアプローチ方法を考えてみましょう．

まとめ

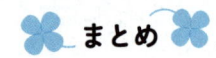

　診療所は地域の栄養管理を担う役割を期待されている．診療所のプライマリ・ケア看護師は，地域の栄養ケアステーションの管理栄養士と連携し，慢性疾患などの疾病管理のための栄養管理や，高齢者の低栄養予防のための栄養管理など，幅広い知識を身に着け，実践能力を習得することが課題となる．また，地域の人々のさまざまな背景に配慮した，きめ細やかな全人的な栄養管理を提供することが，診療所のプライマリ・ケア看護師に求められる重要な役割である．

参考文献

1) 日本老年医学会：高齢者ケアの意思決定プロセスに関するガイドライン―人工的水分・栄養補給の導入を中心として―. 2012.
2) 厚生労働省：「日本人の食事摂取基準」(2015年版). 2014.
http://www.mhlw.go.jp/bunya/kenkou/syokuji_kijyun.html
3) ニュートリー株式会社：栄養スクリーニングのキーワード；MNA® [mini nutritional assessment®].
http://www.nutri.co.jp/nutrition/keywords/ch1-5/keyword6/
4) 日本栄養士会：栄養ケア・ステーション.
http://dietitian.or.jp/caring/index.html
5) 厚生労働省：平成26年度診療報酬改定について, 2014

（松野恭子）

5 生活習慣病・疾病予防
⑤ アルコール

学習目標
① アルコールの適正量について学ぶ
② アルコール関連問題とアルコール依存症について学ぶ
③ 禁酒・節酒に必要なアプローチ方法を学ぶ

必要とされる看護技術
- 行動変容の指導法
- 禁酒・節酒による離脱症状への指導法

実践において参考・順守すべき診療ガイドラインなど
- World Health Organization (WHO) Department of mental health and substance Dependence：AUDIT；The Alcohol use disorders identification test—Guidelines for Use in primay care—，2nd ed，2001
- WHO：BRIEF INTERVENTION for Hazardous and harmful drinking：A manual for use in primary care，2001
- 小松知己，吉本　尚：Brief Intervention ―危険・有害な飲酒への簡易介入：プライマリ・ケアにおける使用マニュアル，2011
- 白倉克之，樋口　進，和田　清：アルコール・薬物関連障害の診断・治療ガイドライン，2002

A　アルコール問題とプライマリ・ケアにおける課題

i　アルコールに関する疫学

2012年の厚生労働省の調査では，成人男性の67.3％／29.5％，成人女性の33.2％／6.9％が，それぞれ飲酒／毎日飲酒していると推測されている[1]．

また，WHOは2010年に「アルコールの有害な使用を低減するための世界戦略」を採択し，

そのなかで，有害な飲酒は精神神経疾患や心血管疾患，肝硬変，さまざまながんなど，非感染性疾患の重大な危険因子であり，かつ回避が可能にもかかわらず，2004年には世界中で約250万人がアルコール関連の原因により死亡したと述べている．

ii ● プライマリ・ケアにおける問題

機会飲酒や短期間の飲酒であっても，高血圧，胃炎，糖尿病などが増悪する傾向があり，長期にわたって多量の飲酒を続けると，肝硬変や慢性膵炎，さらには口腔・咽頭・食道や肝臓，大腸などのがんの原因になる．また，過度の飲酒はからだだけでなく，社会活動や人間関係にも悪影響を及ぼし，さらに事故や外傷なども引き起こし得る[2]．

B プライマリ・ケアにおける看護師の役割

患者の飲酒量を適切に把握し，飲酒が患者の生活やからだにどの程度の影響を及ぼしているか，また節酒や禁酒に対する患者の意識などについて聴取する．生活習慣改善のため，行動の変化ステージモデルや自己効力感などの認知行動療法を活用し，患者が禁断症状を乗り越え，禁酒を継続できるよう支援することが求められる（Ⅲ-4：p.163参照）．

C 適正アルコール量

厚生労働省が推進する「健康日本21」[3]では，「節度ある適度な飲酒」を1日平均純アルコールで約20g程度，「多量飲酒」を1日平均純アルコールで約60g超と定義している[3]．なお，純アルコール量（g）は，酒の量（mL）×アルコール濃度（度数または%/100）×アルコールの比重（0.8g/mL）で計算することができる．飲酒量を純アルコールに換算してわかりやすく表示するため，「ドリンク」という単位が用いられており，日本では1ドリンク＝純アルコール10gと設定している．代表的なアルコール飲料の種類と1ドリンクの目安を**表Ⅲ-5-⑤-1**[4]に示す．

表Ⅲ-5-⑤-1　各酒類の1ドリンクの目安

ビール（アルコール度数5%）	日本酒（同15%）	焼酎（同25%）	ウイスキー（同40%）	ワイン（同12%）	缶チューハイ（同5%）
中びん1/2本（約250mL）	1/2合（約90mL）	1/4合（約45mL）	シングル1杯（約30mL）	ワイングラス1杯弱（約100mL）	500mL缶1/2缶（約250mL）

（文献4）より作成）

D アルコール関連問題とアルコール依存症

i アルコール依存症と有害な使用

WHOによる国際疾病分類第10版(ICD-10)[5]によると,アルコール関連障害は主に断酒とリハビリテーションを治療の基本とし,精神科領域で扱われるアルコール依存症(alcohol dependence)と,節酒などの生活習慣の改善を基本とする有害な使用(harmful use)に分類され,それぞれ対応も異なるとしている.また,有害な使用は,すでに健康へのダメージ(身体的および精神的)を起こしつつある飲酒パターンと定義される[6].

ii アルコール依存症の診断基準[2, 5]

ICD-10では,以下に示す①〜⑥のうち3つ以上の症状が,過去1年間に同時に1ヵ月以上続いたか,または繰り返し出現した場合にアルコール依存症と診断するとされている.

①飲酒したいという強烈な欲求,強迫感(渇望)
②飲酒コントロールの不能(抑制喪失)
③離脱症状
④アルコールに対する耐性の増大
⑤アルコールへの執着,飲酒中心の生活
⑥精神的・身体的問題が悪化しているにもかかわらず断酒しない

E 禁酒・節酒へのアプローチ

i 飲酒量の把握

1日にどの程度の飲酒をしているのかを純アルコール量に換算し,自らの飲酒量を本人に認識してもらう.

ii 過度の飲酒のスクリーニング

WHOを中心に開発され,国際的にも活用されているスクリーニングテストがアルコール使用障害特定テスト(alcohol use disorders identification test:AUDIT)である(表Ⅲ-5-⑤-2)[6].AUDITを用いて,健康への被害や日常生活への影響が出るほどの問題飲酒の有無をチェックする.AUDITの合計スコアによる飲酒問題の重症度分類を表Ⅲ-5-⑤-3[6]に示す.

AUDITのほかにもKAST(Kurihama Alcoholism Screening Test)やCAGEなどのスクリーニングテストがあり,それぞれ10項目以下の質問に答えることで,基準点に沿って問題飲酒の有無を判断することができる.

表Ⅲ-5-⑤-2　AUDIT

以下の質問を字句どおり読み，注意深く答えを記入する．「今から，あなたの過去1年間の飲酒に関する質問を始めます」といって質問を開始する．「アルコール飲料」の意味を，ビール，日本酒，ウォッカなど，地域に合った例をあげて説明する．回答を得たら，番号を[　]の欄に記入する

① どれぐらいの頻度でアルコール飲料を飲みますか？
　0. 全く飲まない（→質問⑨，⑩に進む）　1. 月1回以下　2. 月2〜4回　3. 週2〜3回　4. 週4回以上　　[　]
② 飲酒時は1日平均して何ドリンク飲みますか？
　0. 1〜2　1. 3〜4　2. 5〜6　3. 7〜9　4. 10以上　　[　]
③ 1度に6ドリンク以上飲むことがどれぐらいの頻度でありますか？
　0. 1回もない　1. 月1回未満　2. 毎月　3. 毎週　4. 毎日またはほとんど毎日　　[　]
　（→質問②と③の合計スコアが0の場合は質問⑨，⑩に進む）
④ 飲み始めたら飲むのをやめられなくなったことが，過去1年間にどれくらいの頻度でありますか？
　0. 1回もない　1. 月1回未満　2. 毎月　3. 毎週　4. 毎日またはほとんど毎日　　[　]
⑤ 飲酒のせいで，通常あなたが行うことになっていることをできなかったことが，過去1年間にどれくらいの頻度でありますか？
　0. 1回もない　1. 月1回未満　2. 毎月　3. 毎週　4. 毎日またはほとんど毎日　　[　]
⑥ 飲みすぎた翌朝，アルコールを飲まないと動けなかったことが，過去1年間にどれくらいの頻度でありますか？
　0. 1回もない　1. 月1回未満　2. 毎月　3. 毎週　4. 毎日またはほとんど毎日　　[　]
⑦ 飲酒後に罪悪感・後ろめたさを感じたり，後悔をしたりしたことが，過去1年間にどれくらいの頻度でありますか？
　0. 1回もない　1. 月1回未満　2. 毎月　3. 毎週　4. 毎日またはほとんど毎日　　[　]
⑧ 飲酒翌朝に前夜の行動を思い出せなかったことが，過去1年間にどれくらいの頻度でありますか？
　0. 1回もない　1. 月1回未満　2. 毎月　3. 毎週　4. 毎日またはほとんど毎日　　[　]
⑨ あなたの飲酒により，あなた自身やほかの人が怪我をしたことがありますか？
　0. ない　2. あるが，過去1年間にはなし　4. 過去1年間にあり　　[　]
⑩ 親戚，友人，医師，またはほかの保健従事者が，あなたの飲酒について心配したり，飲酒を控えるようにとあなたに勧めたりしたことがありますか？
　0. ない　2. あるが，過去1年間にはなし　4. 過去1年間にあり　　[　]

合計スコア[　]

（文献6）より）

表Ⅲ-5-⑤-3　AUDITの合計スコアに基づく重症度分類

リスクレベル	介　入	AUDITの合計スコア
リスクⅠ群	アルコール教育	0〜7
リスクⅡ群	簡単なアドバイス	8〜15
リスクⅢ群	簡単なアドバイスと簡易カウンセリング，継続的な観察	16〜19
リスクⅣ群	診断的評価と治療のために専門家に紹介	20〜40

（文献6）より）

ⅲ●節酒や禁酒の指導方法

　節酒・禁酒に向けた標準的な指導方法としては，WHOがプライマリ・ケア領域（診療所レベル）での使用を推奨するブリーフ・インターベンション（brief intervention）[7]があげられる．またわが国では，肥前精神医療センターが開発した多量飲酒者に対して飲酒量を減らすための介入プログラム，HAPPY（Hizen Alcoholism Prevention Program by Yuzuriha）プログラムがある．HAPPYプログラムでは，AUDITでスクリーニングを行い，飲酒問題があると判明し，かつ飲酒量を減らすことを希望した対象者に，アルコールが健康に与える影響について教材を用いて教育し，節酒や禁酒に向けたブリーフ・インターベンションを実施す

る．飲酒目標を設定し，飲酒日記を使用してセルフモニタリングをしながら，対象者が相互に目標達成状況を報告しあい，節酒のための行動変容を促している．

ただし，表Ⅲ-5-⑤-3[6]に示したとおり，AUDITの合計スコアが20点以上のアルコール依存症が疑われるケースでは，精神科受診やカウンセリング，禁酒プログラムへの参加などを勧める．

ⅳ 節酒・禁酒に向けた行動変容の実際

飲酒問題をみつけたら，行動変容の変化のステージモデルにおいて，患者がどのステージにいるのかを確認し，ステージに合わせた介入を行う（Ⅲ-4：p.163参照）[8]．

a. 無関心期

AUDITの結果を提示し，「飲酒についてどのように考えているか」「どんなときに飲酒したくなるか」「飲酒しないと生活にどんな影響をあるか」などたずねる．患者を批判しないように注意しながら事実を確認していく．また，飲酒による生活や症状への影響に関する知識を提供する．

b. 関心期

飲酒したくなる状況を避けるなど，問題に対する対応を患者と一緒に考え，生きがい連結法（本人の生きがいを明らかにし，それと目標行動とを結びつけて動機づけする方法）を用いて禁酒するための目標を設定し，動機づけを行う．

c. 準備期

節酒のための自己管理には，適切な飲酒目標を設定し，持続可能なセルフモニタリングを目指すことが重要とする報告がある[9]．節酒および禁酒の目標としては，「1ヵ月後までに1日ビール350mLまで減らす」「1週間に1日は休肝日をつくる」など，実行可能かつ具体的なものにすることが望ましい．行動プランの実行に当たっては，飲酒日記・手帳などを使用してセルフモニタリングを実施しつつ，目標を達成できるよう働きかける．

d. 行動期

飲酒日記などを患者と一緒に確認し，目標が達成できていたら賞賛し，新たな目標と行動計画を立て，患者の自己効力感を高めながら節酒や禁酒を維持させるよう働きかける．

e. 維持期

外来通院や，断酒会などの自助グループへの参加などによって断酒を継続する．

ⅴ 禁酒による離脱症状

離脱症状とは，依存性のある薬物などの反復使用を中止することから起こる病的な症状のことをいう．出現の時間的経過から早期離脱症状群（小離脱）と後期離脱症状群（大離脱）に分けられる（表Ⅲ-5-⑤-4）[2]．早期離脱症候群は離脱後7時間頃より始まり，20時間頃にピークとなる．一方，後期離脱症状群は離脱後72〜96時間に多くみられる．

表Ⅲ-5-⑤-4　離脱症状

	症　状
早期離脱症候群	・不快感情（イライラ感，不安，抑うつ気分など） ・自律神経症状（心悸亢進，発汗，体温変化など） ・舌や眼瞼，手の振戦 ・悪心・嘔吐，頭痛 ・一過性の幻覚（幻視，幻聴が多い） ・けいれん発作
後期離脱症候群	・前駆症状：不穏，過敏，不眠，食欲低下，振戦 ・粗大な振戦，精神運動亢進，幻覚，意識変容，自律神経機能亢進

(文献2)より作成）

事例で実践してみよう！

事例：Aさん，44歳，男性，営業職．健診で肝機能の低下が認められ，受診を勧められた．倦怠感や胃部不快感を覚えることがあった

飲酒状況：自宅でほぼ毎日，缶ビール（350mL）1本と日本酒を2合飲むが，それ以上飲むことはない．月1〜2回の頻度で接待があり，多量に飲酒するが，記憶がなくなったり怪我や事故を起こしたりしたことはない．最近は，接待の翌日に「飲みすぎたと」感じ，後悔することがあったが，迎え酒をすることも，仕事に行けなかったこともない．妻は毎日飲酒するAさんのことを心配しており，飲酒を控えるようにといわれることが多くなった．Aさん自身も，からだの不調を感じており，お酒を控えてみようかと考えている

既往歴：なし

- Q1　Aさんの飲酒状況をドリンク換算してみましょう．
- Q2　AさんのAUDITの合計スコアは何点でしょう？　リスクレベルはどうですか？
- Q3　Aさんは変化のステージモデルでは，どの段階にありますか？
- Q4　節酒や禁酒するために，Aさんにはどのような指導が必要でしょうか？
- Q5　Aさんが節酒や禁酒を継続するために，どのようなアプローチ方法がありますか？

まとめ

　適切なアルコール摂取は，ストレス発散などによる精神安定をもたらすが，慢性的に飲酒することで耐性が形成されて飲酒量が増え，さまざまな身体的・社会的問題を引き起こす．まずは自身のアルコール摂取量を認識させ，危険な飲酒とならないよう，患者と一緒に問題について考え，節酒・禁酒に取り組む必要がある．また，患者が節酒や禁酒を成功させ，継続できるよう支援することが大切である．

参考文献

1) 厚生労働省:平成24年国民健康・栄養調査報告, 2014.
   http://www.mhlw.go.jp/bunya/kenkou/eiyou/dl/h24-houkoku.pdf
2) 白倉克之, 樋口　進, 和田　清(編):アルコール・薬物関連障害の診断・治療ガイドライン, じほう, 東京, p.7, 88, 2002.
3) 健康・体力づくり事業財団:健康日本21.
   http://www.kenkounippon21.gr.jp/kenkounippon21/about/kakuron/index.html
4) 厚生労働省:生活習慣病予防のための健康情報サイト e-ヘルスネット[情報提供].
   http://www.e-healthnet.mhlw.go.jp/information/alcohol/a-02-001.html
5) World Health Organization (WHO):The ICD-10 Classification of mental and behavioural disorders:Clinical descriptions and diagnostic guidelines, WHO, Geneva, 1992.
6) WHO, 小松知己, 吉本　尚(監訳・監修):AUDIT アルコール使用障害特定テスト使用マニュアル, 2011.
   http://oki-kyo.jp/who-audit-jp.pdf
7) WHO:BRIEF INTERVENTION for Hazardous and harmful drinking:A manual for use in primary care. 2001.
8) 松本千明:医療・保健スタッフのための 健康行動理論の基礎, 医歯薬出版, 東京, p.29-31, 2010.
9) 原　俊哉, 武藤岳夫, 吉森智香子, 他:多量飲酒者介入プログラム(HAPPYプログラム)における飲酒目標と飲酒日記の有効性について. 日本アルコール・薬物依存医学会雑誌, 46(3):347-356, 2011.

（高濱明香）

6 生活習慣病・慢性疾患の管理
①糖尿病

> **学習目標**
> ① 糖尿病の診断，病型・ステージ分類，病態，実施される検査および標準的な治療管理について学ぶ
> ② 患者の生活習慣を把握し，悪化のリスクを特定し，増悪・合併症の発症を予防するための患者教育（セルフマネジメント教育）を学ぶ
> ③ 糖尿病の患者教育に必要な内容を学ぶ

> **必要とされる看護技術**
> - 食事療法・運動療法・インスリン注射・血糖自己測定・フットケアの指導法
> - 糖尿病合併症早期発見のためのフィジカルアセスメント

> **実践において参考・順守すべき診療ガイドラインなど**
> - 日本糖尿病学会：糖尿病治療ガイド2014-2015，2014
> - 日本糖尿病学会：科学的根拠に基づく糖尿病診療ガイドライン2013，2013

A 糖尿病の疫学とプライマリ・ケアにおける課題

　世界の糖尿病人口は3億8,200万人（2013年）にのぼり，日本の糖尿病人口は720万人（2013年）で，世界第10位である[1]．糖尿病の治療における3本柱は食事療法，運動療法，薬物療法であり[2]，これらはライフスタイルの変更が求められ，加えて生涯にわたる継続した治療が必要となる．しかし残念なことに，糖尿病患者の3割は放置群ともいわれ[3]，適切な治療を受けずに悪化し，重症化する例も多くみられる．一人ひとりの生活に適した，持続可能な療養生活を患者と一緒に考え，援助することがプライマリ・ケア看護師の役割である．

B プライマリ・ケアにおける看護師の役割

適切な受診行動を促し（通院や治療の中断を防ぎ），患者・家族の健康意識や生活習慣の改善（行動変容）とセルフマネジメント（自己管理）教育，適切な治療管理（これらを併せて疾病管理と呼ぶ）を行うことによって，以下を達成する．
①糖尿病の発症を予防すること．
②糖尿病の合併症の進展を阻止すること．
③日常生活の質（QOL）の維持・向上を図り，健康な人と変わらない寿命を確保すること．

C 糖尿病とは

i 糖尿病の定義，病型，ステージ分類

糖尿病とは，インスリン作用不足による慢性の高血糖状態を主徴とする代謝症候群である．遺伝的素因に加え，生活習慣による負荷や環境負荷がかかって発症する**2型糖尿病**（インスリン非依存性糖尿病）と，原因不明ながら，インスリンを合成・分泌するランゲルハンス島のβ細胞が破壊され消失することによるインスリン作用不足で起こる**1型糖尿病**（インスリン依存性糖尿病）とに分類される．ほかに，**妊娠糖尿病**，抗がん薬治療やステロイド治療などによって二次的に発症する糖尿病など，特定の機序，疾患によるものがある（**表Ⅲ-6-①-1**）[4]．

妊娠中の糖尿病は，糖尿病が妊娠前から存在している糖尿病合併妊娠と，妊娠中に発見される糖代謝異常とに分けられる．妊娠中に発見されるものとしては，糖尿病に至っていない糖代謝異常である妊娠糖尿病（GDM）と妊娠中に診断された糖尿病の2つがある[2]．

表Ⅲ-6-①-1　糖尿病と糖代謝異常の成因分類

Ⅰ．1型：膵β細胞の破壊によって起こり，通常は絶対的インスリン欠乏に至る
　　A．自己免疫性
　　B．特発性
Ⅱ．2型：インスリン分泌低下を主体とするものと，インスリン抵抗性が主体で，それにインスリンの相対的不足を伴うものなどがある
Ⅲ．その他の特定の機序，疾患によるもの
　　A．遺伝因子として遺伝子異常が同定されたもの
　　　　(1)膵β細胞機能にかかわる遺伝子異常
　　　　(2)インスリン作用の伝達機構にかかわる遺伝子異常
　　B．ほかの疾患，条件に伴うもの
　　　　(1)膵外分泌疾患
　　　　(2)内分泌疾患
　　　　(3)肝疾患
　　　　(4)薬剤や化学物質によるもの
　　　　(5)感染症
　　　　(6)免疫機序によるまれな病態
　　　　(7)その他の遺伝子疾患で糖尿病を伴うことの多いもの
Ⅳ．妊娠糖尿病

現時点では上記のいずれにも分類できないものは分類不能とする．なお，一部には，糖尿病特有の合併症をきたすかどうかが確認されていないものも含まれる． 　　　　　　　　　　　　　　　　（文献4）より一部改変）

表Ⅲ-6-①-2　糖尿病腎症病期分類

病　期	尿アルブミン値(mg/gCr) あるいは尿タンパク値(g/gCr)	GFR (eGFR : mL/分/1.73m²)
第1期 (腎症前期)	正常アルブミン尿(30未満)	30以上
第2期 (早期腎症期)	微量アルブミン尿(30〜299)	30以上
第3期 (顕性腎症期)	顕性アルブミン尿(300以上) あるいは持続性タンパク尿(0.5以上)	30以上
第4期 (腎不全期)	問わない	30未満
第5期 (透析療法期)	透析療法中	

糖尿病腎症は必ずしも第1期から順次第5期まで進行するものではない．

(文献5)より一部改変)

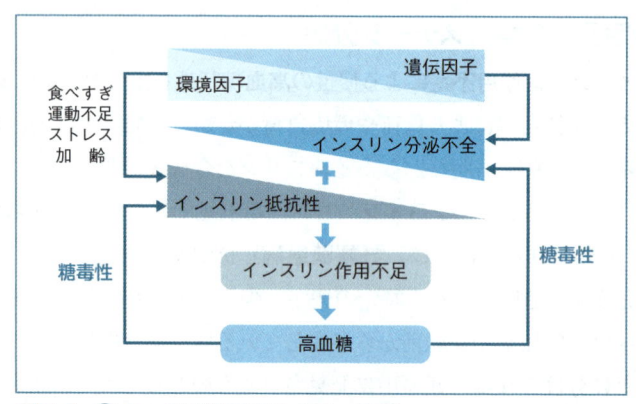

図Ⅲ-6-①-1　2型糖尿病の成因・病態

糖尿病にはステージは設定されていないが，糖尿病腎症のステージ分類(**表Ⅲ-6-①-2**)[5]を基礎に，治療や療養指導を行う．

ii 病態・発症メカニズム

2型糖尿病の病態と発症メカニズムを**図Ⅲ-6-①-1**に示す．家族内での2型糖尿病の存在(遺伝因子)に加え，過食(とくに高脂肪食)，運動不足，肥満，ストレスなどの環境因子および加齢が影響し，これが**インスリン分泌不全**(血中に増えたブドウ糖を処理するためにインスリンを大量に放出しようとして膵臓が疲弊し，分泌量が減るあるいは分泌できなくなる状態)と**インスリン抵抗性**(インスリンがうまく作用しなくなったり，ブドウ糖を筋肉や臓器の細胞内にうまく取り込めなくなる状態)を引き起こし，からだがインスリン作用不足に陥って高血糖状態が続くようになる．そして，持続する高血糖がインスリンの分泌不全と作用障害をさらに悪化させるという悪循環(**糖毒性**[注1])が原因となり，2型糖尿病が発症する[2]．この悪循環に

注1：糖尿病も，慢性炎症のメカニズムから捉える必要がある．

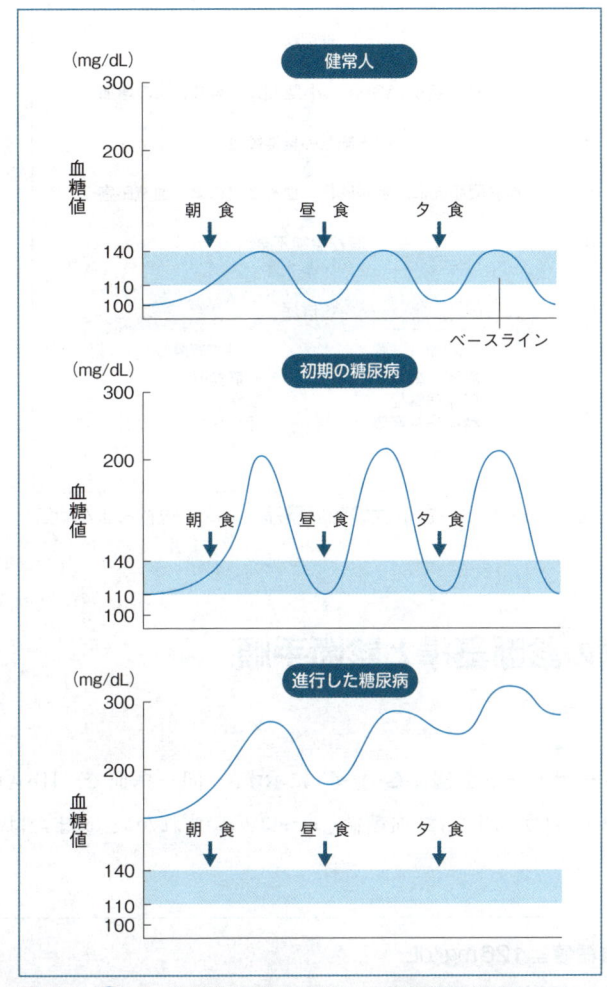

図Ⅲ-6-①-2 血糖値の変化からみた糖尿病の進行

よって，血液中に取り込まれたブドウ糖を徐々に処理できなくなり，血糖値が上昇していく動きを図Ⅲ-6-①-2に示す．

肥満（内臓脂肪型）や高血圧，中性脂肪（トリグリセリド）高値や低HDLコレステロール血症では，インスリン抵抗性が生じやすい．

iii ● 糖尿病の進行と合併症の発症

糖尿病は血管の病気である．高血糖状態が続くことによって血管内に慢性の炎症が生じ，動脈硬化が進行したり，血栓が形成され，血流障害や臓器の機能不全を引き起こす（図Ⅲ-6-①-3）[6]．糖尿病の合併症には，細かい血管が障害される**細小血管障害**と，動脈硬化を主体として太い血管が障害される**大血管障害**とがある．人によって進行度合いの差異があり，両方を引き起こす人もいるが，通常はどちらかの病態が強く現れる．

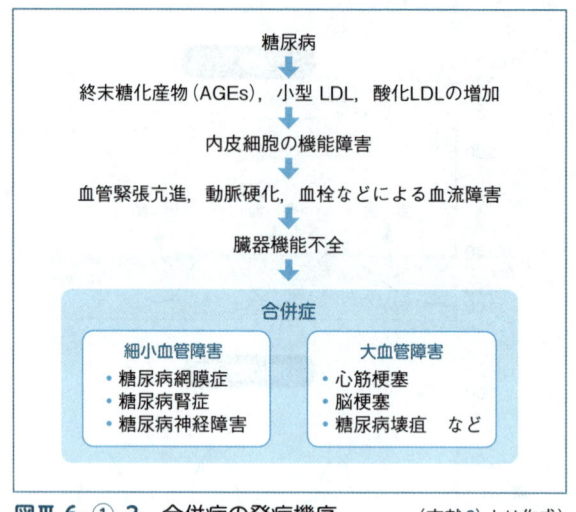

```
                    糖尿病
                     ↓
       終末糖化産物(AGEs), 小型 LDL, 酸化LDLの増加
                     ↓
              内皮細胞の機能障害
                     ↓
       血管緊張亢進, 動脈硬化, 血栓などによる血流障害
                     ↓
                 臓器機能不全
                     ↓
  ┌─────────────合併症─────────────┐
  │   細小血管障害         大血管障害    │
  │   ・糖尿病網膜症       ・心筋梗塞    │
  │   ・糖尿病腎症         ・脳梗塞     │
  │   ・糖尿病神経障害     ・糖尿病壊疽 など │
  └──────────────────────────────┘
```

図Ⅲ-6-①-3　合併症の発症機序　　　　（文献6)より作成）

D 糖尿病の診断基準と診断手順

i 診断基準

臨床診断のフローチャートを **図Ⅲ-6-①-4**[2]) に示す．「同一採血で，HbA1c[注2]の値(④)と血糖値(①～③のいずれか)」または「血糖値(①～③のいずれか)と⑤または⑥」があれば糖尿病と診断される[2])．

---

① 早朝空腹時血糖値≧126 mg/dL

② 75gOGTT で 2 時間値≧200 mg/dL

③ 随時血糖値≧200 mg/dL

④ HbA1c≧6.5%

⑤ 糖尿病の典型的症状（口渇，多飲，多尿，体重減少など）

⑥ 確実な糖尿病網膜症

---

ii 診断手順

診断を補助する看護師の役割は，**図Ⅲ-6-①-5**[2)] のような流れとなる．

注2：HbA1c (hemoglobin A1c, グリコヘモグロビン) は赤血球に含まれるヘモグロビンにブドウ糖が結合したもので，この値から平均血糖値を表す．赤血球の寿命に関連することから，採血時から過去1～2ヵ月間の平均血糖値を反映し，糖尿病の診断や血糖コントロールの指標に用いられる．したがって，ヘモグロビンの減少した状態（出血，鉄欠乏性貧血，溶血性貧血や肝硬変）などでは，平均血糖値よりも低い値となる．そのため，別の血糖コントロールの指標（グリコアルブミンや1,5-AG (1,5-アンヒドログルシトール) を用いて評価する（基準値：HbA1c 4.6～6.2%，グリコアルブミン11～16%，1,5-AG 14.0 μg/mL 以上）．

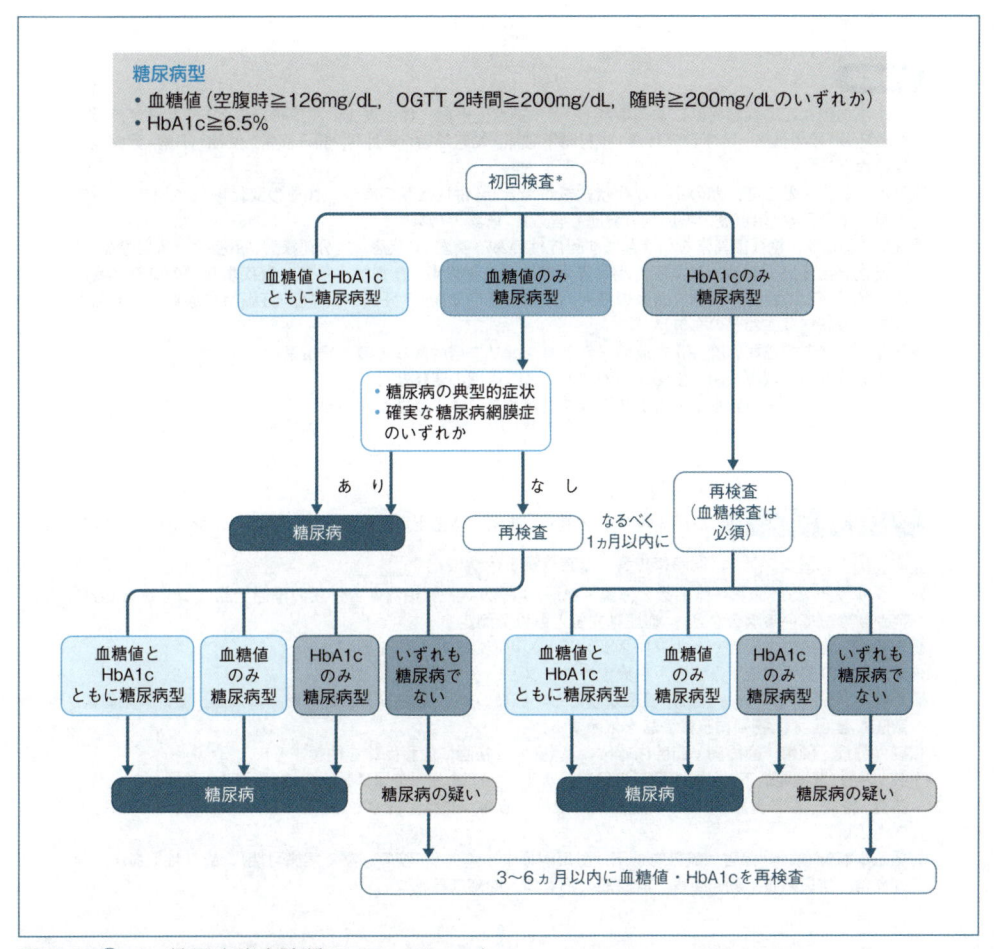

図Ⅲ-6-①-4　糖尿病臨床診断のフローチャート
＊：糖尿病が疑われる場合は，血糖値と同時にHbA1cを測定する．同日に血糖値とHbA1cが糖尿病型を示した場合には，初回検査だけで糖尿病と診断する．
（日本糖尿病学会（編・著）：糖尿病治療ガイド2014-2015, 文光堂, 東京, p.20, 2014. より）

E 糖尿病の治療

i インスリン非依存性糖尿病の治療

初期の糖尿病の治療の流れを**図Ⅲ-6-①-6**[2)]に示す．

　血糖値が異常に高く，急性合併症や慢性の合併症をすでに起こしている場合は，薬物療法を早急に開始するが，糖尿病の初期の場合，まずは食事療法と運動療法を開始し，生活習慣の改善に向けた患者教育を行う．これらを2～3ヵ月続けても血糖コントロールが改善しない際は，薬物療法が開始される．食事療法と運動療法は，薬物治療開始後も継続する[2)]．

Ⅲ 疾病予防と疾病管理

医療面接
主訴：高血糖などの代謝異常による症状（口渇，多飲，多尿，体重減少，易疲労感など）や合併症が疑われる症状（視力低下，足のしびれ感，歩行時下肢痛，勃起障害，無月経，発汗異常，便秘，下痢，足潰瘍・壊疽など）
現病歴：いつ，どこで，どのような症状に気がつき（合併症症状の有無，体重の変化），どのような対処を行ってきたか（治療歴・糖尿病教育歴も含む），健診の結果
既往歴：糖尿病・糖代謝異常を引き起こす可能性のある疾患（膵疾患，内分泌疾患，肝疾患，胃切除など）の既往と治療歴／肥満，高血圧，脂質異常症，脳血管障害，虚血性心疾患，腎疾患などの有無と治療歴／体重歴（20歳時の体重，過去の最大の体重とその年齢）／妊娠・出産歴（妊娠時の尿糖や高血糖の有無，妊娠糖尿病などの有無）
家族歴：血縁者の糖尿病歴，死亡原因，ミトコンドリア糖尿病などの遺伝疾患
心理社会的要因・環境要因：生活習慣やストレス，環境の変化など
システム・レビュー：からだの各システムに症状がないか，既往がないか

↓

フィジカルアセスメント（バイタルサイン測定，血圧・体重測定，医療面接に関連したシステムの診察）
ポイント：観察しながら，同時に患者・家族教育を行う
バイタルサイン（呼吸数・脈拍数・体温・血圧）：呼吸数・脈拍数は合併症の早期発見につながる（心負荷がかかっている場合など），血圧は立位と臥位で測定する
認知機能：治療の方向性やセルフマネジメントの可能性の検討に必要
皮膚：乾燥，緊張の低下，変色，白癬・カンジダといった感染症など
眼：視力（低下がないか），視野（狭窄が起こっていないか），眼底変化，白内障・緑内障，眼球運動異常，眼圧など（必ず，初回に眼科受診を依頼する）
口腔：乾燥，齲歯，歯周病，口腔内感染など（必ず，初回に歯科受診を依頼する）
下肢：浮腫（腎機能低下，心機能低下の目安となる），足背動脈・後頸骨動脈の拍動（消失・減弱がないか），感覚（痛覚・振動覚），アキレス腱反射，壊疽，潰瘍，胼胝形成など（これらは，フットケア時に行ってもよい）
神経系：感覚（触覚）障害，振動覚低下，腱反射低下・消失（下肢の観察で実施可能），起立性低血圧，発汗異常，排尿障害，勃起障害，腓腹筋の把握痛，殿部筋萎縮など

↓

血液・尿検査
血液検査：血算，血清クレアチニン，Ccr（クレアチニンクリアランス），BUN（血中尿素窒素），UA（尿酸），シスタチンC，血清脂質，肝機能
尿検査：尿タンパク（定量），尿中アルブミン排泄量，尿潜血，24時間蓄尿

↓

心電図・心エコー
必要に応じて，OGTT，胸部X線，頸動脈エコー，下腿-上腕血圧比（ABI）

↓

専門機関への紹介
眼科受診（眼底検査）の調整，歯科受診の調整，腎症が進行していれば腎臓内科へ紹介（地域連携パスを用いる），フットケア外来

図Ⅲ-6-①-5 看護師による診断補助の流れ
このほかに，急性合併症のための追加検査としては，電解質（Na, K, Cl），血漿浸透圧，血中ケトン体，乳酸，炎症関連（CRP），尿ケトン体，尿糖，動脈血ガス分析（pH, HCO_3^-, BE），アニオンギャップなどがあげられる。

（文献2）より作成）

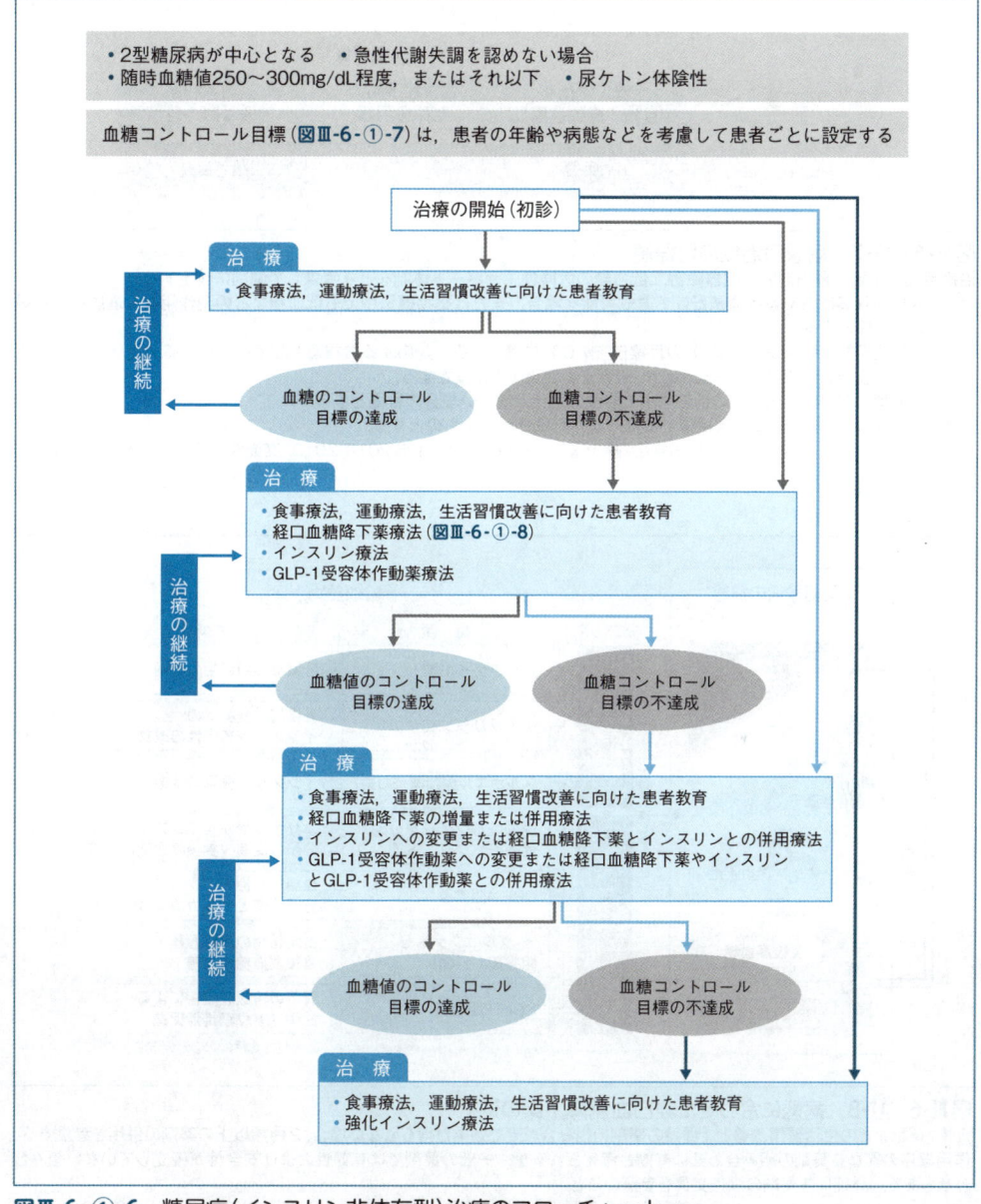

図Ⅲ-6-①-6　糖尿病(インスリン非依存型)治療のフローチャート
(日本糖尿病学会(編・著):糖尿病治療ガイド2014-2015, 文光堂, 東京, p.28, 2014.より改変)

　合併症を起こさないための糖尿病治療の目標値は，HbA1c＜7.0％である(図Ⅲ-6-①-7)[2]．これらを達成するには，空腹時血糖値＜130mg/dL，食後2時間血糖値＜180mg/dLを目指す．低血糖を起こすことなくできるようであれば，HbA1c＜6.0％を目標とする[2]．

　薬物治療の考え方のガイドラインを図Ⅲ-6-①-8[2]に示す．年齢や体重の変化(肥満の程度)，合併症の状態，肝・腎機能，インスリンの分泌能やインスリン抵抗性，血糖パターン(血

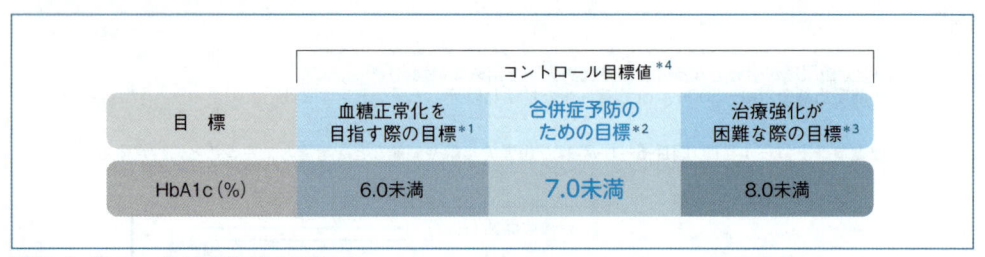

図Ⅲ-6-①-7 糖尿病治療の目標値

目標	血糖正常化を目指す際の目標*1	合併症予防のための目標*2	治療強化が困難な際の目標*3
HbA1c(%)	6.0未満	7.0未満	8.0未満

コントロール目標値*4

治療目標は年齢，罹病期間，臓器障害，低血糖の危険性，サポート体制などを考慮して個別に設定する．
＊1：適切な食事療法や運動療法だけで達成可能な場合，または薬物療法中でも低血糖などの副作用なく達成可能な場合の目標とする．
＊2：合併症予防の観点からHbA1cの目標値を7.0％未満とする．対応する血糖値としては，空腹時血糖値130mg/dL未満，食後2時間血糖値180mg/dL未満をおおよその目安とする．
＊3：低血糖などの副作用，その他の理由で治療の強化が難しい場合の目標とする．
＊4：いずれも成人に対しての目標値であり，また妊娠例は除くものとする．

（日本糖尿病学会（編・著）：糖尿病治療ガイド2014-2015，文光堂，東京，p.25，2014．より）

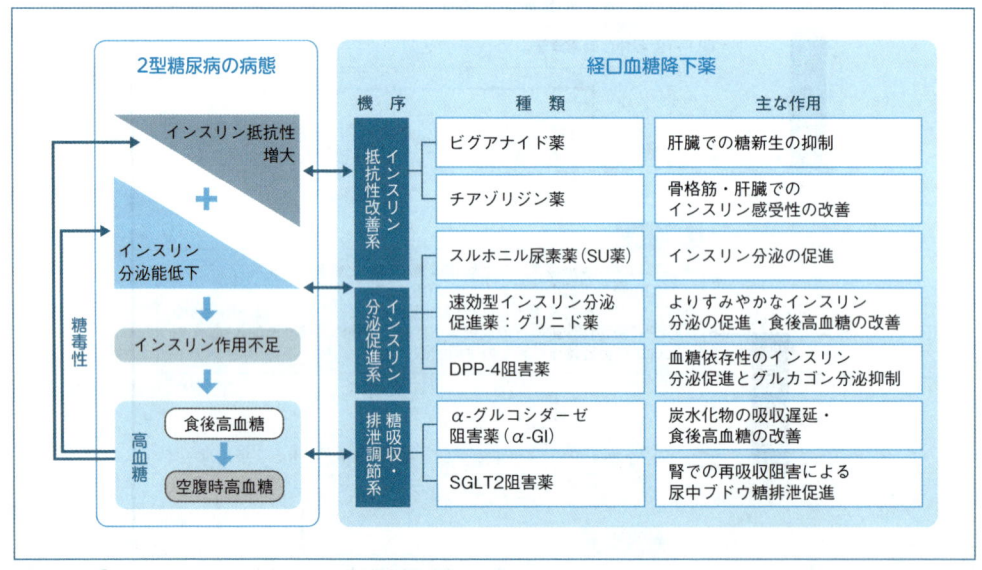

図Ⅲ-6-①-8 病態に合わせた経口血糖降下薬の選択

機序	種類	主な作用
インスリン抵抗性改善系	ビグアナイド薬	肝臓での糖新生の抑制
	チアゾリジン薬	骨格筋・肝臓でのインスリン感受性の改善
インスリン分泌促進系	スルホニル尿素薬（SU薬）	インスリン分泌の促進
	速効型インスリン分泌促進薬：グリニド薬	よりすみやかなインスリン分泌の促進・食後高血糖の改善
	DPP-4阻害薬	血糖依存性のインスリン分泌促進とグルカゴン分泌抑制
糖吸収・排泄調節系	α-グルコシダーゼ阻害薬（α-GI）	炭水化物の吸収遅延・食後高血糖の改善
	SGLT2阻害薬	腎での再吸収阻害による尿中ブドウ糖排泄促進

2型糖尿病の病態：インスリン抵抗性増大＋インスリン分泌能低下→インスリン作用不足→食後高血糖・空腹時高血糖（糖毒性）

食事，運動などの生活習慣改善と1種類の薬剤の組み合わせで効果が得られない場合，2種類以上の薬剤の併用を考慮する．作用機序の異なる薬剤の組み合わせは有効と考えられるが，一部の薬剤では有効性および安全性が確立していない組み合わせもある．詳細は各薬剤の添付文書を参照のこと．

（日本糖尿病学会（編・著）：糖尿病治療ガイド2014-2015，文光堂，東京，p.29，2014．より）

糖値の日内変動），生活状況や認知機能の程度によって治療薬を選択する．1日の服薬回数が多くなると飲み忘れる確率が高くなるので，認知機能の低下や多忙，1日の生活パターンが決まらない場合は1日1回の処方にできる薬剤を選択する．

セルフマネジメント教育の結果，体重減少や生活習慣の改善が起こり，血糖のコントロールがよくなると図Ⅲ-6-①-1に示した糖毒性が解除され，糖尿病治療薬やインスリンを減量・中止することができることもある．

ii・専門医・専門職との連携

脳卒中,心筋梗塞,糖尿病腎症,末梢神経障害や足部の異常といった合併症を発症している際には,地域連携クリティカルパス[注3]に基づき,専門医とかかりつけ医とが協働で疾病管理に当たる.糖尿病網膜症や歯周病のチェックも定期的に行う.治療しても血糖コントロールが悪いケースや,小児糖尿病,インスリン依存型糖尿病,妊娠糖尿病は各専門医と,さらに発達段階にある思春期,心理的抵抗や不安・精神症状が強い場合などには精神科医やカウンセラーと,それぞれ連携する.

F 糖尿病の疾病管理

看護師が行う/かかわる指導：診療所(外来)で算定可能な診療報酬点数[7]

- 特定疾患療養管理料：225点
  治療計画に基づき,療養上必要な服薬,運動,栄養などの療養指導を行った場合に,月2回に限り算定
- 糖尿病合併症管理料：170点
  糖尿病足病変ハイリスク要因を有し,医師が糖尿病足病変に関する指導の必要性があると認めた通院患者に対し,30分以上の指導を行った場合,月1回に限り算定
  ※本点数の施設基準に適合した研修を修了していること
- 糖尿病透析予防指導管理料：350点
  医師が透析予防に関する指導の必要性があると認めた通院患者に対して,医師,看護師または保健師および管理栄養士などが共同して必要な指導を行った場合に,月1回に限り算定
- 在宅自己注射指導管理料
  1 複雑な場合(間歇注入シリンジポンプ使用)：1,230点
  2 1以外の場合(1ヵ月当たりのインスリン製剤自己注射回数に応じて)
    月3回以下の場合：100点,月4回以上の場合：190点,
    月8回以上の場合：290点,月28回以上の場合：810点

注3：2007年に施行された改正医療法により,都道府県は4疾病5事業(2013年からは,5疾病(がん,脳卒中,急性心筋梗塞,糖尿病,精神疾患)・5事業(救急医療,災害時における医療,へき地の医療,周産期医療,小児救急医療を含む小児医療)および在宅医療)ごとに,地域の医療機関の役割を明確にしたうえで地域連携体制を構築することが求められるようになった.糖尿病は5疾病の1つであり,各地域に糖尿病地域連携クリティカルパスが構築されていることから,このパスの内容を理解し,チームの一員として役割を果たす.詳細は,各都道府県の医療提供体制のホームページを参照のこと.

i 合併症の進展抑制とQOL維持・向上を目標とした総合的な管理

合併症の発症阻止，進展予防のために，以下の①〜⑬までの療養指導を行う．

① 糖尿病の理解
② 合併症予防（糖尿病網膜症や歯周病予防も含む），血糖・血圧のコントロール，体重・血中脂質の改善
③ 食事療法
④ 運動療法
⑤ 薬物療法（経口血糖降下薬，インスリン注射）
⑥ 自己血糖測定（SMBG）
⑦ 低血糖予防
⑧ シックデイ・ルール
⑨ フットケア
⑩ 禁　煙
⑪ 節　酒
⑫ ストレスマネジメント
⑬ 災害への備えと災害時の対応

療養指導では，まず患者の合併症の進展にかかわる危険因子を特定することで，それを患者・家族に正しく知らせ，心理的な順応・受け入れを促し，糖尿病の病態や疾病管理に関する情報や知識を適切に伝えながら，長期にわたって管理できるよう支援する（Ⅲ-4：p.163参照）．以下に，療養指導のステップを示す．

a. 第1ステップ：危険因子の特定

- 検査データやフィジカルアセスメント（**図Ⅲ-6-①-5**）[2]から，血糖コントロールの状態と合併症のリスク・CKDステージを患者・家族とともに確認し，診療ガイドラインを用いてコントロールの目標値（**表Ⅲ-6-①-3**）[2]を確認する．
- 生活習慣の聴き取りから，患者が注意しなければならない点や改善点を確認する．

b. 第2ステップ：動機づけと心理的順応の促進，エンパワメント

- 糖尿病に関する知識や技術，行動を変えようとする心理的準備状態（変化のステージ）について尋ねる（Ⅲ-4：p.163参照）．

表Ⅲ-6-①-3　合併症の発症阻止のためのコントロール指標

体重・BMI：標準体重（BMI＜25，できるだけBMI 22に）
血圧：収縮期血圧＜130mmHg，拡張期血圧＜80mmHg
　　　（家庭血圧の目標値＜125/75mmHg．糖尿病自律神経障害をもつ場合，測定体位によって値が異なる）
血清脂質
　　LDLコレステロール＜120mg/dL（冠動脈疾患がある場合＜100mg/dL）
　　HDLコレステロール≧40mg/dL
　　中性脂肪（トリグリセリド）＜150mg/dL（早朝空腹時）
　　non-HDLコレステロール＊＜150mg/dL（冠動脈疾患がある場合＜130mg/dL）

＊：総コレステロール値からHDLコレステロールの値を引いたもの．

（文献2）より作成）

- 変化のステージに応じて，健康信念モデルなどを用いて動機づけを行う（Ⅲ-4：p.163参照）．
- 心理的抵抗があったり，恐怖心を抱いていたり，自我の防衛機制（否認，逃避など）を働かせていたりする場合，糖尿病に対する思いやイメージ，現在の気持ち，病いのストーリーを聴く（イルネス・ナラティブ）．

c. 第3ステップ：セルフマネジメント教育
- 前述の①〜⑬について，患者の日常生活に合った管理技術を教える．

d. 第4ステップ：行動目標の設定と評価・セルフモニタリング
- 改善する行動目標を設定し，患者・家族に実施してもらう．
- 目標に設定した行動は，毎日，自身で観察してもらう（セルフモニタリング）．
- 血圧・体重（・血糖）について，毎日決まった時間に測定してもらう（セルフモニタリング：できれば手帳に記入し，診察時に持参してもらう）．
- 定期的（受診ごと）に変化を評価し，実施したことを褒め，次の行動目標を設定する．
- 実施できなかったり変化が起こらなかったりした場合には，一緒に振り返りを行い，目標を設定し直す．

ⅱ セルフマネジメント教育

生活指導は，糖尿病腎症生活指導基準（**表Ⅲ-6-①-4**）[2]に基づいて行う．

a. 食事療法[2]

- 適正な摂取エネルギー量と栄養バランス
- 規則正しい摂取
- 減塩（高血圧があれば1日6g未満）
- 糖尿病腎症の病期に応じたタンパク質制限，カリウム制限
---

①適正なエネルギー摂取量と栄養バランスの設定

　1日のエネルギー摂取量は，性別，年齢，肥満度，身体活動量，血糖値，合併症の有無とそのステージを考慮して決定する．とくに考慮すべき状態がない場合，標準体重に身体活動量（**表Ⅲ-6-①-5**）を乗じて1日の目安を決める．なお，糖尿病腎症を発症している場合には，第4期（腎不全期）以降は，腎機能を保護するために，エネルギー摂取量が不足しないように注意を要するが，上限は2,100 kcalに設定する．

標準体重（kg）＝身長（m）×身長（m）×22
エネルギー摂取量＝標準体重×身体活動量

- 栄養のバランスは，指示されたエネルギー量内で，炭水化物，タンパク質，脂質のバランスをとり，ビタミン，ミネラルも摂取する．

表Ⅲ-6-①-4　糖尿病腎症生活指導基準

病期	生活一般	食事 総エネルギー (kcal/kg標準体重/日)	食事 タンパク質 (g/kg体重/日)	食事 食塩相当量 (g/日)	食事 カリウム (g/日)
第1期 (腎症前期)	・普通生活	25〜30	1.0〜1.2	高血圧があれば6g未満	・制限せず
第2期 (早期腎症期)	・普通生活	25〜30	1.0〜1.2[*2]	高血圧があれば6g未満	・制限せず
第3期 (顕性腎症期)	・普通生活	25〜30[*3]	0.8〜1.0[*3]	6g未満	・制限せず（高カリウム血症があれば<2.0）
第4期 (腎不全期)	・軽度制限	25〜35	0.6〜0.8	6g未満	<1.5
第5期 (透析療法期)	・軽度制限 ・疲労の残らない範囲の生活	血液透析(HD)[*4] 30〜35	0.9〜1.2	6g未満	<2.0
第5期 (透析療法期)	・軽度制限 ・疲労の残らない範囲の生活	腹膜透析(PD)[*4] 30〜35	0.9〜1.2	PD除水量(L)×7.5＋尿量(L)×5 (g)	・原則制限せず

[*1]：尿タンパク量，高血圧，大血管症の程度により運動量を慎重に決定する．ただし，増殖網膜症を合併した症例では，腎症の病期にかかわらず激しい運動は避ける．
[*2]：一般的な糖尿病の食事基準に従う．
[*3]：GFR＜45mL/分/1.73m^{2}では第4期の食事内容への変更も考慮する．
[*4]：血糖および体重コントロールを目的として25〜30kcal/kg体重/日までの制限も考慮する．

- 一般的には，指示エネルギー量の50〜60％を炭水化物から摂取する．
- タンパク質は，糖尿病腎症を合併していなくても，成人の場合，標準体重1kg当たり1.0〜1.2g（1日約50〜80g）として，残りを脂質とするが，脂質は指示エネルギー量の25％以下とすることが望ましい．
- 栄養素分類を知らない患者・家族も多いことから，食品分類表(4群6表)を参考に指導するとよい．
- 糖尿病腎症（第4・5期）でない限り，食物繊維を多く含む野菜の摂取を積極的に勧め，野菜から摂り始めると血糖値の上昇が緩やかになることを伝える．

②減塩

高血圧の発症予防のために減塩（1日当たり男性9g未満，女性7.5g未満）を勧める．また，高血圧は合併症の発症と進行を早めるので，高血圧合併患者では1日6g未満を推奨する．

③糖尿病腎症の病期に応じたタンパク質制限

第3期（顕性腎症期）以降は，腎機能の悪化を抑制するためにタンパク質摂取量の制限が必

	運動[*1]	勤務	家事	妊娠・出産	治療，食事，生活のポイント
	・原則として糖尿病の運動療法を行う	・普通勤務	・普通	可	・糖尿病食を基本とし，血糖コントロールに努める ・降圧治療 ・脂質管理 ・禁煙
	・原則として糖尿病の運動療法を行う	・普通勤務	・普通	慎重な管理を要する	・糖尿病食を基本とし，血糖コントロールに努める ・降圧治療 ・脂質管理 ・禁煙 ・タンパク質の過剰摂取は好ましくない
	・原則として運動可 ・ただし病態によりその程度を調節する ・過激な運動は不可	・普通勤務	・普通	推奨しない	・適切な血糖コントロール ・降圧治療 ・脂質管理 ・禁煙 ・タンパク質制限食
	・運動制限 ・散歩やラジオ体操は可 ・体力を維持する程度の運動は可	・軽勤務～制限勤務 ・疲労を感じない範囲の坐業を主とする ・残業，夜勤は避ける	・制限 ・疲労を感じない程度の軽い家事	推奨しない	・適切な血糖コントロール ・降圧治療 ・脂質管理 ・禁煙 ・低タンパク食 ・血糖治療
	・原則として軽運動 ・過激な運動は不可	・原則として軽勤務 ・超過勤務，残業は時に制限	・普通に可 ・疲労の残らない程度にする	推奨しない	・適切な血糖コントロール ・降圧治療 ・脂質管理 ・禁煙 ・透析療法または腎移植 ・水分制限（血液透析患者の場合，最大透析間隔日の体重増加を6％未満とする）

日本糖尿病学会；糖尿病性腎症合同委員会：糖尿病性腎症病期分類2014の策定（糖尿病性腎症病期分類改訂）について．糖尿病，57（7）：529-534, 2014. に基づいて作成

（日本糖尿病学会（編・著）：糖尿病治療ガイド2014-2015, 文光堂，東京，p.80-81, 2014. より）

表Ⅲ-6-①-5 身体活動量の目安

身体活動レベル	身体活動量（kcal/kg標準体重／日）
軽労作（デスクワークが主な人，主婦など）	25～30
普通の労作（立ち仕事が多い職業）	30～35
重い労作（力仕事の多い職業）	35～

肥満者の場合，20～25kcal/kg標準体重として，体重の減少を目指す．
小児・思春期には専用の摂取基準を用いる．

要となる．標準体重に基準量（表Ⅲ-6-①-4）[2]を乗じて1日当たりのタンパク質摂取量を算出する．GFR＜45mL/分/1.73m^{2}のケースでは，エネルギー摂取量不足に陥らないようにエネルギー量の確保が必要となることから，これまでの食事療法との違いに混乱する患者も多いので，必要性と原理をよく説明する．

> 1日のタンパク質摂取量＝標準体重（kg）×糖尿病腎症病期ごとの基準量

- 基準どおりのエネルギー摂取量を確保する.
- 必須アミノ酸を多く含むアミノ酸価の高い良質なタンパク質(肉, 魚, 卵, 豆類)を中心に摂取する.
- 米や麺類, パンはアミノ酸価の低いタンパク質を多く含むため, 主食を治療用特殊食品(低タンパク米)に変更するとよい.

b. 運動療法

①運動の効果

運動によってブドウ糖や脂肪酸の利用が促進され, 血糖値が低下する(急性効果). さらに, 食後に運動すると, 血糖値の上昇が抑えられ, 血糖コントロールが改善する. また, エネルギー消費による減量効果に加えて, 筋力低下・骨粗鬆症予防, 高血圧や脂質異常の改善, 心肺機能・運動能力の向上といった効果もある[2]. インスリン感受性を増大させる有酸素運動とインスリン抵抗性を改善させるレジスタンス運動(筋力強化)を組み合わせるとよい(図Ⅲ-6-①-9)[2].

> **重要**
> 血糖降下薬やインスリンを使用している場合, 食前などの低血糖になりやすい時間帯は避け, 食後に運動するように指導する. また, ブドウ糖を携行するよう伝える

- 運動を実施する前には必ずメディカルチェックを行い, 不整脈といった異常が現れないかを確認したり, 心肺機能の上限などを評価したりする.
- 運動時の心拍数は, 50歳未満では100〜120/分, 50歳以上は100/分以内とする. 「ややきつい」程度を目安としてもよい.
- 歩行運動では, 1回15〜30分間, 1日2回, 1日約1万歩, 消費エネルギーとして約160〜240 kcalが適当とされる.
- できるだけ毎日行うことが望ましいが, 少なくとも週3日以上とし, 2日以上の間を空けないようにする.
- 長続きさせるコツは, 階段を使う, 車を遠くに停める, 1駅分歩くなど, 日常生活のなかに組み込むことである.

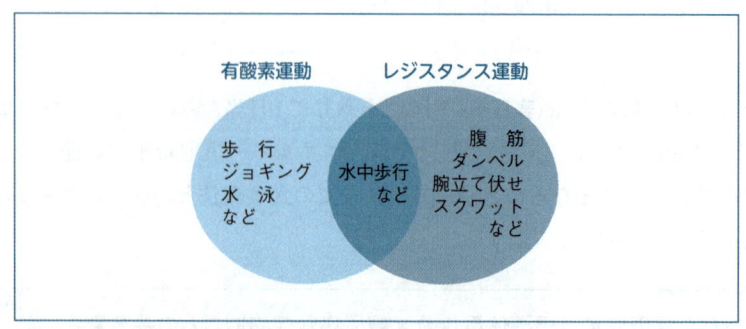

図Ⅲ-6-①-9 有酸素運動とレジスタンス運動
(日本糖尿病学会(編・著):糖尿病治療ガイド2014-2015, 文光堂, 東京, p.43, 2014.より)

②運動を禁止・制限したほうがよい場合[2]
　①糖尿病の代謝コントロールが極端に悪い（空腹時血糖≧250mg/dL，尿ケトン体中等度以上陽性）
　②増殖網膜症による新鮮な眼底出血がある（眼科医の意見を求める）
　③糖尿病腎症第4期（腎不全期）以降（ただし，この場合も30分程度の歩行など，適度な活動は必要）
　④虚血性心疾患や心肺機能低下（循環器専門医の意見を求める）
　⑤骨・関節疾患がある
　⑥急性感染症
　⑦糖尿病壊疽
　⑧高度の糖尿病自律神経障害

iii ● 薬物療法・インスリン注射

　服薬や注射が確実に行われているかどうか，副作用が起こっていないかどうか，チェックする．血糖コントロールがうまくいっていないときは，患者の生活状況をよく聴き取り，食事や運動など適切な日常生活を送っているのか，正しい時間に正しい量を服用あるいは注射（注射部位も含め）しているのかを確認する．また，心理的抵抗などが起こっていないかも観察する．周囲やマスコミの影響で，自己中断や間違った使用をしている場合がある．再教育や，必要に応じてカウンセリングを行う．

　インスリン注射（図Ⅲ-6-①-10）[2]については，患者・家族のセルフケアが可能かをアセスメントしたうえで導入する．困難な場合の代替案を表Ⅲ-6-①-6に示す．

iv ● 自己血糖測定（self-monitoring of blood glucose：SMBG）

　血糖測定器を用いて患者自身が測定することで，日常生活と血糖値との関係がその場でわかるようになり，自己管理が促進される．また医師に測定結果をみせることにより，的確な治療につながる．低血糖やシックデイの対応も可能となる．

　1日の血糖パターン（毎食前後＋就寝前の7回測定）を知ることで，1日の変動，食事や運動・活動の影響，治療が適合しているかどうかを判断することができる．この結果から，看護師と話し合って食事や運動・活動の内容や時間を検討するとよい．

v ● 低血糖

a. 誘因

　血糖降下薬やインスリンの種類・量が患者の血糖パターンに合っていなかったり，内服あるいは注射後の食事が遅れたり，食事量・炭水化物摂取量が少なかったり，いつもより強く長い運動を行った後や，多量飲酒，入浴に誘発される．

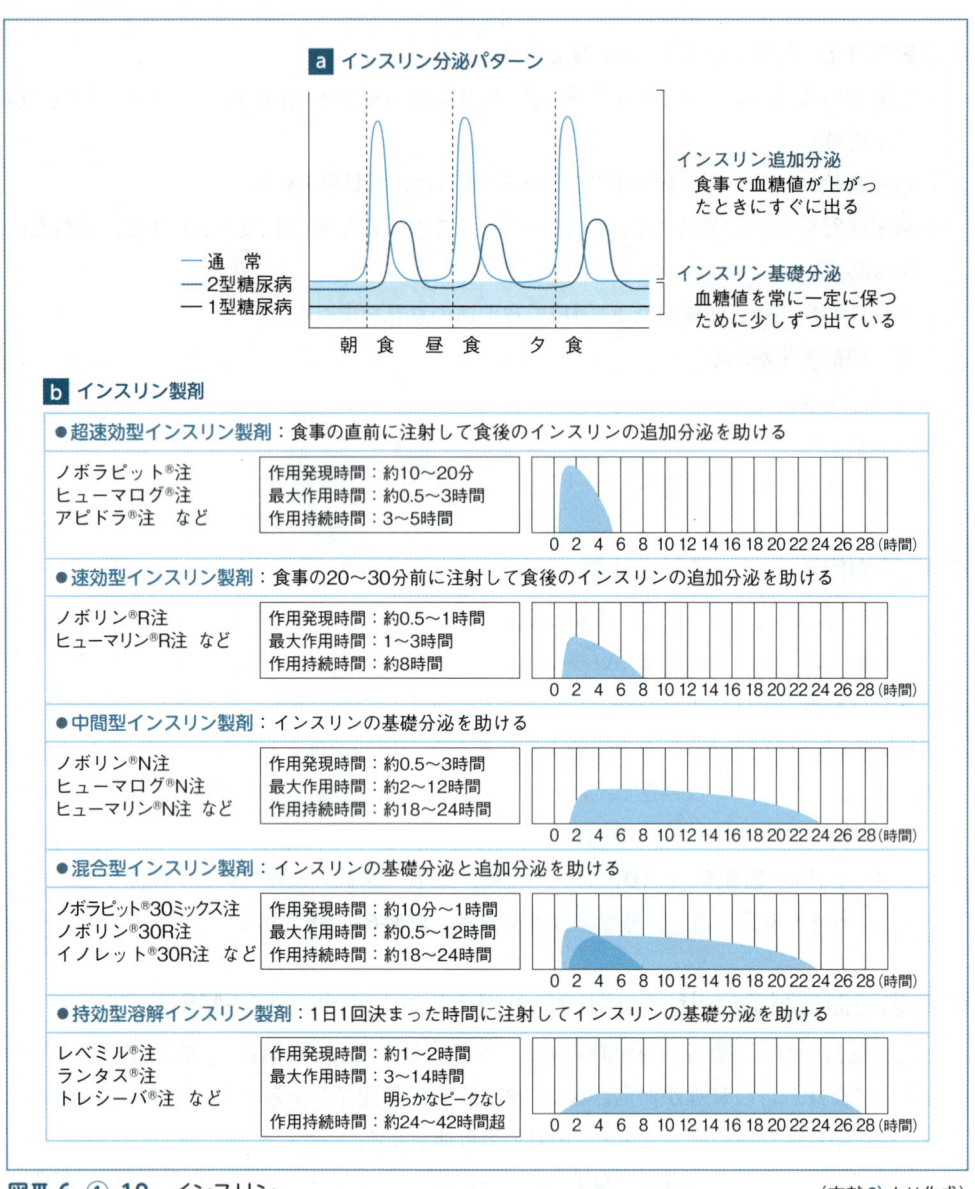

図Ⅲ-6-①-10 インスリン

a インスリン分泌パターン

- 通常
- 2型糖尿病
- 1型糖尿病

インスリン追加分泌：食事で血糖値が上がったときにすぐに出る

インスリン基礎分泌：血糖値を常に一定に保つために少しずつ出ている

b インスリン製剤

●超速効型インスリン製剤：食事の直前に注射して食後のインスリンの追加分泌を助ける

ノボラピッド®注 ヒューマログ®注 アピドラ®注　など	作用発現時間：約10〜20分 最大作用時間：約0.5〜3時間 作用持続時間：3〜5時間

●速効型インスリン製剤：食事の20〜30分前に注射して食後のインスリンの追加分泌を助ける

製剤	作用
ノボリン®R注 ヒューマリン®R注　など	作用発現時間：約0.5〜1時間 最大作用時間：1〜3時間 作用持続時間：約8時間

●中間型インスリン製剤：インスリンの基礎分泌を助ける

製剤	作用
ノボリン®N注 ヒューマログ®N注 ヒューマリン®N注　など	作用発現時間：約0.5〜3時間 最大作用時間：約2〜12時間 作用持続時間：約18〜24時間

●混合型インスリン製剤：インスリンの基礎分泌と追加分泌を助ける

製剤	作用
ノボラピッド®30ミックス注 ノボリン®30R注 イノレット®30R注　など	作用発現時間：約10分〜1時間 最大作用時間：約0.5〜12時間 作用持続時間：約18〜24時間

●持効型溶解インスリン製剤：1日1回決まった時間に注射してインスリンの基礎分泌を助ける

製剤	作用
レベミル®注 ランタス®注 トレシーバ®注　など	作用発現時間：約1〜2時間 最大作用時間：3〜14時間 　　　　　　　明らかなピークなし 作用持続時間：約24〜42時間超

（文献2）より作成）

表Ⅲ-6-①-6　患者・家族によるセルフケアが困難な場合の代替案（インスリン注射）

認知機能低下・高次脳機能障害
・家族が対応できる場合は家族が注射 ・「訪問看護対応＋診療所で打つ」を組み合わせる ・インフォーマルサービスの導入：ケアワーカーが準備を行い，本人が打つ
視力障害
・イノレット®（ダイアル式）や音の大きいペン型注入器を使用 ・ホームヘルパーにダイアルを合わせてもらい，注射自体は本人が打つ ・持続皮下インスリン注入療法（3日に1回，針の差し替え）を導入 ・可能であれば内服薬に切り替える
手先の障害（感覚障害，振戦，手根管症候群）
・視力障害に同じ　　・補助具を使用する

b. 症　状

血糖値が正常の範囲を超えて急速に降下した結果，発汗，不安，動悸，頻脈，手指振戦，顔面蒼白などの症状が起こる（交感神経刺激症状）．血糖値が50mg/dL程度に低下すると，頭痛，眼のかすみ，空腹感，眠気（生あくび）などが起こり，50mg/dL以下になると意識レベルの低下，異常行動，けいれんなどが出現し，昏睡に至る（中枢神経症状）[2]．

c. 対処（指導のポイント）

- 低血糖症状を自覚したら，すぐに血糖測定を行う．または，低血糖が推測できる場合には，ブドウ糖やブドウ糖を含む飲料水（150〜200mL）を摂取する．ブドウ糖以外の糖類では効果発現が遅れるので，α-グルコシターゼ阻害薬を服用中の場合は，必ずブドウ糖を選択する．
- ブドウ糖服用15分後，血糖値を測定し，低血糖が持続していれば，同じ処置を行う．
- 夜間や次の食事までに時間がある場合は，ブドウ糖10gに加えて，クッキーなどの脂質を含む80kcal程度の食品を摂取する．
- 意識消失している場合は，ブドウ糖や砂糖を少量の水で溶かして，口腔粘膜に塗布し，救急車を呼ぶ．
- ブドウ糖は薬局で購入できるので，常に携行する．
- IDカードを常に携行してもらい，家族や周囲に低血糖時の対処方法を指導しておく．
- どのようにして低血糖に至ったのかを患者と振り返り，再発を予防する．

> **注意点：鑑別の必要性**[2]
> 意識障害がある場合は，血糖測定を行い，低血糖と高血糖性昏睡，脳卒中，せん妄や認知症との鑑別を行う．また，随伴する神経症状もチェックする

vi ● シックデイ

経口血糖降下薬やインスリン治療を行っている患者が発熱や下痢，嘔吐をきたし，または食欲不振のため食事ができないときをシックデイと呼ぶ[2]．このような状態のときには，著しい高血糖やケトアシドーシスに陥る場合があるので，あらかじめ主治医とルールを決めておく．

a. 決めておく内容

- 何℃以上の発熱，あるいは血糖値がどの値以上／以下になったら，主治医と連絡をとったり，医療機関を受診したりするのかをあらかじめ決めておく．

b. シックデイ・ルールの重要ポイント

- 食欲がなくても，消化のよいもの（炭水化物を優先）をできるだけ摂取し，インスリンや血糖降下薬を自己判断で中断しない．
- 脱水予防のため，1日1.5〜2Lの水分摂取を促す（外来では，点滴にて生理食塩水1〜1.5L/日を補給する）．
- 自身で血糖値を3〜4時間ごとに測定する[2]．

c. 入院加療が必要な場合

- 嘔吐や下痢が止まらず食事摂取不能のとき[2]．
- 高熱が続き，尿ケトン体強陽性または血中ケトン体高値(3mM以上)，血糖値が350mg/dL以上のとき[2]．

vii フットケア

末梢動脈疾患(PAD)や糖尿病足病変の予防・早期発見のために重要である．患者のフットケアを行いながら，患者自身が毎日，家で実施できるように指導する．

a. 観察・医療面接事項

自覚症状(砂利の上を歩くよう，薄い膜が貼ったよう，ちょっとした段差につまずく，しびれや冷感，疼痛など)の知覚 → 歩行状態(間欠性跛行)→ 浮腫 → 下肢皮膚温低下 → 足背動脈および後脛骨動脈の拍動減弱・消失・左右差 → 足部の病変 → 知覚(触覚)[注4]→ 振動覚(音叉による検査) → アキレス腱反射．

b. 自宅でのケア

自覚症状，足部の観察(足趾間・足の裏も含めて浮腫，温感，触覚の有無を確認)．石鹸を泡立て，やわらかいタオルを使ってぬるま湯で足部を洗い，同じくやわらかいタオルで水分をふき取る．保湿クリームを塗る．夏でも綿の靴下を履く．爪を切る際は，まっすぐ切れる爪切りを用いてスクエアカットにし，爪やすりで両サイドを削るよう指導する．

viii 禁 煙

糖尿病患者が喫煙すると，心筋梗塞や脳卒中の発症リスクを飛躍的に高める．さらに，糖尿病腎症の進行も早まる[2]．そのため，タバコの健康被害について繰り返し説明し，禁煙指導を行う(Ⅲ-5-③：p.200参照)．

ix 節 酒

飲酒は適量ならよいとされているが，インスリンを打っている場合，心不全を引き起こして水分制限が必要な場合，肝疾患がある場合，糖尿病腎症第4期(腎不全期)以降で尿排泄が減少し，体内に水分が貯留している場合などは禁止とする．現在，アルコールの多量摂取による脂肪性肝炎が増加しており，適切なアルコール摂取方法の指導は必須である(Ⅲ-5-⑤：p.217参照)．

x ストレスマネジメント

適切な療養行動を継続するためには，ストレスの対処(感情のコントロール)が極めて重要となる．ストレス対処には，ストレッサーを避ける，ストレス認知を変える，ストレスの解

注4：モノフィラメント5.07(10g)を用いて行う．

決に向けて対処するという3つの側面がある．患者のこれらの対処法について話を聴き，効果的な方法を一緒に考える．
- ストレスの回避：誘惑の多い場所には近寄らない，嫌なことは断る，無理な目標は立てないなど．
- ストレス認知（マイナス思考）の転換：「1度の失敗ですべてが駄目になる」と考えず，「この努力は報われる」「この食事は家族のためにもなる」などと考え方を変える．
- ストレスへの対処：問題点を明らかにして，人の助けも借りたうえで対処方法を考えるなど．

xi 災害への備えと災害時の対応

災害時に備えて以下のことを患者・家族と話し合い，備えておいてもらう．また，医療機関でも患者用災害時対応マニュアルを作成し，患者に指導しておく[2]．
- 経口血糖降下薬，インスリン製剤，注射関連器具一式，血糖測定器用のセンサーやチップ，携行ブドウ糖，災害時用食糧と水などを，2週間分程度備蓄しておく．
- 診断名，治療内容がわかるように記録したものを保管しておく．お薬手帳や糖尿病連携手帳などでもよい．

事例で実践してみよう！

事例：Aさん，56歳，男性．会社の営業職．健診の結果から2型糖尿病の可能性を指摘され，精査・診断目的で土曜日に来院した．待合室では，居心地が悪く，落ち着かない様子

診療所での計測：身長172cm，体重87kg，BMI 29.4，脈拍数84/分・整，血圧160/92mmHg（坐位，左右差なし）

診療所での検査：尿タンパク定量（++），尿糖（3+），FBS 284mg/dL，HbA1c 9.6％，Cr 1.40mg/dL，eGFR 42.3mL/分/1.73m^2，BUN 38mg/dL，UA 9.2mg/dL，TG 353mg/dL，HDL-C 34mg/dL，LDL-C 178mg/dL，AST 38IU/L，ALT 48IU/L，γ-GPT 98IU/L

診療所での診断名：2型糖尿病，脂質異常症，高血圧症

既往歴：40歳時に脂肪性肝炎（未治療）

治療薬：メトホルミン（メデット®）250mg・1回1錠・1日2回・朝夕食後，プラバスタチン（メバロチン®）10mg・1回1錠・1日1回・夕食後，ロサルタン（ニューロタン®）50mg・1回1錠・1日1回・朝食後が開始となった

> Q1　Aさんの糖尿病腎症の病期（ステージ分類）は何期でしょう？
> Q2　Aさんの糖尿病およびほかの合併症について，関連図を描いてみましょう．
> Q3　Aさんの療養指導を行うに当たって，どのような情報（項目）を追加する必要があるでしょうか？
> Q4　Aさんにはどのような療養指導が必要でしょうか？
> Q5　Aさんはこれまで産業医に指摘されても治療を受けずに同じ生活を続けていました．どのような方法を用いて動機づけをしますか？　実際に動機づけを行う手順とアプローチ方法を考えてみましょう．

まとめ

　糖尿病は多くの疾患のリスク要因（基礎疾患）であることから，この疾病管理を確実に行うことは多くの疾患を管理する基本となる．患者のアドヒアランスを向上させ，セルフマネジメント方法を習得してもらうことは重要であり，看護師の高い技術が必要とされる．

参考文献

1) International Diabetes Federation：IDF Diabetes Atlas, 6th ed, p.11-13, 2013.
   https://www.idf.org/sites/default/files/EN_6E_Atlas_Full_0.pdf
2) 日本糖尿病学会：糖尿病治療ガイド2014-2015，文光堂，東京，2014．
3) 健康日本21推進フォーラム．
   http://www.kenko-nippon21forum.gr.jp
4) 清野　裕，南條輝志男，田嶼尚子，他：糖尿病の分類と診断基準に関する委員会報告（国際標準化対応版）．糖尿病，55（7）：485-504, 2012．
5) 糖尿病性腎症合同委員会：糖尿病性腎症病期分類の改訂について，2013．
6) 医療情報科学研究所：病気がみえる vol.3 糖尿病・代謝・内分泌，第4版，メディックメディア，東京，2014．
7) 厚生労働省：平成26年度診療報酬改定について．
   http://www.mhlw.go.jp/stf/seisakunitsuite/bunya/0000032996.html

（豊島礼子）

6 生活習慣病・慢性疾患の管理
② CKD

学習目標
① CKDの概念，ステージ分類，原因，実施される検査および標準的な治療・管理について学ぶ
② 患者の疾患，生活習慣などから危険因子を把握し，増悪および合併症の発症を予防するための患者教育について学ぶ
③ CKDの患者教育に必要な内容を学ぶ

必要とされる看護技術
- 食事療法の指導法
- 活動と休息のバランスの指導方法
- セルフモニタリング方法の指導方法
- 急性増悪・合併症早期発見のためのフィジカルアセスメント

実践において参考・順守すべき診療ガイドラインなど
- 日本腎臓学会：CKD診療ガイド2012，2012
- 日本腎臓学会：エビデンスに基づくCKD診療ガイドライン2013，2013

A CKDの疫学とプライマリ・ケアにおける課題

近年，世界中で透析療法や移植を必要とする末期腎不全患者が増加している．わが国においても，慢性透析患者数は2013年末の時点で314,180人と，人口100万人当たりの患者数では台湾につぐ世界第2位となっている[1]．一方，末期腎不全の予備軍である慢性腎臓病（chronic kidney disease：CKD）について，40〜74歳の特定健診受診者332,174人のデータを分析した結果によると，腎機能の低下がみられる推測糸球体濾過量（estimated glomerular filtration rate：eGFR）60mL/分/1.73m^{2}の者は，受診者全体の14.5%にも上る[2]．

プライマリ・ケア看護師には，主治医と連携しながら，CKD患者へ早期に介入することが求められる．

B プライマリ・ケアにおける看護師の役割

適切な生活習慣への行動変容の動機づけ，セルフマネジメント教育，セルフマネジメントに対する自信（自己効力感）の向上・維持，定期受診勧奨，適切な治療・管理によって，以下を達成する．

①CKDの発症を予防する
②CKDの進展，合併症の発症を予防する
③QOLの向上・維持を図る

C CKDとは

i CKDの定義，重症度分類

CKDの定義は以下のとおりである．

①尿異常，画像診断，血液検査，病理検査から腎障害の存在が明らかである（とくに 0.15g/gCr以上のタンパク尿（30mg/gCr以上のアルブミン尿）の存在が重要）
②GFR＜60mL/分/1.73m^2
※①，②のいずれか，または両方が3ヵ月以上持続する

CKDの重症度は，原因（cause：C），腎機能（GFR：G），タンパク尿（アルブミン尿：A）によるCGA分類で評価する（**表Ⅲ-6-②-1**）[2]．

ii CKDの原因

CKDは，慢性的に進行する腎障害によって，不可逆的に腎機能が低下している状態である．腎障害の原因は，大きく分けて以下の2つに分かれる．

- 一次性腎障害：腎臓自体に障害が生じたもの（糸球体腎炎，腎がんなど）
- 二次性腎障害：糖尿病や高血圧など，ほかの疾患が原因となって腎障害が生じたもの（糖尿病腎症，腎硬化症など）

表Ⅲ-6-②-1　CKDの重症度分類

原疾患	タンパク尿区分		A1	A2	A3
糖尿病	尿アルブミン定量 (mg/日) 尿アルブミン/Cr比 (g/gCr)		正常	微量アルブミン量	顕性アルブミン量
			30未満	30～199	300以上
高血圧 腎炎 多発性囊胞腎 移植腎 不明 その他	尿タンパク定量 (mg/日) 尿タンパク/Cr比 (g/gCr)		正常	軽度タンパク尿	高度タンパク尿
			0.15未満	0.15～0.49	0.50以上
GFR区分 (mL/分/1.73m²)	G1	正常または高値	≧90		
	G2	正常または軽度低下	60～89		
	G3a	軽度～中等度低下	45～59		
	G3b	中等度～高度低下	30～44		
	G4	高度低下	15～29		
	G5	末期腎不全	<15		

重症度は原疾患・GFR区分・タンパク尿区分を合わせたステージにより評価する．CKDの重症度は，死亡，末期腎不全，心血管死亡発症のリスクに基づいて分類されており，■のステージを基準に，■，■，■の順にステージが上昇するほどリスクも高まる．

(文献2)より)

iii • CKDの進行と合併症の発症

CKDが進行すると，主に尿毒症，浮腫，電解質異常，高血圧，貧血，骨代謝障害（二次性副甲状腺機能亢進症）といった症状が現れる．

また，CKDは心血管疾患（虚血性心疾患や脳卒中など）の重要な危険因子でもある．CKD発症・進展の危険因子と腎障害に伴う病態が心血管疾患発症のリスクを高める．GFR<60mL/分/1.73m²未満の者では，腎機能が正常な者と比較し，心血管疾患の発症リスクが1.57倍高まる[3]．

D CKDの診断

日常臨床においては，CKDは0.15g/gCr以上のタンパク尿とGFR<60mL/分/1.73m²で診断する．また，糖尿病腎症の早期では，アルブミン尿で判断する．なお，日常診療では，GFRは以下の日本人の成人用推算式を用いてeGFRとして評価する[2]．

$$eGFR = 194 \times Cr^{-1.094} \times 年齢(歳)^{-0.287} （女性はこれに0.739をかけて算出）$$

表Ⅲ-6-②-2　CKDステージによる食事摂取基準

CKDステージ (GFR)	エネルギー kcal/kg標準体重/日	タンパク質 g/kg標準体重/日	食塩 (g/日)	カリウム (mg/日)
ステージ1 (GFR≧90)	25〜35	過剰な摂取をしない	3以上6未満	制限なし
ステージ2 (GFR 60〜89)				
ステージ3a (GFR 45〜59)		0.8〜1.0		
ステージ3b (GFR 30〜44)				2,000以下
ステージ4 (GFR 15〜29)		0.6〜0.8		1,500以下
ステージ5 (GFR＜15)				
血液透析中	30〜35	0.9〜1.2	6未満	2,000以下

エネルギーや栄養素は適正な量を設定するために，合併する疾患（糖尿病，肥満など）のガイドラインなどを参照して，病態に応じて調整する．性別，年齢，身体活動などによっても異なる． （文献4）より一部改変）

E CKDの治療

i 食事療法

GFRによってステージ分類をしたうえで，それに応じた食事摂取基準に従う（表Ⅲ-6-②-2）[4]．

ii 活動と休息のバランス

CKDでは，腎機能が低下するにつれ運動時の筋肉への血流増加によって，腎血流量が減るために腎機能低下を招く危険性がある．そのため過度の運動を避け，運動開始後には腎機能のモニタリングを行う必要がある．

iii 薬物療法

腎排泄性の薬剤は薬物血中濃度が上昇し，薬効の増強や副作用の頻度が増大するため，原則，腎排泄性の薬剤の使用を控えたり，腎排泄が少ない薬剤を選択したりすることが重要であり，作用・副作用のモニタリングが欠かせない．また，NSAIDsや一部の抗菌薬といった腎障害性の薬剤や造影剤などは避ける．

a. 血圧管理：管理目標 130/80mmHg未満

糖尿病がある場合，または糖尿病はないが軽度以上のタンパク尿がみられる場合には，第一選択をアンジオテンシン変換酵素（ACE）阻害薬やアンジオテンシンⅡ受容体拮抗薬（ARB）とする．糖尿病もタンパク尿もないようなら，患者の病態に合わせてACE阻害薬やARB，カルシウム拮抗薬，利尿薬などを使用する．

またCKDではGFRが低下しており，夜間血圧を下げないことでGFRを保とうとするため，早朝・夜間の家庭血圧測定値が重要になる．

b. 血糖管理：管理目標 HbA1c (NGSP) 7.0％未満

腎排泄性の糖尿病薬やインスリン製剤使用時には，体内蓄積による低血糖に注意する．貧血，エリスロポエチン製剤使用時，透析療法時には，実際よりもHbA1cが低めとなる場合があるため，グリコアルブミン（GA）が用いられることもある．

c. 脂質管理：管理目標 中性脂肪150mg/dL未満，LDLコレステロール100mg/dL未満

上記の目標を目指す．

d. 貧血管理：エリスロポエチン製剤使用時の管理目標 Hb 10〜12g/dL

消化管出血，鉄欠乏性貧血，悪性腫瘍など，腎性貧血以外の原因を除外したうえで血中エリスロポエチンの低下がみられる場合，腎性貧血と診断される．エリスロポエチン製剤使用時には高血圧，脳梗塞発症リスクが高まるため，ヘモグロビンが13.0g/dLを超えないよう管理する．

e. 尿毒症管理

尿毒症に対しては，経口吸着薬を使用する．この薬は食間（食後2時間程度）の内服となるが，他剤と一緒に内服すると，他剤の効果が弱まるため，別々に内服する．

f. 代謝性アシドーシス，電解質の是正

代謝性アシドーシスの補正には炭酸水素ナトリウムを用いる．高カリウム血症を発症したら，原因（代謝性アシドーシス，薬剤や疾患によるものなど）を検索し，その原因に合わせた治療を行う．二次性副甲状腺機能亢進症に伴う高リン血症，副甲状腺ホルモン（PTH）が上昇している場合には，活性型ビタミンD製剤，カルシウム製剤，リン吸着薬，カルシウム受容体作動薬を使用する．

g. 尿酸の是正

高尿酸血症は動脈硬化を促進させ，心血管疾患発症リスクを高める．さらに腎臓の動脈硬化，尿酸塩沈着により，尿細管間質性腎炎，尿路結石を引き起こし，腎機能が低下する．高尿酸血症を有する患者は高血圧，糖尿病といった生活習慣病を併せもつことが多いため，同時に是正していく．

IV 腎代替療法

腎代替療法とは荒廃した腎機能を補う治療法であり，大きく分けて腎臓の働きの一部を補う透析療法と正常な働きの腎臓を移植する腎移植がある．

a. 血液透析

ダイアライザー（透析器）のなかで管状の透析膜に血液を流し，拡散，限外濾過により物質や水分の除去を行う治療法である．治療場所は医療機関（患者の理解力が良好で，透析手技が確実な場合は自宅も可），治療者は医療スタッフ（在宅の場合は患者本人）であり，通常は週3回程度，1回4時間ほどの治療を行う．

主な合併症として，不均衡症候群，血圧低下，不整脈，穿刺部からの感染，透析アミロイド症があげられる．

b. 腹膜透析

透析液（ブドウ糖など）と血液の間での拡散と浸透の原理により，腹膜を介して物質や水分の除去を行う治療法である．セルフケアを主体とした治療方法であるため，治療場所は自宅や職場・学校など，ライフスタイルに応じた生活の場であり，治療者は本人または家族，訪問看護師などとなる．

主な合併症として，感染症，被嚢性腹膜硬化症，透析アミロイド症があげられる．

c. 腎移植

健康な腎臓を移植する治療法であり，末期腎不全に対する唯一の根本的治療法といえる．体内で腎臓が機能することにより，腎不全症状が改善し，食事制限も緩やかになる．

移植後は，拒絶反応を抑えるために，免疫抑制薬を生涯内服することになる．合併症としては，拒絶反応，感染症，免疫抑制薬の副作用があげられる．

移植の種類には，献腎移植と生体腎移植がある．前者は，日本臓器移植ネットワークへ登録して腎臓を提供してもらう方法であり，後者は，親，子，兄弟などの血縁者または配偶者などから片方の腎臓を提供してもらう方法を指す．

V ● 専門医・専門職との連携

腎疾患に対しては，早期発見，原因精査，診療ガイドラインなどのエビデンスに基づく疾患コントロール，患者教育が求められる．以下に示した基準に該当する場合には腎専門医へ紹介したうえで，主治医と腎専門医が協働して管理を行う．またその他の合併症を有しているようであれば，各専門医と連携する．CKDステージ4以降では，貧血，代謝性アシドーシス，二次性副甲状腺機能亢進症や高カリウム血症などの腎機能低下に伴う合併症対策，計画的透析導入といった管理が必要となるため，原則，腎専門医による治療が望ましい（ステージ1〜3bにおいても，3ヵ月で30％以上の急速な腎機能悪化を認める場合や，血糖・血圧コントロールが不良な場合には，腎専門医，高血圧専門医，糖尿病専門医に相談し，治療方針を検討する）．また，看護師，管理栄養士，薬剤師などの専門職とも協働しながら疾病管理に当たる．CKD地域連携パスを使用するとよい．

腎専門医への紹介・連携基準[2]
- 高度のタンパク尿（尿タンパク/Cr比0.50g/gCr以上，または2＋以上）
- タンパク尿と血尿がともに陽性（1＋以上）
- GFR 50mL/分/1.73m^{2}未満（40歳未満では60mL/分/1.73m^{2}未満，腎機能の安定した70歳以上では40mL/分/1.73m^{2}未満）

F CKDの疾病管理

> **看護師が行う／かかわる指導：診療所（外来）で算定可能な診療報酬点数**
> - 特定疾患療養管理料：225点
> - （糖尿病合併の場合）糖尿病透析予防指導管理料：350点
> - （糖尿病合併の場合）在宅自己注射指導管理料（Ⅲ-6-①：p.224参照）

i CKDの重症化予防，合併症の発症・進展抑制とQOL向上を目標とした総合的管理

CKDの重症化予防，合併症の発症・進展抑制のために，以下の①～⑪までの療養指導を行う．

①CKDの理解
②合併症予防（血圧・血糖・脂質のコントロール，肥満の是正）
③食事療法
④活動と休息のバランス
⑤薬物療法
⑥透析療法
⑦セルフモニタリング
⑧禁　煙
⑨感染予防
⑩節　酒
⑪ストレスマネジメント

ii セルフマネジメント教育

a. 食事療法

CKD患者の食事摂取基準については，表Ⅲ-6-②-2に示したとおりである．

①減　塩

　CKDのステージにかかわらず，食塩摂取量は3g以上6g未満とする（血液透析中は6g未満）．

②適切なエネルギー

　CKDの場合，エネルギー不足の状態になると，筋肉（タンパク質）をエネルギー源として消費するため，筋肉のやせ，腎機能の悪化（血清クレアチニン（Cr）・血液尿素窒素の上昇，尿タンパクの増加）につながる．したがって，患者にも適切なエネルギーを摂取する必要性について必ず説明する．

③タンパク質制限

CKDでは，タンパク質の過剰摂取は，腎機能の悪化，尿タンパクの増加につながるため，制限が必要となる．効率的にエネルギーとなって，毒素が出にくい，アミノ酸価の高い良質タンパク質を中心に摂取する（動物性タンパク質を全摂取量の60〜70％に維持する）．

> **タンパク質制限を進めるためのステップ**
> ①主食を治療用特殊食品*に変える
> ②よく摂取する食材に含まれるタンパク質量を知る（食材の重さを量ってみる，日本食品標準成分表の活用）
> ③低タンパク食を調理してみる（治療用特殊食品，でんぷん製品の活用）
>
> *：治療用特殊食品とは：疾患を治療するために，特定の目的をもってつくられた加工食品のこと
>   CKDに対して用いられるもの
>   ・低甘味ブドウ糖重合体製品：甘みを大幅に抑えた甘味料であり，タンパク質を含まない
>   ・中鎖脂肪酸製品：腸管から吸収され，リンパ管に入らず直接門脈に入って素早くエネルギーになることから，効率よくエネルギーになる
>   ・タンパク質調整食品：穀類からタンパク質だけを化学処理で大量に除去した食品で，通常食品と比較して，タンパク質含有量が50％以下に調整されている
>   ・でんぷん製品：各種でんぷん粉末のみを使って，米，麺，小麦粉，もち，ホットケーキミックスなどの形に加工したもの．エネルギーが十分で，タンパク質，カリウム，リンをほとんど含まない

④カリウム・リン制限（必要な患者に対して）

カリウム・リンともに，タンパク質量と大きく関係するため，タンパク質を制限する．また，カリウムを多く含む野菜，果物などを控えたり，野菜をゆでこぼし，水にさらしたりすることでカリウム摂取を減らす．リン制限に関しては，加工食品や保存料を使用する飲食物を控える．

⑤水分制限（心不全・透析療法期のみ）

心不全状態にある場合や透析療法期には，減塩励行に加え，主治医に1日の適正な水分摂取量を確認したうえで指導する．

b. 活動と休息のバランス

運動実施前には主治医のメディカルチェックを受け，新たに運動を始める場合には，疲労感や腎機能の変化などを評価し，運動量を調整する．

c. 薬物療法

指示どおりの服薬・注射が実施できているか，副作用が出ていないかを確認する．
糖尿病合併の場合，薬剤の体内蓄積による重症低血糖や遷延性低血糖，糖尿病神経障害による無自覚性の低血糖の危険性も確認し，患者に伝える．

d. 腎代替療法

腎代替療法の導入は，患者にとって医学的条件，喪失感や罪悪感，ボディイメージやライフスタイルの変容，社会資源の導入などによる，身体的・心理的・社会的問題を抱えやすい．そのため，ガイドライン上ではCKDステージ4の段階から準備を始めるべきだとしている[5]．

患者・家族が治療やセルフマネジメント，治療導入後の生活についてイメージできるように支援するとよい．

①透析療法

血液透析，腹膜透析に共通する指導には，体液バランスの評価と便秘の解消がある．体液バランスの評価に関しては，体重，血圧，尿量(腹膜透析では除水量)，症状(浮腫，息切れ)のモニタリング方法を指導し，受診が必要な値や症状について説明する．

上記に加えて血液透析ではシャント管理として，血管の閉塞・狭窄予防について指導し，また感染・出血予防のため，血液透析当日は入浴を控えてもらい，シャント肢を傷つけないように伝える．血圧測定はシャント肢の逆側で行う．

腹膜透析の場合は，感染を予防するために，定期的に透析手技・知識をチェックし，手洗い，マスク着用，カテーテル出口部ケア(洗浄，消毒，固定)，環境整備，液や器機の保管方法の状況も確認したうえで，指導する．また，腹圧をかけないように，便秘予防対策や運動指導なども行う．

②腎移植

免疫抑制薬の確実な内服，栄養バランスのとれた食事など，移植腎の機能を維持できるような指導をする．

e. セルフモニタリング

急性増悪の早期発見・対処，セルフマネジメントの成果評価のために，体重・血圧・血糖の測定，浮腫といった症状について毎日モニタリングする方法を指導する．

f. その他の指導

①肥満の是正．
②禁煙・節酒・ストレスマネジメント(Ⅲ-6-①：p.224参照)．
③感染予防(毎日の手洗い，うがいなどに加え，インフルエンザワクチン接種を励行する)．

事例で実践してみよう！

事例：Aさん，50歳，女性．会社の事務職．高血圧，脂質異常症で外来通院中だが，家族の都合を理由に定期受診ができないこともある

診療所での計測：身長153.3cm，体重62.1kg，脈拍数92/分・整，血圧158/80mmHg(坐位)

診療所での検査：尿タンパク量(±)，Cr 1.57mg/dL，eGFR 28.5mL/分/1.73m^2，BUN 44mg/dL，UA 5.4mg/dL，TG 522 mg/dL，HDL-C 42 mg/dL，LDL-C 216mg/dL，AST(GOT) 44IU/L，ALT(GPT) 47IU/L，γ-GTP 45IU/L

診療所での診断名：高血圧症，脂質異常症

既往歴：不安神経障害（46歳）

治療薬：ニフェジピン（アダラート®CR）20mg・1回1錠・1日1回・朝食後，ロスバスタチン（クレストール®）5mg・1回1錠・1日1回・夕食後，パロキセチン（パキシル®）20mg・1回1錠・1日1回・夕食後

- Q1 Aさんの腎機能は，CKDの重症度分類でどのステージでしょう？
- Q2 AさんのCKDおよびほかの疾患について，関連図を書いてみましょう．
- Q3 Aさんの療養指導を行うに当たって，追加してどのような情報（項目）が必要でしょうか？
- Q4 Aさんにはどのような内容の療養指導が必要でしょうか？
- Q5 Aさんは，定期受診ができず，内服を中断することが今までに何度もありました．どのような方法を用いて，定期受診や適切な療養行動がとれるよう支援しますか？

まとめ

CKDは，ある程度腎機能が低下しなければ自覚症状が出ないことから，早期発見と患者へのセルフマネジメントの動機づけ，継続的支援が重要である．

参考文献

1) 日本透析医学会：図説　わが国の慢性透析療法の現況, 2014年12月31日現在, 2015. http://docs.jsdt.or.jp/overview/index.html
2) 日本腎臓学会（編）：エビデンスに基づくCKD診療ガイドライン2013, 東京医学社, 東京, 2013.
3) Ninomiya T, Kiyohara Y, Tokuda Y, et al：Impact of kidney disease and blood pressure on the development of cardiovascular disease：an overview from the Japan Arteriosclerosis Longitudinal Study．Circulation, 118(25)：2694-2701, 2008.
4) 日本腎臓学会（編）：慢性腎臓病に対する食事療法基準 2014年版, 東京医学社, 東京, 2014.
5) National Kidney Foundation：NKF K/DOQI clinical practice guidelines for chronic kidney disease：evaluation, classification, and stratification. Am J Kidney Dis, 39 (2 suppl 1)：S1-266, 2002.

（加澤佳奈）

6 生活習慣病・慢性疾患の管理
③ COPD

> **学習目標**
> ① COPDの診断，病態，病期，実施される検査および標準的な治療管理について学ぶ
> ② 包括的呼吸リハビリテーションについて学ぶ
> ③ 患者の呼吸状態を把握し，増悪・合併症の発症を予防するための患者教育について学ぶ
> ④ 在宅酸素療法の導入に伴う生活療養の調整について学ぶ

> **必要とされる看護技術**
> - 呼吸状態を把握するためのフィジカルアセスメント
> - 酸素管理のための機器の取り扱いの指導法
> - 食事療法や運動療法の指導法
> - 患者が自宅療養するための資源の調整力

> **実践において参考・順守すべき診療ガイドラインなど**
> - 日本呼吸器学会：COPD（慢性閉塞性肺疾患）診断と治療のためのガイドライン，第4版，2013
> - 日本呼吸器管理学会：呼吸リハビリテーションマニュアル—運動療法，第2版，2012
> - 日本呼吸器学会：酸素療法ガイドライン，2006

A COPDの疫学とプライマリ・ケアにおける課題

　日本で2001年に行われた大規模疫学調査研究（Nippon COPD Epidemiology Study：NICE Study）では，40歳以上の慢性閉塞性肺疾患（chronic obstructive pulmonary disease：COPD）有病率は8.6％，COPD患者数は約530万人であると推定された[1]。しかし，2014年の患者調査によれば，実際に治療を受けた患者数は約24万人と，推計患者数の5％を下回る[2]。COPDの初期症状は労作時の呼吸困難と慢性的な咳嗽や喀痰であるため，ほとんどの軽症患者ではその症状が加齢によるものだと思っていたり，からだが低酸素状態に慣れて呼吸困難

を感じなかったりするなど，受療行動や治療継続に結びつかないという問題が生じている．このため，増悪して初めてCOPDであることがわかったり診断がついたりし，そのときはすでに重症化していることも少なくない．

COPDの治療はまず禁煙であり，加えて臨床的病態に合わせて気管支拡張薬の使用や呼吸リハビリテーションを実施する．病期が進むと在宅酸素療法(home oxygen therapy：HOT)や換気補助療法を積極的に導入することになり，看護師による在宅療養に関する患者・家族指導の重要性が高まる．

B　プライマリ・ケアにおける看護師の役割

COPDの最大危険因子がタバコであることから，喫煙歴のある患者に対して行う禁煙指導をはじめ，気管支拡張薬の服薬指導や，HOT・非侵襲的陽圧換気療法(non-invasive positive pressure ventilation：NPPV)を継続していくための支援などが求められる．呼吸困難はADLやQOLを低下させる原因となるため，患者の生活状況を把握し，必要な日常生活の工夫について教育していく必要がある．

C　COPDとは

i　COPDの定義[3]

COPDとは，タバコ煙を主とする有害物質を長期的に吸入曝露することで生じた肺の炎症性疾患である．呼吸機能検査で正常に復すことのない気流閉塞を示す．気流閉塞は末梢気道病変と気腫性病変がさまざまな割合で複合的に作用することによって起こり，通常は進行性である．臨床的には徐々に生じる労作時の呼吸困難や慢性の咳嗽，喀痰を特徴とするが，なかにはこれらの症状に乏しいケースもある．

ii　COPDの危険因子，病態・発症メカニズム

外因性の最重要因子はタバコ煙である．患者の約90％は喫煙歴があり，非喫煙者と比べて死亡率は約10倍高い．喫煙者の一部(15〜20％程度)にしか発症せず，遺伝的素因(α1-アンチトリプシン欠損症)の存在が想定されている．また，大気汚染や受動喫煙も重要な危険因子の1つである．

COPDでは中枢気道，末梢気道，肺胞，肺血管に特有な病変が生じる(図Ⅲ-6-③-1)[4]．

iii　COPDの検査
a．胸部単純X線写真
肺野の透過性亢進，肺野末梢血管影の細小粗造化や，肺の過膨張の所見として，①横隔膜の平坦化，②心胸郭比の減少(滴状心)，③肋間腔の開大などがある．

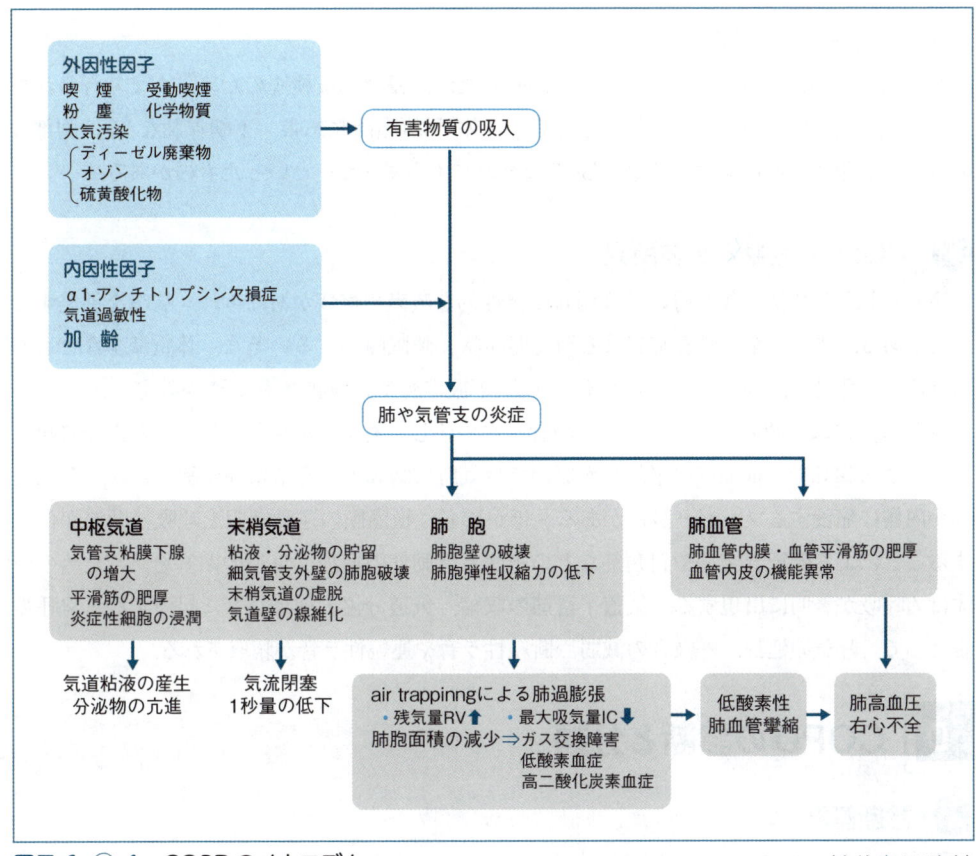

図III-6-③-1　COPDのメカニズム　　　　　　　　　　　　　　　　　　　　　　（文献4）より改変）

b. 胸部CT検査

肺胞壁の破壊に伴う気腫性病変の所見，気道壁の肥厚，気管支内腔の狭小化，血管影の減少などが認められる．

c. 呼吸機能検査

気管支拡張薬投与後の1秒率（FEV_1％＝1秒量（FEV_1）÷努力肺活量（FVC）×100）が70％未満でCOPDと診断される[注1]．気流閉塞により全肺気量（TLC）上昇，機能的残気量（FRC）や残気量（RV）の増加がみられる．

d. 動脈血ガス分析

動脈血ガス分析は患者の換気状態，酸素化能，酸塩基平衡の評価に有用である．

e. 運動負荷試験

運動耐容能の評価や運動制限因子の評価，疾患の重症度や予後の評価，治療の効果判定などに有用である．運動負荷試験の種類としては，6分間歩行試験が一般的に採用されている．

注1：呼吸機能検査で最初の1秒間に吐き出せる気量を1秒量（FEV_1）といい，努力肺活量（FVC）に占める1秒量の割合のことを1秒率（FEV_1％）という．

f. 肺高血圧症と肺性心の評価

　肺高血圧症の診断は右心カテーテル法が確実だが，侵襲的な検査のため，あまり行われない．非侵襲的な肺高血圧症の評価としては，身体所見（頸静脈怒張，下腿浮腫など），胸部X線写真，心電図，心臓エコー検査，BNPなどのバイオマーカーといったものがある．

iv ● COPDの症状と身体所見

　主な症状としては，体動時の呼吸困難や慢性的な咳嗽や喀痰があげられ，喘鳴を併発することもある．また，全身併存症による消化器症状，睡眠障害，るいそう，体重減少などもみられる．増悪時は，肺性心から右心不全症状（下肢浮腫や頸静脈怒張など）も生じる．

　身体所見には，肺の過膨張によって肋骨が水平化し，胸郭の前後径が増加するために起こるビア樽状胸郭や，横隔膜の平坦化が原因で吸気時に胸郭内の容積増加が制限され，下部肋間が内側に陥没するフーバー徴候がある．ほかにも，横隔膜の運動制限を呼吸補助筋が代償することによる胸鎖乳突筋や斜角筋などの肥厚と活動性の増加，気道の閉塞を防ぐための口すぼめ呼吸が著明に出現する．気道平滑筋の収縮，気道分泌の増加などに起因する異常呼吸音として，呼気の延長，呼吸音の減弱，断続性ラ音や連続性ラ音が聴取される．

D　COPDの診断と分類

i ● 診断基準

　①気管支拡張薬吸入後のスパイロメトリーで，FEV_1％が70％未満．
　②ほかの気流閉塞をきたし得る疾患を除外すること．

ii ● COPDの病期分類

　予測1秒量に対する比率（対標準1秒量：％FEV_1）によって，気流閉塞の程度に基づく病気分類を行う（表Ⅲ-6-③-1）[3]．また，気腫性病変優位型である気腫型と末梢気道病変優位型である非気腫型に分類される．

表Ⅲ-6-③-1　COPDの病期分類

病　期	定　義	
Ⅰ期	軽度の気流閉塞	％$FEV_1 \geqq 80$％
Ⅱ期	中等度の気流閉塞	$50％ \leqq ％FEV_1 < 80％$
Ⅲ期	重度の気流閉塞	$30％ \leqq ％FEV_1 < 50％$
Ⅳ期	極めて高度の気流閉塞	％$FEV_1 < 30％$

この分類は気管支拡張薬吸入後の1秒率70％未満が必須条件．
％FEV_1：予測1秒量に対する実測1秒量の比率．
（文献3）より）

E COPDの治療

安定期では，禁煙，薬物療法，ワクチン，呼吸リハビリテーションが中心となる．重症度に応じて，HOTや換気補助療法をあわせて行う．

i 安定期の治療と管理(図Ⅲ-6-③-2)[3]

a. 禁 煙
喫煙はCOPDの最大危険因子であり，禁煙はCOPDの発症のリスクを低減し，進行を止める唯一かつ最も効果的な治療である．禁煙についてはⅢ-5-③(p.200)を参照．

b. 薬物療法[3]
長時間作用性抗コリン薬やβ_2刺激薬をベースとし，呼吸困難や喀痰増加時に，必要に応じて短時間作用性気管支拡張薬を使用する．近年では，増悪予防として吸入ステロイド薬が配合された吸入薬も安定期より開始されるようになった．

①気管支拡張薬
長時間作用性は長期にわたる気管支拡張効果や症状の改善などに効果的で，短時間作用性

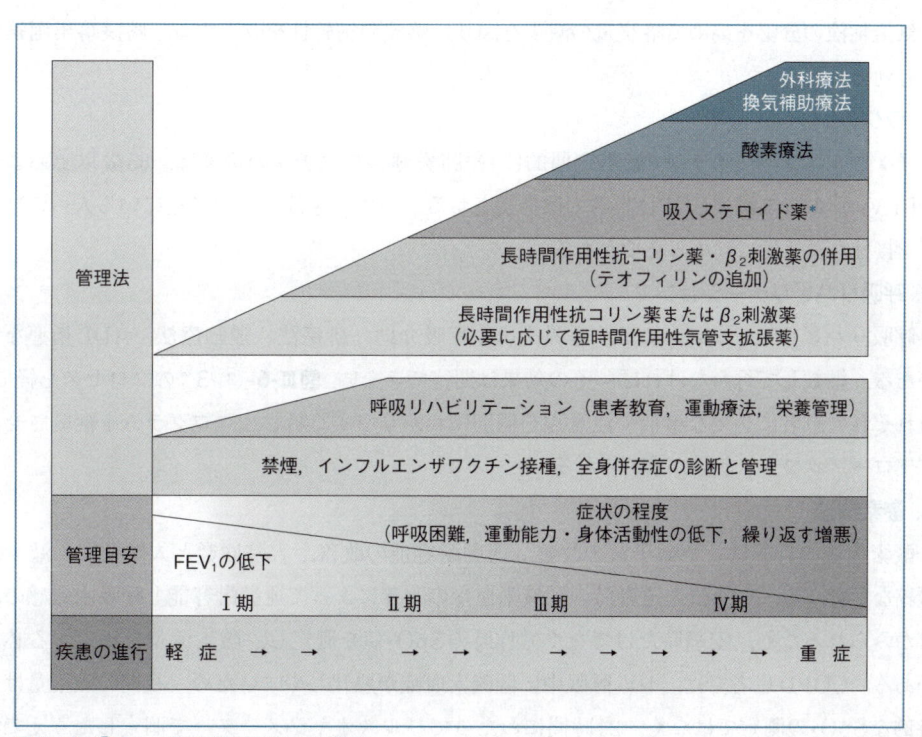

図Ⅲ-6-③-2 安定期COPDの管理
FEV₁の低下だけではなく，症状の程度や増悪の頻度を加味して，重症度を総合的に判断したうえで治療法を選択する．
＊：増悪を繰り返す症例には，長時間作用性気管支拡張薬に加えて吸入ステロイド薬や喀痰調整薬の追加を考慮する．
(文献3)より)

は気管支拡張反応が優れているため，運動時の呼吸困難の予防や強い呼吸困難時に有効である．投与方法は内服薬，吸入薬，注射薬がある．吸入薬は局所作用のため，副作用が少ないことから勧めやすい．

- **抗コリン薬**：M_3受容体に拮抗することにより，気管支平滑筋の収縮を抑制する作用がある．長期間使用しても効果の減弱はなく，常用量であれば副作用も少ない．
- **β_2刺激薬**：気管支平滑筋のβ_2受容体を刺激し，プロテインキナーゼAの活性化作用を介して気管支平滑筋を弛緩させることで，気流閉塞や肺過膨張の改善が期待できる．主に吸入薬が使用されるが，長期間作用性β_2刺激薬の貼付薬は夜間や早朝の症状の改善に用いる．副作用は常用量であれば頻度は低い．
- **メチルキサンチン**：末梢気道の拡張作用や呼吸筋の増強作用などがある．過量投与により嘔気や不整脈などの副作用があるため，血中濃度のモニタリングを適切に行いながら使用することが望ましい．
- **吸入ステロイド薬**：中等度以上の気流閉塞を有するCOPD患者では，吸入ステロイド薬の使用が自覚症状，呼吸機能，QOLを改善させ，増悪の頻度を減らすため，ガイドライン[3]ではその使用を推奨している．

②喀痰調整薬

気道粘液の分泌を高めて喀痰量の減少を図り，喀痰の粘弾性を改善する．喀痰喀出困難時に有効である．

c. ワクチン

インフルエンザワクチン（毎年定期的に）や肺炎球菌ワクチンの接種は，65歳以上および%FEV_1が40％未満のCOPD患者では推奨される．また，家族などの身近にいる人へのワクチン接種も積極的に勧める必要がある．

d. 呼吸リハビリテーション

呼吸リハビリテーションには，呼吸訓練や呼吸介助，排痰法，運動療法，ADL指導などがある．継続して行わなければ，その効果は期待できない．図Ⅲ-6-③-3[5]のプロセスを経て，それぞれの患者に必要な事柄や注意点を個別にわかりやすく示し，プログラムを継続させるフォローアップシステムが求められる．

e. 酸素療法

酸素療法の目的は，生命予後の改善，運動耐容能の改善，入院回数と入院期間の減少・短縮などである．とくに，運動時の低酸素血症の改善によって運動耐容能と呼吸困難感の改善がみられるため，安静時だけでなく労作時のSpO_2値を測定し，酸素流量を決定する必要がある．COPD患者では，レム睡眠中に低酸素血症が悪化しやすいため，夜間の酸素量は一時的なSpO_2の測定ではなく，24時間にわたってパルスオキシメーターで測定したうえで決定することが望ましい．また，レム睡眠や痰の増加による換気量の低下により，吸入酸素濃度が高くなり，高二酸化炭素血症を呈することもあるために注意が必要である．

図Ⅲ-6-③-3　呼吸リハビリテーションのプログラム構成　　　　　　　　　　　　（文献5）より一部改変）

表Ⅲ-6-③-2　COPDにおける在宅NPPVの患者選択基準

①	自覚症状	呼吸困難，起床時の頭痛・頭重感，過度の眠気など
②	肺性心の徴候	体重増加，頸静脈の怒張，下肢の浮腫など
③	①あるいは②の自・他覚症状があり，(a)〜(c)のいずれかを満たす場合がNPPVの適応	(a) $PaCO_2 \geqq 55\,Torr$
		(b) $PaCO_2 < 55\,Torr$ であるが，夜間の低換気による低酸素血症を認める症例
		(c) 安定期の $PaCO_2 < 55\,Torr$ であるが，高二酸化炭素血症を伴う増悪による入院を繰り返す症例

（文献3）より一部改変）

f. 換気補助療法

換気補助療法の目的は，呼吸筋疲労の改善と睡眠の質の改善であり，NPPV（**表Ⅲ-6-③-2**）[3]と気管切開下陽圧換気療法（tracheostomy positive pressure ventilation：TPPV）がある．在宅人工呼吸療法のなかでも，マスクで施行できるNPPVは導入も容易なため第一選択とされている．

NPPVでは肺胞換気量の確保や喀痰喀出が困難で気道確保が必要なケースや，誤嚥性肺炎がある場合，マスク不適合症例などでは，TPPVの選択を行う場合もある．

ⅱ 増悪期の治療と管理

増悪の原因は呼吸器感染症が多いが，約30％の症例では原因の特定ができない．安定期の治療に加え，抗菌薬，ステロイド，気管支拡張薬の追加や酸素療法，人工呼吸管理を行う．

a. 薬物療法

①気管支拡張薬の追加

短時間作用性 β_2 刺激薬の吸入，または短時間作用性抗コリン薬と併用される．効果が不十分な場合は，テオフィリン薬の静脈内投与が行われる．

②ステロイド

気道の炎症を抑え，気道が狭くなるのを改善する作用があり，長時間作用性 β_2 刺激薬が配合された吸入薬は，それぞれ単剤で使用するよりも呼吸機能や運動耐容能を改善するなどの報告がある[3]．経口投与の場合は，プレドニゾロン30〜40mg/日の7〜10日間の投与が推奨されている．

③抗菌薬

喀痰の膿性化があれば細菌感染の可能性が高く，抗菌薬を使用する（ペニシリン系またはニューキノロン系を7〜14日間）．

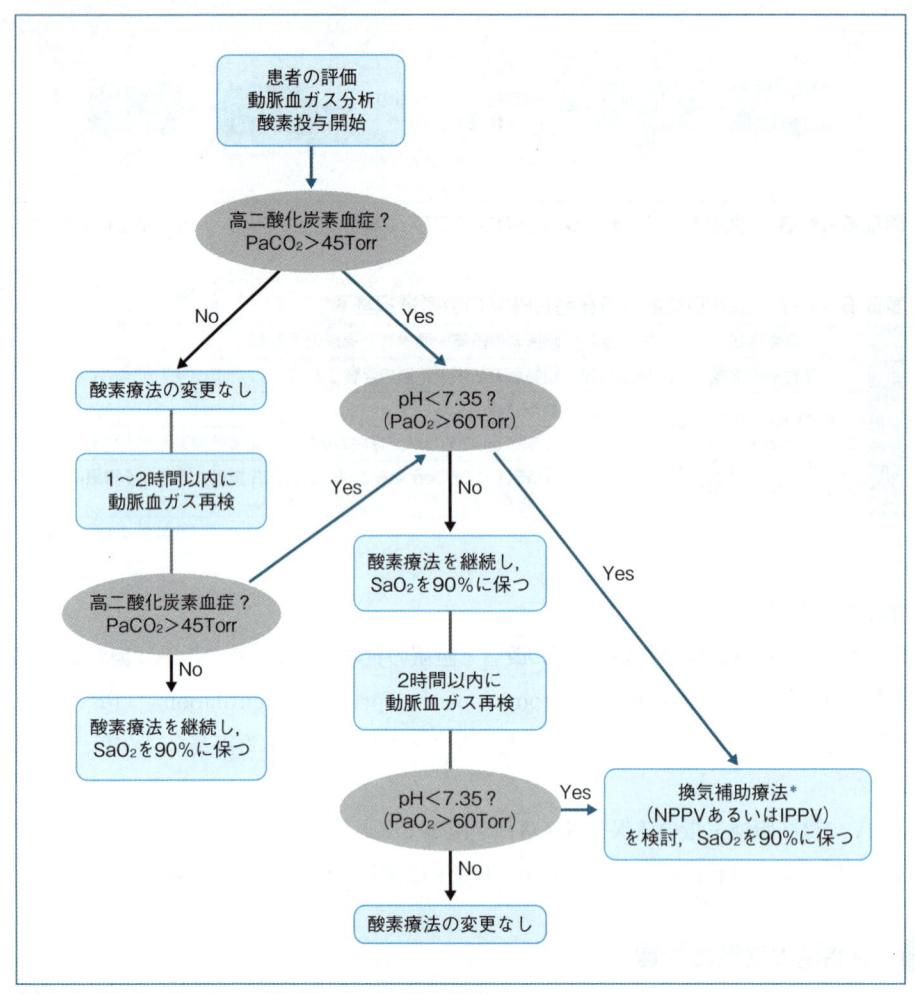

図Ⅲ-6-③-4 COPDの増悪時における酸素療法
＊：換気補助療法の適応は呼吸補助筋の使用，奇異性呼吸，呼吸回数の増加も含めて判断する．

(文献3)より)

b. 酸素療法

増悪期の酸素療法の目的は，「生命を脅かす低酸素血症を是正し，組織の酸素化を維持すること」である[1]．酸素流量は，PaO_2 60 Torr以上，あるいはSpO_2 90％以上になるように設定する（図Ⅲ-6-③-4）[3]．

c. 換気補助療法

COPDの増悪に対する適切な薬物療法や酸素化の改善を図っても換気状態が改善しない場合に，急性期NPPV療法の適応となる．一般的に図Ⅲ-6-③-4[3]の手順に従ってPaO_2 60 Torr以上あるいは，SpO_2 90％以上となるように調節するが，NPPVの効果が不十分なようであれば，気管内挿管し，侵襲的陽圧換気療法（intermittent positive pressure ventilation：IPPV）を行う．

iii 専門医・専門職との連携

非薬物療法である呼吸リハビリテーションは，薬物療法に上乗せして行える治療でもあり，患者の息切れ，運動耐容能，活動性を改善させることができる．そのため，呼吸リハビリテーションを行える理学療法士や作業療法士などの専門職とともに進める．また，呼吸困難や呼吸運動によるエネルギー消費の増大により，食欲不振やるいそうもみられるようになるため，管理栄養士による栄養指導もあわせて実施する．定期的に呼吸状態を評価し，酸素吸入量の決定やNPPVの圧設定など，専門医との連携も必要となる．

F COPDの疾病管理と包括的リハビリテーション

> **看護師が行う／かかわる指導：診療所（外来）で算定可能な診療報酬点数**
> - 在宅療養指導料：170点
>   医師の指示に基づき，看護師または保健師が在宅療養上必要な指導を個別に行った場合に算定できる．1回の指導時間は30分を超えるものとする

i COPDの進行や増悪予防と呼吸機能の回復・維持によるQOLの向上を目標とした管理

包括的呼吸リハビリテーションの実施により，疾患を理解し，増悪を防ぐための自己管理と，日常生活動作の改善を図る．看護師はセルフマネジメント教育を行い，患者自身が症状に対処できる方法を獲得し，呼吸困難が増強しない生活ができるよう支援する．

療養指導では，まず増悪予防のための危険因子を特定し，それを患者・家族に説明しつつ，COPDの病態や疾病管理に関する情報や知識を適切に伝える．加えて，症状の対処方法やADLを維持するためのリハビリテーションを自宅でも継続して実施できるよう支援する．

ii セルフマネジメント教育

a. 禁 煙

禁煙は最も効果的な治療であるため，喫煙によるリスクや禁煙に関する正確な情報提供を行いながら，心理的サポート（カウンセリングなどの介入）を実施する．患者にとって喫煙がどのような意味をもっているのか，また長年の習慣である喫煙をやめることは容易ではないことを理解しながら介入するよう心がける．

b. 薬物療法の確実な実施

閉塞性の換気障害の改善を図るためには，まず気道平滑筋収縮の緩和，気道炎症軽減，気道分泌物減少を目的とした薬物療法を確実に実施する必要がある．薬物療法による効果や必要性，吸入薬の正しい使い方などに対する知識を提供するだけでなく，一緒に吸入器を使用してみるなどして，その手技が正しいかどうか確認する．

c. 感染予防

COPD増悪の原因として呼吸器感染症が多いため，感染予防行動が大切である．普段から手洗いやうがいの励行，マスクの着用を心がけ，人混みを避けるように教育する．また，インフルエンザワクチンや肺炎球菌ワクチンは忘れずに接種する．

d. HOTやNPPVの取り扱いと継続的な使用

① HOT

医師から指示された酸素流量を守りながら，継続して吸入してもらえるよう，酸素療法について患者・家族へ情報を提供する．多くの患者が，労作時（排泄や入浴）にカニューレを外してしまうため，その原因が何かを詳細に聞き出す必要がある．また，生活指導として火気厳禁であることを伝えたり，携帯酸素ボンベ使用に関連して段差を解消したりといった配慮が求められる．患者の生活を理解しながら，できたことを承認し，問題があれば解決できるよう支援する．加えて，カニューレの使用による外観の変化を受け入れにくい患者が多いので，その感情に共感しながらかかわっていく．同じ疾患をもつ患者会への参加も，HOTの受け入れに有効である．

② NPPV

呼吸筋疲労および睡眠の質の改善を目的としており，患者・家族にも目的と効果についてわかりやすく説明し，安全で確実に実施できることを目指す．気道が乾燥するので，効果的な加温加湿が実現できるように配慮する．感染を起こさず，清潔に使用してもらうため，物品の洗浄や，蒸留水の交換などが確実に実施できるよう指導する．スイッチを入れる順番や接続の部分に印をつけるなど，患者・家族が受け入れやすい工夫をしながら根気強く支援していく．患者がNPPVを継続できない理由の多くがエアリークや鼻柱・頬の皮膚トラブルである．適切なマスクの選択やマスクフィッティング，スキンケアなど，患者の感じている苦痛に関して，早期に医師や機器業者と連携して軽減を図る．

e. 増悪時の対処方法

増悪時の症状やその程度を患者自身が判断し，薬の追加や受診行動といった適切な対処を可能にするべく，普段の自己のからだの状態を，患者自身が知っておく必要がある．日々の症状や食欲・睡眠の程度，からだの調子などを書き留めておく日誌や手帳，アクションプランを利用することを提案し，継続させる．また，急変時にとるべき行動を一覧表にしておき，かかりつけ医や訪問看護師の連絡先を書いて，すぐに連絡できるようにわかりやすい場所に張り出す．

f. 食事療法

COPD患者では，気流閉塞や肺過膨張による努力呼吸が呼吸筋のエネルギー消費を増大させるうえ，炎症性サイトカインの増加や摂食調節ホルモンの異常により栄養障害が起こり，体重減少を招く．体重や生化学的検査などの栄養評価や，食事を妨げる要因を評価し，実測エネルギー消費量の1.5～1.7倍のエネルギー摂取を目標とする．高エネルギー・高タンパク食を基本とし，呼吸筋の機能維持に必要なリン（P），カリウム（K），カルシウム（Ca），マグ

a 少量で高カロリーな食品を摂取
- 油(ごま油やオリーブオイルなど)を使用する
- マヨネーズを加える(酢を加えると食べやすくなる)
- マーガリン,ピーナッツバターを使用する
- 料理にきな粉を振りかける
- 豆乳やアミノ酸飲料を飲む　など

b 栄養補助食品例

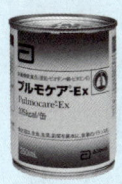

プルモケア®-Ex　　ライフロン®-QL　　メイバランス®Mini　　ブイ・クレス ハイプチゼリー
375kcal/250mL　　200kcal/125mL　　200kcal/125mL　　80kcal/1個 (23g)

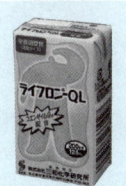

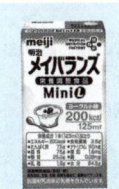

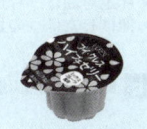

図Ⅲ-6-③-5　栄養補助食品

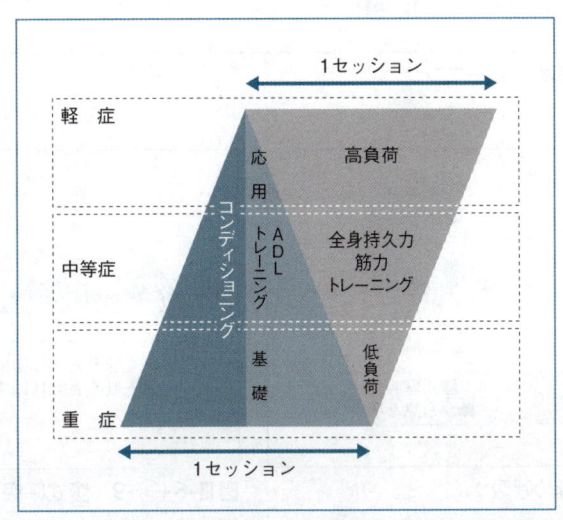

図Ⅲ-6-③-6　安定期における開始時のプログラム構成
(文献3)より)

ネシウム(Mg)の摂取が重要となる．分食や少量ごとに高カロリー食を摂取するなどの工夫や栄養補助食品(**図Ⅲ-6-③-5**)の利用も考慮し，管理栄養士との連携を図る．肺の過膨張や嚥下時の短時間の息止め動作により，食事量が不十分になりがちであるため，1日5～6回の分食や高カロリー食品(マヨネーズやバターなど)を使った食事，プリンやアイスクリームといった濃厚流動食を活用する．また，エンシュア®やラコール®といった炭水化物主体の栄養剤や，高二酸化炭素血症を伴う呼吸器疾患用に開発されたプルモケア®などの導入を検討する．

g. 運動療法

運動療法の進め方を**図Ⅲ-6-③-6**[3)]に示す．理学療法士とともに患者を総合的に評価し，運動量を設定する．軽症例では，開始時から高い負荷の運動量を設定することも可能だが，重

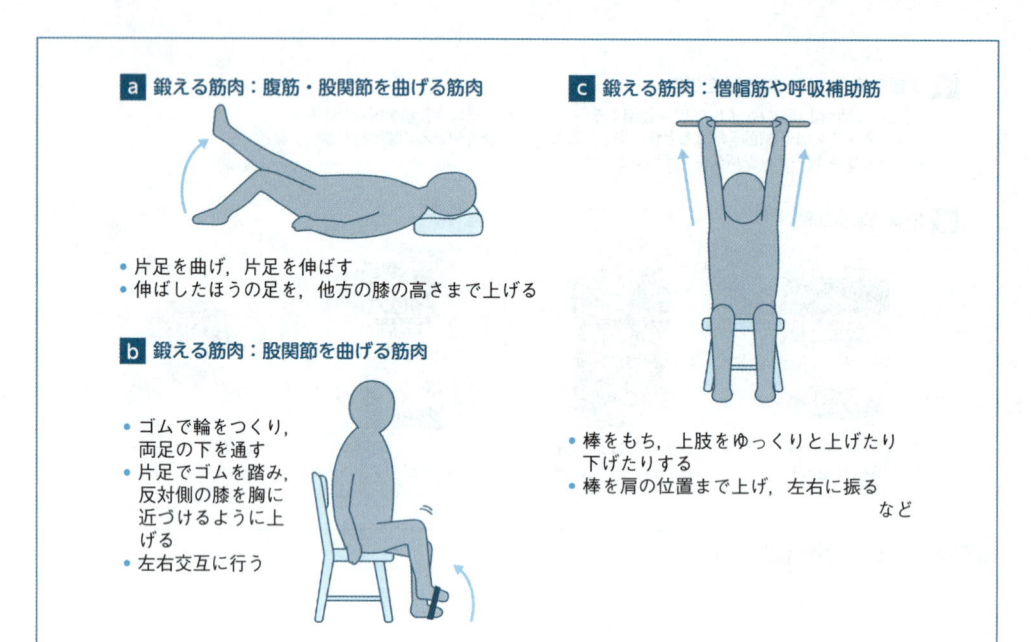

図Ⅲ-6-③-7 四肢筋力トレーニング

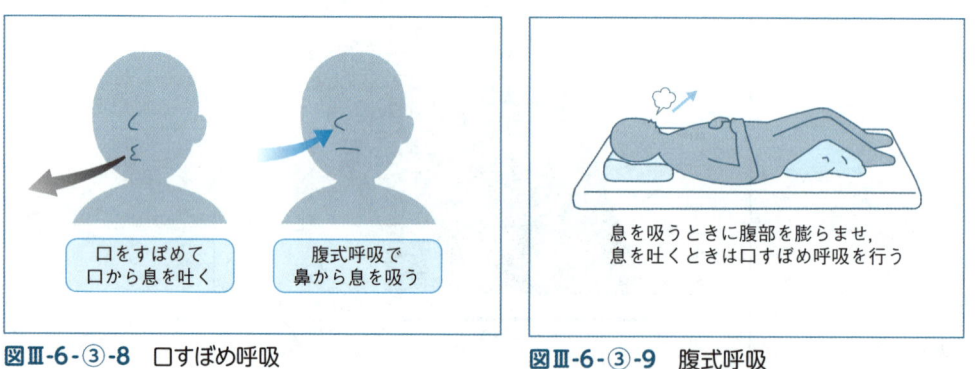

a 鍛える筋肉：腹筋・股関節を曲げる筋肉
- 片足を曲げ，片足を伸ばす
- 伸ばしたほうの足を，他方の膝の高さまで上げる

b 鍛える筋肉：股関節を曲げる筋肉
- ゴムで輪をつくり，両足の下を通す
- 片足でゴムを踏み，反対側の膝を胸に近づけるように上げる
- 左右交互に行う

c 鍛える筋肉：僧帽筋や呼吸補助筋
- 棒をもち，上肢をゆっくりと上げたり下げたりする
- 棒を肩の位置まで上げ，左右に振る　など

図Ⅲ-6-③-8 口すぼめ呼吸

口をすぼめて口から息を吐く
腹式呼吸で鼻から息を吸う

図Ⅲ-6-③-9 腹式呼吸

息を吸うときに腹部を膨らませ，息を吐くときは口すぼめ呼吸を行う

症例ではコンディショニングに長期間を要することもある．運動療法は継続しなければ，すぐに効果が消失してしまうため，継続できるように積極的な介入や心理的サポートを行う．口すぼめ呼吸や呼気に同調させてゆっくりとした動作にするなど，呼吸困難をコントロールしながら運動療法を実施する．運動療法の種類には，柔軟体操をはじめ，全身持久力トレーニング，四肢・体幹筋力トレーニング，呼吸筋トレーニングなどがあり，下肢の運動による全身持久力トレーニングを中心としたプログラムを作成し，自宅でできる内容を教育する（図Ⅲ-6-③-7）．

h．呼吸理学療法（呼吸法，体位ドレナージ，排痰法）

リラクゼーション，呼吸訓練，胸郭可動域訓練，排痰法などがある．呼吸訓練には口すぼめ呼吸（図Ⅲ-6-③-8）と腹式呼吸（図Ⅲ-6-③-9）があり，呼気を意識してゆっくり呼吸する．

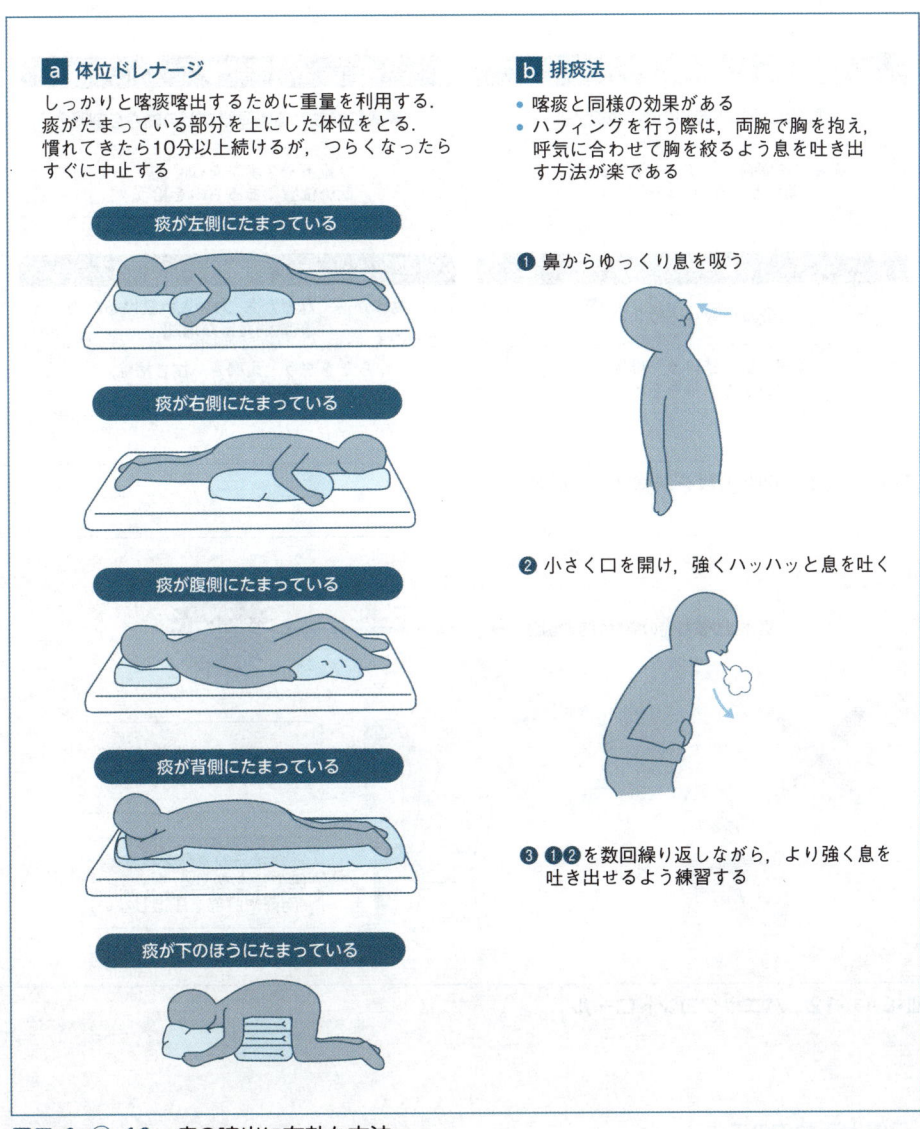

a 体位ドレナージ
しっかりと喀痰喀出するために重量を利用する．痰がたまっている部分を上にした体位をとる．慣れてきたら10分以上続けるが，つらくなったらすぐに中止する

- 痰が左側にたまっている
- 痰が右側にたまっている
- 痰が腹側にたまっている
- 痰が背側にたまっている
- 痰が下のほうにたまっている

b 排痰法
- 喀痰と同様の効果がある
- ハフィングを行う際は，両腕で胸を抱え，呼気に合わせて胸を絞るよう息を吐き出す方法が楽である

❶ 鼻からゆっくり息を吸う
❷ 小さく口を開け，強くハッハッと息を吐く
❸ ❶❷を数回繰り返しながら，より強く息を吐き出せるよう練習する

図Ⅲ-6-③-10 痰の喀出に有効な方法

COPD患者では，過換気に伴う動的肺過膨張が換気を制限し，容易に呼吸困難や低酸素血症を呈するため，口すぼめ呼吸を行って末梢気道の虚脱を防ぎ，吐き残しを減少させる．運動療法のときだけでなく，日常生活の行動における呼吸困難軽減にもつながる．

慢性的な喀痰喀出に悩まされている患者も少なくなく，咳嗽力の低下した患者では体位ドレナージと排痰法としてハフィングを実施し，自分で喀痰を喀出できるよう教育する（図Ⅲ-6-③-10）．

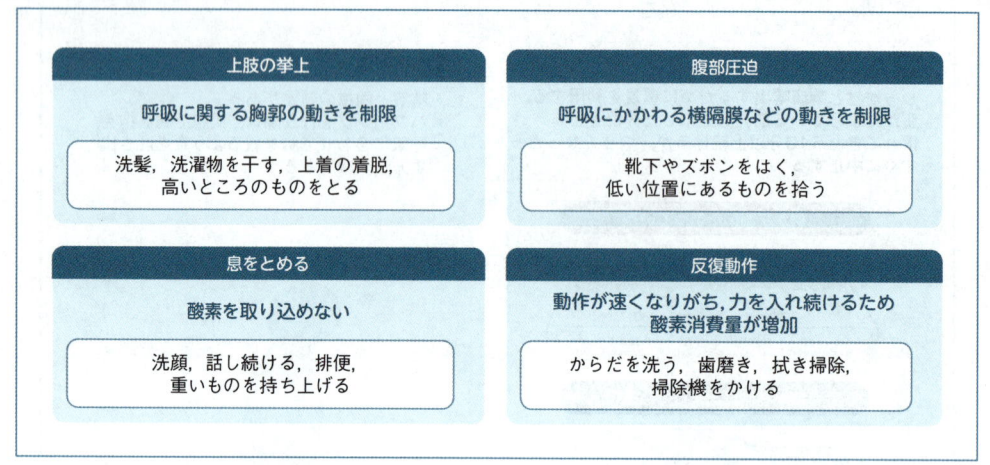

図Ⅲ-6-③-11　呼吸困難を増強させる動作

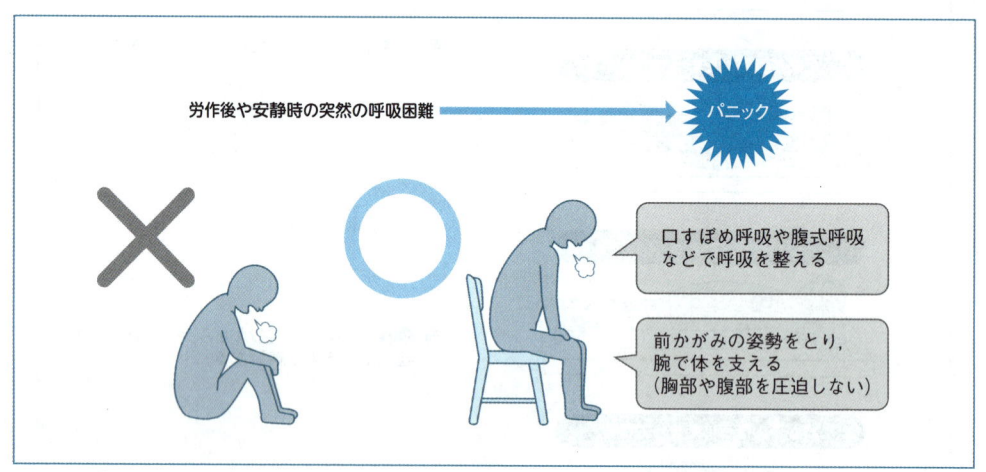

図Ⅲ-6-③-12　パニックコントロール

i. 日常生活動作の工夫

　日常生活では，患者自身が息切れを自己管理することが重要である．息切れを増強させる動作には，①上肢の挙上，②息を止める，③腹部圧迫，④反復動作があり，これらの複合的な組み合わせで，日常生活動作を行っている（図Ⅲ-6-③-11）．息切れの軽減には，口すぼめ呼吸や腹式呼吸，ゆっくり動作する，呼気に合わせて動くなどが有効である．ほかにも，急に息切れが強くなったときの対応（パニックコントロール）について，患者だけでなく家族にも教育する（図Ⅲ-6-③-12）．

j. ストレスマネジメント

　呼吸困難のために動けなかったりできなかったりすることがストレスとなる．また，酸素吸入による社会的・精神的・身体的煩わしさや，社会的活動が著しく制限されることから，不安や抑うつが認められる．不安や抑うつは動的肺過膨張をもたらし，さらに呼吸困難を増

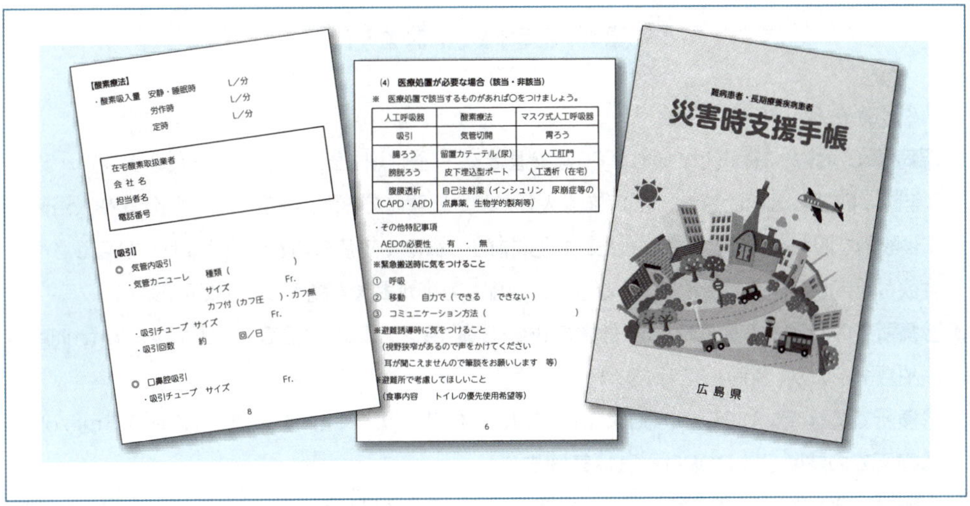

図Ⅲ-6-③-13　災害時支援手帳（広島県）

長させる．このため，患者の不安な気持ちに耳を傾ける時間を設ける，ピアサポートを活用する，リラクゼーションを実施するなど，ストレス管理が必要となる．

k. 災害への備えと災害時の対応

地震や台風といった災害時や停電時にとるべき行動について，パンフレットや災害時支援手帳（図Ⅲ-6-③-13）を用いてわかりやすく説明し，患者の住んでいる地域の避難場所や電力会社などの連絡先を確認する．HOTやNPPV中の患者は，携帯酸素ボンベに切り替え，避難場所に移動する．酸素供給会社も患者の住所や避難場所を把握しており，避難場所に携帯酸素ボンベの配送を行うので，あらかじめ決められていた避難場所に行けない場合は酸素供給会社に連絡するよう教えておく．

ⅲ 介護保険などのサービス調整

COPDの進行により，徐々にADLやIADLが低下し，介護が必要となるため，患者の状況に合わせて，介護保険の申請や社会サービスの調整をケアマネジャーと連携して進めていく．主介護者も高齢であることが多いことから，家族への介護負担により疲弊していないか，家族への声かけを行う．

事例で実践してみよう！

事例：Aさん，70歳，男性

現病歴：建設業に従事していたが60歳で退職し，以後は畑で野菜を育てながら暮らしている．3年前にCOPDと診断され，HOTを導入したが，就寝時のみ酸素を吸入し，畑仕事や入浴時には酸素を吸わないことが多かった．1週間前から微熱や喀痰の切れが悪くなり，息苦しさや食欲も低下して寝込むことが多くなった．心配した妻が本人を説得し，本日受診した

診療所での計測：身長169cm，体重55kg，BMI 19.2，体温37.2℃，血圧134/78mmHg，脈拍数102/分，SpO_2 92％（O_2 1L吸入中）

診療所での検査：WBC 11,000/μL，RBC 314万/μL，Hb 12g/dL，CRP 3.5mg/dL

診療所での診断名：COPD，急性気管支炎

喫煙歴：20本×47年（カニューレを外して2～3本/日）

酸素流量：安静時1L/分

治療薬：アンピシリン/スルバクタム（スルバシリン®静注用）1.5g点滴投与，カルボシステイン（ムコダイン®DS）50％・1回500mg・1日3回・毎食後，クラリスロマイシン（クラリス®錠）200・1回200mg・1日2回・朝夕食後，レバミピド錠（ムコスタ®錠）100mg・1回1錠・1日3回・毎食後

Q1 息苦しさや食欲低下，喀痰喀出困難の症状を訴えるAさんに，どのような対処方法を教育したらよいでしょうか？

Q2 Aさんの妻に，自宅でのAさんの様子について相談されました．どんなことを確認し，対応しますか？

Q3 後日受診したAさんは，炎症反応は改善していましたが，労作時の息苦しさを訴えられました．どのように対応したらよいでしょうか？

Q4 呼吸リハビリテーションを受けたことのないAさんに対して，療養指導を行うことになりました．指導するに当たって，どのような情報が必要でしょうか？

Q5 外出時は人の目を気にして「酸素は吸いたくない」といわれています．実際に動機づける手順とアプローチ方法を考えてみましょう．

まとめ

COPDによる呼吸困難などの症状や，HOT・NPPVなどの治療は患者にとって大きなストレス，不安，喪失感をもたらし，ADLやQOLを低下させる．患者の生活に呼吸リハビリテーションを取り入れ，患者が症状をコントロールし，さまざまな事柄に対応できるよう教育・サポートすることが大切である．

> **参考文献**

1) Fukuchi Y, Nishimura M, Ichinose M, et al：COPD in Japan：the Nippon COPD Epidemiology study. Respirology, 9（4）：458-465, 2004.
2) 厚生労働省大臣官房統計情報部：平成26年（2014）患者調査の概況, 2015.
   http://www.mhlw.go.jp/toukei/saikin/hw/kanja/14/index.html
3) 日本呼吸器学会COPDガイドライン第4版作成委員会（編）：COPD（慢性閉塞性肺疾患）診断と治療のためのガイドライン, 第4版, 日本呼吸器学会, メディカルレビュー社, 東京, p.5, 30, 64, 67-71, 74, 87, 111, 2013.
4) 森山美知子, 西村裕子, 高濱明香, 広島県呼吸ケア看護研究会（編）：エビデンスに基づく呼吸器看護ケア関連図, 中央法規出版, 東京, p.70, 2012.
5) 日本呼吸管理学会呼吸リハビリテーションガイドライン作成委員会, 他（編）：呼吸リハビリテーションマニュアル―運動療法―, 第1版, 日本呼吸器管理学会, 日本呼吸器学会, 日本理学療法士協会, 照林社, 東京, p.22, 2003

- 泉　孝英（編）：新しい診断と治療のABC1―呼吸器1　慢性閉塞性肺疾患―慢性気管支炎・肺気腫―, 第2刷, 最新医学社, 大阪, 2003
- 近藤達也, 山西文子（監）　小林信之, 森田久美子（編）：生活習慣病ナーシング5　慢性閉塞性肺疾患, 第1版, メヂカルフレンド社, 東京, 2008.
- 木田厚瑞：LINQによる包括的呼吸ケア―セルフマネジメント力を高める患者教育, 第1版, 医学書院, 東京, 2006.
- 千住秀明：呼吸リハビリテーション入門―理学療法士の立場から, 第4版, 神陵文庫, 神戸, 2004.
- 鈴木志津枝　藤田佐和（編）：慢性期看護論　第2版, ヌーヴェルヒロカワ, 東京, 2009.
- 田中一正：メディカルスタッフのためのトータル呼吸ケア　COPD呼吸ケアセミナー編, 第1版, メジカルビュー社, 東京, 2005.
- 日本呼吸器学会喫煙問題に関する検討委員会（編）：禁煙治療マニュアル,（日本呼吸器学会, メディカルレビュー社, 東京, 2009.
- 橋本　修：慢性閉塞性肺疾患のマネジメント, 改訂版, 医薬ジャーナル社, 大阪, 2010.

（高濱明香）

6 生活習慣病・慢性疾患の管理
④慢性心不全

> **学習目標**
> ① 慢性心不全の病態生理と診断，ステージ分類，実施される検査および標準的な治療，管理について学ぶ
> ② 患者の生活習慣を把握し，慢性心不全の増悪・合併症の発症を予防するための一般的な患者教育（セルフマネジメント教育）を学ぶ

> **必要とされる看護技術**
> - 心不全増悪症状早期発見のための患者教育
> - 食事療法，運動療法（心臓リハビリテーション）
> - 在宅酸素療法（HOT）の管理

> **実践において参考・順守すべき診療ガイドラインなど**
> - 日本循環器学会，ほか：慢性心不全治療ガイドライン（2010年改訂版）
> - 日本循環器学会，ほか：心血管疾患におけるリハビリテーションに関するガイドライン（2012年改訂版）

A 慢性心不全の疫学とプライマリ・ケアにおける課題

　わが国の心疾患による死亡数は約18万人で，全死亡数の15.9％を占め，第2位に位置している．その内訳は心不全35％と，心不全患者の占める割合が最も高い[1]．医療技術の革新（心臓カテーテル治療や心臓バイパス術など）により，心疾患患者の寿命を延長することは可能になったが，加齢とともに心不全を発症するケースが多いため，今後ますます心不全患者が増加することが予測される．

　慢性心不全患者の増悪による再入院率は，退院後6ヵ月以内で27％，1年後は35％と高率である[2]．心不全はすべての心疾患の終末像であり，症状管理を行わなければ，苦痛症状を伴って重症化する．したがって，心不全を発症または増悪させないように，一人ひとりの生

活に適した，持続可能な療養生活を，患者や家族と一緒に考え，支援することがプライマリ・ケア看護師の役割である．

B プライマリ・ケアにおける看護師の役割

適切な受診行動を促し（通院や治療の中断を防ぎ），患者・家族の病識を高め，生活習慣の改善（行動変容）と適切な治療管理を行うことによって，心不全の再増悪を予防し，QOLの維持・向上を達成する．

C 慢性心不全とは

i 慢性心不全の定義

慢性心不全は，「慢性の心筋障害により心臓のポンプ機能が低下し，末梢主要臓器の酸素需要量に見合うだけの血液量を絶対的にまた相対的に拍出できない状態であり，肺，体静脈系または両系にうっ血を来たし日常生活に障害を生じた病態」と定義される[3]．心不全の原因疾患は多岐にわたり，虚血性心疾患と高血圧が最も多く，拡張型心筋症，弁膜症が続く．心臓以外の原因としては，全身性の内分泌・代謝疾患や炎症性疾患，栄養障害や薬剤などの外的因子による心筋障害から発症する場合がある．慢性心不全は，血管系，内分泌系，免疫系など，多くの調節機構の異常を伴い，致死的不整脈の出現も高頻度にみられるため，突然死も起こり得る病態である．

ii 心不全の病型と分類

心不全には，進行の程度や，病態，病状によりさまざまな分類がある．

a. 右心不全と左心不全

心不全には，右室のポンプ機能が悪化した右心不全と，左室のポンプ機能が悪化した左心不全がある．

①右心不全（体静脈系のうっ血）

右心系（体静脈，右心室，右心房，三尖弁・肺動脈弁，肺動脈）の機能不全に伴う一連の病態である．右心系のポンプ機能の低下によって全身から右心房への血液の戻りが妨げられ，全身に血液や水分がうっ滞する「静脈系のうっ血」が主体となり（図Ⅲ-6-④-1），下肢の浮腫，腹水，肝腫大，頸静脈怒張（図Ⅲ-6-④-2，表Ⅲ-6-④-1[4]）などが起こる．

通常，左心不全に続発して生じ，臨床では，左心不全と右心不全症状が混在した状態であることが大半である．右心の問題が発端である右心不全には，右室の心筋梗塞のほか，肺動脈狭窄や肺高血圧症などの圧負荷，心タンポナーデなどによる拡張不全がある．

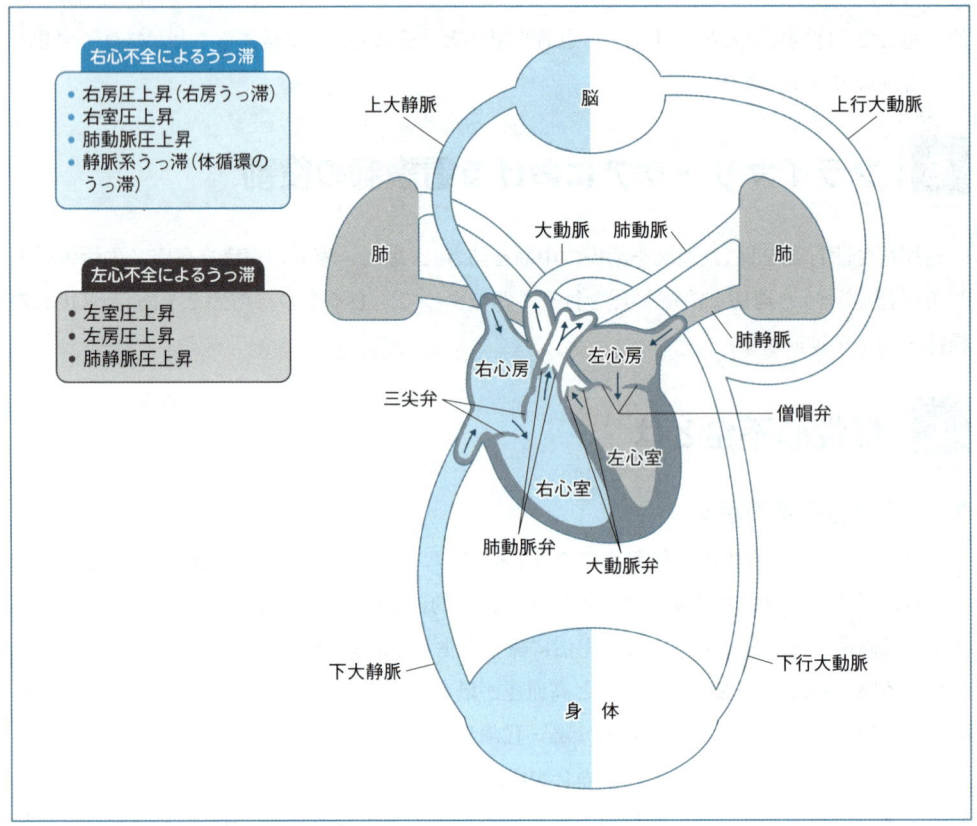

図Ⅲ-6-④-1　右心不全と左心不全

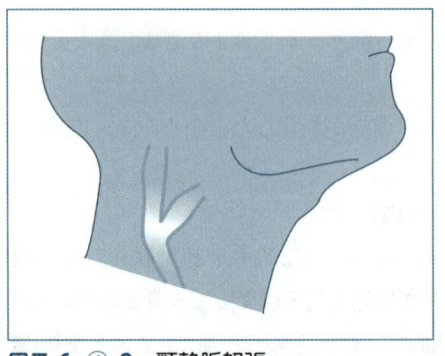

図Ⅲ-6-④-2　頸静脈怒張

②左心不全（心拍出量低下と肺うっ血）

　左心系（肺静脈，左心房，左心室，僧帽弁・大動脈弁，大動脈）の機能不全に伴う一連の病態である．左心機能が低下すると，全身へ送り出す血液量（心拍出量）が低下し，血圧低下や，低灌流による各種臓器障害が出現する（脳：意識障害や不穏，腎臓：尿量減少，骨格筋：易

表Ⅲ-6-④-1　左心不全と右心不全の症状と他覚所見

病態	機序	自覚症状	他覚所見
左心不全	左心房圧上昇による肺うっ血	息切れ，呼吸困難，頻呼吸，起坐呼吸，夜間発作性呼吸困難，咳嗽，喀痰	湿性ラ音，喘鳴，ピンク色泡沫状痰，Ⅲ・Ⅳ音の聴取，胸水貯留，大脈・小脈，心尖拍動の偏位，房室弁逆流性雑音
	低心拍出量	夜間多尿・乏尿，易疲労感，全身倦怠感，精神神経症状（意識障害，記銘力・集中力低下，不穏，睡眠障害など），動悸	低血圧，頻脈，交互脈，遅脈・奇脈，末梢の冷感・冷汗，チアノーゼ，身の置き場がない様相，心臓性悪液質
	その他	口渇	チェーンストークス呼吸（周期性呼吸），睡眠時無呼吸，ばち指
右心不全	右心房圧上昇による体静脈うっ血	食欲不振，心窩部不快感，悪心・嘔吐，下痢・便秘，右季肋部痛，腹部膨満感，体重増加，浮腫	頸静脈怒張，肝腫大，肝・頸静脈逆流，腹水貯留，黄疸

（文献4）より）

表Ⅲ-6-④-2　収縮不全と拡張不全の相違

	収縮不全	拡張不全
駆出率（EF）	低下	正常
好発例	心筋梗塞の既往，男性など	高齢者，高血圧，女性など

疲労感，皮膚：冷感やチアノーゼ，消化器：肝機能障害や腸管蠕動低下など，**表Ⅲ-6-④-1**）[4]．

また，左心房圧上昇により，肺静脈圧上昇をきたし，血液がうっ滞し，肺毛細血管の内圧が上昇するため，血管外へ水分が漏出（肺うっ血）する．毛細血管透過性の亢進から気管枝粘膜および肺胞の浮腫をきたし，換気障害や拡散障害から呼吸困難や起座呼吸を呈する．さらに進行すると間質を越えて肺胞内へ水分が漏出し，肺水腫が生じる（**図Ⅲ-6-④-1**）．

b. 収縮不全と拡張不全

心臓は収縮とすばやい拡張を繰り返してポンプ機能を果たしており，心室の収縮能力低下（収縮障害）が主体となる収縮不全と，拡張能力低下（拡張障害）が主体となる拡張不全がある（**表Ⅲ-6-④-2**）．収縮不全と拡張不全は，両方を合併していることも多い．

①収縮不全（血液を送り出す機能の低下）

心筋の壊死や線維化などで心筋の収縮機能が低下し，心筋が血液を十分に送り出せなくなると，流入血液量が正常でも，心拍出量が減少する．

②拡張不全（次に送る血液を吸い込む機能の低下）

加齢や高血圧による心筋肥大，線維化などで拡張能力が低下すると，心室を十分に広げることができない（伸展しにくい，弛緩しにくい，心筋が硬い）ため，流入血液量が減少し，拍出量も減る．頻拍や心タンポナーデ，心膜炎などでも心臓が十分拡張できず，拡張不全となる場合がある．

c. 自覚症状からみた分類

心不全の重症度を自覚症状（動悸，息切れ，易疲労性）からⅠ～Ⅳ度に分類したものに，ニューヨーク心臓協会（New York Heart Association：NYHA）による心機能分類（**表Ⅲ-6-④-3**）があり，臨床で汎用されている．

表Ⅲ-6-④-3　NYHA心機能分類

機能分類	客観的評価
Ⅰ度	心疾患はあるが，身体活動を制限する必要はない．日常的な身体活動で疲労，心悸亢進，呼吸促迫，狭心症状などが生じない
Ⅱ度	心疾患はあるが，安静時には無症状．日常的な身体活動で疲労，心悸亢進，呼吸促迫，狭心症状が生じる．軽度の身体活動制限が必要
Ⅲ度	日常的な身体活動を軽度に制限しても，疲労，心悸亢進，呼吸促迫，狭心症状などが出現する．中等度ないし高度の身体活動制限を要する
Ⅳ度	高度の運動制限をしても，心不全や狭心症が起こる．少しでも身体活動を行うと症状が増悪する

ⅲ 病態・発症メカニズム

心機能障害は，心筋に対する慢性的な容量負荷(前負荷：心臓に戻ってくる血液量)，弁膜症や動脈硬化などの圧負荷(後負荷：心臓から血液を送り出すときの抵抗)，心筋細胞のダメージ(心筋梗塞，心筋疾患など)，リズム異常(不整脈)といった血行動態の悪化により引き起こされる．

a. 代償機構の破綻と心不全症状の出現

慢性の心筋障害など，何らかの原因により心臓ポンプ機能が低下し，心拍出量が減少すると，重要臓器への血流が不足する．そのため，心拍出量を一定に維持しようと，代償機構が働く．代償機構により，一定期間は心機能を保持できるが，長期にわたって心臓に負荷がかかり続け左室リモデリング(心機能を維持するための左室の形態変化)が進行すると，慢性的な前負荷(容量負荷)の増大に対しては遠心性肥大(心拡大)が，後負荷(圧負荷)の増大に対しては求心性肥大(心肥大)が，それぞれ起こる(図Ⅲ-6-④-3)．そして，心筋の線維化などの心筋の構築や機能的な変化に至り，代償機構が破綻して，心拍出量の維持ができなくなる(代償不全)．その結果，心拍出量が減少し，心不全症状が出現する[4,5]．

ⅳ 進行，合併症など

a. 心不全患者の慢性的経過と治療

心不全の進行の程度を示すのに，ACCF/AHA[注1]のステージ分類が用いられ，病期に応じた症状や治療，ケアが示されている(図Ⅲ-6-④-4)[6]．

ステージAは心不全のハイリスク状態であり，冠動脈疾患を発症しないように生活習慣の改善について教育する．ステージBは心疾患はあるが心不全の症状がない状態で，心不全症状の発症および進行を予防するために，治療に加え，疾病管理を含めた心臓リハビリテーションを行う．ステージCでは心不全症状が出現し，急性増悪と軽快を繰り返しながら徐々に心機能が低下し，重症化していく．心房細動などの不整脈を合併することが多く，致死的不整

注1：ACCFはAmerican College of Cardiology Founation(アメリカ心臓病学会)の，AHA：American Heart Association(アメリカ心臓協会)の略．

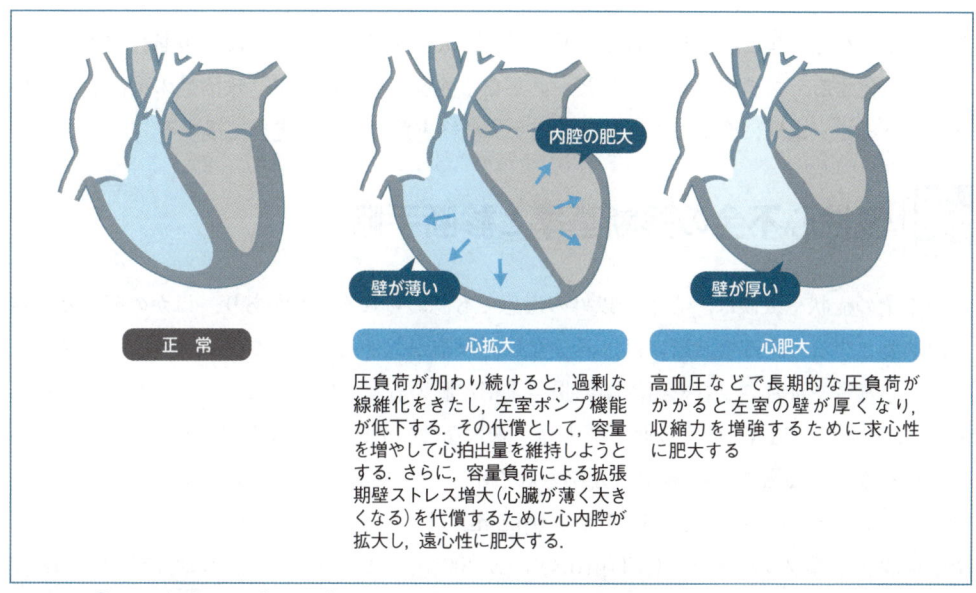

6 生活習慣病・慢性疾患の管理　④慢性心不全

正常
心拡大
壁が薄い

圧負荷が加わり続けると，過剰な線維化をきたし，左室ポンプ機能が低下する．その代償として，容量を増やして心拍出量を維持しようとする．さらに，容量負荷による拡張期壁ストレス増大（心臓が薄く大きくなる）を代償するために心内腔が拡大し，遠心性に肥大する．

心肥大
内腔の肥大／壁が厚い

高血圧などで長期的な圧負荷がかかると左室の壁が厚くなり，収縮力を増強するために求心性に肥大する

図Ⅲ-6-④-3　左室リモデリング

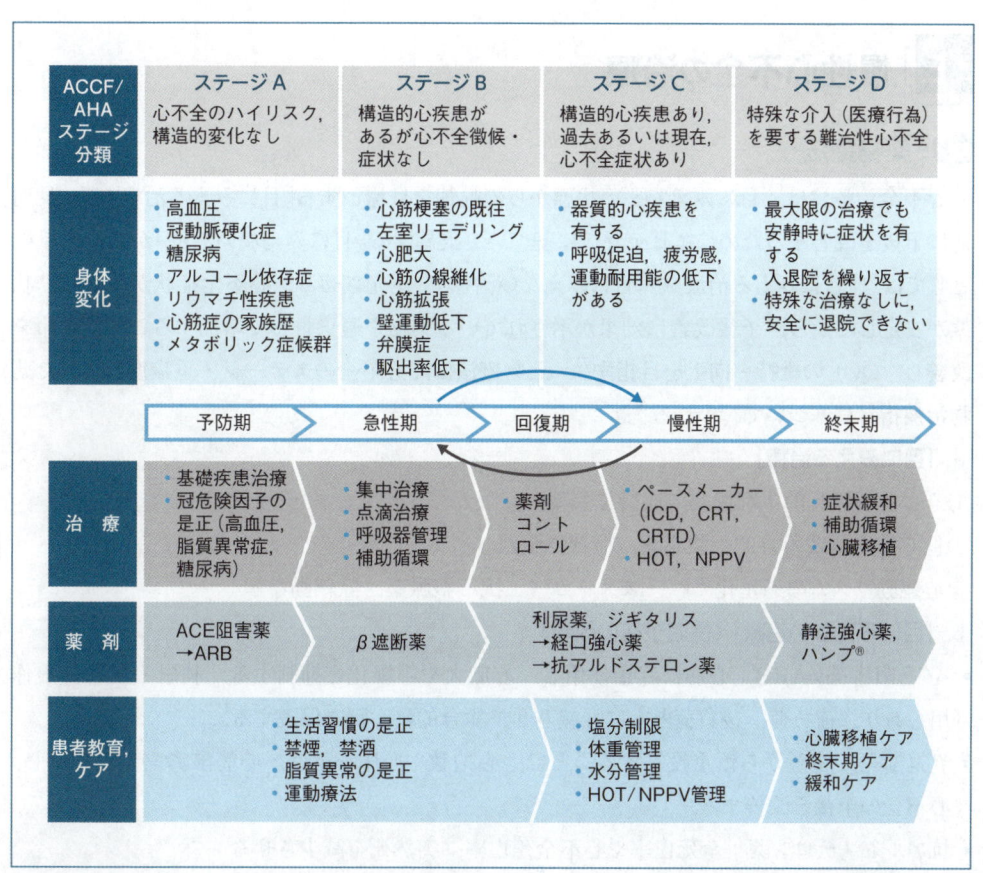

ACCF/AHA ステージ分類	ステージA 心不全のハイリスク，構造的変化なし	ステージB 構造的心疾患があるが心不全徴候・症状なし	ステージC 構造的心疾患あり，過去あるいは現在，心不全症状あり	ステージD 特殊な介入（医療行為）を要する難治性心不全
身体変化	・高血圧 ・冠動脈硬化症 ・糖尿病 ・アルコール依存症 ・リウマチ性疾患 ・心筋症の家族歴 ・メタボリック症候群	・心筋梗塞の既往 ・左室リモデリング ・心肥大 ・心筋の線維化 ・心筋拡張 ・壁運動低下 ・弁膜症 ・駆出率低下	・器質的心疾患を有する ・呼吸促迫，疲労感，運動耐用能の低下がある	・最大限の治療でも安静時に症状を有する ・入退院を繰り返す ・特殊な治療なしに，安全に退院できない
	予防期	急性期　回復期	慢性期	終末期
治療	・基礎疾患治療 ・冠危険因子の是正（高血圧，脂質異常症，糖尿病）	・集中治療 ・点滴治療 ・呼吸器管理 ・補助循環	薬剤コントロール	・ペースメーカー（ICD，CRT，CRTD） ・HOT，NPPV	・症状緩和 ・補助循環 ・心臓移植
薬剤	ACE阻害薬→ARB	β遮断薬	利尿薬，ジギタリス→経口強心薬→抗アルドステロン薬	静注強心薬，ハンプ®
患者教育，ケア		・生活習慣の是正 ・禁煙，禁酒 ・脂質異常の是正 ・運動療法	・塩分制限 ・体重管理 ・水分管理 ・HOT/NPPV管理	・心臓移植ケア ・終末期ケア ・緩和ケア

図Ⅲ-6-④-4　ACCF/AHA心不全ステージ分類 （文献6）より改変）

277

脈による突然死が起こることもある．再増悪・再入院を予防するために，多職種による疾病管理を強化する．ステージDになると，いかなる治療にも反応せず，難治性の重症心不全の状態となって，末期に至る．看護師は緩和ケアや終末期の意思決定を支援する．

D 慢性心不全の診断基準と診断手順

　心不全の症状や徴候は，心不全以外の疾患でも認められることがあり，ほかの病気との鑑別が重要となる．正確な診断には，詳細な病歴聴取が欠かせない．フィジカルアセスメントでは，心雑音やⅢ音，ラ音や頸静脈怒張，末梢浮腫の有無を確認する．また，心電図と胸部X線（心胸郭比：CTR，肺うっ血，肺水腫，胸水などのチェック）は必須である．さらに，心臓に負担がかかるときに心臓から分泌されるホルモンである脳性ナトリウム利尿ペプチド（brain natriuretic peptide：BNP）が100 pg/mL以上，またはヒト脳性ナトリウム利尿ペプチド前駆体N端フラグメント（NT-proBNP）が400 pg/mL以上で心不全の可能性が高まる．加えて，心エコーにより左室収縮機能を診断することで，病態，基礎疾患の同定と重症度の評価，治療法の選択を行う．

E 慢性心不全の治療

i 薬物療法

　心不全治療には，目にみえて悪い状態からの脱却を目標とする「目にみえる治療」と，長期的に予後を改善するためにエビデンスに基づいて実施する「目にみえない治療」がある．原則としては，「目にみえる治療」を「目にみえない治療」に優先させる．心不全症状が改善し，状態が安定してから，予後改善に効果が示されている薬物を適正量まで増加することで余命を改善し，QOLの維持・向上を目指す[7]．薬物療法は，心不全のステージ・重症度に応じた薬物治療指針に基づいて行われる[3]．

a.「目にみえる治療」
①うっ血解除目的：利尿薬，血管拡張薬
②低心拍出量改善目的：強心薬，血管拡張薬
③心駆動リズムの適正化：ペースメーカー，抗不整脈薬，除細動など

b.「目にみえない治療」（長期予後の改善）
- ACE阻害薬/ARB：心筋に直接作用し，心肥大や線維化を抑制する．利尿・血管拡張作用もあり，前負荷，後負荷ともに軽減させ，総合的に心臓を保護する．
- β遮断薬：少量から慎重投与することで，心拍数や血圧を下げ，心筋酸素需要を抑制し，心不全の予後を改善する．
- 抗アルドステロン薬：全死亡率や心不全死亡率，突然死を減少させる．

ii ● 専門医，専門職との連携

　心不全の再増悪予防には，急性期医療機関を退院後，かかりつけ医や地域の医療・介護福祉職との連携や，心臓リハビリテーションの継続といった多職種での集学的ケアが重要となる．慢性的な経過のなかで，その症状や治療のために患者は生活や仕事などの変化を余儀なくされることが多く，精神的に不安定になったり抑うつ状態を呈したりすることもあるため，精神科医やカウンセラーとも連携する．

F 慢性心不全の疾病管理

> **看護師が行う／かかわる指導：診療所（外来）で算定可能な診療報酬点数**
> - 特定疾患療養管理料：225点
>   　厚生労働大臣が定める疾患を主病とする患者に対して，治療計画に基づき療養上必要な服薬，運動，栄養などの療養指導を行った場合に，月2回に限り算定
> - 在宅酸素療法指導管理料：2,500点
>   　睡眠時のチェーンストークス呼吸を伴い，無呼吸低呼吸指数が20以上で，NYHA心機能分類Ⅲ度以上の心不全の場合
> - 在宅持続陽圧呼吸療法指導管理料：250点
>   　睡眠時無呼吸症候群があり（無呼吸低呼吸指数20以上），日中の睡眠，起床時の頭痛などの自覚症状が強いために，日常生活に支障をきたし，持続陽圧呼吸療法により睡眠ポリグラフィー上で睡眠の分断が消失，深睡眠が出現し，睡眠段階が正常化する患者が対象

i ● 心不全の再増悪・再入院予防とQOL維持・向上を目標とした総合的な管理

　心不全の増悪による再入院の誘因は，塩分・水分の過剰摂取，服薬中断など，患者の自己管理によって予防可能な因子が上位を占め，感染症，不整脈といった医学的要因よりも多い（表Ⅲ-6-④-4）[8]．したがって，看護師は心不全の増悪因子を明らかにし，以下の①〜⑬までの知識を患者や家族に正しく伝え，患者の自己管理能力の向上に努める．

> ① 慢性心不全の理解（心不全の原因となった疾患の理解を含む）
> ② 心不全徴候や症状のモニタリングと増悪時の対処
> ③ 食事療法　　　④ 運動療法　　　⑤ 薬物療法
> ⑥ 禁　煙　　　　⑦ 節　酒　　　　⑧ 感染予防
> ⑨ 入　浴　　　　⑩ 危険因子の是正　⑪ 在宅酸素療法（HOT）の管理法
> ⑫ ストレスマネジメントと心理的支援
> ⑬ 心不全増悪のハイリスク患者への支援と社会資源の活用

表Ⅲ-6-④-4　心不全の増悪による再入院の誘因

心不全増悪による再入院の誘因	(%)
治療・指導に対するアドヒアランス低下	44
感染症	20
不整脈	11
身体的・精神的ストレス	5
心筋虚血	5
コントロール不良の高血圧	4
その他	11

(文献8)より改変)

a. 第1ステップ：増悪因子の特定
- 検査データやフィジカルアセスメントから心不全の状態と合併症のリスクを患者・家族とともに確認し，コントロールの目標値を確認する．
- 生活習慣の聴取から，患者が注意しなければならない点や改善点を確認する．

b. 第2ステップ：動機づけと心理的順応の促進，エンパワメント
- 心不全に関する知識や技術，行動を変えようとする心理的準備状態(変化のステージ)についてたずねる．
- 変化のステージに応じて，保健信念モデルなどを用いて動機づけを行う．
- 心理的抵抗や恐怖心を抱いていたり，自我の防衛機制(否認，逃避など)を働かせていたりする場合，心不全に対する思いやイメージ，現在の気持ち，病いのストーリーを聴く(イルネス・ナラティブ)．

c. 第3ステップ：セルフマネジメント教育
- 前述の①～⑬について，患者の日常生活に合った管理技術を教える．

d. 第4ステップ：行動目標の設定と評価・セルフモニタリング
- 改善する行動目標を設定し，患者・家族に実施してもらう．
- 目標に設定した行動は，毎日，自身で観察してもらう．
- 血圧・体重(・脈拍)について，毎日決まった時間に測定し，手帳に記入して(セルフモニタリング)，診察時に持参してもらう．
- 定期的(受診ごと)に変化を評価し，実施したことを褒め，次の行動目標を設定する．
- 実施できなかった場合や変化が起こらなかったときには，一緒に振り返りを行い，目標を設定し直す．

ⅱ●セルフマネジメント教育

以下の項目について生活指導を行う．

a. 心不全徴候や症状のモニタリングと増悪時の対処

①心不全症状のモニタリング

心不全症状には，労作時の呼吸促迫，下肢浮腫など，ほかの疾患と類似した症状が多い．

呼吸促迫や喘鳴は「風邪をひいた」，体重増加は「食べ過ぎた」と解釈し，受診が遅れることもある．心不全増悪徴候に適切に対処できるよう指導する．

②血圧・脈拍・体重のモニタリング
- 血圧・脈拍：心不全増悪時には血圧上昇や脈拍数が増加しやすく，不整脈が出現する可能性があるため，日頃から血圧・脈拍測定を行うことが重要である．
- 体重：短期間での体重増加は体液貯留を示しており，1日で体重が2kg以上増加する場合は心不全の急性増悪が示唆される[3]．体重測定が可能な患者は，毎日の体重測定（毎朝，排尿後）の習慣化を図る．体重増加は心不全増悪の指標となることが多いため，「目標体重」と「受診が必要な体重」を伝え，閾値を超えた際は早期受診するように指導する．

③心不全手帳の活用と増悪時の対処法の指導
　心不全手帳に血圧，脈拍，体重の測定値と，症状の有無や程度，さらに何か気になることがあれば記録するように指導する．これにより，日々の体調を振り返ることができ，「自分のからだは自分でコントロールできる」という感覚が得られやすい．呼吸促迫や下肢の浮腫，体重増加などが生じ，心不全増悪が疑われた場合には，医療機関へ受診または相談するよう伝える．また，心不全は急激に増悪する危険性があり，緊急連絡先や緊急受診病院，受診手段などを患者や家族と話し合っておく．
　高齢者は，活動能力の低下から体重測定が難しかったり，心不全増悪徴候に気づかなかったりすることがある．家族の協力や訪問看護などの社会資源を利用し，血圧・体重測定と増悪症状のモニタリングを継続できるように環境を整える．

b. 食事療法
①塩分制限
　慢性心不全では減塩によるナトリウム制限が最も重要となる．軽症心不全では，1日およそ7g以下，重症心不全では1日3gの減塩食が推奨されている[3]．しかし，日本人の1日の平均食塩摂取量は10～15gであり，減塩を実行に移すのは容易ではない．できそうなことから，その実施方法を患者や家族と一緒に考え，実現可能な目標を設定する．高齢者においては，過度のナトリウム制限が食欲を低下させ，栄養不良の要因となるため，味つけを調整する．
　肥満を合併している場合には減量のためのカロリー制限を，脂質異常症や糖尿病といった合併症があるケースでは適宜食事制限を行う．

c. 運動療法
　慢性心不全に対する運動療法の効果には，左室機能の改善や，骨格筋の増加のほか，心不全による入院の減少などがある[9]．

①心不全に対する心臓リハビリテーションプログラム
　心臓リハビリテーション（cardiac rehabilitation：以下，心リハ）とは，「医学的な評価，運動処方，冠危険因子の是正，教育およびカウンセリングからなる長期にわたる包括的なプログラム」[10]である．
　心不全に対する心リハの目的は，運動耐容能を向上させ，再入院を予防し，QOLや長期予

後を改善することである．心リハプログラムの内容は，①運動療法，②学習指導，③カウンセリングで構成される．心不全患者は基礎疾患や重症度が各人ごとに異なるため，医師が個別に運動処方を行う．運動療法については，運動処方に従った運動メニューが作成される．

②心不全の運動療法

運動強度としては，最大運動能の40〜60％に設定される．導入期は個々の患者の基礎疾患や重症度，合併症に注意しながら，歩行（初期は屋内監視下），自転車エルゴメータ，軽いエアロビクスといった運動内容が処方される．安定期においては，1回20〜60分，週3〜5回を目標とする．また週に2〜3回程度の低強度レジスタンス運動（低〜中強度負荷の反復筋力トレーニング）も推奨されている[9]．

③運動療法中の注意点

運動療法の中止基準には，狭心痛，呼吸困難，失神，めまい，チアノーゼ，冷汗，運動負荷前より10mmHg以上の血圧低下などがあり[9]，これらの症状や徴候が出現した場合には運動を中止する．患者には，以下の注意事項について指導する[11]．

①運動は体調のよいときのみ行い，体調が優れなかったり，心不全症状があったりする場合には行わない．
②起床後や食後1〜2時間以内の運動は控える．
③運動中に息切れ，胸痛，動悸，浮腫，めまい，ふらつきなどの症状が出たときには運動を中止し，主治医に相談する．
④準備体操と整理体操を必ず行う．
⑤脱水予防のため水分補給を行う．
⑥悪天候の場合は無理に運動を行わない．

④METsを用いた活動・運動量の指導

運動強度の指標にMETs（メッツ）があり，個々に適した運動療法や日常生活の活動範囲判定，スポーツ活動への参加の可否などの判断に用いられる．安静時における酸素摂取量3.5mL/kg/分を1METとし，実際に行われる運動の酸素消費量が，その何倍に相当するかによって運動強度の指標とする．METsは心肺負荷試験により算出される．各種のADLや運動などの強さの指標を患者に示し（表Ⅲ-6-④-5），個人の心肺機能に合った運動ができるように指導する．

d. 薬物療法

服薬中断は増悪の原因となる．とくに利尿薬による排尿回数の増加は，仕事や睡眠に支障をきたし，服薬中断を招く可能性がある．「服薬時間を外出から戻った後にする」「就寝前には服薬しない」など，患者の生活に合わせて服薬が続けられるように調整する．一方で，食事が十分に摂取できないときに利尿薬を服用してしまうと，脱水に至ることがあるため，そのような場合は医師に相談するように伝える．また，アンジオテンシン変換酵素（ACE阻害薬やアンジオテンシンⅡ受容体拮抗薬（ARB）は「高血圧に対する薬」と認識されていることが多く，血圧の低い患者は服薬の必要性を理解できないことがある．β遮断薬やACE阻害薬，ARBには「心保護の役割がある」と患者が納得できるように説明し，アドヒアランスの向上を図る．

表Ⅲ-6-④-5 活動・運動所要量（METs表）

METs	ADLおよび活動	レクレーション，スポーツなど	職業
1～2METs	坐位・立位 食事・洗面 ゆっくりの歩行（1～2km/時） 自動車運転	読書 トランプ 囲碁，将棋	事務仕事 手先の仕事
2～3METs	ややゆっくりの歩行（3km/時） 自転車（8km/時） 調理	楽器演奏（ピアノ） ボーリング 社交ダンス ゴルフ（カートあり）	守衛，管理人 医　師 教　師
3～4METs	普通の歩行（4km/時） 自転車（10km/時） シャワー 家事一般 軽い買い物	魚釣り バトミントン（遊び） ラジオ体操 ゴルフ（カート・荷物なし） バレーボール（遊び）	機械・溶接作業 トラック運転手 タクシー運転手
4～5METs	入浴 性交渉 やや速めの歩行（5km/時） 自転車（13km/時） 両手で荷物をもち短距離歩行（10kg未満） 軽い大工仕事 草むしり	卓球，野球（守備） ダンス・柔軟体操 テニス（遊びのダブルス） 園芸（もち上げる作業なし）	ペンキ工・石工 自動車修理
5～6METs	速めの歩行（6km/時） 自転車（16km/時） 階段昇降	スケート	大　工 農　業
6～7METs	速い歩行（8km/時） ゆっくりしたジョギング（4.5km/時） 自転車（17.5km/時）	テニス（遊びのシングルス） 野球（ピッチング） 空手・柔道 山登り（負荷なし）	
7～8METs	ジョギング（8km/時） 自転車（19km/時）	山登り（5kgのリュック） サッカー（遊び） バトミントン（競技） 水　泳	
8～9METs	ジョギング（10km/時） 自転車（22km/時）	バスケットボール（競技） なわとび（ゆっくり）	
9～10METs		ボクシング	
10～11METs		サッカー（競技） なわとび（通常～速い）	

e. 禁　煙

喫煙はあらゆる心疾患の危険因子であり，心不全患者では，禁煙により死亡率や再入院率が低減することが示されているため，禁煙指導を行う（Ⅲ-5-③：p.200参照）．

f. 節　酒

アルコール性心筋症が疑われる場合には禁酒が不可欠であるが，ほかの患者においては，適切な飲酒習慣に努めるように指導する[3]．アルコールは血中の水分を蒸発させて口渇を誘発し，水分の過剰摂取につながる．また，酒の肴に含まれる塩分量は多く，塩分の過剰摂取につながるため，節酒を心がけるように指導する（Ⅲ-5-⑤：p.217参照）．

g. 感染予防

感染に伴う代謝亢進は，心不全増悪因子となる．すべての心不全患者に対して，インフルエンザワクチンを接種するように推奨されており，流行前のワクチン接種によってインフルエンザおよび肺炎球菌の重症合併症を防ぐ効果が期待できる[3]．

h. 入　浴

　入浴は慢性心不全患者において禁忌ではなく，適切な入浴法を用いれば負荷軽減効果により臨床症状の改善が得られる[3]．熱い湯は交感神経緊張をもたらすこと，深く湯につかると静水圧により静脈灌流量が増して心内圧が上昇することから，温度は40〜41℃，鎖骨下までの深さの半坐位浴で，時間は10分以内がよいとされる．二重負荷とならないように，食後や散歩などの直後には入浴を避け，入浴後30分〜1時間はゆったりと安静にしてすごす．

　重症心不全患者の場合，入浴時の更衣動作や洗体や洗髪動作，浴槽の出入りは運動負荷になるため，患者や家族に入浴介助の必要性について説明し，家族の協力や入浴サービスなどの社会資源の利用を検討する．

i. 危険因子の是正

　高血圧，脂質異常症，糖尿病，肥満，喫煙は心血管イベントの危険因子である．こういった危険因子について，管理目標値を目指した生活習慣の修正が，心不全増悪予防においては重要となる．

j. 在宅酸素療法（HOT）の管理法

　慢性心不全患者は睡眠時無呼吸症候群（sleep apnea syndrome：SAS）の合併が多く，SASを合併すると心不全がさらに悪化し，予後も不良であることが知られている．心不全患者における睡眠呼吸障害には，チェーンストークス呼吸を伴う中枢性睡眠時無呼吸（central sleep apnea：CSA）と閉塞性睡眠時無呼吸（obstructive sleep apnea：OSA）がある．心不全患者は呼吸調節が不安定で，周期的な呼吸変動であるチェーンストークス呼吸がよくみられるが，これは肺うっ血による過換気，循環時間の延長や炭酸ガス感受性の変化などが原因と考えられ，夜間のみならず昼間でも生じる．

　OSAに対しては，非侵襲的陽圧換気療法（non-invasive positive pressure ventilation：NPPV）の換気モードの1つである持続気道陽圧（continuous positive airway pressure：CPAP）が有効である．CSAには，在宅酸素療法（home oxygen therapy：HOT）とNPPV換気モードの1つである順応性自動制御換気（adaptive servo ventilation：ASV）が用いられる．

　心不全患者がHOTを使用することにより，昼間の息切れや倦怠感の軽減，睡眠中の無呼吸や低呼吸をきたす回数の減少，認知能力の向上，再入院の予防，長期的な予後改善など，QOL向上につながる．

k. HOT管理の注意点

　詳細はⅢ-6-③（p.255）を参照されたい．

①ストレスマネジメントと心理的支援

　心不全症状や運動耐用能の低下により，患者は仕事や家庭内での役割などにおいて，さまざまな喪失体験をする．これらにより，自尊心低下や抑うつ状態を招くことがあり，これら心不全患者の予後に影響する．抑うつ状態が疑われる場合は，スクリーニングテストを行い，必要時は精神科医による診断や専門的治療も検討し，精神的支援を行う．青年期や壮年期の患者では，患者の心機能の悪化を防ぐ形で仕事が継続できるように，仕事内容や勤務状況が

考慮される環境を目指して働きかける．さらに，医療ソーシャルワーカー（MSW）や産業医，産業保健師などとも連携し，仕事の継続と経済的支援を受けられるように調整する．

②心不全増悪のハイリスク患者への支援と社会資源の活用

　心不全のような内部障害は，障害が目にみえないがゆえに，その症状のつらさや，生活に支障をきたしている事実，社会資源の必要性を，家族やケア提供者が理解できていないことも多い．自己管理能力の低下した高齢者や認知症患者などは，心不全増悪の危険性が高いことから社会資源の積極的活用が求められるが，心不全患者の多くは活動能力の障害は軽度で，介護保険に該当しないことが少なくない．訪問看護の利用は介護保険だけではなく，医療保険で利用することもできるため，患者や家族に訪問看護の利用手段について説明する．

　心不全患者が自宅療養を継続するには，退院後も家族や病院，地域の医療・福祉関係者と連携していくことが重要である．退院前には合同カンファレンスを開催し，心不全手帳などを活用し，退院後も情報共有を図り，患者の生活背景に応じた指導の統一や療養環境調整を行うことで，心不全増悪予防やQOLの維持につながる．

事例で実践してみよう！

事例：Aさん，78歳，女性．夫と2人暮らし．2日前より呼吸困難感と咳嗽が出現し，風邪をひいたと思って診療所を受診した．待合室での看護師による医療面接中，会話で息切れが出現し，夜間横になって寝られないと訴え，両下腿から足背に浮腫がみられた

診療所での計測：身長145cm，体重65kg，BMI30.9，脈拍数110/分・不整，血圧170/98mmHg（坐位，左右差なし）

診療所での検査：Hb 12.3g/dL，Cr 1.18mg/dL，BUN 38mg/dL，UA 9.5mg/dL，TG 323mg/dL，HDL-C 34mg/dL，LDL-C 179mg/dL，AST（GOT）47IU/L，ALT（GPT）43IU/L，γ-GTP 53IU/L，CRP 0.1mg/dL，NT-proBNP 5,849pg/mL

心電図：心拍数110/分・リズム不整，心房細動，R波の増高，ST降下，T波異常（左室肥大）

胸部X線検査：CTR 60.2％

診療所での診断名：慢性心不全

既往歴：40歳時に高血圧症，脂質異常症

治療薬：フロセミド（ラシックス®）20mg・1回1錠・1日2回・朝夕食後，カプトプリル（カプトリル®）12.5mg・1回1錠・1日2回・朝夕食後，ビソプロロール（メインテート®）2.5mg・1回1錠・1日2回・朝夕食後，ワルファリン（ワーファリン®）1mg・1回1錠・1日2回・朝夕食後が開始となった

> Q1 Aさんの心不全の症状のNYHA心機能分類は何度でしょう？
>
> Q2 Aさんの心不全およびほかの合併症について，関連図を描いてみましょう．
>
> Q3 プライマリ・ケア看護師のあなたは，Aさんの療養指導を行うことになりました．指導を行うに当たって追加してどのような情報（項目）が必要でしょうか？
>
> Q4 Aさんにはどのような療養指導の内容が必要でしょうか？
>
> Q5 Aさんは40歳で，高血圧を指摘されても治療を受けずに生活を続けていました．どのような方法を用いて動機づけますか？ 実際に動機づける手順とアプローチ方法を考えてみましょう．

まとめ

慢性心不全は塩分過多や過負荷などにより急性増悪を繰り返しながら悪化することから，疾病管理を確実に行い，再増悪や再入院を予防することが，患者の症状緩和やQOLの維持向上につながる．患者のアドヒアランスを向上させ，セルフマネジメント行動を習得してもらうこと，また，高齢で難しい場合などは地域連携体制を整えて異常の早期発見・治療に努めることが重要である．

参考文献

1) 厚生労働統計協会：国民衛生の動向, 56 (9)：73-78, 2009.
2) Tsuchihashi M, Tsutsui H, Kodama K, et al：Medical and socioenvironmental predictors of hospital readmission in patients with congestive heart failure. Am Heart J, 142 (4)：E7, 2001.
3) 松崎益徳（班長）：慢性心不全治療ガイドライン（2010年改訂版），日本循環器学会，日本移植学会，日本胸部科学会，他, 2013.
http://www.j-circ.or.jp/guideline/pdf/JCS2010_matsuzaki_h.pdf
4) 眞茅みゆき, 池亀俊美, 加藤尚子：心不全ケア教本, 初版, メディカル・サイエンス・インターナショナル, 東京, 2012.
5) 医療情報科学研究所（編）：病気がみえる vol.2 循環器, 第3版, メディックメディア, 東京, 2012.
6) Yancy CW, Jessup M, Bozkurt B, et al：2013 ACCF/AHA guideline for the management of heart failure：a report of the American College of Cardiology Foundation/American Heart Association Task Force on Practice Guidelines. J Am Coll Cardiol, 62 (16)：e147-239, 2013.
7) 猪又孝元：慢性心不全の病態および心不全の悪化と合併症を防ぐ治療. 看護技術, 54 (12)：1292-1297, 2008.
8) Tsutsui H, Tsuchihashi-Makaya M, Kinugawa S, et al：Clinical characteristics and outcome of hospitalized patients with heart failure in Japan. Circ J, 70 (12)：1617-1623, 2006.
9) 野原隆司（班長）：心血管疾患におけるリハビリテーションに関するガイドライン（2012年改訂版），日本循環器学会，日本冠疾患学会，日本胸部外科学会, 他, 2015.
http://www.j-circ.or.jp/guideline/pdf/JCS2012_nohara_h.pdf
10) 日本心臓リハビリテーション学会（編）：指導士資格認定試験準拠 心臓リハビリテーション必携, 第1版, 日本心臓リハビリテーション学会, 東京, p.205, 228, 2011.
11) 上月正博, 伊藤 修（編）：イラストでわかる 患者さんのための心臓リハビリ入門, 中外医学社, 東京, 2012.

（宇野真理子）

6 生活習慣病・慢性疾患の管理
⑤筋骨格系

> **学習目標**
> ① 代表的な筋骨格系疾患（腰痛症，変形性膝関節症，骨折）の病態生理と診断基準，標準的な治療・管理を学ぶ
> ② 運動療法に必要な知識を学ぶ
> ③ 骨折時の応急処置について学ぶ
> ④ 患者の生活習慣を把握し，症状の悪化や機能低下を予防するための患者教育（セルフマネジメント教育）を学ぶ

> **必要とされる看護技術**
> - 運動療法の指導法
> - ギプス固定・シーネ固定の介助法，固定中の管理指導法
> - 疼痛緩和，機能維持・向上のための患者教育の方法
> - 補助具の使用方法

> **実践において参考・順守すべきガイドラインなど**
> - 日本整形外科学会，日本腰痛学会：腰痛診療ガイドライン2012，2012
> - 日本整形外科学会：変形性膝関節症の管理に関するOARSI勧告 OARSIによるエビデンスに基づくエキスパートコンセンサスガイドライン，2011

A 筋骨格系疾患の疫学とプライマリ・ケアにおける課題

　厚生労働省の2013年の国民生活基礎調査では，腰痛の有訴者率が男女ともに高く，腰痛に対する通院治療を必要とする者が多くいることが明らかとなった[1]．また，2005年に開始されたROAD（Research on Osteoarthritis Against Disability）プロジェクトにより，痛みを伴う変形性膝関節症患者が800万人を超えると推定された[2]．
　高血圧症や糖尿病などで診療所に通院している患者が，腰痛や変形性膝関節症を抱えてい

III 疾病予防と疾病管理

る場合も少なくない．また，患者が日常生活を送るなかで，外傷などによって骨折が突発的に生じることもある．

　筋骨格系疾患は，機能障害，疼痛を伴い，患者の日常生活に支障をきたすばかりでなく，社会参加をも阻害してしまう．とくに高齢者では，要介護状態への移行が問題となりやすい．

B プライマリ・ケアにおける看護師の役割

　検査所見と合わせて，患者の主訴や機能障害・疼痛の程度，日常生活や社会生活の状況，症状に対する現在の対処，症状や予後への不安など，身体的・社会的・心理的側面を総合的にアセスメントし，患者が以下を達成できるよう，必要なケアを提供する．

> ① 疼痛などの苦痛を伴う身体症状が緩和される
> ② 運動療法，生活様式の変更などを日常生活に取り入れ，機能維持・向上が図れる
> ③ 満足に日常生活・社会生活を送ることができ，QOLが維持・向上する

　手術適応例や，機能障害が著しい例などでは，専門医や理学療法士と連携をとりながらケアをしていく必要がある．また，介護サービスとの連携も重要となる．

C 筋骨格系疾患とは

i 腰痛の病態

　腰痛とは，腰部を主とした痛みやはりなどの症状の総称である．その原因は，脊椎由来，神経由来，内臓由来，血管由来，心因性の5つに大別される（表Ⅲ-6-⑤-1）[3]．しかし，画像上で損傷部や異常がはっきりとしない，非特異的腰痛（ぎっくり腰など）も存在する．

表Ⅲ-6-⑤-1　腰痛の原因別分類

脊椎由来	神経由来
・腰椎椎間板ヘルニア ・腰部脊柱管狭窄症 ・分離性脊椎すべり症 ・変性脊椎すべり症 ・代謝性疾患（骨粗鬆症，骨軟化症など） ・脊椎腫瘍（原発性または転移性腫瘍など） ・脊椎感染症（化膿性脊椎炎，脊椎カリエスなど） ・脊椎外傷（椎体骨折など） ・筋筋膜性腰痛 ・腰椎椎間板症 ・脊柱靱帯骨化症 ・脊柱変形　など	・脊髄損傷，馬尾腫瘍　など
	内臓由来
	・腎・尿路系疾患（腎結石，尿路結石，腎盂腎炎など） ・婦人科系疾患（子宮内膜症など），妊娠 ・その他（腹腔内病変，後腹膜病変など）
	血管由来
	・腹部大動脈瘤，解離性大動脈瘤　など
	心因性
	・うつ病，ヒステリー　など
	その他

（「日本整形外科学会，日本腰痛学会（監）：腰痛診療ガイドライン，p.13, 26, 27, 2012, 南江堂」より許諾を得て転載）

ii ● 変形性膝関節症の病態

変形性膝関節症とは，膝関節の関節表面の軟骨のすり減りや半月板の変性・断裂により，関節内に炎症が起きたり，関節が変形したりして痛みが生じるものである（図Ⅲ-6-⑤-1）．

初期の症状は，膝の違和感程度であるが，進行とともに歩行や階段昇降時の痛み，可動域制限（正座ができない，しゃがめないなど）が生じ，末期になると，その痛みは日常生活へ支障をきたし，外観上も膝の変形が目立つようになる．

原因としては，加齢，肥満，筋力の低下など一次性のものと，怪我や病気による二次性のものがある．

iii ● 骨折の病態

骨折とは，解剖学的な骨の連続性が断たれた状態である．通常の骨折は，かなり大きな外力によって生じるが，微力な外力であっても，骨が病的な脆弱性を有する場合（病的骨折）や，長期間にわたって同じ場所に繰り返し負担がかかった場合（疲労骨折）にも骨折が起こることがある．

症状は，疼痛，腫脹，機能障害などのほか，骨折部位によっては神経や血管の損傷による神経麻痺や出血を伴うこともある．

D 筋骨格系疾患の診断基準と診断手順

i ● 腰痛の診断

プライマリ・ケアにおける腰痛の診断に，画像検査は必須ではない．診断手順に従い，まずは医療面接をていねいに行い，必要に応じて画像検査を実施する（図Ⅲ-6-⑤-2，表Ⅲ-6-⑤-2）[3]．

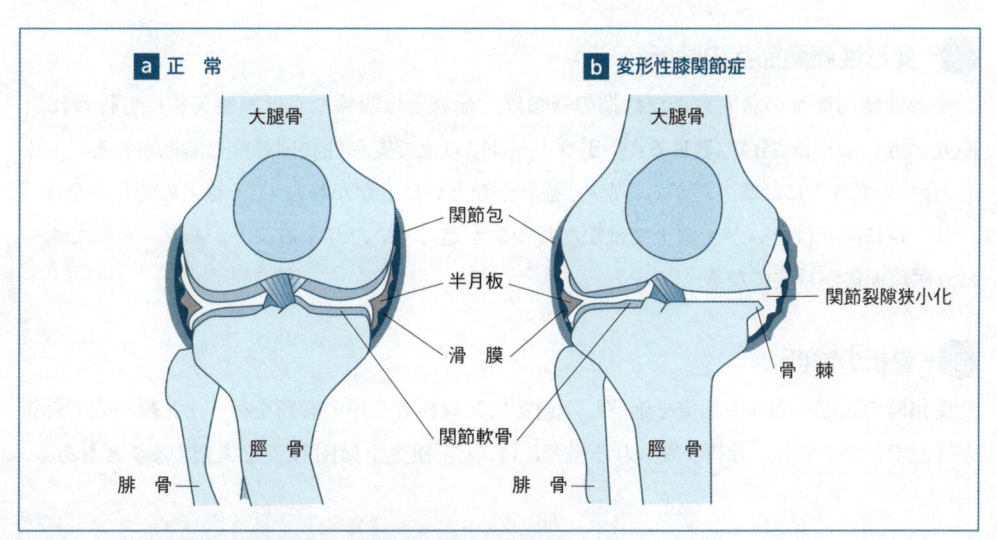

図Ⅲ-6-⑤-1　膝関節の構造と変形性膝関節症の病態

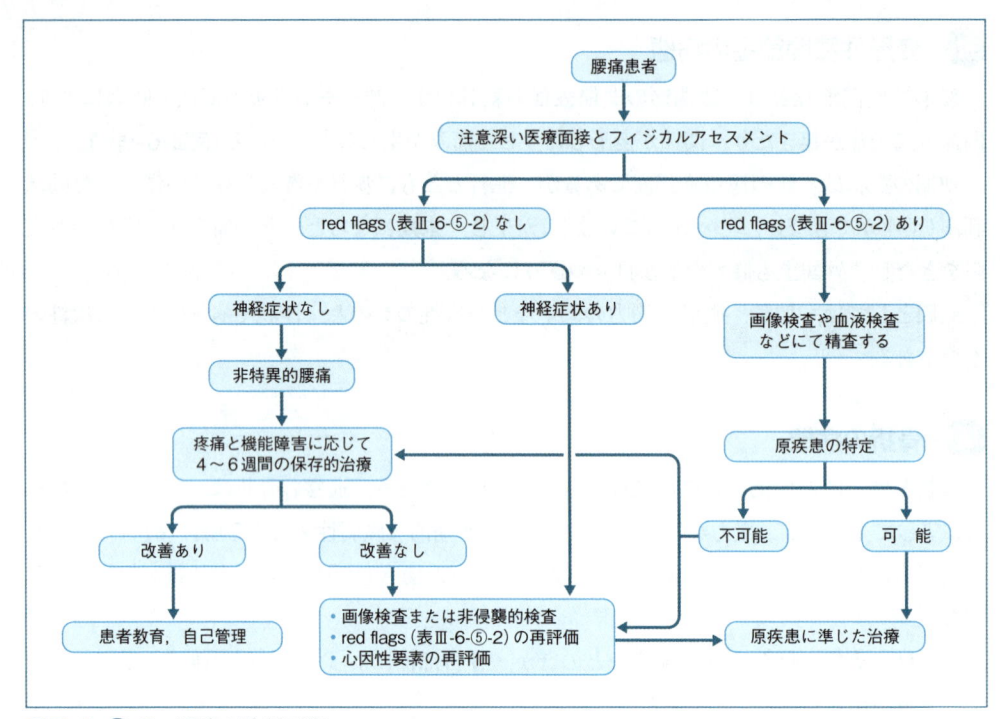

図Ⅲ-6-⑤-2　腰痛の診断手順
(「日本整形外科学会，日本腰痛学会(監)：腰痛診療ガイドライン，p.13, 26, 27, 2012, 南江堂」より許諾を得て転載)

　若年・中年患者では，椎間板ヘルニアや脊柱管狭窄症などの可能性を探るため，神経圧迫症状(殿部や下腿への激しい放散痛，前屈・背屈による痛みの増悪，立位や歩行での症状の悪化，下肢のしびれや筋力低下など)を確認する．高齢者の場合は，これらに加え，腰椎圧迫骨折や悪性腫瘍などの可能性も考える必要がある．

ⅱ ● 変形性膝関節症の診断

　変形性膝関節症の診断および病期の分類は，症状とは関係なく単純膝Ｘ線にて行われ[4]，Kellgren-Lawrence分類(**表Ⅲ-6-⑤-3**)グレード2以上で変形性膝関節症と診断される．しかし，症状の表れ方には個人差があるため，症状がひどいにもかかわらず，Ｘ線上の変化がなかったり，逆に症状はないがＸ線上ではかなり変形が進んでいたりすることがあり，ここでもやはり医療面接が重要になる．

ⅲ ● 骨折の診断

　受傷時の状況や痛みの部位を確認し，通常はＸ線検査を用い診断を行う．Ｘ線検査で骨折が確認できなくても，骨折が疑われる場合には，CT検査やMRI検査を実施することもある．

表Ⅲ-6-⑤-2 重篤な脊椎疾患（腫瘍，炎症，骨折など）の合併を疑うべきred flags

- 発症年齢＜20歳，または＞55歳
- 時間や活動性に関係のない腰痛
- 胸部痛
- がん，ステロイド治療，HIV感染の既往
- 栄養不良
- 体重減少
- 広範囲におよぶ神経症状
- 構築性脊柱変形
- 発 熱

（「日本整形外科学会，日本腰痛学会（監）：腰痛診療ガイドライン, p.13, 26, 27, 2012, 南江堂」より許諾を得て転載）

表Ⅲ-6-⑤-3 変形性膝関節症：Kellgren-Lawrence分類

グレード	単純X線像
0	正 常
1	骨棘の可能性，関節裂隙狭小化の疑い
2	明確な骨棘，関節裂隙狭小化の可能性
3	中等度で複数の骨棘，明確な関節裂隙狭小化，骨硬化，骨端部変形の可能性
4	大きな骨棘，著明な関節裂隙狭小化，高度の骨硬化，明確な骨端部変形

E 筋骨格系疾患の治療

i 運動療法

3ヵ月以上続く慢性腰痛，変形性膝関節症に対する運動療法は，痛みや機能障害の改善に有効である．

腰痛の場合，体幹筋力強化やストレッチが取り入れられることが多い．変形性膝関節症では，定期的な有酸素運動，筋力強化訓練および関節可動域訓練が有効であるといわれており，なかでも膝の伸展を支える大腿四頭筋の筋力強化訓練（図Ⅲ-6-⑤-3）が推奨されている．

より効果的な運動療法の実施に当たっては，理学療法士との連携が有益である．

ii 薬物療法

腰痛，変形性膝関節症ともに，疼痛緩和のために非ステロイド性抗炎症薬（NSAIDs）を用いることが多い．ただし，上部消化管症状が懸念される場合は，プロトンポンプ阻害薬（PPI）との併用や，選択的COX-2阻害薬の使用を考慮する．腰痛に対しては，アセトアミノフェン（カロナール®）も第一選択薬の1つとなる．

内服薬以外には，外用薬，腰痛軽減のための神経ブロック注射，変形性膝関節症における関節軟骨破壊抑制を目的としたヒアルロン酸の関節内注射などがあげられる．

a イスに坐って行う体操

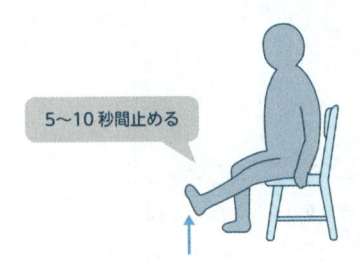

5〜10秒間止める

① 椅子に浅めに腰かけて，ふちにつかまる．片方の膝を曲げ，もう片方は足関節を背屈し，膝をまっすぐに伸ばす
② 膝を伸ばしたまま，ゆっくりもち上げ，5〜10秒間保持する
③ ゆっくりと力を抜いて2〜3秒間リラックスし，反対の膝で行う
④ 左右20回ずつを1セットとし，朝・夕で1セットずつ行う

b 横になって行う体操

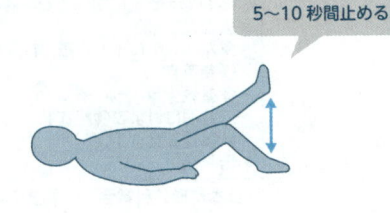

5〜10秒間止める

① 仰向けで横になる．片方の膝は曲げ，もう片方は足関節を背屈し，膝をまっすぐに伸ばす
② 膝を伸ばしたまま，ゆっくりもち上げ，5〜10秒間保持する
③ ゆっくりと力を抜いて，2〜3秒リラックスし，反対の膝で行う
④ 左右20回ずつを1セットとし，朝・夕で1セットずつ行う

図Ⅲ-6-⑤-3 大腿四頭筋エクササイズの例

ⅲ ● 物理療法

温熱療法や電気療法は疼痛緩和の目的で用いられることがあるが，短期間の効果にとどまっている．

ⅳ ● 外科的療法

腰痛の原因によって異なるが，重度の慢性腰痛をもつ患者に対して，脊椎固定術を行うことにより，疼痛軽減および機能障害を減じる可能性があるとされている．また，変形性膝関節症の患者に対しても，非薬物療法（運動療法，生活様式の変更，減量など）と薬物療法を併用しても十分な疼痛緩和・機能改善が認められない場合は，人工膝関節置換術が考慮される．外科的治療が検討されるケースでは，専門医へ紹介することが望ましい．

ⅴ ● 骨折の治療

a. 骨折の治癒過程

骨折部の組織の損傷によって血腫が生じる．この血腫内に毛細血管が侵入し肉芽組織に置換され，栄養を取り込み仮骨を形成することで，骨折部が連結される．その後リモデリング（再造形）が起こり，骨髄腔がつくられる．

この治癒過程において，不十分な整復による変形癒合（治癒過程は正常だが，変形を著明に残している状態）や，不十分な固定による遷延癒合（通常の癒合期間を過ぎても骨癒合が得られていない状態）が生じる場合がある．また，固定中の運動量の低下によって，筋肉の萎

表Ⅲ-6-⑤-4　骨折の治療

①整復	・徒手整復：麻酔薬を使用し，徒手的に整復する ・牽引法：徒手整復が困難な場合には持続的牽引によってゆっくりと整復する，整復位を保持し骨癒合を促す ・観血的整復：保存的整復・保持が困難な場合，外科的に骨折部位を整復する
②固定	・外固定：ギプス，シーネにより体外から骨折部を固定する ・内固定：金属を用いて骨折部を外科的に固定する ・創外固定：骨折部の骨の近位と遠位に金属ピンを刺入し，体外で連結・固定する
③リハビリテーション	・筋肉の萎縮や関節の拘縮による機能低下の回復を図る ・とくに高齢者では骨折をきっかけに要介護状態になる可能性があるため，早期にリハビリテーションの介入を開始する

目　的　患部の固定・安静，骨折や脱臼の整復位の保持，変形の予防

使用物品
・水を入れたバケツ
・ギプス包帯
・下巻き用綿包帯
・綿チューブ包帯（ストッキネット）
・プラスチック手袋（医師用，看護師用）
・サージカルテープ

手　順
① 固定部位を確認し，清潔にする．ギプス包帯が硬化する際に熱を発することを，患者にあらかじめ伝えておく
② 健側で固定部位と折り返し分の長さを測定し，綿チューブ包帯を長めに準備する．装着しやすいようにドーナツ状に丸める
③ しわやたるみがないように綿チューブ包帯を装着する
④ 綿チューブ包帯の上に，末梢から下巻き用綿包帯を巻く．良肢位や目的とする肢位が保てるように介助する
⑤ 手袋を装着し，ギプス包帯を水に浸し（5〜10秒），巻き始めがわかるように医師に渡したら，患肢を支えておく
⑥ ギプス包帯の辺縁を整え，乾燥したら下巻き用包帯を折り返し，サージカルテープで留める
⑦ 固定部分以外の関節が動かせるか確認する

図Ⅲ-6-⑤-4　ギプス固定の介助

縮や関節の拘縮が起きる可能性もあるため，早期の段階からリハビリテーションを行う必要がある．

　できるだけ早く良好な骨癒合を得て，機能障害を残さずに社会復帰するためには，整復，固定，リハビリテーションが重要となる（表Ⅲ-6-⑤-4）．

b. ギプス，シーネ固定中の管理

　ギプス，シーネ固定の介助について図Ⅲ-6-⑤-4, 5にまとめる．

　受傷・整復直後にギプス固定を行った場合，ギプス内で患部の腫脹が起こり，圧迫によって循環障害，神経障害が生じる危険性がある．そのため皮膚色や冷感，感覚障害（触るとピリピリする，感覚が鈍いなど），運動障害（手指・足趾の動きが悪くなる，思いどおりに動かせない）の観察を行う．また，患者に自宅での観察ポイントを指導し，異常の早期発見に努める．

　シーネは包帯で固定するため，ギプス固定のように圧迫や神経障害，循環障害などの合併症が起こりにくいが，固定力が弱く，包帯のゆるみによるずれが生じやすいために，患者が

> **目 的** 患肢の安静を保つ
> ① ギプスほど厳重な固定を必要としないが安静を保持したい場合
> ② ギプスの適応であるが腫脹が強いときや強くなると予測された場合のギプスを巻くまでの一時的な固定
>
> **使用物品**
> ・アルフェンスシーネ
> ・包　帯
> ・サージカルテープ
>
> **手　順**
> ① 健側を参考に，患者の指の長さに合わせてアルフェンスシーネをカットし，端が丸くなるように成形する
> ② カットしたアルフェンスシーネに包帯を巻く（肌に当たる感覚を和らげ，汚れても包帯を交換するだけですむ）
> ③ 関節が良肢位をとるようにスポンジ部分を内側にして成形し，患部に当て微調整を行う
> ④ 成形後，サージカルテープで固定し，さらに上から包帯で固定する

図Ⅲ-6-⑤-5　シーネ固定の介助（アルフェンスシーネの場合）
シーネの種類としては，ほかに金網シーネ（ソフトウレタンで金属副子を被覆したシーネ），アルミ板シーネ（アルミ素材の片面全体にスポンジが貼ってあり，主に指，手に使用），ギプスシーネ（プラスチック製ギプスを使用し，固定する患部に合わせて作成する）などがある．

勝手に外してしまうこともある．シーネの当て方，固定の仕方，シーネの変形や破損はないか，包帯のゆるみがないか，きつく巻きすぎてはいないかなど，本人・家族へ指導し，実際にそれらが正しく行われているかを確認する．

F 筋骨格系疾患の疾病管理

i 運動療法の習慣化

患者の生活のなかに，「どのように」また「どのような運動療法を取り入れるか」を話し合い，継続できるよう援助する．運動療法により疼痛や生活がどのように変化をしたか，患者が効果を実感できるようにかかわっていく．

ii 患部への負担の軽減

長時間の坐位作業をする際は途中でストレッチをする，重い荷物はできるだけ体に近づけ重心を低くしてもつ，正座を避ける，洋式トイレを使用するなど，患者の生活状況を聞き，患部への負担を軽減するように生活様式を変更する．

iii 補助具の使用

慢性腰痛に対するコルセットの使用は機能改善に効果があるとされている．
また，歩行補助具は変形性膝関節症患者の疼痛を低減する．片側性の場合は杖・ステッキを用いるが，患者には患側とは反対の手でもつよう説明する．両側性のケースでは，フレームまたは車輪つき歩行器が望ましい．患者の疼痛や，機能障害に応じ，適切な補助具を選択し，患者の生活に取り入れる．

iv ● 減　量

体重過多の変形性膝関節症患者には，減量を勧める．体重をより低く維持することが疼痛緩和・機能改善に有効である．運動だけでなく食習慣も見直し，適正体重が維持できるよう援助する．毎日決まった時間に体重を測定し記録することで，患者の意識づけを行うとよい．

v ● 疼痛マネジメント

痛みは患者のQOLを低下させる要因の1つとなる．

痛みの表れ方，感じ方は人それぞれであり，対処の仕方もさまざまである．患者自身が自分の痛みの増強因子・緩和因子に気づき，マネジメントすることができるよう援助する．

鎮痛薬の使用，安静，ストレッチなど，患者に合った具体的な方法を見出し，患者自身が生活のなかに取り入れ，実践できるようにする．

vi ● ストレスマネジメント

痛みや機能障害，それらに伴う生活上の制限によって，患者はストレスを感じることも多い．患者自身がストレッサーを自覚し，ストレスとうまくつき合っていく方法を身につける必要がある．

vii ● 転倒予防

骨折の予防には転倒しないことがいちばんである．日々の運動によって筋力やバランス能力を維持するほか，滑りやすい靴・靴下を履かない，歩行補助具を使用する，室内の段差を減らすなど，危険を回避するために環境を整えることも重要となる．

事例で実践してみよう！

事例：Tさん，63歳，女性，主婦．脂質異常症のため診療所に通院中．「最近，右膝の痛みが増し，歩行に支障がある」と訴えた

診療所での計測：身長155cm，体重78kg，BMI 32.5，体温36.5℃，脈拍数76/分・整，血圧132/78mmHg

診療所での検査：TG 181mg/dL，LDL-C 138mg/dL，HDL-C 55mg/dL．右膝関節X線検査にて骨棘形成と軽度の関節裂隙狭小化あり

診療所での診断名：変形性膝関節症（Kellgren-Lawrence分類 グレード2）

既往歴：子宮筋腫（子宮全摘出術，45歳），脂質異常症（60歳）

治療薬：アトルバスタチン（リピトール®）10mg・1回1錠・1日1回・朝食後，ロキソプロフェン（ロキソニン®）60mg・1回1錠・疼痛時

> **Q1** Tさんの状況を把握するために，どのような情報を聴取しますか？
>
> **Q2** このままでは歩けなくなってしまうのではないかと不安に思っているTさんに対し，どのような説明をしますか？
>
> **Q3** Tさんにはどのような療養指導が必要でしょうか？
>
> **Q4** 運動は苦手であるといっているTさんに対し，どのような働きかけをしますか？
>
> **Q5** Tさんは痛みがひどくなるのをおそれ，外出を控えているようです．どのような助言をしますか？

まとめ

　筋骨格系疾患は，機能障害，疼痛を伴い，患者の心身・生活に影響を与える．適切な治療，療養行動により，機能回復・疼痛緩和を図ることは，患者の社会生活を保ち，QOLを維持・向上することにつながる．

参考文献

1) 厚生労働省：Ⅲ世帯員の健康状況．平成25年度国民生活基礎調査の概況, 2014.
   http://www.mhlw.go.jp/toukei/saikin/hw/k-tyosa/k-tyosa13/dl/04.pdf
2) 吉村典子：一般住民における運動器障害の疫学—大規模疫学調査ROADより．Bone, 24 (1)：39-42, 2010.
3) 日本整形外科学会, 日本腰痛学会(監)：腰痛診療ガイドライン2012, 南江堂, 東京, 2012.
4) 変形性膝関節症診療ガイドライン策定委員会：変形性膝関節症の管理に関するOARSI勧告：OARSIによるエビデンスに基づくエキスパートコンセンサスガイドライン, 日本整形外科学会, 2011.

- 大森　豪：保存療法から手術療法へのディシジョンポイント　変形性膝関節症．J Clin Rehabil, 24 (4)：344-351, 2015.
- 河合伸也, 金山正子(監)：Nursing Selection⑦ 運動器疾患, 学研, 東京, 2003.
- 医療法人社団英志会渡辺病院看護部・リハビリテーション科(著)：写真でわかる！ 整形外科外来看護のテクニック, メディカ出版, 大阪, 2008.

（鈴木桂子）

7 コモン・ディジーズ，コモン・シンプトムへの対応
① 呼吸器感染症

学習目標
① プライマリ・ケアで対応する呼吸器感染症について学ぶ
② 診断に必要な検査・治療を学ぶ
③ 呼吸器感染症のアセスメントを理解し，増悪・合併症を予防するための患者教育（セルフマネジメント）を学ぶ

必要とされる看護技術
- 病歴聴取
- トリアージのためのアセスメント（呼吸音の聴取，体温など）
- 発熱や咳嗽などの身体的苦痛緩和ケア
- 診断に必要な検査を実施できる（適切な検体採取ができる）
- 合併症や再発の予防と早期発見
- 感染予防・感染拡大予防（日常生活，学校・職場，移動時など）に関する患者・家族教育

実践において参考・順守すべき診療ガイドラインなど
- 日本呼吸器学会：成人院内肺炎診療ガイドライン，2008
- 日本呼吸器学会：医療・介護関連肺炎（NHCAP）診療ガイドライン，2011
- 日本呼吸器学会：咳嗽に関するガイドライン，第2版，2012
- 日本呼吸器学会：成人気道感染症診療の基本的考え方，2003
- 日本感染症学会・日本化学療法学会：JAID/JSC感染症治療ガイド2014，2014

A 呼吸器感染症の疫学とプライマリ・ケアにおける課題

長年にわたって，日本人の死因は，1位 悪性腫瘍，2位 心不全，3位 脳卒中であり，4位が肺炎となっていたが，2011年には肺炎が死因の第3位となった[1]．その最大の原因は急速

に進む高齢化であろう．というのも，肺炎で死亡する人の94％は75歳以上であり，90歳以上では肺炎が死因の第2位に浮上するからである[1]．また，高度に進歩した医療による抗菌薬の多用や，透析，経管栄養などが，肺炎の重症化や耐性菌蔓延を引き起こしている．したがって，かぜ症候群の症状から肺炎を見逃さないよう，かぜ症候群をこじらせた場合や，初めから肺炎だったケースなどへの適切な対応が欠かせない．加えて，スギの植林による花粉の増加，食生活の変化，カーペットやエアコンの普及を背景として，生活環境中のアレルギー要因（ダニ，ハウスダストなど）が増加しているが，アレルギー患者がかぜ症候群症状を訴えて受診することもあるため，医療面接が重要になる．

B プライマリ・ケアにおける看護師の役割

乳幼児・高齢者であったり，糖尿病などの基礎疾患があるようなケースでは，細菌の二次感染による肺炎などの呼吸器合併症のリスクが高くなることを念頭に置き，呼吸器感染症の予防対策や肺炎予備軍の早期発見に努める．

①呼吸器感染症の予防対策，早期発見と治療
②呼吸器感染症の感染拡大防止
③合併症を起こさずに症状を軽快させる

C 呼吸器感染症

呼吸器は，換気をあずかる上気道（鼻前庭，鼻腔，咽頭，喉頭）および下気道（気管，気管支，細気管支，終末気管支）と，拡散（ガス交換）をあずかる肺胞の3領域に分けられる．ガス交換の場である呼吸器は，直接的に外界と接するため微生物と接触しやすく，感染症の発症頻度は高い．呼吸器感染症は上気道炎，下気道炎，肺炎に分類される．

i かぜ症候群
a. 定　義

かぜ症候群は最も頻度の高い呼吸器感染症で，上気道のみでなく，下気道（気管，気管支，肺）にまで広がって急性炎症をきたす疾患の総称である．原因は80〜90％以上がウイルス感染で，成人ではライノウイルスが最多，小児ではRSウイルス，パラインフルエンザウイルス，アデノウイルスなどが多い．ウイルス以外では，A群β溶血性レンサ球菌（溶連菌），百日咳菌などの細菌や肺炎マイコプラズマ，肺炎クラミドフィラなどの非定型病原体があげられ，非感染性の原因には寒冷などの物理的刺激やアレルギーなどがある．

b. 病態，感染経路

上気道にウイルスなどが感染し，急性炎症を起こす．飛沫によって，鼻道，気管，気管支の繊毛上皮細胞にウイルスが侵入・増殖し，潜伏期間を経て発症する．発症するかどうかは，環境要因や感染者自身の要因によって決定される．主な感染経路は，飛沫感染や手指を介した接触感染である．

c. 症状，臨床所見

鼻汁，咳嗽，咽頭痛，微熱などの臨床症状は，少なくとも1週間以内に自然治癒する．発熱は38℃未満で，3日以上持続することは少ない．かぜ症候群の分類と基本的な考え方を表Ⅲ-7-①-1[2]，2[3]に示す．

d. 診断・検査

医療面接と症状から診断できることが多い．咽頭ぬぐい液などから直接ウイルスを分離・同定するか，もしくは初診時と2週間ほど経過後の血液検体を用いて有意な抗体価上昇を認めれば診断できるが，一般的には原因微生物の同定は困難な症例が多い．ウイルス性上気道炎とほかの重篤疾患とを鑑別することが重要である．

①迅速検査：インフルエンザウイルス，RSウイルス，アデノウイルス，ヒトメタニューモウイルスでは，鼻口腔・咽頭ぬぐい液の抗原検査を実施することで迅速診断が可能である．
②一般生化学血液検査：白血球，CRP，赤沈．
③分離培養検査：咽頭ぬぐい液や喀痰を用いて，それぞれに適切な方法で実施する．

表Ⅲ-7-①-1 かぜ症候群の分類

	臨床病型	主な原因ウイルス	症状・所見
かぜ症候群	普通感冒	・ライノウイルス ・コロナウイルス	鼻汁，鼻閉，くしゃみ
	インフルエンザ	・インフルエンザウイルス	発熱，頭痛，筋肉痛，全身倦怠感
	咽頭炎	・アデノウイルス ・パラインフルエンザウイルス	咽頭痛，発熱
	咽頭結膜熱（プール熱）	・アデノウイルス	発熱，咽頭痛，結膜炎
	ヘルパンギーナ	・コクサッキーウイルスA，B群	咽頭痛，咽頭粘膜の小水疱
	クループ症候群	・パラインフルエンザウイルス ・RSウイルス ・アデノウイルス	吸気性喘鳴，犬吠様咳嗽，嗄声

（文献2）より）

表Ⅲ-7-①-2 成人気道感染症診療の基本的考え方

	臨床徴候	原因微生物
かぜ症候群	・咳嗽が主症状ではなく，鼻症状や咽頭・喉頭症状などが主体である ・咳嗽は通常7～10日で鎮静化する ・高熱を伴うことは少ない	・ライノウイルス ・コロナウイルス ・パラインフルエンザウイルス ・RSウイルス ・アデノウイルス
急性気管支炎	・激しい咳嗽が主症状で，長期化することがある ・症状はしばしば重症で，いわゆる急性炎症性疾患の症状を呈することがある	・アデノウイルス ・百日咳菌 ・肺炎マイコプラズマ ・肺炎クラミドフィラ

（文献3）より）

> **特徴的所見および関連するウイルス**
> - 発疹→コクサッキーウイルス，エコーウイルス，ヘルペスウイルス
> - 白苔を伴う扁桃の腫脹→アデノウイルス，EBウイルス
> - 下痢→エコーウイルス，エンテロウイルス
> - 結膜炎→アデノウイルス（夏かぜの特徴）
> - 嗄声→パラインフルエンザウイルス

e. 治療

- ほとんどの場合，身体所見から診断を下し，対症療法を行う．
- 自宅安静，十分な水分および栄養摂取が基本である．
- 医療機関受診を勧めるべき臨床症状と患者を図Ⅲ-7-①-1[3)]に示す．
- 症状に応じてアセトアミノフェン，抗ヒスタミン薬，鎮咳薬などの投与を検討する．
- 原因がウイルス以外の細菌もしくは非定型病原体によると思われる場合には，それぞれに適した抗菌薬を診断後から投与するケースもある．細菌感染症では，自覚症状として発熱，頭痛，全身倦怠感，食欲不振などの全身症状や，悪心・嘔吐，下痢，腹痛などの消化器症状を伴うことがある．
- 抗菌薬の投与を考える場合としては，①高熱の持続（3日以上），②膿性の喀痰・鼻汁，③扁桃腫大と膿栓・白苔付着，④中耳炎・副鼻腔炎の合併，⑤強い炎症反応（白血球増多，CRP陽性，赤沈亢進），⑥ハイリスクの患者（乳児，高齢者，心不全・慢性気管支炎・喘息・糖尿病・腎不全などの基礎疾患のある人）があげられる．
- 経口抗菌薬は，耐性菌の増加を考慮したうえで，β-ラクタム系，マクロライド系を最大投与量にて短期間（3日間）投与する（アモキシシリン（AMPC，サワシリン®）250〜500mg・1日3回・3日間内服，クラリスロマイシン（CAM，クラリシッド®）200mg・1日2回・3日間内服，レボフロキサシン（LVFX，クラビット®）500mg・1日1回・3日間内服など）．

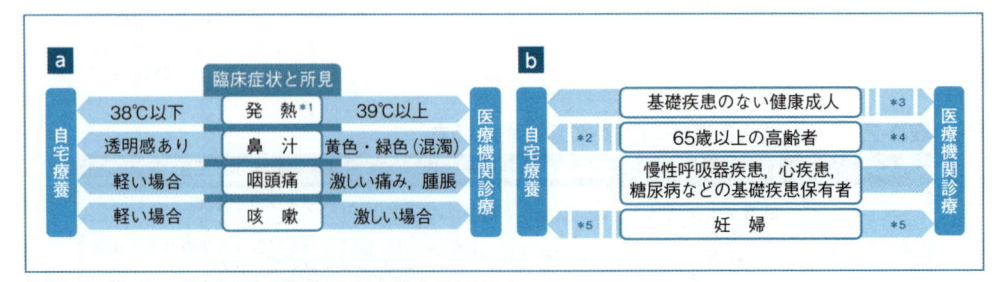

図Ⅲ-7-①-1 成人気道感染症診療の基本的考え方
＊1：発熱38〜39℃では，他の複数の症状がみられる場合には医療機関受診を勧める．
＊2：インフルエンザなどで重篤な症状がある場合のみ．
＊3：健康な身体状況が保たれている高齢者．
＊4：インフルエンザの流行前のワクチン投与など．
＊5：第2子以上の妊婦では，自宅に呼吸器病原体のキャリアの子どもがいる可能性があることに留意する．（文献3）より）

ⅱ インフルエンザ

a. 定　義
　インフルエンザウイルスによる急性熱性感染症である．インフルエンザウイルスはオルトミクソウイルス科に属するRNAウイルスでA，B，Cの3型があり，赤血球凝集素（HA）とノイラミニダーゼ（NA）の抗原性の違いによって亜型に分類される．ヒトに感染するのは，H1N1，H2N2，H3N2の3つである．A型（H3N2）は，寒い季節（12〜3月頃）に流行するとされているが，最近では1年を通して散発的にみられるようになっており，注意が必要である．

b. 病態，感染経路
　飛沫感染，空気感染，接触感染のいずれかによりウイルスが上気道粘膜に付着，上皮細胞内へ侵入し，細胞内でウイルスが増殖して発症する．

c. 症状，臨床所見
　1〜3日の潜伏期間の後，突然の発熱（通常38°C以上の高熱），頭痛，全身倦怠感，筋肉痛，関節痛などが現れる．多くは関節痛，筋肉痛で発症し，咳嗽，鼻汁，咽頭痛などの上気道症状がこれに続き，約1週間で軽快する．主な合併症として肺炎と脳症があげられる．

d. 診断・検査
　流行状況，接触歴の確認と典型的な臨床症状などが診断の第一歩となる．インフルエンザ迅速診断キットが開発されて以降，咽頭ぬぐい液から短時間で簡便に診断ができ，A型とB型の鑑別も可能となった．肺炎，肺結核などの重篤疾患との鑑別が重要である．
① 迅速検査：咽頭ぬぐい液，鼻腔ぬぐい液から5〜15分でインフルエンザを診断できる迅速キットが市販されており，A型，B型の判別も可能である．
② 一般血液検査（肺炎などのリスクがある場合）：白血球，CRP，赤沈
③ 胸部X線検査：ハイリスクの患者では肺炎の有無を評価．

e. 治　療
- 対症療法：自宅での安静加療を原則とする．水分補給や食事摂取ができない際は，点滴による補液が必要となる．
- 必要に応じて解熱鎮痛薬（小児にはNSAIDs禁忌），鎮咳薬，抗菌薬を投与する．
- 抗インフルエンザ薬（抗ウイルス薬）として，A型インフルエンザに有効なアマンタジン（シンメトレル®），A・B型に有効なザナミビル（リレンザ®）とオセルタミビル（タミフル®），ラニナミビル（イナビル®）などが使用される（表Ⅲ-7-①-3）[4]．ただし，発症後48時間以内に投与しなければ，効果はないといわれる．
- 65歳以上の高齢者，肺・心疾患を有する成人と小児，妊娠中期〜後期の婦人，糖尿病・腎疾患・免疫不全者などのハイリスク者，さらにハイリスク者にかかわる医療関係者と家族には，インフルエンザウイルスを不活化したHAワクチン接種による予防が勧められる．
- 小児：5歳以下の乳幼児の場合は，インフルエンザ脳症を合併する危険性があり，異常言動などの意識障害がみられないか，けいれんを起こしていないかなどの観察を行う．
- 高齢者：肺炎の症状である咳嗽や膿性痰，食欲不振，呼吸障害などを確認したら，混合性

表Ⅲ-7-①-3 国内で使用可能な抗インフルエンザウイルス薬

商品名	作用機序	有効な型	投与経路
アマンタジン（シンメトレル®）	M2タンパク阻害	A型	経口（1回100mg，1日1回，5日間）
ザナミビル（リレンザ®）	ノイラミニダーゼ阻害	A・B型	吸入（1回10mg，1日2回，5日間）
オセルタミビル（タミフル®）			経口（1日1カプセル，2回，5日間）
ペラミビル（ラピアクタ®）			点滴静注（1回300mg，単回）
ラニナミビル（イナビル®）			吸入（1回40mg（10歳以上），1日20mg（10歳未満），単回）

（文献4）より）

肺炎を疑い，肺炎球菌や黄色ブドウ球菌などの細菌検査を行う．
- 呼吸器・循環器・腎臓などの慢性疾患患者，糖尿病などの代謝疾患を有する患者の場合も，インフルエンザが重症化しやすく，死に至ることがあるため注意が必要である．

ⅲ 肺 炎

a. 定 義

肺炎とは，細菌やウイルスなどが原因で肺実質に生じる急性の炎症である．肺間質の病変から炎症を起こしている場合は，間質性肺炎あるいは肺臓炎という．肺炎は市中肺炎と院内肺炎に大別され，市中肺炎は病院外で日常生活していた人に発症した肺炎と定義される．さらに近年，わが国でも独自の医療事情に則した「医療・介護関連肺炎（NHCAP）診療ガイドライン」[5]が発表され，市中肺炎・院内肺炎とは異なる一群として分類される．

市中肺炎と院内肺炎の大きな違いの1つは原因微生物で，院内肺炎では非定型病原体を考慮する必要がない．また，医療・介護関連肺炎では特殊な状況下（施設内での集団感染）を除いて，非定型病原体を考慮する必要がないと考えられている．

肺炎の分類と定義
- 市中肺炎（community-acquired pneumonia：CAP）：病院到着後48時間以内に最初の感染が証明され，医療・介護関連肺炎の危険因子がない
- 医療・介護関連肺炎（nursing and healthcare-associated pneumonia：NHCAP）：過去90日以内に病院を退院，介護関連施設に入所，介護を必要とする高齢者・身体障害者，外来での継続的な血管内治療（化学療法，抗菌薬，免疫抑制薬などによる治療）
- 院内肺炎（hospital-acquired pneumonia：HAP）：病院到着後48時間以上経ってから発症

b. 診断・検査および治療

わが国の現状に沿った治療指針として，「成人市中肺炎診療ガイドライン」[6]（2007年），「成人院内肺炎診療ガイドライン」[7]（2008年），「医療・介護関連肺炎（NHCAP）診療ガイドライン」[5]（2011年）が公表されており，各施設ではこれらのガイドラインに沿って治療方針を定めている．

肺炎は，治療の遅れから生命予後を左右することがしばしばあるので，医療面接，現病歴，

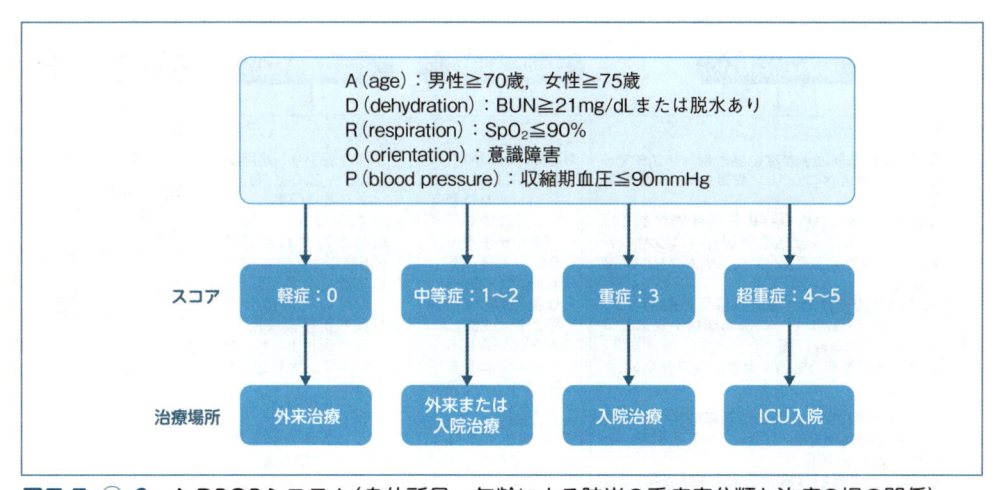

```
A (age)：男性≧70歳，女性≧75歳
D (dehydration)：BUN≧21mg/dL または脱水あり
R (respiration)：SpO₂≦90%
O (orientation)：意識障害
P (blood pressure)：収縮期血圧≦90mmHg
```

スコア	軽症：0	中等症：1〜2	重症：3	超重症：4〜5
治療場所	外来治療	外来または入院治療	入院治療	ICU入院

図Ⅲ-7-①-2 A-DROPシステム（身体所見，年齢による肺炎の重症度分類と治療の場の関係）
(文献6)より)

表Ⅲ-7-①-4 細菌性肺炎と非定型肺炎の鑑別項目と鑑別基準

1. 年齢<60歳
2. 基礎疾患がない，あるいは軽微
3. 頑固な咳嗽がある
4. 胸部聴診上の所見が乏しい
5. 喀痰がない，あるいは迅速検査で原因菌が証明されない
6. 末梢白血球<10,000/mm³

鑑別基準	非定型肺炎疑い	細菌性肺炎疑い
1〜5までの5項目中	≧3項目	≦2項目
1〜6までの6項目中	≧4項目	≦3項目

(文献6)より)

身体所見，短時間に結果が得られる検査（胸部X線検査，血液検査（白血球数，白血球血液像，炎症反応），尿中抗原検査など）から肺炎が疑われた場合には，起炎菌を推測し，それらに有効と考えられる抗菌薬をすぐに開始する経験的治療（empiric therapy）が行われるが，数日後に結果が出る喀痰検査を実施して起炎菌を同定したうえでの治療が効果的である．

重症度を判定し（**図Ⅲ-7-①-2**）[6]，入院治療の適否を考え，通常の細菌性肺炎と非定型肺炎との鑑別（**表Ⅲ-7-①-4**）[6]を行う．抗菌薬の選択には**図Ⅲ-7-①-3**[6]を参考にする．治療開始2〜3日後に，症状や検査結果から初期治療の効果を評価し，抗菌薬の続行・変更・追加・中止などを検討する．

ⅳ 生活上の注意

a. かぜ症候群

- 普段から予防することが重要である．とくに人混みではマスクをし，外出後には手洗い，含嗽（うがい）を励行する．
- 治療法（対症療法）への十分な理解．
- 安静にし，栄養と保温を心がける．高齢者では脱水に対する注意が必要．

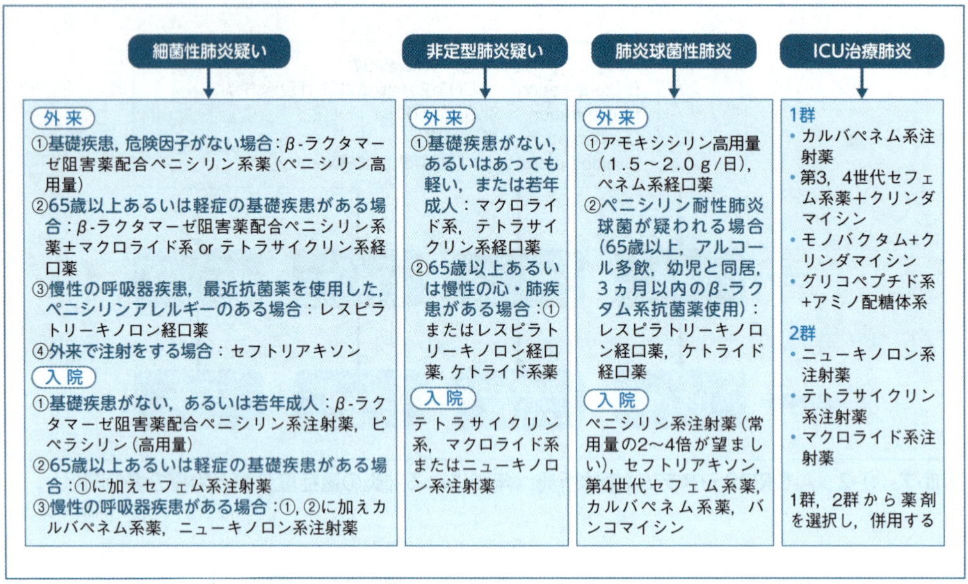

Ⅲ 疾病予防と疾病管理

図Ⅲ-7-①-3　成人市中肺炎初期治療選択　　　　　　　　　　　　　　（文献6）より一部改変）

細菌性肺炎疑い
〔外来〕
① 基礎疾患, 危険因子がない場合：β-ラクタマーゼ阻害薬配合ペニシリン系薬（ペニシリン高用量）
② 65歳以上あるいは軽症の基礎疾患がある場合：β-ラクタマーゼ阻害薬配合ペニシリン系薬±マクロライド系 or テトラサイクリン系経口薬
③ 慢性の呼吸器疾患, 最近抗菌薬を使用した, ペニシリンアレルギーのある場合：レスピラトリーキノロン経口薬
④ 外来で注射をする場合：セフトリアキソン

〔入院〕
① 基礎疾患がない, あるいは若年成人：β-ラクタマーゼ阻害薬配合ペニシリン系注射薬, ピペラシリン（高用量）
② 65歳以上あるいは軽症の基礎疾患がある場合：①に加えセフェム系注射薬
③ 慢性の呼吸器疾患がある場合：①, ②に加えカルバペネム系薬, ニューキノロン系注射薬

非定型肺炎疑い
〔外来〕
① 基礎疾患がない, あるいはあっても軽い, または若年成人：マクロライド系, テトラサイクリン系経口薬
② 65歳以上あるいは慢性の心・肺疾患がある場合：①またはレスピラトリーキノロン経口薬, ケトライド系薬

〔入院〕
テトラサイクリン系, マクロライド系またはニューキノロン系注射薬

肺炎球菌性肺炎
〔外来〕
① アモキシシリン高用量（1.5〜2.0g/日）, ペネム系経口薬
② ペニシリン耐性肺炎球菌が疑われる場合（65歳以上, アルコール多飲, 幼児と同居, 3ヵ月以内のβ-ラクタム系抗菌薬使用）：レスピラトリーキノロン経口薬, ケトライド経口薬

〔入院〕
ペニシリン系注射薬（常用量の2〜4倍が望ましい）, セフトリアキソン, 第4世代セフェム系薬, カルバペネム系薬, バンコマイシン

ICU治療肺炎
1群
・カルバペネム系注射薬
・第3, 4世代セフェム系薬+クリンダマイシン
・モノバクタム+クリンダマイシン
・グリコペプチド系+アミノ配糖体系

2群
・ニューキノロン系注射薬
・テトラサイクリン系注射薬
・マクロライド系注射薬

1群, 2群から薬剤を選択し, 併用する

b. 気管支炎

基本的に治療は不要. ただし, 若年のマイコプラズマおよび百日咳と高齢者のクラミジア感染症は周囲に広がるので, 治療を行うほうが望ましい. また, 百日咳は乳幼児に感染すると重症化するおそれがある. もともと呼吸器疾患のある人では, 痰の増量, 発熱, 呼吸困難などの症状が強いようであれば抗菌薬による治療が必要となる.

- からだの保温と安静：身体を冷やさないように温かくして, 可能な限り安静を保つ.
- 水分・栄養を十分に摂る：発汗のため, 体内の水分が不足しがちになることから, 意識して水分を十分に摂る. また, 栄養価の高い食品を摂取する.
- 禁煙：喫煙は気道の粘膜にダメージを与えるため, 禁煙をする. 二次感染や合併症などを増加させる可能性もある.
- 発熱時の入浴は無理をしない：熱が37℃以下に下がるまでは, 入浴など急激にからだを温める行為は気をつけたほうがよい. 高熱を誘発し, 体力を消耗する. からだを清潔に保つ場合には, 温かいタオルで拭くなどの対応ですませる.
- 保湿を心がける：気道の粘膜を保護するために, 室内は常に適度な湿度を保つ必要がある. 蒸気吸入器などを使って, 気道の保湿を図る.

c. インフルエンザ

- 一般的な予防方法：マスクの着用, 手洗いの励行によりウイルスの体内への侵入を減らすことが重要である. 周囲に感染を拡大させないために, 感染者は発症してから5日間, 解熱が得られてから2日間は自宅で安静加療することが望ましい.
- インフルエンザワクチンは不活化ワクチンのため, 免疫のない患者に接種しても感染を起こす心配はない. 高齢者, 基礎疾患を有する患者, 医療従事者などはワクチン接種が推奨

されている．発症阻止効果は健康成人で70～80％，高齢者では34～55％とされるが，重症化防止の有用性が期待されている．接種後，効果が現れるのに2～3週間が必要となるため，罹患者数のピークとなる2月までに効果が出るよう，11月中の接種を推奨する．
- 治療法(対症療法)への十分な理解：薬などの正しい服用法と，発熱のもつ免疫学的な意味などへの理解を得る．
- インフルエンザウイルスは乾燥・低温を好むので，部屋は湿度60～80％，温度20～25℃(室温が低いと湿度が60％でもインフルエンザウイルスの生存率が高まるため，部屋を暖める)に保つ．
- 外来でインフルエンザウイルスの陽性反応が出た場合は，患者を隔離する(ほかの感染症や小児に対しても同様)．

D 高次医療機関への紹介

- 呼吸困難があると判断されたら，詳細な病歴聴取，フィジカルアセスメント，必要に応じた検査を行う．その結果，呼吸困難の原因として緊急性の高い疾患が疑われる場合は，高次医療機関へ転送する．
- 咳嗽が長期間にわたって継続する，黄色痰が出る，熱がなかなか下がらないという場合は要注意である．肺炎などの合併症を引き起こしている可能性もあるため，外来診療が困難であれば，高次医療機関の受診を促す．とくに乳幼児(生後0日～小学校就学までの子ども)や高齢者は注意が必要であり，かぜ症候群と軽視せず，適切な治療が求められる．

E 呼吸器感染症の診断を補助する看護師の役割

i フィジカルアセスメント

図Ⅲ-7-①-4[8]に呼吸器系のアセスメントフローチャートを示す．
- **主訴**：何を訴えて受診したか．
- **呼吸器症状**：呼吸数，呼吸の深さ・パターン(努力性呼吸，いびき様呼吸，陥没呼吸，チアノーゼなどの有無)，呼吸音，咳嗽，痰の量・性状・色・臭気，呼吸補助筋の使い方，呼吸時の姿勢や行動(起坐呼吸，口すぼめ呼吸)，血痰・喀血などの有無，聴診(心雑音，過剰心音，呼吸音消失or減弱，呼吸音の左右差，喘鳴，ラ音などの有無)．
- **全身状態**：意識レベル，ショック症状，チアノーゼ，バイタルサイン(血圧低下，発熱，低酸素，呼吸数≧40/分，不整脈，努力性呼吸，いびき様呼吸，陥没呼吸などの有無)，易疲労感，胸痛・胸やけ・咽頭痛，食欲不振・体重減少，口臭，発汗．
- **頸部**：頸静脈怒張，甲状腺腫大．
- **心肺診察**：胸部触診(皮下気腫の有無)．
- **打診**：共鳴亢進，濁音．

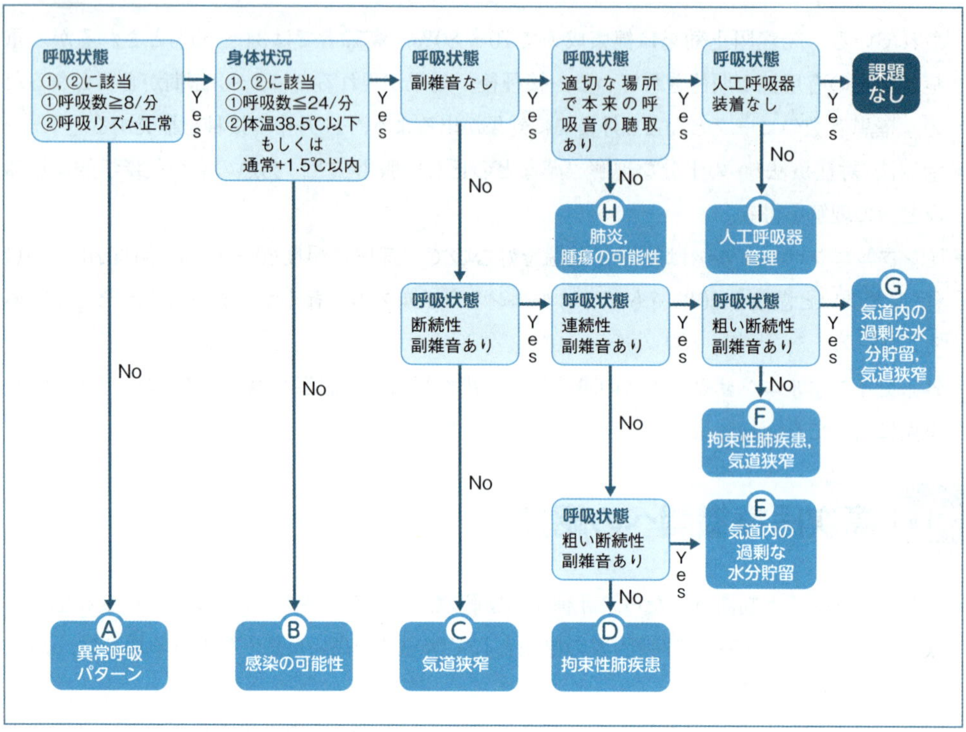

III 疾病予防と疾病管理

図III-7-①-4　呼吸器系のアセスメントフローチャート (文献8)より)

- **現病歴**：いつ，どこで，どのような症状がどのくらいの期間あったか．
- **咳嗽**：咳のひどい時間帯，咳が出るきっかけ(空気の変化(湿度や温度差)，ハウスダスト，人混み，会話が長くなる，布団に入る，お風呂に入る，体を激しく動かす，前かがみになる，食事の最中または後，疲れたときなど)．
- **痰**：からむだけで吐き出せない，薄いが色がついている，濃い色(黄色や緑など)がついている(朝だけ，いつも)，粘稠で吐き出しにくい，痰のにおいが臭い，血が混じることがある，鼻汁のような痰である，鼻症状(鼻汁，くしゃみ，鼻づまり，鼻汁が喉の奥に流れる)，喉もしくは胸の症状(いがいが，乾燥感，つまった感じ，異物感，痛み)．
- **呼吸困難**：いつからか，呼吸困難はどのようなときに起こるか(労作時か安静時か)，呼吸困難はどれくらいの頻度で起きるか，どのようにすると呼吸困難は楽になる／あるいは悪くなるのか(寛解・増悪因子)，今まで同じような症状になったことはあるか，そのときと比べて今回の症状はどの程度か．
- **アレルギー歴**(現在・過去も含めて)：花粉症・アレルギー性鼻炎，気管支喘息，薬剤アレルギー，蕁麻疹，アトピー性皮膚炎，食物アレルギー．
- **既往歴**：とくに気管支喘息，アトピー性皮膚炎，副鼻腔炎，結核などはポイントになる．
- **内服薬**：アスピリンに類した解熱鎮痛薬が気管支喘息を増悪させることがある．高血圧の治療に用いるACE阻害薬は，副作用として咳嗽が出ることがある．

呼吸音の特徴

呼吸音*	吸気と呼気の長さ	呼気音の強度	呼気音の高低	通常聴取できる部位
気管(支)呼吸音	吸気＜呼気 1：2	強い	比較的高音	聴こえるとすれば胸骨柄
肺胞呼吸音	吸気＞呼気 2.5：1	弱い	比較的低音	両肺の大部分
気管支肺胞呼吸音	吸気＝呼気 1：1	中等度	中等度	前胸部第1・2肋間や肩甲骨間

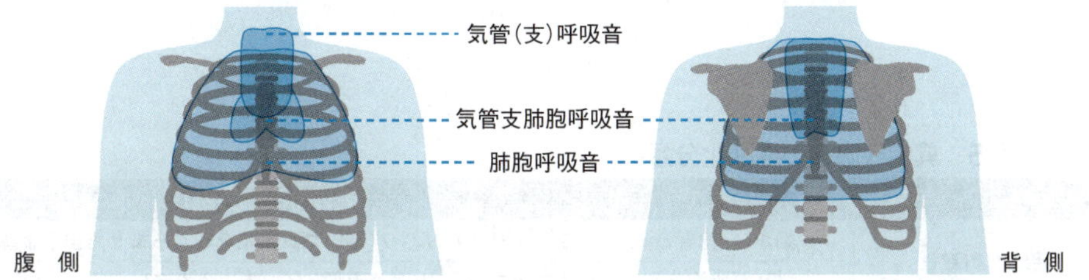

図Ⅲ-7-①-5 正常呼吸音
＊：線の長さが音の長さ，太さが音の強さ，傾斜が音の高さ，右上がりは吸気，右下がりは呼気を表す．

(文献9)より作成）

- **喫煙歴**：何年ぐらい喫煙しているか，1日に何本のタバコを吸っているか，喫煙者でない場合は過去に喫煙の経験があるか，家族や職場などで周囲にタバコを吸う人がいるか．
- **職業歴**：職場環境が原因になって呼吸器疾患が起こる場合がある．周囲に同様の症状の者がいるかなどを確認する．
- **家族歴**：アレルギー疾患，肺疾患の有無．
- **家庭環境**など：カーペットや加湿器，エアコンに住むダニや細菌類，ハウスダスト，カビ，ペットの毛や糞．
- **その他**：渡航歴，温泉や銭湯に行ったか．

ⅱ 呼吸音

正常呼吸音は，聴取部位や特徴から気管呼吸音，気管支呼吸音，気管支肺胞呼吸音，肺胞呼吸音に区別されている（**図Ⅲ-7-①-5**)[9]．異常呼吸音には，音の減弱・消失・副雑音がある．副雑音が聴取された場合は，聴取部位はどこか，吸気と呼気のどちらで聞こえるか，聞こえ方は連続性か断続性か，音の大きさ，高さはどうかなどを聞き分ける（**表Ⅲ-7-①-5**)[8]．また，肺のなかではなく胸壁の表面近くで，胸膜表面同士がこすれ合うことで起こる胸膜摩擦音がある．

複数の疾患をもつ患者もおり，複数の異常音が聴取できることもあるため，**表Ⅲ-7-①-5**[8]

の5つすべての異常呼吸音の可能性を考え，それに当てはまる音がするかどうかを確認する．聴診の評価は，原因疾患を推定することができるため重要である（**図Ⅲ-7-①-4**）[8]．また，呼吸音は非常に音量が小さいため，できる限り同一の条件（素肌のうえから）で聴診を行い，評価することが望ましい．

　検査データやフィジカルアセスメントに必要な主な項目を**図Ⅲ-7-①-6**にまとめた．呼吸器のアセスメントを理解し，かかわる看護師が同じ基準のもとでアセスメントすることができ，増悪・合併症を予防するために適切な情報や知識を伝えながら，患者教育（セルフマネジメント）を行って療養を支援する．

表Ⅲ-7-①-5　異常呼吸音の標準化分類

異常呼吸音		音の聞こえ方（例）
断続性副雑音	細かい（捻髪音）	チリチリ，バリバリ（硬いゴム風船をふくらませたような音）
	粗い（水泡音）	ボコボコ（鍋にお湯が沸騰しているような音）
連続性副雑音	低調性（いびき音）	ウーウー（低いいびきのような音）
	高調性（笛音）	ヒューヒュー（口笛のような音）
胸膜摩擦音		ギュッギュッ（こすれ合うような音）

（文献8）より）

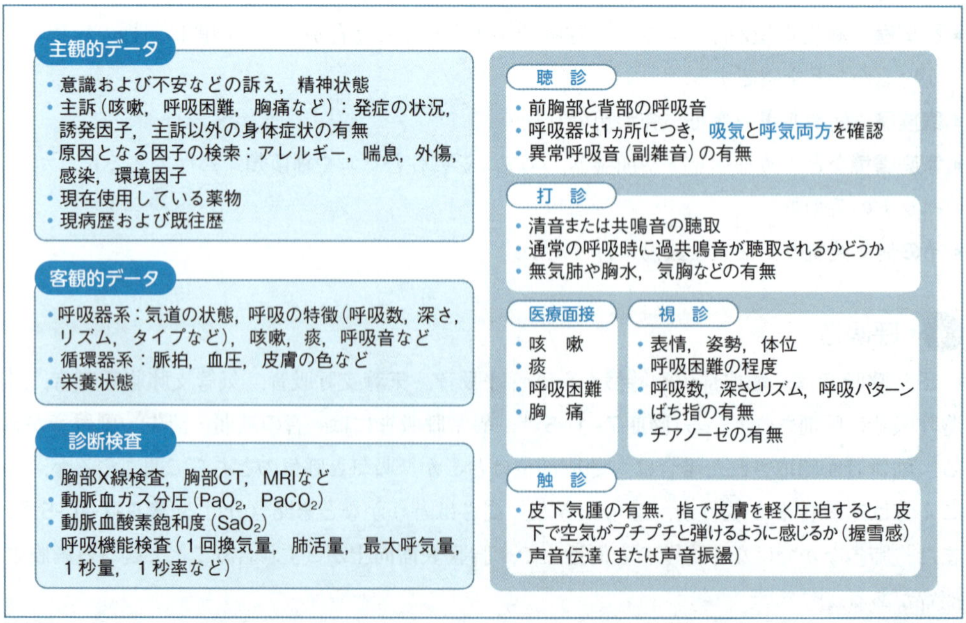

主観的データ
- 意識および不安などの訴え，精神状態
- 主訴（咳嗽，呼吸困難，胸痛など）：発症の状況，誘発因子，主訴以外の身体症状の有無
- 原因となる因子の検索：アレルギー，喘息，外傷，感染，環境因子
- 現在使用している薬物
- 現病歴および既往歴

客観的データ
- 呼吸器系：気道の状態，呼吸の特徴（呼吸数，深さ，リズム，タイプなど），咳嗽，痰，呼吸音など
- 循環器系：脈拍，血圧，皮膚の色など
- 栄養状態

診断検査
- 胸部X線検査，胸部CT，MRIなど
- 動脈血ガス分圧（PaO_2，$PaCO_2$）
- 動脈血酸素飽和度（SaO_2）
- 呼吸機能検査（1回換気量，肺活量，最大呼気量，1秒量，1秒率など）

聴診
- 前胸部と背部の呼吸音
- 呼吸器は1ヵ所につき，吸気と呼気両方を確認
- 異常呼吸音（副雑音）の有無

打診
- 清音または共鳴音の聴取
- 通常の呼吸時に過共鳴音が聴取されるかどうか
- 無気肺や胸水，気胸などの有無

医療面接
- 咳嗽
- 痰
- 呼吸困難
- 胸痛

視診
- 表情，姿勢，体位
- 呼吸困難の程度
- 呼吸数，深さとリズム，呼吸パターン
- ばち指の有無
- チアノーゼの有無

触診
- 皮下気腫の有無．指で皮膚を軽く圧迫すると，皮下で空気がプチプチと弾けるように感じるか（握雪感）
- 声音伝達（または声音振盪）

図Ⅲ-7-①-6　呼吸器のアセスメント

F 疾病管理（セルフマネジメント教育を含む）

i 看護ケア

　苦痛の緩和，体温コントロール，安静・水分・栄養補給，保温・加湿，適切な酸素使用，排痰・鎮咳，口腔ケア・保清，感染拡大の防止に努める．

ii 肺炎予防教育

- 感染予防について指導し，病原微生物侵入の感染経路を断つために，含嗽，手洗い，マスク着用を推奨し，誤嚥防止を行う．
- 高齢者の市中肺炎のなかには誤嚥性肺炎が含まれていることもあるので，むせなどの症状があれば嚥下評価をすることが望ましい．
- インフルエンザワクチンの接種を年1回，肺炎球菌ワクチンの接種を5年に1回行う．
- 易感染状態を避けるため，栄養や休養，基礎疾患の改善を図る．
- 口のなかは湿潤で温かく，細菌が比較的繁殖しやすい環境にあるため，口のなかを清潔に保つことが重要である．
- 禁煙指導を行う．

iii 早期発見

　肺炎は，治療が早ければ早いほど回復も早まる．高熱，咳嗽，痰が継続したら，医療機関の受診を促す．かぜ症候群やインフルエンザに罹患したときは，とくに注意が必要である．高齢者の場合，感染に対する抵抗力だけでなく，反応も低下しているため，典型的な症状が現れにくく，肺炎の発見が遅れるケースもしばしばみられる．したがって，家族など周囲に注意するよう説明しておくとよい．高齢者に，通常と異なる様子がみられた際は，早急に医療機関を受診することが重要となる．

事例で実践してみよう！

事例：Aさん，35歳，男性，小学校の体育教員．3日前から咳嗽と発熱を訴え，1月20日に外来受診した．咳嗽が現れる3日前までは普段どおりの生活であった．2日前から37.0℃の微熱があり，前日に38.9℃まで上昇した

生活歴：喫煙20本/日×15年，妻と2歳の子どもと3人暮らし

診療所での計測・処置：血圧110/74mmHg，体温38.6℃，脈拍数96/分，呼吸数12/分，咽頭に特記すべき所見なし．肺音に断続性ラ音なし．咳嗽は軽度で，ただちにサージカルマスク着用を指示，鼻腔ぬぐい液を採取．インフルエンザ迅速キットによりA型インフルエンザと診断．5日間の抗インフルエンザ薬（内服）が処方され，帰宅となった

> Q1　Aさんが外来受診した際に，感染予防として対応すべきことは何でしょうか？
> Q2　自宅で療養することになったAさんですが，出勤はいつからできますか？
> Q3　同居している家族はどのような点に注意したらよいですか？
> Q4　Aさんにはどのような療養指導が必要ですか？
> Q5　Aさんには，今後どのような呼吸器感染症予防対策を説明するとよいでしょうか？

まとめ

　呼吸器感染症はかぜ症候群から肺炎まで幅広い．乳幼児や高齢者，糖尿病などの基礎疾患がある場合には，細菌の二次感染による肺炎といった呼吸器合併症のリスクが高くなることを念頭に置き，呼吸器感染症の予防対策や肺炎予備軍の早期発見・治療に努めることが重要である．

参考文献

1) 厚生労働省：死亡数・死亡率．平成23年人口動態統計月報年計（概数）の概況，2012．
   http://www.mhlw.go.jp/toukei/saikin/hw/jinkou/geppo/nengai11/kekka03.html#k3_2
2) 医療情報科学研究所（編）：病気がみえる vol.4 呼吸器，第1版，メディックメディア，東京，2007．
3) 日本呼吸器学会呼吸器感染症に関するガイドライン作成委員会（編）：成人気道感染症診療の基本的考え方，日本呼吸器学会，2003．
4) 日本呼吸器学会：呼吸器の病気，感染性呼吸器疾患—インフルエンザ．学会ウェブサイト．
   http://www.jrs.or.jp/modules/citizen/index.php?content_id = 126
5) 医療・介護関連肺炎（NHCAP）診療ガイドライン作成委員会：医療・介護関連肺炎（NHCAP）診療ガイドライン，呼吸器学会，2011．
6) 日本呼吸器学会市中肺炎診療ガイドライン作成委員会：成人市中肺炎診療ガイドライン，日本呼吸器学会，2007．
7) 日本呼吸器学会呼吸器感染症に関するガイドライン作成委員会（編）：成人院内肺炎診療ガイドライン，日本呼吸器学会，2008．
8) 山内豊明：自信がもてる呼吸音の聴診と評価．月刊ナーシング，29（11）：126-130，2009．
9) 福井次矢，井部俊子，山内豊明（監）：ベイツ診療法，第2版，メディカル・サイエンス・インターナショナル，東京，2015．

（高井奈津子）

7 コモン・ディジーズ，コモン・シンプトムへの対応
② 皮膚障害

学習目標
① 皮膚障害の分類，原因，治療の基本を理解し，トリアージができる
② 創傷の分類，病態，治療過程を理解し，適切な処置を実施できる
③ 熱傷の分類，治療過程を理解し，適切な処置を実施できる
④ 褥瘡の分類，治療過程を理解し，適切な処置を実施できる

必要とされる看護技術
- 皮膚障害をトリアージするためのフィジカルアセスメント
- 創傷のアセスメント
- 皮膚障害，創傷管理方法の選択と指導

実践において参考・順守すべき診療ガイドラインなど
- 日本皮膚科学会：接触皮膚炎診療ガイドライン，2009
- 日本皮膚科学会：アトピー性皮膚炎診療ガイドライン2016年版，2016
- 日本皮膚科学会：創傷・熱傷ガイドライン委員会報告─1〜6，2011
- 日本熱傷学会：熱傷診療ガイドライン，改訂第2版，2015
- 日本褥瘡学会：褥瘡予防・管理ガイドライン，第3版，2012

A 皮膚障害とプライマリ・ケアにおける課題

皮膚は人体で最大の面積(成人で1.6m^2)・重量(体重の約16%)をもつ臓器であり，人体の恒常性を維持するため，外界刺激(物理的，光線，化学的，病原微生物など)からの保護，体温調節，免疫機能，保湿機能，知覚作用，分泌・排泄作用などを担っている．

皮膚障害とは，「皮膚構造の連続性が途切れた状態および正常な皮膚生理機能が低下した状態」をいう[1]．プライマリ・ケアにおいて頻繁に遭遇する皮膚障害は，湿疹や蕁麻疹などの

皮膚炎と創傷（熱傷，褥瘡も含む）である．皮膚炎の原因や病態は多種多様で，原因検索や診断には詳細な病歴聴取やフィジカルアセスメントが重要となる．また，創傷（熱傷，褥瘡も含む）については重症度を判定し，急性期創傷（外傷）では神経や腱，骨など皮膚を超えた損傷がないかを判断し，必要であれば迅速に専門医に依頼する．急性期や急性憎悪時には瘙痒感や疼痛といった症状の軽減・緩和に努め，慢性創傷では治癒機転が阻害されている原因をアセスメントし，正常な治癒過程をたどれるように管理することが重要となる．

B プライマリ・ケアにおける看護師の役割

皮膚障害における看護師の役割は，皮膚症状や障害により患者の生活がどの程度阻害されているかをアセスメントし，診療の補助を行うとともに，生活環境，生活習慣を調整できるように援助することである．患者の対象年齢は乳幼児から高齢者まで多岐にわたるため，発達段階や環境に合わせ，皮膚障害や治療・処置によって患者のQOLが低下することを防ぎ，患者および家族に対してセルフコントロールに必要な治療や処置方法を指導・支援していく．

C 湿疹・皮膚炎，蕁麻疹

i 湿疹，アトピー性皮膚炎

湿疹（皮膚炎）は皮膚疾患の日常診療では最もポピュラーであり，皮膚科外来患者の約1/3を占めるといわれている[2]．症状としては，瘙痒や発赤，落屑，漿液性丘疹を呈する．

湿疹は外的因子と内的因子が絡み合って生じる（図Ⅲ-7-②-1）[2]が，多くは刺激物質やアレルゲンなどの外的因子による接触皮膚炎で，大きく刺激性とアレルギー性に分類される．接触部位に一致した発赤や水泡などの湿疹反応を示す．

アトピー性皮膚炎は，アトピー素因などの内的因子に基づき，慢性に湿疹・皮膚炎を繰り返す．アトピー素因とは，「①家族歴・既往歴（気管支喘息，アレルギー性鼻炎・結膜炎，

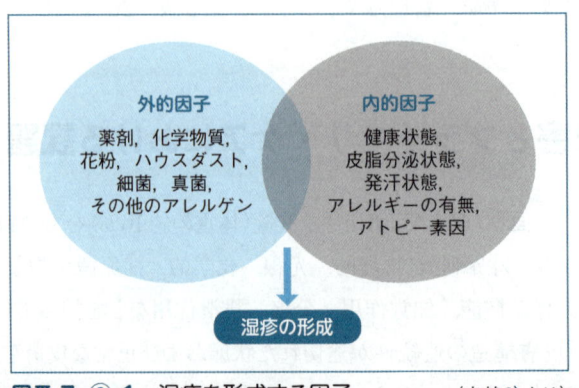

図Ⅲ-7-②-1　湿疹を形成する因子　　　　　（文献2）より）

アトピー性皮膚炎のうちいずれか，あるいは複数の疾患)があること」または「②IgE抗体を産生しやすい素因」を指す[3]．

湿疹の主な治療はステロイド軟膏の外用とアレルゲンを断つことである[2]．一次的なアレルギー反応であればステロイド軟膏の外用薬使用により数日で症状は改善するが，苔癬化し症状が慢性化した場合は，しっかりと症状が治るまで治療を続け，保湿剤の使用やスキンケアを行う必要がある．

アトピー性皮膚炎ではステロイドおよび免疫抑制薬の外用，抗ヒスタミン薬の内服や保湿剤の塗布などのスキンケアが主な治療となる．

ii ● 蕁麻疹

蕁麻疹は皮膚や粘膜の血管透過性が亢進し，真皮上層に浮腫をきたした状態で，瘙痒を伴う一過性・限局性の境界明瞭な円形や地図状の紅斑や隆起した膨疹を生じる．

その原因は細菌感染や物理的刺激（寒冷刺激，日光など），種々の全身疾患，食物，薬剤，精神的ストレスなどさまざまで，増悪要因が複数関与していることもあり，原因の特定が困難なケースも少なくない（60～70％程度）．

蕁麻疹は1型アレルギーが関与しているといわれており，治療は抗ヒスタミン薬，抗アレルギー薬の内服が第一選択で，増悪因子が明らかな場合はそれを除去する[2]．

蕁麻疹とともに呼吸困難や意識低下，血圧低下などがみられる際は，アナフィラキシーショックが考えられ，生命に危険が及ぶため，アドレナリン注射液（エピペン®）の使用やステロイドの全身投与が必要となる．

D 皮膚障害の診断手順

皮膚障害時は病変部だけではなく全身を視診と触診により確認し，皮膚障害の程度を把握する．また，現病歴や家族歴，職業歴，生活歴，既往歴など，詳細な医療面接を通じて現症や皮膚障害の原因を把握する．

i ● 医療面接

a. 主 訴
- 皮膚障害の部位と症状．

b. 現病歴
- いつから，どこに，どのような症状があるのか．
- 前駆症状や自覚症状，原因となる出来事（誘因）があるか．
- 全身症状があるか（発熱，倦怠感，頭痛，関節痛，筋肉痛，不眠など）．
- 症状の程度はどのように推移しているか（増悪因子，寛解因子，出現時間の特徴（季節性）などはあるか）．

- 症状の範囲はどのように変化しているか（拡大，出現・消退を繰り返すなど）．

c. 既往歴
- 過去に罹患した疾患や治療歴（糖尿病や肝・腎疾患，膠原病などの自己免疫疾患などの有無）．

d. 内服歴
- 現在の内服薬とともに，過去1〜2ヵ月以内に内服していたものや，開始・中止になった薬剤（市販薬・サプリメントなども含む）．

e. 家族歴
- アトピー素因，膠原病など遺伝性素因の有無．
- 生活習慣病（糖尿病，高血圧など）や悪性腫瘍．

f. アレルギー歴
- 薬剤，食物，物理・機械的刺激などによるアレルギーの有無と症状（とくに湿疹や皮膚炎を主訴としている場合は詳細に聴取）．

g. 社会歴
- 飲酒歴，喫煙歴，食事，睡眠，排泄習慣，月経周期．
- 職業，経済状況，海外渡航歴．
- 家族や身近な人（家族，職場や学校，接触者など）に同症状や類似症状がみられるか（感染性や環境要因）．

h. システムレビュー
- 頭部から足の先までの自覚症状について，皮膚症状以外の自覚症状の有無も含めて系統立ててたずねる．
- 疼痛や瘙痒感，しびれ感，知覚鈍麻，冷感，灼熱感などの症状や随伴症状の有無．

i. フィジカルアセスメント
- バイタルサイン（発熱の有無，血圧変動，呼吸状態など）．
- 視診，触診により全身の皮膚病変の有無を確認．
- 皮疹は数や大きさ，形状，色調，表面の状態や分布などを確認．
- 皮膚病変以外の症状に合わせ，異常所見の有無を確認（発熱原因検索で褥瘡があったなど）．
- 感染症などによっては膿や滲出液に特徴的な臭いのものがあるため，嗅診にて確認．

E スキンケア

　ドライスキンなどで皮膚のバリア機能が低下していると，異物が侵入しやすく，湿疹・皮膚炎が発生する可能性が高まる．また，便や排泄物が常に付着している部分の皮膚には浸軟（ふやけ）がみられ，排泄物の化学的刺激や洗浄・ふきとりといった機械的刺激によりバリア機能が低下し，びらんや皮膚炎などの皮膚障害が起こりやすい．外用薬などの治療とともに，バリア機能の保持・回復に向けて基本的なスキンケアが必要となる．

スキンケアとは「皮膚の生理機能を良好に維持する，あるいは向上させるために行うケアの総称である．具体的には，皮膚から刺激物，異物，感染源などを取り除く**洗浄**，皮膚と刺激物，異物，感染源などを遮断したり，皮膚への光熱刺激や物理的刺激を小さくしたりする**被覆**，角質層の水分を保持する**保湿**，皮膚の浸軟を防ぐ**水分の除去**などをいう」と定義される[1]．具体的なケアとしては，以下があげられる．

①皮膚は弱酸性に保つことによりアルカリ中和能をもつため，皮膚のpHを崩さない弱酸性の洗浄剤を使用することが望ましい．また，タオルの摩擦といった機械的刺激をできるだけ避け（こすらない），愛護的に洗浄する．

②過剰な皮脂の喪失を防ぐため，入浴はぬるま湯（38〜40℃以下）とし，長時間の入浴は避ける．入浴後はすぐ（5〜10分の間）に保湿剤（ワセリンや鉱物油，グリセリンを含んだ保湿用の軟膏やクリーム）を塗布する．

③衣服の柔軟仕上げ剤といった洗剤の添加物，石鹸や化粧品の添加物などの化学的刺激がある場合は，使用を避ける．

④1日1回は洗浄にて外用薬を除去してから，新しい外用薬を塗布する．こすらないように，なじませるように塗る．

⑤おむつやパッドを使用している場合は，排泄物の付着時間を短くし，できるだけドライタイムをつくり，排泄物や滲出液などの化学的刺激や摩擦などの機械的刺激を避ける．

F 創傷，熱傷，褥瘡

i 創傷

a. 創傷とは

創傷とは「外部からの作用により，皮膚・皮下組織および粘膜に解剖学的な非連続性が引き起こされた状態」である[4]．

b. 創傷治癒過程

真皮浅層までの損傷は，創底部と創辺縁からの基底細胞による上皮化が進むことで治癒し，毛根なども修復され，創傷前と同じ状態に回復し，傷跡は残らない．これを**再生治癒（再生）**という．

一方，真皮深層以上の損傷では，創内に肉芽が形成され，その上に表皮が伸展し，上皮化されていく．毛根などの付属器は再生されず，肉芽形成による瘢痕，傷跡が残る．これを**瘢痕治癒（修復）**という[4]．

創傷は治癒機転から**急性創傷**と**慢性創傷**に分けられる．

①急性創傷

原因としては全身状態が良好な患者に起きる外傷や熱傷，手術創に代表され，治癒機転が正常に働く創のことをいう[4]．感染がなく，適切に対処されている縫合創部（異物が除去され，局所の血行障害がない）や手術創部は24〜48時間で創縁が上皮細胞で覆われ，72時間以内に

表Ⅲ-7-②-1　TIME

TIME	WBPの評価項目	治療法	具体的処置	アウトカム
Tissue non-viable or deficient	壊死組織，活性のない組織	デブリドマン	5種のデブリドマン（自己融解的，外科的，化学的，物理的，生物学的）	壊死組織を除去し，創底の活性化を図る
Infection or inflammation	感染または炎症	感染原因の除去	局所洗浄，局所・全身への抗菌薬投与	バクテリアのバランス（細菌負荷の軽減）と炎症の軽減
Moisture imbalance	滲出液のアンバランス	最適な湿潤環境の維持	適切な創傷被覆材，陰圧閉鎖療法	湿潤バランス（乾燥・浸軟予防．創部は湿潤環境，周辺の健常皮膚は乾燥状態）
Edge of wound- non advancing or undermined	創辺縁の治癒遅延またはポケット	デブリドマン，理学的治療法（体圧分散寝具の選択や体位変換）	外科的デブリドマン，局所陰圧閉鎖療法	創辺縁の治癒促進（圧迫やずれの軽減）

（文献5,6）より作成）

皮膚接合面が接着し，閉鎖される．

②慢性創傷

　何らかの要因により治癒機転が働かず，臨床的に適切な治療を行っていても，一定期間内（30日あるいは3週間とする意見が多い）に治癒しない創傷を指す[4]．慢性創傷には，褥瘡，静脈うっ滞性潰瘍，虚血性潰瘍，糖尿病性潰瘍，放射線潰瘍，自己免疫性疾患に伴う潰瘍などがある．

c. 慢性創傷の治癒機転の基本概念

　慢性創傷では，治癒の遷延化の原因を取り除き，創傷の治癒機転が正常に働くようにすることが重要である．創面環境調整（wound bed preparation：WBP）とは，創傷の治癒を促進するため，創面の環境を整え，慢性創傷の局所に内在する創傷治癒阻害因子を除去することを指す[6]．

　また，創面環境調整の実践的指針として，創傷治癒阻害要因をアセスメントし，問題点を発見して解決・改善しようとするのがTIMEの概念であり，これは臨床的観察の4項目の頭文字をとったものである[7]．TIMEの項目に沿った治療方法などを**表Ⅲ-7-②-1**[5,6]に示す．

ⅱ・熱傷

　熱傷とは「熱による皮膚，粘膜の損傷」をいう[7]．小児・成人の熱傷の原因の約70％が熱湯によるもので，その他，火災や調理器具などから衣服への着火，電気，化学物質といった原因がある．熱による熱傷は10歳以下の小児に多いが，近年は高齢者や糖尿病などの神経障害の患者において湯たんぽや電気アンカ，電気カーペットへの長期接触による低温熱傷が増えている．プライマリ・ケアでの熱傷治療は，重症度を判定し，重症・中等度熱傷は一般病院または総合病院へ迅速に搬送し，局所治療の軽症例に対しては適切な初期治療を行うことが目標となる．

a. 熱傷の診断手順

　熱傷患者に対しては，熱傷面積および熱傷深達度を推定し，重症度判定を行う．熱傷の診

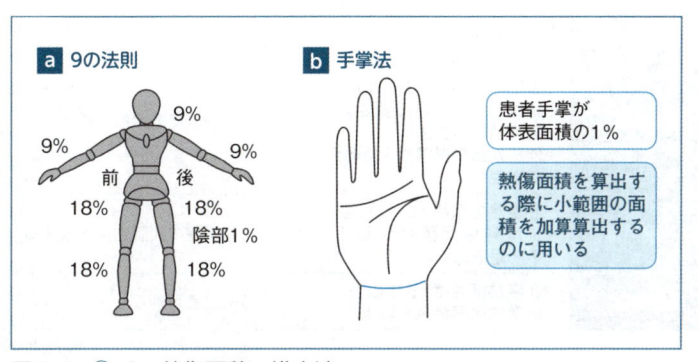

図Ⅲ-7-②-2　熱傷面積の推定法

表Ⅲ-7-②-2　深達度分類と臨床症状

深達度分類		臨床症状
Ⅰ度熱傷 (epidermal burn：EB)	表皮熱傷で受傷部皮膚の発赤のみ	・紅斑(有痛性)
Ⅱ度熱傷 (真皮に及ぶ損傷)	浅達性Ⅱ度熱傷(superficial dermal burn：SDB)：真皮の表層部(有棘層・基底層)にとどまる損傷	・紅斑(有痛性) ・水疱(圧迫で発赤が消失)
	深達性Ⅱ度熱傷(deep dermal burn：DDB)：真皮の深層部(乳頭層・乳頭下層)に達する損傷	・紅斑，紫斑～白色 ・知覚鈍麻 ・水疱(圧迫しても発赤が消失しない)
Ⅲ度熱傷 (deep burn：DB)	表皮と真皮全層の損傷，皮膚全層の壊死	・黒色，褐色または白色 ・水疱(無痛性) ・白色または褐色皮革様，完全に炭化した熱傷も含む

(文献7)より改変)

療手順は，以下のとおりである．

① 重症度は，深達度・受傷面積・部位・年齢・合併症の有無も考慮して判定する．面積の推定法としては，9の法則，5の法則や，局所的な推定法として手掌法がある(**図Ⅲ-7-②-2**)．

② 熱傷の深達度(**表Ⅲ-7-②-2**)[7]は時間の経過で変化することがあるため，受傷時および受傷数日後にも判定し，年齢，関節部かどうか，美容面，本人や家族の希望も考慮し，保存的治療か手術療法かを判断する．

③ 重症度により，治療のための医療機関(熱傷センター，総合病院など)を選択する(**表Ⅲ-7-②-3**)[7]．

b. 熱傷の治療

熱傷の急性期の局所的な治療の目標は，「壊死を除去する」「創を湿潤状態に保つ」「感染を防ぐ」「創を安静に保つ」「浮腫や腫脹を抑える」「疼痛の緩和」である．深達度によっては，創の管理とともに肥厚性瘢痕の予防や，瘢痕拘縮といった機能障害の防止のための理学療法も考慮する．小範囲熱傷においては自宅での入浴，シャワー浴は推奨される．熱傷深達度と局所療法を**表Ⅲ-7-②-4**にまとめる．

表Ⅲ-7-②-3　Artzの基準

重症熱傷	・Ⅱ度熱傷面積30％以上 ・Ⅲ度熱傷面積10％以上 ・顔面，手，足のⅢ度熱傷 ・気道熱傷の合併 ・軟部組織の損傷や骨折の合併 ・電撃傷	総合病院での治療を要する
中等度熱傷	・Ⅱ度熱傷面積15〜30％ ・Ⅲ度熱傷面積10％以下（顔面，手，足を除く）	一般病院で入院治療を要する
軽症熱傷	・Ⅱ度熱傷面積15％以下 ・Ⅲ度熱傷面積2％以下	外来治療可能

(文献7)より改変)

表Ⅲ-7-②-4　熱傷深達度と局所療法

深達度	治療・処置	治癒過程
Ⅰ度熱傷	・受傷早期の冷却（流水で30分以上） ・外用薬（ステロイド）	1〜2週間で上皮化し治癒．肥厚性瘢痕は残さない
Ⅱ度熱傷	・壊死組織を除去 ・感染予防（スルファジアジン銀クリーム，抗菌外用薬） ・トラフェルミンの使用 ・水疱は可能なら保存，数日後に滲出液排出 ・創面が固着しないようにシリコンガーゼや創傷被覆材などを使用（壊死組織を除去してから）	3〜4週間を要して上皮化し治癒するが，肥厚性瘢痕ならびにケロイドを残す可能性が高い
Ⅲ度熱傷	・壊死組織の除去（外科的，化学的，自己融解などのデブリドマン） ・感染予防（抗菌外用薬，スルファジアジン銀クリーム） ・手術（外科的デブリドマン，植皮術）前の創状態コントロール ・植皮術	受傷部位の辺縁からのみ上皮化するので，治癒に1〜3ヵ月以上を要し，植皮術を施行しないと肥厚性瘢痕，瘢痕拘縮をきたす

ⅲ ● 褥瘡

a. 褥瘡の疫学とリスクアセスメント

　褥瘡について，「身体に加わった外力は骨と皮膚表層の間の軟部組織の血流を低下，あるいは停止させる．この状況が一定期間持続されると組織は不可逆的な阻血性障害に陥り褥瘡となる」とされている[8]．

　褥瘡の有病率は病院1.92〜3.52％，介護保険施設1.89〜2.20％，訪問看護ステーション（在宅）5.45％であり，日常生活自立度は介護老人福祉施設ではランクB2（介助で車椅子移乗，食事・排泄に介助が必要）が42.9％，その他の施設ではランクC2（自力で寝返りができない）が52.4〜64.5％となっている．どの施設においても，最もよく褥瘡が生じる部位は仙骨部である．

　褥瘡は，リスクアセスメントによって発生を予防することが重要である．褥瘡が発生したら，褥瘡の局所的な管理とともにリスクアセスメントを行い，褥瘡原因の除去と慢性創傷の治癒機転を正常に戻していくよう努める．

　褥瘡発生のリスクアセスメントツールには，一般的なものとして**表Ⅲ-7-②-5**[8]のようなスケールがある．施設や在宅など，患者の生活環境を考慮し，褥瘡の予測妥当性の高いスケールを使用して褥瘡予防に役立てる．

表Ⅲ-7-②-5　リスクアセスメント・スケールの種類と評価項目

	外　力							湿　潤	栄　養
	知覚の認知	活動性	可働性	摩擦とずれ	過度な骨突出	浮　腫	関節拘縮		
①量的に評価 　1) ブレーデンスケール 　2) K式スケール 　3) OHスケール	○	○ ○	○ ○ ○	○ ○	○ ○	○	○	○ ○	○ ○
②質的に評価 　厚生労働省による褥瘡に 　関する危険因子評価票	○	○		○	○	○	○	○	○

(文献8)より)

b. 褥瘡の局所的アセスメント

　褥瘡の管理では，褥瘡の状態を正確に評価し，個々の褥瘡の状態に応じたケアを選択することが重要となる[8]．褥瘡の状態の評価方法として，2008年に日本褥瘡学会が公表した褥瘡状態判定スケール「DESIGN-R®」が頻用されている．「DESIGN-R®」は，深さ(depth)，浸出液(exudate)，大きさ(size)，炎症／感染(inflammation/infection)，肉芽組織(granulation tissue)，壊死組織(necrotic tissue)，ポケット(pocket)について，褥瘡状態を数量化し，重症度と経過を評価することができる[8]．その他の褥瘡と深達度分類として，米国褥瘡諮問委員会(National Pressure Ulcer Advisory Panel：NPUAP)とヨーロッパ褥瘡諮問委員会(European Pressure Ulcer Advisory Panel：EPUAP)の国際分類がある(**表Ⅲ-7-②-6**)．

c. 褥瘡の治療とケア

　褥瘡は，局所的な治療・管理とともに，対象者の栄養状態や基礎疾患，ADLなどの全身状態をアセスメントしたうえでケアを選択することが重要である．**図Ⅲ-7-②-3**に褥瘡ケアのアルゴリズムを示す[8]．

①体圧分散
- ADLに合わせた適切な体圧分散寝具の選択と体位変換スケジュールの実施．
- ポジショニングとポジショニング枕の選択．
- シーティングクッション(坐位や車椅子時)の使用．

②スキンケア
　ドライスキン，浸軟予防，排泄物などの化学的刺激，こするなどの機械的刺激からの保護．

③栄養管理
　低栄養，貧血，ビタミン，微量元素などの評価と，必要時は補助食品やサプリメントでの補正を行う．

④局所的管理
- 創面環境調整の概念に基づき，TIMEのコンセプトまたはDESIGN-R®の大文字を小文字に変えていくように治療を進める．
- 褥瘡の深達度や滲出液，感染状態など，創の状態に合わせた適切な外用薬や創傷被覆材の選択をする．

III 疾病予防と疾病管理

表III-7-②-6 DESIGN-R®の深さと深達度分類

DESIGN-R®の深さ（2008年）	NPUAP-EPUAP分類（2009年）
d0 皮膚損傷・発赤なし	—
d1 持続する発赤	カテゴリ／ステージⅠ：消退しない発赤 通常骨突出部位に限局された領域に消退しない発赤を伴う，損傷のない皮膚．皮膚の変色，熱感，浮腫，硬結または疼痛が認められる場合もある．色素の濃い皮膚には明白な消退は起こらないが，周囲の皮膚と色が異なることがある
d2 真皮までの損傷	カテゴリ／ステージⅡ：部分欠損または水疱 黄色壊死組織（スラフ）を伴わない，創底が薄赤色の浅い潰瘍として現れる真皮の部分欠損．被蓋が破れていないもしくは開放／破裂した，血清または漿液で満たされた水疱を呈することもある
D3 皮下組織までの損傷	カテゴリ／ステージⅢ：全層皮膚欠損（脂肪層の露出） 全層組織欠損．皮下脂肪は確認できるが，骨，腱，筋肉は露出していない．組織欠損の深度がわからなくなるほどではないが，スラフが存在することがある．ポケットや瘻孔が存在することもある
D4 皮下組織を超える損傷 D5 関節腔・体腔に至る損傷	カテゴリ／ステージⅣ：全層組織欠損 骨，腱，筋肉の露出を伴う全層組織欠損．スラフまたはエスカー（黒色壊死組織）が付着していることがある．ポケットや瘻孔を伴うことが多い
DU 深さ判定が不能の場合	判定不能（アメリカ向けの追加カテゴリ） 創底にスラフやエスカーが付着し，潰瘍の実際の深さが全くわからなくなっている全層組織欠損
—	深部組織損傷疑い（アメリカ向けの追加カテゴリ） DTI：deep tissue injury．圧力や剪断力によって生じた皮下軟部組織の損傷に起因する，限局性の紫色または栗色の皮膚変色または血疱

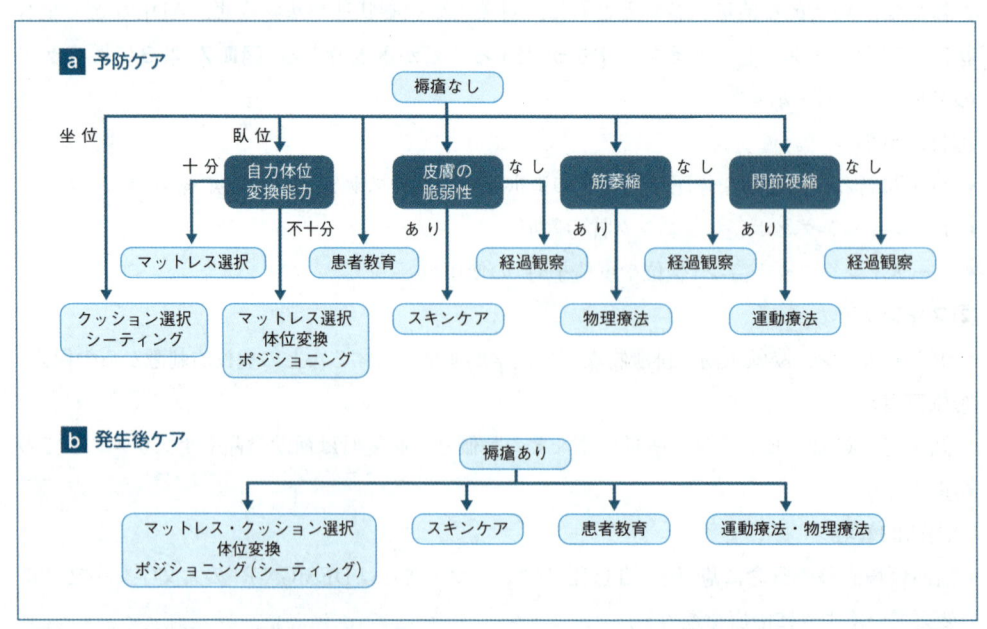

図III-7-②-3 褥瘡のケアのアルゴリズム （文献8）より）

- デブリドマンや陰圧閉鎖療法など，創傷治癒機転の正常化に向けた処置を実施する．

⑤褥瘡悪化または再発防止のための患者・家族指導

リスクアセスメントスケールなどのツールを活用し，ADLや生活環境をアセスメントし，QOLが低下することなく継続できる方法を検討する．

事例で実践してみよう！

事例：75歳，女性．夕飯の準備中にお湯の入った鍋をひっくり返し熱湯にて受傷，診療所を受診した．両大腿部前面全体と左前腕の1/2に発赤，水疱を認める．発赤部はぴりぴりとした強い痛みがある．左前腕の水疱は一部が破綻し，真皮が露出している

診療所での計測：血圧146/88mmHg，脈拍数97/分，体温37.6℃，SpO_2 96%

- **Q1** この患者の熱傷重症度を判定し，療養場所を判断してみましょう．
- **Q2** 湿疹・皮膚炎の外的因子および内的因子をあげてください．
- **Q3** ドライスキンを伴うアトピー性皮膚炎のある患者のスキンケアについて説明してみましょう．
- **Q4** 慢性創傷の病態と疾患をあげてください．
- **Q5** 仙骨部に皮下組織に達する褥瘡が発生しました．NPUAP-EPUAPの国際分類ではどのカテゴリに当たりますか？

まとめ

皮膚障害の原因，病態は多種多様であり，詳細な病歴聴取や全身の診察が欠かせない．急性期では重症度判定を行い，適切な初期対応ができることが望ましく，慢性的に経過する疾患では，対象者がセルフコントロールできるよう処置や治療の指導・支援が必要となる．

局所のみならず，対象者の心理や生活状況を含めた全体をアセスメントし，適切なケア・支援を提供することで，創傷を含む皮膚障害の改善や症状の緩和，治療の継続が図れると考える．

参考文献

1) 佐藤博子, 多田弥生, 徳永惠子, 他：系統看護学講座 専門分野Ⅱ 成人看護学12 皮膚, 第12版第8刷, 医学書院, 東京, 2011.
2) 清水 宏：あたらしい皮膚科学, 第2版, 中山書店, 東京, p.105, 2011.
3) 日本皮膚科学会アトピー性皮膚炎診療ガイドライン作成委員会：アトピー性皮膚炎診療ガイドライン2016年版. 日本皮膚科学会雑誌, 126（2）：121-155, 2016.
4) 真田弘美, 溝上祐子, 市岡 滋, 他：ナースのためのアドバンスド創傷ケア, 照林社, 東京, 2012.

5) 日本皮膚科学会創傷・熱傷ガイドライン委員会：創傷・熱傷ガイドライン委員会報告—1：創傷一般. 日本皮膚科学会誌, 121(8)：1539-1559, 2011.
6) 大浦武彦, 田中マキ子：TIMEの視点による褥瘡ケア 創床環境調整理論に基づくアプローチ, 学研, 東京, 2004.
7) 日本皮膚科学会創傷・熱傷ガイドライン委員会：創傷・熱傷ガイドライン委員会報告—6：熱傷診療ガイドライン. 日本皮膚科学会誌, 121(14)：3279-3306, 2011.
8) 日本褥瘡学会(編)：褥瘡ガイドブック—褥瘡予防・管理ガイドライン, 第3版, 2012.

〔渡辺美和〕

7 コモン・ディジーズ，コモン・シンプトムへの対応
③ 脱　水

> **学習目標**
> ① 正常な電解質，水分バランスについて理解し，脱水症状について学ぶ
> ② 脱水の種類に基づく治療法について学ぶ
> ③ 電解質，水分の補正のための処置について学ぶ

> **必要とされる看護技術**
> - 電解質，水分バランスの理解
> - 脱水を発見し受診につなげるためのフィジカルアセスメント
> - 脱水への対処方法（温度・湿度調整，経口補水療法など）

> **実践において参考・順守すべき診療ガイドラインなど**
> - National Institute for Health and Care Excellence (NICE)：NICE clinical guideline, 2013
> - 日本救急医学会：熱中症診療ガイドライン，2015

A 脱水の疫学とプライマリ・ケアにおける課題

　脱水は感染症，糖尿病，頻尿，熱中症，下痢，嘔吐など，さまざまな要因によって生じ，プライマリ・ケアにおいては身近な症状といえる．脱水の原因の1つである熱中症では，2014年に529人が死亡しており，そのうち80.9％が65歳以上の高齢者であった[1]．現在，人口の4人に1人が65歳以上の高齢者となっており，患者・家族に対して，脱水の予防法，初期対応法，受診のタイミングなどを支援・教育していくことはプライマリ・ケア看護師の重要な役割である．

B プライマリ・ケアにおける看護師の役割

患者・家族が自宅で行える脱水への対処方法および受診するタイミングについての教育を実施することにより，以下を達成する．

①脱水症状の発症を予防する
②脱水症状の悪化を防ぐ
③高齢者の脱水・熱中症による死亡率を減少させる

C 脱水とは

i 脱水の定義

脱水とは，体液量の減少を意味し，細胞外液が喪失する細胞外液量減少（volume depletion）と，主として水が失われる細胞内脱水（dehydration）の両方を含む概念である．同じ量の体液が失われても，両者における病態，症状，身体所見，検査結果は異なり，治療方針も変わってくる．しかし実際には，両方の病態が混在することも多く，明確な区別は難しい．

細胞外液量減少は，消化管出血，嘔吐，下痢，利尿薬の使用などが原因となる．細胞外腔からのナトリウム喪失によって，循環動態に影響を及ぼし，低ナトリウム血症となる．一方，細胞内脱水は，細胞内の水分喪失を意味し，最終的には細胞の脱水が起こり，血漿ナトリウム濃度と浸透圧を上昇させ，高ナトリウム血症となる[2]．

ii 脱水の病態・発症メカニズム

脱水は，低張性脱水，高張性脱水，等張性脱水の3種類に分類される[2,3]．

a. 低張性脱水

ナトリウム欠乏性脱水とも呼ばれ，嘔吐，下痢などによって，ナトリウムを含有する体液を喪失することで引き起こされる．利尿薬の使用も原因となり得る．

低張性脱水では，細胞外液が大きく減少し，血圧および循環血液量が低下することから，全身倦怠感や立ちくらみが著明となる．また，嘔気・嘔吐などを伴い，進行するとけいれんを起こすこともある．口渇はほとんどみられず，尿量は比較的保たれる．血中ナトリウム量は低下し，BUNが上昇する．

b. 高張性脱水

水欠乏性脱水とも呼ばれ，不感蒸泄などによる水分の喪失に加え，水分摂取が困難な際に起こり，細胞外液の減少をきたす．主な症状には，口渇，皮膚・粘膜の乾燥，舌の乾燥による言語不明瞭がある．体温調節の障害によって発熱がみられ，進行すると不安，せん妄，昏睡に陥る．血中ナトリウム，カリウム，マグネシウムがいずれも上昇し，高比重の尿となる．

c. 等張性脱水

低張性脱水と高張性脱水が同時に起こることを等張性脱水という．嘔吐・下痢などによって体液を失うとともに，水分摂取ができない場合，ナトリウムと水分を同時に喪失する状態となる．嘔吐，血圧低下などのナトリウム欠乏性脱水の症状とともに，口渇，乏尿などの水分欠乏性脱水の症状が加わる．一般的に，ナトリウムあるいは水分のみが欠乏するということはまれであり，等張性脱水が大部分を占める．

iii ● 脱水の進行・合併症など

脱水状態が長く続くと腎前性腎不全や低容量性ショックとなり，生命にかかわることがある．そのため，迅速な受診・診断・治療が必要である．

D 脱水の診断基準

脱水の治療において，どのくらい体液量が喪失しているかを推測することが最も重要となる．そのため，あらゆる指標を用いて，総合的に判断する必要がある．指標としては，以下の臨床症状および検査結果を用いる[4]．

i ● 臨床症状

意識レベル低下，体重減少，尿量減少，四肢冷感，発熱，血圧低下，頻脈，口腔内乾燥，腋窩乾燥，眼球陥没，毛細血管再充満時間(capillary refill time：CRT)＞3秒（強く爪を圧迫し，離した後の爪の色の戻る時間を測定する），ツルゴールの低下（皮膚をつまみ，皮膚の戻り具合をみる．脱水では戻りにくくなる．しかし，高齢者では脱水でなくても戻りにくいため，これだけで判断をしてはいけない）．

ii ● 検査結果

血清タンパク，ヘモグロビン，ヘマトクリット，BUN/Cr比，血清尿酸値，血清電解質，尿浸透圧，尿比重の上昇，エコーによる下大静脈の縮小．

E 脱水の治療

脱水症の治療は輸液療法となる．可能な場合には経口摂取で，不可能なら点滴にて補正を行う[3〜5]．

i ● 経口摂取が可能な脱水症（体重減少率1〜9％）

市販の経口補水液(oral rehydration solution；ORS)である「OS-1®」を用いるか，砂糖20〜40g＋食塩3g＋水1ℓでORSを作成する．ORSは，500mLを1時間ほどかけて少しずつゆっ

くりと飲んでもらう．ORSは薄めず飲むが，飲みにくい場合はレモンを加えるとよい．症状が改善しなければ，輸液療法への切り替えを躊躇してはいけない．

ii ● 高張性脱水

高張性脱水の治療では，生理食塩水または0.45％食塩水を用いて，細胞外液量を正常化させる．低張の食塩水などで急速に補正すると，細胞内外の浸透圧バランスが崩れて細胞内に水分が流入し，脳細胞などを膨張させることとなり，水中毒，脳浮腫を生ずる危険性があるため，十分な注意が必要である．

iii ● 低張性脱水

低張性脱水の治療においては，細胞外液の不足分を生理食塩水または乳酸ナトリウム加リンゲル液で徐々に補充する．補正の目安として，不足量の1/2～1/3を1日くらいかけて補充する．急速にナトリウムを補充すると，中心性橋脱髄症の発症リスクが高まるので注意が必要である．

iv ● 脱水離脱後の維持療法

経口摂取や経腸栄養が不可能な場合には，不感蒸泄や尿から喪失されると予想される水分・電解質を，3号液などの維持液を用いて，1,500～2,000 mL/日程度で補充する．

F 脱水の疾病管理

i ● 水　分

人間は，1日に合計2,500 mLほどの水分を出し入れしている．入ってくる水分の内訳は，飲水1,200 mL，食事1,000 mL，食物の酸化によって産生される代謝水は300 mLとなる．また，排泄する水分は，尿1,400 mL，糞便中の水分100 mL，不感蒸泄1,000 mLである．

性別や年齢によって差はあるが，新生児では体重の約75％，小児では70％，成人では60～65％，高齢者では50～55％を水分が占めている．そのため，もともと体内の水分量が少ない高齢者は脱水になりやすい状況にある．

ii ● 高齢者が脱水となりやすい背景

高齢者が脱水になりやすい理由として，以下の7点があげられる．

①筋肉量の低下
②腎機能の低下
③利尿作用のある治療薬の服用で体液を喪失しやすい
④喉の渇きを感じにくくなる

⑤食事量の低下
⑥「トイレが近くなるから……」と飲水を避ける
⑦栄養剤など，濃度の濃い食品の摂取による相対的な水分量の低下

　年齢に伴う変化である①～④については，とくに対処することは難しい．したがって，脱水を防ぐには，尿などとして体外に出ていった水分量を補える量の水分を摂取することが欠かせない．病院にいる際には，尿量を測ったりして，実際にどのくらいの水分量を補充したらよいのかがわかるが，自宅では必要な水分量を計測することは難しい．そのため，脱水となって症状が出た段階で病院に来る高齢者が多い．

iii ● 脱水にならないための対処法

　高齢者に飲水を促しても，「夜間にトイレが近くなるから……」と拒否する人は非常に多い．また，夏や冬などの季節は脱水となりやすく，心筋梗塞や脳梗塞で搬送される高齢者数が増える時期でもある．したがって，自宅でできる脱水の予防策を，高齢者本人および家族に伝えていくことが重要となる．

a. こまめな水分摂取を促す

　具体的には食事，入浴の前後やおやつの時間など，1回100～200 mLの水分補給を促すことにより，1日に必要な水分摂取量1,500 mLを達成することが可能となる．

b. 本人の飲みたいものを提供する

　冷たいもの・温かいものにかかわらず，本人が飲みたいと思うものを提供することで水分摂取量を全体的に増やす．しかし，アルコール類やコーヒーなどの過剰摂取は水分を体外へ排出させることになるため，注意が必要である．

c. 摂取しやすい形態への変更

　ゼリーや氷など，液体以外の形態で摂取してもよい．高齢者が摂取しやすいものを，摂取する気になっているときに提供することを，家族の負担にならない範囲で実施してもらう．

iv ● 病院受診のタイミング

　どんなにきちんと対処をしていても，脱水となってしまうことはある．そのため，高齢者や家族に対して，どのタイミングで受診したらよいのかを伝えていくことも重要となる．とくに以下のような状態になった際には，受診を勧めるべきである．

- 口のなかが乾燥して滑舌が悪い，自分で水分摂取ができない
- 飲食量が減って排尿が少ない，トイレに行く気配がない
- 脱力感があって四肢に力が入らない，全身倦怠感が強く動けない

事例で実践してみよう！

事例：Aさん，70歳，女性．主婦．夫と2人暮らし．2〜3日前より1日3〜4回の下痢および嘔吐が続いていたが，自宅で様子をみていた．しかし，受診当日の朝になっても改善が得られず，Aさんは体がだるいために「死にたい」と話し，心配になった家族が当院を受診させた

診療所での計測：体温36.5℃，血圧102/64mmHg，脈拍数90/分，呼吸数20/分

診療所での検査：心電図にて洞調律，胸部X線では胸水あり，肺炎なし，心拡大なし，BNP 19.2pg/mL，HbA1c 5.2%，FBS 105mg/dL，AST/ALT 25/17IU/L，Na/K/Cl 116/3.9/85mEg/L

診療所での診断名：下痢・嘔吐による低ナトリウム血症

既往歴：狭心症，高血圧症，脂質異常症，慢性腎臓病（CKD）

治療薬：ピタバスタチン（リバロ®）2mg・1回1錠・1日1回・朝食後，エペリゾン（ミオナール®）50mg・1回1錠・1日1回・朝食後，ニフェジピン（アダラート®）CR錠40mg・1回1錠・1日1回・朝食後，ビソプロロール（メインテート®）2.5mg・1回1錠・1日1回・朝食後

- **Q1** 今ある情報から考えられるAさんの状態をアセスメントしてみましょう．
- **Q2** Aさんの脱水の状況をさらに把握するために追加で必要な情報はありますか？
- **Q3** Aさんの脱水は何型でしょう？
- **Q4** 脱水の補正を行うに当たり，注意してみていく所見は何でしょうか？
- **Q5** 入院して点滴治療を行い，低ナトリウム血症は改善したので帰宅となり，退院前にAさんと家族に療養指導をすることになりました．脱水予防のためにどのような内容の療養指導をしたらよいでしょう？

まとめ

脱水は常に発症し得る病態であり，日頃から疾病管理を行っておくことは，高齢者における脱水を発端とした他疾患の予防にもつながる．患者や家族に対して，セルフマネジメント行動や受診のタイミングについて教育することが重要となる．

参考文献

1) 厚生労働省：熱中症による死亡数　人口動態統計（確定数）より；年齢（5歳階級）別にみた熱中症による死亡数の年次推移（平成7年〜26年），2015.
http://www.mhlw.go.jp/toukei/saikin/hw/jinkou/tokusyu/necchusho14/dl/nenrei.pdf
2) 聖路加国際病院内科レジデント（編）：内科レジデントマニュアル，第8版，医学書院，東京，p.24-38, 2013.
3) 大島弓子, 数間恵子, 他：シリーズ看護の基礎科学　第4巻, からだの異常病体生理学Ⅱ, 第1版, 日本看護協会出版社, 東京, p.182-184, 2000.
4) National Institute for Health and Care Excellence (NICE)：Intravenous fluid therapy in adults in hospital. NICE clinical guideline, 2013.
5) 谷口英喜：熱中症・脱水症に役立つ　経口補水療法ハンドブック, 改訂版, 日本医療企画, 東京, 2013.

〈吉田貴普〉

8 認知症ケア

> **学習目標**
> ① 認知症の病型，症状，進行や診断基準など，標準的な治療管理について学ぶ
> ② 認知症のアセスメントツールを使ったアセスメントができる
> ③ 認知症者へのアプローチの基本について学ぶ
> ④ 認知症者に対する保健・医療・福祉制度を学ぶ

> **必要とされる看護技術**
> - 認知症のアセスメント技術(スクリーニング検査の実施を含む)
> - 認知症者とのコミュニケーション技術
> - 関係機関との連携

> **実践において参考・順守すべき診療ガイドラインなど**
> - 日本神経学会：認知症疾患治療ガイドライン2010，2010
> - 厚生労働省：認知症への取組み

A 認知症の疫学とプライマリ・ケアにおける課題

　厚生労働省の調査によると，認知症高齢者数は2012年の時点で462万人にのぼると推計されていたが，さらに2025年には700万人を超え，高齢者の約5人に1人が認知症になるといわれている．また，2009年の厚生労働省の発表にて，若年性認知症は全国に3.78万人いるとされ，推定発症年齢は51.3±9.8歳であり[1]，今後も増加が予想される．

　認知症患者はこの病いの特性により，在宅や入所，入院を問わず，療養期間と介護期間が長期化している．合併症を含む病態・病状管理の頻度も高まり，的確な終末期ケアと効果的な援助計画の立案といった幅広い対応能力が求められる．地域の認知症患者ケアに対応できる臨床能力の高いプライマリ・ケアスタッフの養成が急務となっている．

B 認知症に関する政策・社会保障

i 介護保険法

2000年に施行された「介護保険法」は，現在まで認知症の人に対するケアの充実に一定の役割を果たしてきた．2005年の改正では，主として認知症の人を念頭に置き，その目的に「高齢者の尊厳の保持」を明確化する趣旨が加えられた．さらに2011年の改正では認知症に関する調査研究の推進規定が設けられるとともに，今後目指すべき基本目標とその実現のための認知症施策の方向性に関する指針がまとめられた．「認知症の人は，精神科病院や施設を利用せざるを得ない」という考え方を改め，「認知症になっても本人の意思が尊重され，できる限り住みれた地域での暮らしを続けることができる社会」の実現を目指している．

ii 新オレンジプラン[2]

2015年，厚生労働省「認知症高齢者等にやさしい地域づくり」の推進を目指して，認知症施策推進総合戦略（新オレンジプラン）を策定した．各市町村における認知症ケアパスの作成・普及や早期診断・早期治療のための体制整備，地域での生活を支えるためのサービスの普及などが盛り込まれている．

iii 認知症に関するその他の社会保障

認知症に関するその他の社会保障として，成年後見制度，高齢者虐待防止法など，認知症者の人権と生活を支えるための制度が設けられている．

C 認知症とは

i 定義

認知症とは，後天的な脳の障害によって認知機能が徐々に低下し，日常・社会生活に支障がみられるようになった状態を指す．国際的に広く用いられている認知症の診断基準としては，WHOによるICD-10や，米国精神医学会（American Psychiatric Association：APA）によるDSM-5があげられる．ICD-10による認知症診断基準を**表Ⅲ-8-1**に示す．なお65歳未満で発症する場合については，「若年性認知症」と呼ぶ．

ii 認知症の原因となる主な疾患

認知症を引き起こす疾患のうち，最も多いのは，脳の神経細胞がゆっくりと死んでいく「変性疾患」と呼ばれる，アルツハイマー型認知症（Alzheimer's disease：AD），前頭側頭型認知症（frontotemporal dementia：FTD），レビー小体型認知症（dementia with Lewy bodies：DLB）である．続いて多いのが，脳梗塞，脳出血，脳動脈硬化症などのために，神経の細胞に栄養や酸素がいきわたらなくなった結果，その部分の神経細胞が死んだり，神経のネット

表Ⅲ-8-1　ICD-10による認知症診断基準

- 日常生活の個人的活動を損なうほどに記憶と思考の働きがいずれも著明に低下している
  ① 記憶障害：典型的には新しい情報の記銘，保持および追想の障害であるが，以前に取得したり慣れ親しんだ事柄も，とくに末期には失われることがある
  ② 思考と判断力の障害および思考の流れの停滞：入力情報の処理が障害されており，数人との会話に加わるようなときに，2つ以上の刺激に注意を向けることを次第に難しく感じるようになり，また，注意の焦点を1つの話題からほかへと移すことも困難となる
- 意識清明
- 上記の症状と障害が明白に，少なくとも6ヵ月は認められる

(融　道男，中根允文，小見山　実，他(監訳)：ICD-10 精神および行動の障害―臨床記述と診断ガイドライン，新訂版，医学書院，東京，p.58, 2005. より作成)

表Ⅲ-8-2　認知症4疾患の特徴の比較

	中枢神経変性病変			血管性認知症(VD)
	アルツハイマー型認知症(AD)	レビー小体型認知症(DLB)	前頭側頭型認知症(FTD)	血管性認知症(VD)
好発年齢	75歳以降(高齢になるに従って増加)	60歳後半	50～60代(若年性認知症の一種)	60～70代
発症と経過	・潜行性に発症し，緩徐に進行 ・日内変動は目立たない	・潜行性に発症し，緩徐に進行 ・日内変動が大きい	・潜行性に発症し，緩徐に進行	・急激に発症し，段階的に進行 ・やや日内変動あり
中核症状*	初期から記憶障害があり，全般的な知的機能も低下	初期は記憶障害が目立たない	初期～中期は記憶や視空間認知が保持されている	ADより記憶障害が軽度だが，遂行機能障害がある
行動・心理症状(BPSD)	無気力，妄想	幻覚，幻視，妄想	性格変化，社会的逸脱行為，常同行動	感情失禁，夜間の不穏や不眠
神経症状，その他の症状	末期にパーキンソニズム	パーキンソニズム，失神，転倒しやすい	失禁	麻痺，パーキンソニズム，失語症，嚥下障害などを伴う
併存する身体疾患	特定の併存疾患はない	特定の併存疾患はない	特定の併存疾患はない	高血圧，糖尿病，脂質異常症，心疾患との合併が多い

＊：認知症の中核をなす永続的な症状．
(北川公子，井出　訓，植田　恵，他(著)：老年看護学 系統看護学講座 専門分野Ⅱ，8版，医学書院，東京，p.309, 2014. より改変)

ワークが壊れてしまう血管性認知症(vascular dementia：VD)である．それぞれの特徴を表Ⅲ-8-2[3]にまとめる．

iii ● 認知症の症状：中核症状とBPSD

脳の細胞が壊れることによって直接的に起こる症状が記憶障害，見当識障害，理解・判断力の低下，実行機能の低下などであり，これらは中核症状と呼ばれる．この中核症状のため，認知症患者は周囲で起こっている現実を正しく認識できなくなる．

また，本人がもともともっている性格，環境，人間関係といったさまざまな要因がからみ合い，うつ状態や妄想のような精神症状や，日常生活への適応を困難にする行動上の問題も生じる．これらが行動・心理症状(behavioral and psychological symptoms of dementia：BPSD)であり，以前は周辺症状とも呼ばれていた．BPSDは，環境に誘発されることが多い(図Ⅲ-8-1)[4]．

このほかに，認知症では，その原因となる病気によって多少の違いはあるものの，さまざまな身体症状も出てくる．とくに血管性認知症では，早い時期から麻痺などの身体症状を合併することがある．アルツハイマー型認知症でも，進行すると歩行がつたなくなり，終末期には寝たきりになってしまう人も少なくない．

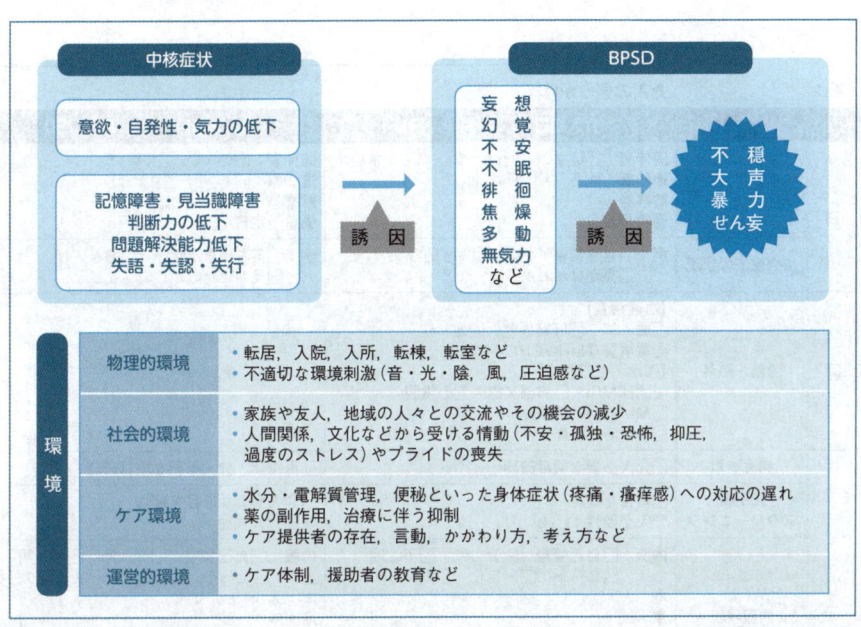

図Ⅲ-8-1 中核症状，BPSDと環境の関連 （文献4）より作成）

D 認知症の診断

「認知症は治らない病気だから医療機関に行っても仕方がない」という人がいるが，これは誤った考えである．認知症でも早期受診，早期診断，早期治療は非常に重要である．本人や家族が自ら異変に気づいて受診してくれれば問題はないが，認知症に気づかず進行してしまっているケースもある．そのため，認知症の訴えがなくても，診療所を受診した患者の変化に注意を払い，介入していくことが望ましい．「何かおかしい」と感じた患者に対して，図Ⅲ-8-2に示すようなプロトコルを活用し，診療所の看護師や医師，事務職員が協働してアセスメントを実施するとよい．また，その変化を継続して観察していくことで，タイミングを逃さない適切な介入が可能となる．

認知症の診断は初期ほど難しく，高度な検査機器と熟練した技術を要する検査が必要であるため，専門の医療機関への受診が不可欠である．診療所を受診した患者に認知症が疑われる際には，看護師がスクリーニングを行い，早期発見に努め，専門機関へ紹介することが重要となる．

図Ⅲ-8-2のプロトコルにも記載しているが，mini-mental state examination（MMSE）や改訂長谷川式簡易知能評価スケール（HDS-R）などの認知症の評価スケールの使用目的は大きく3つに分類される．「①初診時や疑わしい際に認知症かそうでないかを判別するためのスクリーニング」「②確定診断後の認知症の進行度・重症度・治療薬の効果判定」「③多様な認知症の鑑別診断の補助」をそれぞれ目的とする．MMSEが国際的に最も広く用いられているが，認知症の診断には複数の検査を組み合わせることが推奨される．

III 疾病予防と疾病管理

		介入初日 (月 日)	介入2回目 (月 日)
事務	受付	同伴者：□いない □いる( ) 違和感：□あり □なし 診察券： 受診予定日：	同伴者：□いない □いる( ) 違和感：□あり □なし 診察券： 受診予定日：
	待合室での状況	例：□落ち着きがない □塞ぎ込む 　　□見かけがおかしい　など	例：□落ち着きがない □塞ぎ込む 　　□見かけがおかしい　など
医師	診断・除外	【血液検査】 □血算 □肝腎機能 □血沈 □電解質(Na/K/Cl/Ca/P/Mg) 【画像・生理検査】 □頭部MRI □胸部X線 □心電図 □MMSE/HDS-R □その他の検査( )	
看護	病歴聴取	□介入必要な項目確認	□再確認，介入必要な項目確認
	10分間 スクリーニング	□項目を確認 介入必要性：□あり □なし	□介入必要な項目を確認 次回介入検討
	内服状況	内服：□自己管理 □介助 □不明 　　　□ヒート □一包化 □カレンダー 本　人　「　　　　　　　　　」 家　族　「　　　　　　　　　」 ケアマネジャー「　　　　　　　　　」 その他・薬局「　　　　　　　　　」 備考：	内服：□自己管理 □介助 □不明 　　　□ヒート □一包化 □カレンダー 本　人　「　　　　　　　　　」 家　族　「　　　　　　　　　」 ケアマネジャー「　　　　　　　　　」 その他・薬局「　　　　　　　　　」 備考：
	処方箋の 取り扱い		
	家族支援	□家族から情報収集 □介護負担スケール実施(初回は必須) □同意書記入(後日1通渡す)	□家族から情報収集 □介護負担スケール実施
	介護保険関係	病歴を確認 介護保険：□未 □申請中 　　　　□認定済み(介護度：　　) 利用サービス：	病歴を確認 介護保険：□未 □申請中 　　　　□認定済み(介護度：　　) 利用サービス：
	ケアマネジャー との連携	□ケアマネジャーと情報共有	□ケアマネジャーと情報共有
	次回介入プラン	例：□CFで共有 □その他( )	例：□CFで共有 □その他( )
	残薬確認など	電話フォロー：□する □しない	電話フォロー：□する □しない
	次回来院日の 確認	次回予約：　月　日　時　分～ □リーダー板に日程記入 電子カルテメモ欄にプロトと記入	次回予約：　月　日　時　分～ □リーダー板に日程記入 電子カルテメモ欄にプロトと記入
事務	会計	違和感：□あり □なし 支払い・次回予約： 処方箋：□任せる □任せられない 表　情：□満足 □不機嫌 　　　　□その他( )	違和感：□あり □なし 支払い・次回予約： 処方箋：□任せる □任せられない 表　情：□満足 □不機嫌 　　　　□その他( )
気になったエピソード			
カンファレンス調整		日付：　月　日 検討したいこと：( )	日付：　月　日 検討したいこと：( )
看護師のサイン			
薬局		エピソード報告：□あり □なし	エピソード報告：□あり □なし
カンファレンス	次回行うこと	□( ) □( ) □( )	□( ) □( ) □( )

患者氏名：　　　　　　カルテ番号：
診断：　　　介入のきっかけ：

図III-8-2　診療所で作成された認知症プロトコル
これをプロトコルとして，計6回実施する．
(平成24年度科学研究費助成事業 挑戦的萌芽研究(研究代表：グライナー智恵子)の助成により実施)

8 認知症ケア

i • Mini-Mental State Examination (MMSE)

アメリカで開発されたスクリーニング検査であり，見当識や記憶力，注意力など，幅広い認知機能の状態を調べることができる（表Ⅲ-8-3）．スコアは30点満点で，23点以下の場合に認知症を疑う．特徴的なのは最終項目の五角形の模写であり，アルツハイマー型認知症患者や視空間認知障害のみられるレビー小体型認知症では，この項目で失点がみられるケースが多い[5]．

ii • 改訂長谷川式簡易知能評価スケール（HDS-R）

1991年に日本で開発されたスクリーニング検査で，記憶を中心として，大まかな認知機能障害の有無を捉えることができる（表Ⅲ-8-4）．質問項目は9項目と少なく，だいたい5〜10

表Ⅲ-8-3 Mini-Mental State Examination (MMSE)

	質問	回答	配点
1 (5点)	今年は何年ですか？ 今の季節は何ですか？ 今日は何曜日ですか？ 今日は何月何日ですか？	年 曜日 月 日	0 1 0 1 0 1 0 1 0 1
2 (5点)	ここは何県ですか？ ここは何市ですか？ この病院の名前は何ですか？ ここは何階ですか？ ここは何地方ですか？	県 市 病院 階 地方	0 1 0 1 0 1 0 1 0 1
3 (3点)	相互に無関係な物品名3個（桜，猫，電車など）を1秒間につき1個ずつ読み聞かせ，被験者に復唱させる．正答1つにつき1点を与える．3個すべていえるまで繰り返す（最大6回まで）		0 1 2 3
4 (5点)	①100から順に7を引く．5回繰り返し引かせ，正答1つにつき1点を与える ②「フジノヤマ」を逆唱させる		0 1 2 3 4 5
5 (3点)	設問3で提示した物品名を再度復唱させる		0 1 2 3
6 (2点)	（時計をみせながら）これは何ですか？ （鉛筆をみせながら）これは何ですか？		0 1 0 1
7 (1点)	次の文章を繰り返す 「みんなで力を合わせて綱を引きます」		0 1
8 (3点)	（3段階の命令） 「右手にこの紙をもってください」 「それを半分に折りたたんでください」 「それを私に渡してください」		0 1 0 1 0 1
9 (1点)	（次の文章を読んで，その指示に従ってください） 「目を閉じなさい」		0 1
10 (1点)	（何か文章を書いてください）		0 1
11 (1点)	（次の図形を描き写してください）		0 1
		合計得点	

335

表Ⅲ-8-4 改訂長谷川式簡易知能評価スケール(HDS-R)

	質問		配点		
1	お歳はいくつですか？（2年までの誤差は正解）		0	1	
2	今日は何年の何月何日ですか？　何曜日ですか？ （年月日，曜日が正解でそれぞれ1点ずつ）	年 月 日 曜日	0 0 0 0	1 1 1 1	
3	私たちが今いるところはどこですか？ （自発的に出れば2点，5秒おいて「家ですか？　病院ですか？　施設ですか？」のなかから正しい選択をすれば1点）		0	1	2
4	これからいう3つの言葉をいってみてください．あとでまた聞きますのでよく覚えておいてください （以下の系列のいずれか1つで，採用した系列に○印をつけておく） 1：a）桜　b）猫　c）電車　　2：a）梅　b）犬　c）自動車		0 0 0	1 1 1	
5	100から7を順番に引いてください （「100-7は？　それからまた7を引くと？」と質問する．最初の答えが不正解の場合，打ち切る）	（93） （86）	0 0	1 1	
6	私がこれからいう数字を逆からいってください （6-8-2，3-5-2-9を逆にいってもらう，3桁逆唱に失敗したら，打ち切る）	2-8-6 9-2-5-3	0 0	1 1	
7	先ほど覚えてもらった言葉をもう一度いってみてください （自発的に回答があれば各2点，回答がない場合は以下のヒントを与え，正解であれば1点） a）植　物　b）動　物　c）乗り物	a： b： c：	0 0 0	1 1 1	2 2 2
8	これから5つの品物をみせます．それを隠しますので，何があったかいってください （時計，鍵，タバコ，ペン，硬貨など，必ず相互に無関係なもの）		0 3	1 4	2 5
9	知っている野菜の名前をできるだけ多くいってください （答えた野菜の名前を右欄に記入する．途中で詰まり，約10秒間待っても出ない場合にはそこで打ち切る） 0～5＝0点，6＝1点，7＝2点，8＝3点，9＝4点，10＝5点		0 3	1 4	2 5
		合計得点		/30	

分程度で実施することが可能である．最高得点は30点で，20点以下の場合に認知症が疑われる[5]．

ⅲ● 時計描画検査（clock drawing test：CDT）

認知症のスクリーニング検査として国際的に利用されている検査で，時計の文字盤を書いた後に，時刻を指す針を書き入れてもらう課題である．患者にとって，比較的取り組みやすい内容であり，完成した描画に問題がみられたら認知機能低下を疑う．レビー小体型認知症が疑われる際に実施すると，有益な所見が得られることがある[5]．

E 認知症ケア

認知症の治療において，医学的アプローチとしては，認知機能向上やBPSD低減を目標にした薬物療法が行われるが，ケアのアプローチでは，生活障害を改善するために，認知症者がその人らしく暮らせるようにサポートすることが基本である[7]．

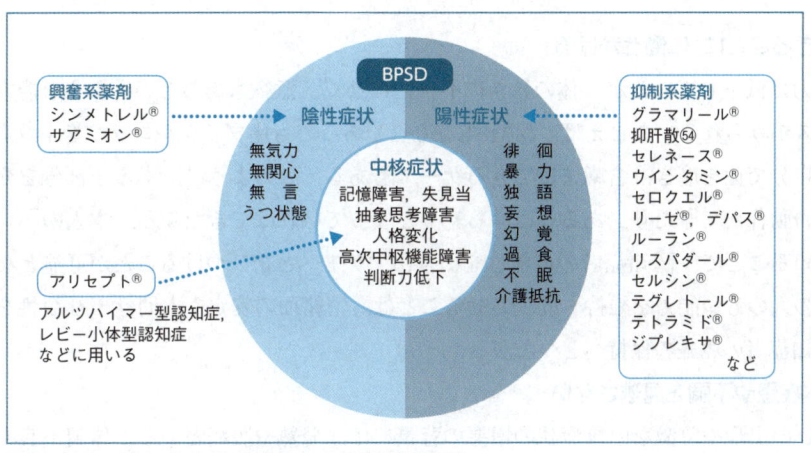

図Ⅲ-8-3　認知症症状と適合する薬剤(商品名)　　　　　　　　(文献8)より)

i 薬物療法

　認知症の薬物療法で投与前に注意すべきは，ある程度正確に内服できる環境にあるかどうかを確認することである．また，高齢者の薬剤に対する特性をよく理解しておく必要がある．高齢者は，「①循環体液が少なく，相対的に脂肪層が多くなるため，薬が脂肪に蓄積されやすい」「②脱水を引き起こしやすく，体液バランスを崩しやすいため，血中濃度が容易に上昇する」「③消化管吸収が悪いため，薬の作用が発現するまでに時間を要する」「④薬の分解・排泄機能の低下があり，薬剤が代謝されずに体に残留することがある」「⑤一般に多種類の薬剤を投与されていることも多く，薬剤同士の相互作用が問題になりやすい」という特徴がある．

　認知機能向上やBPSD低減を目的とした薬物について，図Ⅲ-8-3[8])に示す．

ii ケアのアプローチ

　認知症の長い経過のなかで看護が目指すものは，障害像の最小化を図ることによって，認知症者の本来もっている能力を最大限に引き出すことである．その原則として，以下の3つがある[3)]．

a.「その人らしさ」を尊重する

　「その人」がこれまで築いてきた生活史や人々とのネットワークを尊重し，彼らが人間としての誇りや喜びを感じながら，主体的に生活できるようサポートする．認知症患者は，失敗したことを隠そうとしたり，突然の来客や医師には無難な対応をしたりすることがある．これは，残された自尊心を守ろうとするための一種の防衛機制であり，認知症であるからこそ，常に不安を抱えながらも，「人として生涯認められていたい」「社会の一員として存在していたい」という思いを強くもっている現れである．人生を積み重ねてきた1人の人として接することが重要である．

b.「できることに」に働きかける

判断力は低下しているが，体の動きに不自由はなく，意欲もあるというような能力のアンバランスがみられる．たとえば，MMSEが0点であっても歯ブラシやコップを1つずつ手渡せば，自分で歯を磨き，含嗽までできるケースもある．このように，ある一部分を介助すれば一連の動作ができたり，あるいはゆっくりとまっていればできたりと，本人の「もてる力」を見極めることで，認知症者の可能性を引き出すケアへと結びつけることが可能となる．また，その人のもつ能力を維持・向上させることは，情緒面の安定や人間性・社会性を回復させ，認知症者の尊厳の保持へとつながる．

c. 身体疾患や不調を見逃さない

BPSDの出現や急激な中核症状の増悪の背景には，発熱や腹痛といった体調不良や持病の再発が関与していることも少なくない．しかしながら，自ら不調を訴えられないために発見が遅れ，認知症も身体疾患も悪化するという悪循環に陥りやすい．「いつもと何となく違う」という気づきを手がかりに，系統的なアセスメントを行う．

さらに上記 a.～c. の原則を実行するなかで，認知症者に伝わるコミュニケーションをとる必要がある．その基本として，「①大人の言葉を使う」「②ゆっくり，低く，落ち着いた声の調子」「③簡単な言葉と短い文章を用いる」「④時間をかけて聴き，待つ」「⑤軽く触れたり，アイコンタクトを持続したりといった非言語的コミュニケーションを用いる」などを意識することが大切である．

iii ● 介護者である家族へのケア

認知症の介護者は，同じことを何度も聞かれる，目を離せない，介護者のペースでできない，ありがとうといってくれないといった状況に対して，大きな介護負担を感じている．認知症の特性として，より身近な者や最も熱心に介護している介護者に対して，認知症の症状がより強く出現し，本人の残存する能力も発揮されないことが知られており，病識の欠如が追い討ちをかける．まずは介護者の身体状態に問題がないかをアセスメントしながら，日頃の労をねぎらい，問題や変化がないか情報を得る．さらに，介護能力のある家族には，ii で述べたケアのアプローチの説明や，社会資源の紹介を行うことも重要である．

F プライマリ・ケアの現場での地域資源との連携

前述した新オレンジプランにおいて，認知症に関する知識をもったうえで手伝いを行う「認知症サポーター」の養成と活動の支援が推進されている．診療所などのプライマリ・ケアの現場では，地域の社会資源と綿密に連携をとり，認知症患者や家族へのサポート体制を強化することが可能である．地域包括支援センターや地域の認知症サポーター，民生委員と連携していけば，多角的な情報をもとに，新たな認知症患者の早期発見へとつなげることもできる．

また，独居の認知症者や夫婦ともに認知症である家庭の見守りや声かけを認知症サポーターに依頼し，異常時の連絡体制を整えることで早期対応を行うことも重要である．

さらに，BPSDが激しいような患者に対しては，定期的に専門医療機関を受診するよう促し，専門医療機関と連携してサポートを強化していく．時に，在宅での生活が著しく困難と判断される場合には，一時的に専門医療機関への入院を勧めることも，患者と家族双方にとって有益となる．

訪問薬剤管理指導を行う薬剤師や薬局薬剤師，訪問看護師から，認知症患者が薬を正確に内服できていないようだといった報告を受けることも多い．このような場合は，次回受診時に薬剤量の調整をして，薬剤量を減らすことが可能か主治医と相談する．また，自身での服薬管理が困難な場合は，家族やホームヘルパー，デイサービスなどによる見守りのなかで内服する環境を整えることができるか，ケアマネジャーなどと連携して体制を整えていく．

このように看護師には，地域包括支援センターや専門医療機関，民生委員などの官民を含めた多機関と連携することで，認知症者を地域でサポートしていく体制を構築していくうえで，核となることが求められる．

事例で実践してみよう！

事例：Aさん，82歳，女性．夫と長男夫婦，孫1人との5人暮らし．既往に高血圧あり．初診時は長男夫婦と来院．家族は2年ほど前から物忘れをするようになったと感じており，「最近1人ではレジでの支払いが難しくなってきた」「血圧の薬が余っていて，ちゃんと飲めていないようだ」などと訴えた．MMSE 20点，HDS-R 19点．脳血管障害や幻覚などの精神症状や身体症状はなく，介護保険未申請である

- **Q1** Aさんのスクリーニング検査結果から認知症は疑われますか？
- **Q2** どのような認知症が疑われますか？
- **Q3** 金銭管理や内服管理への対応について，本人や家族に対してどのようなアドバイスや介入を行えばよいでしょうか？
- **Q4** 今後出現するかもしれないBPSDについて，家族にどのように説明すればよいでしょうか？
- **Q5** 介護に関して，どのような公的アプローチを行っていけばよいでしょうか？

まとめ

プライマリ・ケア看護師はいろいろな場面で認知症患者や家族にかかわる．そのため，認知症に対する知識や，ステージに応じたケアの内容，コミュニケーション技術，家族ケアや関係機関との連携など，さまざまな活躍が望まれる．

参考文献

1) 厚生労働省：若年性認知症の実態等に関する調査結果の概要及び厚生労働省の若年性認知症対策について，2009.
http://www.mhlw.go.jp/houdou/2009/03/h0319-2.html
2) 厚生労働省：認知症施策推進総合戦略～認知症高齢者等にやさしい地域づくりに向けて～（新オレンジプラン）概要, 2015.
http://www.mhlw.go.jp/stf/houdou/0000072246.html
3) 北川公子, 井出 訓, 植田 恵, 他(著)：老年看護学 系統看護学講座 専門分野Ⅱ, 8版, 医学書院, 東京, p.309, 2014.
4) 永田久美子：3. 痴呆高齢者の看護. 新時代に求められる老年看護, 柿川房子, 金井和子(編), 日総研出版, 愛知, p.272, 2000.
5) 平原佐斗司(編著)：医療と看護の質を向上させる認知症ステージアプローチ入門—早期診断, BPSDの対応から緩和ケアまで, 中央法規, 東京, 2013.
6) 国立長寿医療センター看護部高齢者看護開発チーム：認知症患者の看護マニュアル 2009年改訂版, 2009.
http://www.ncgg.go.jp/hospital/iryokankei/documents/nintishomanual.pdf
7) 日本神経学会：認知症疾患治療ガイドライン 2010, 2010.
https://www.neurology-jp.org/guidelinem/nintisyo.html
8) 苛原 実(編著)：在宅医療の技とこころシリーズ 認知症の方の在宅医療, 第1版, 南山堂, 東京, 2010.

（今藤潤子）

9 メンタルヘルス

学習目標
① 地域におけるメンタルヘルスの問題点を知る
② 国の自殺予防対策について知る
③ うつ病の診断基準がわかり，スクリーニングテストを実施できる
④ うつ病に関して連携する機関がわかる

必要とされる看護技術
- うつ病のアセスメント技術（PHQ-9含む）
- 患者本人・家族とのコミュニケーション技術

実践において参考・順守すべき診療ガイドラインなど
- 高橋祥友：WHOによる自殺予防の手引き，2003
- 総務省：かかりつけの医師等と精神科医との連携のための取組の一層の推進．自殺予防対策に関する行政評価・監視 結果報告書，2012
- 一般診療科におけるうつ病の予防と治療のための委員会：うつ病診療の要点-10，2008
- 日本うつ病学会：日本うつ病学会治療ガイドライン Ⅱ．大うつ病性障害 2013 Ver.1.1，2013

A メンタルヘルスの疫学とプライマリ・ケアにおける課題

わが国における年間自殺者数は，1998年以降，14年連続で3万人を超え，2012年に3万人を下回ったものの，世界のなかでも依然高水準にある[1,2]．年齢階級別にみると，15〜39歳の各年齢層の死因の第1位は自殺であり，高齢者の自殺者数も世界的にみて高い[3]．一方で，わが国の自殺者のうち，約40％はうつ病などの精神疾患を有するという報告もある[4]．こういった背景から，プライマリ・ケア領域における，若い世代に対するうつ病を含めたメンタルヘルスケアへの重要性が指摘される．

B うつ病・自殺予防： プライマリ・ケア領域における看護師の役割

　うつ病などを有する者は，精神症状以外に睡眠障害，食欲減退などの身体症状を呈しやすく，内科や小児科を最初に受診することが少なくない．そのため，プライマリ・ケア領域の看護師には，うつ病の発見とその後の対応方法，そして自殺予防への取り組みに従事することが求められる．具体的な看護師の役割は，以下の3点である．

> ① 抑うつ気分などのメンタルヘルスの異常に気づき，根拠を示して医師に報告する
> ② 患者の社会生活の場所(学校，職場，家庭など)と連携できる
> ③ 自殺企図の危険があると判断した際には，専門医との連携を主治医に促す

C 自殺の背景疾患とそのアセスメント方法

　WHOの手引き[5]では，「気分障害(うつ病，双極性障害など)」「アルコール依存症」「統合失調症」「人格障害(衝動性や攻撃性を伴う演技性人格障害や自己愛性人格障害など)」「不安障害(とくにパニック障害)」「特定の身体疾患」などを，自殺との関連が高いものとしてあげている[5]．いずれの背景疾患の場合も，希死念慮が認められたら，すみやかに専門医に紹介できるよう準備を進める(表Ⅲ-9-1)．

D うつ病の診断と治療，看護の概要

　自殺防止のためには，うつ病が正しく診断される必要がある．

i ▶ うつ状態を見逃す危険性

　うつ病の患者は，著しい苦痛，仕事・家事の能率低下，会社・家庭での対人関係のトラブルのみならず，自殺企図の危険を秘めており，うつ病は「生命にかかわる」病態である．わが国での大規模調査の結果[6]では，うつ病の生涯有病率は6.3%，過去12ヵ月の有病率は2.1%で，男女の性別比較では，女性9.1%，男性3.7%と，女性で男性の約2.5倍という結果が示されている．一方で，うつ病を発症していながらも，受療する頻度(受診率)は低く，うつ病の罹患の経験がある者のうち，精神科を受診した者は18.9%，一般診療科は12.7%であり，医師に相談した者は全体の29.0%であったと報告されている[6]．さらに，近年普及している選択的セロトニン再取り込み阻害薬(SSRI：パロキセチン(パキシル®)，フルボキサミン(デプロメール®)，セルトラリン(ジェイゾロフト®)，エスシタロプラム(レクサプロ®)など)やセロトニン・ノルアドレナリン再取り込み阻害薬(SNRI：ミルナシプラン(トレドミン®)，デュロキ

表Ⅲ-9-1 自殺の背景疾患に対する看護師の気づきとアセスメント方法

自殺の背景疾患	看護師の気づき	アセスメント方法
気分障害 （うつ病，双極性障害など）	・抑うつ気分の訴え ・衣服の乱れや表情の変化 ・睡眠導入薬を希望 ・頻回の受診　など	・PHQ-9 ・昇進や喪失といった環境変化の聴取　など
アルコール依存症	・血液データにて肝機能悪化 ・対人関係の難しさ ・夫婦間の共依存 ・気分障害の兆候　など	・飲酒歴や飲酒量の聴取 ・家族関係などの重要な対人関係や職場での業績不振といったエピソードの聴取 ・アルコール依存症の家族歴 ・AUDIT*
統合失調症	・妄想や幻聴などの陽性症状の再燃 ・抑うつ症状	・症状の確認 ・症状悪化に対する不安などについて聴取
特定の身体疾患 ・神経疾患：てんかん，脊髄損傷，頭部外傷，脳卒中 ・がん ・HIV/AIDS	・気分障害に準じるが，診断直後や病気の初期にとくに注意する	・気分障害に準じる ・主治医に報告

＊：AUDITはAlcohol Use Disorders Identification Testの略で，アルコール関連問題の簡易介入の対象者をスクリーニングする目的で作成された自記式質問紙である（10項目からなり最低が0点，最高が40点）．簡易介入の対象者とは，アルコール依存症には至っていない「危険な飲酒」や「有害な使用」レベルにあることを指す[7]．

セチン（サインバルタ®）など）の使用によって症状がコントロールされてしまい，うつ病が見逃される問題がある．

WHOの手引き[5]では，うつ病が見逃される原因として以下をあげている．

- 「性格の弱さ」を表しているように感じ，うつ状態にあることを認めるのに羞恥心を感じる傾向がある
- うつ病に伴う感情を，それまでにも部分的には経験したことがあるため，それが病気であると認識できない
- ほかの身体疾患に罹患している場合，うつ病の診断はさらに難しくなる
- うつ病患者は，さまざまな漠然とした痛みなどの症状を訴えることがある
- うつ病を見落とさず，適切に診断・看護介入が行われることにより，自殺は予防できる 自殺した人の多くは生前に精神疾患に罹患していたが，精神保健の専門家は受診していない．したがって，プライマリ・ケア従事者の果たす役割はきわめて大きい

ⅱ うつ状態・うつ病と日常よくみる「憂うつな気分」の違い

人は落胆したときや何かを失ったときに抑うつ気分を感じるが，これはあくまでも生理的な反応である．うつ病はその症状の程度が強く，さらには長く持続し，日常生活に何らかの支障をきたしつつあるもので，ちょっとした憂うつ気分をすべて異常として捉えるのではない．

iii・スクリーニング法

　うつ病を疑う場合は，PHQ-9（Patient Health Questionnaire-9）などの簡易スクリーニング検査を行う．しかし，抑うつ気分や興味の減退を訴えて受診する患者は少なく，むしろ身体症状が主訴となる．そのため，それを引き出すコミュニケーション能力が重要であり，プライマリ・ケア医に向けて情報がまとめられた『うつ病診療の要点-10』[8]ではうつ病を疑うコツとして以下をあげている．

> **うつ病を疑うコツ[8]**
> - 多彩な訴え
> - 捉えどころのないあいまいな症状
> - 身体所見や検査結果に比べて症状が強い
> - すでに行われたさまざまな検査に異常を認めないながらも長く持続する症状
> - 「この症状さえとれたら，元気でやれそうな気がします」との答え
> - 調子が悪いのに「休むことができません」との答え

　臨床的には頭痛，不眠（とくに早朝覚醒），食欲減退，倦怠感などの訴えから，うつ病がみつかることが多い．疑った場合には，うつ病の診断に進む．まずは診断基準としてICD-10[9]（**表Ⅲ-9-2**）をあげるが，これを簡便に確認するPHQ-9[10]も**表Ⅲ-9-3**に示す．

　なお，診断に向けた質問の仕方については，『うつ病診療の要点-10』[8]では以下の表現を用いることを勧めている．

a. 抑うつ気分
「気分が落ち込んだり，滅入ったり，憂うつになったりすることがありますか？」
「悲しくなったり，落ち込んだりすることがありますか？」

b. 興味または喜びの喪失
「仕事や，趣味など，普段楽しみにしていることに興味を感じられなくなっていますか？」
「これまでに好きだったことを，今でも同じように楽しくできていますか？」

c. 自殺への思い
「このまま，すーっと消えてしまいたいと感じますか？」
「死んだら楽だろうなぁと思うことがありますか？」
「死について何度も考えるようになっていますか？」
「気分がひどく落ち込んで，自殺について考えるということがありますか？」

iv・うつ病の治療と看護

a. 看護師が実施可能な治療
　うつ病の治療には薬物治療のほかに，次の4つの目標があり，これらは看護師が実施できる．

表Ⅲ-9-2 うつ病（軽症）の診断基準

典型的な症状
　以下のうちの少なくとも2つが存在する
1) 抑うつ気分
2) 興味と喜びの喪失
3) 活動性の減退による易疲労感の増大や活動性の減少

ほかの症状
　以下のうちの少なくとも2つが存在する
a) 集中力と注意力の減退
b) 自己評価と自信の低下
c) 罪責感と無価値観
d) 将来に対する希望のない悲観的な見方
e) 自傷あるいは自殺の観念や行為
f) 睡眠障害
g) 食欲不振

（融　道男，中根允文，小見山　実，他（監訳）：ICD-10 精神および行動の障害―臨床記述と診断ガイドライン，新訂版，医学書院，東京，p.129, 2005. より作成）

表Ⅲ-9-3 PHQ-9によるうつ病のスクリーニング項目

	この2週間，次のような問題にどのくらい頻繁に悩まされていますか？	全くない	数日	半分以上	ほとんど毎日
1	物事に対してほとんど興味がない，または楽しめない				
2	気分が落ち込み，憂うつになる，または絶望的な気持ちになる				
3	寝つきが悪い，途中で目が覚める，または逆に眠りすぎる				
4	疲れた感じがする，または気力がない				
5	あまり食欲がない，または食べすぎる				
6	自分はダメな人間だ，人生の敗北者だと気に病む，または自分自身あるいは家族に申し訳がないと感じる				
7	新聞を読む，またはテレビをみることなどに集中することが難しい				
8	他人が気づくぐらいに動きや話し方が遅くなる，あるいはこれと反対に，そわそわしたり，落ちつかず，ふだんより動き回ることがある				
9	死んだほうがましだ，あるいは自分を何らかの方法で傷つけようと思ったことがある				
10	上の1～9の問題によって，仕事したり，家事をしたり，ほかの人と仲よくやっていくことがどのくらい困難になっていますか？　　全く困難でない□　　やや困難□　　困　難□　　極端に困難□				

評　価 1～9にチェックされた数から評価する	
「半分以上」「ほとんど毎日」で5つ以上のチェックがある場合（そのうちの1つは質問1または2）	大うつ病性障害
「半分以上」「ほとんど毎日」で2～4つのチェックがある場合（そのうちの1つは質問1または2）	その他のうつ病性障害

9は「数日」「半分以上」「ほとんど毎日」のいずれにチェックしても1つと数える．「大うつ病性障害」「その他のうつ病性障害」は死別に伴う正常の反応性うつ状態，そう病エピソードの既往，身体疾患，薬物に伴うものを除外して評価する．10からおおよその生活機能全般の困難度を評価する．

（文献10）より）

①うつ病のあらゆる症状を軽減し，最終的に取り除く

　薬物療法と精神療法（認知行動療法[11]など）を組み合わせて治療を行うが，看護師はとくに食事内容や睡眠習慣などの日常生活の是正と調整，休養するため環境調整について支援する．

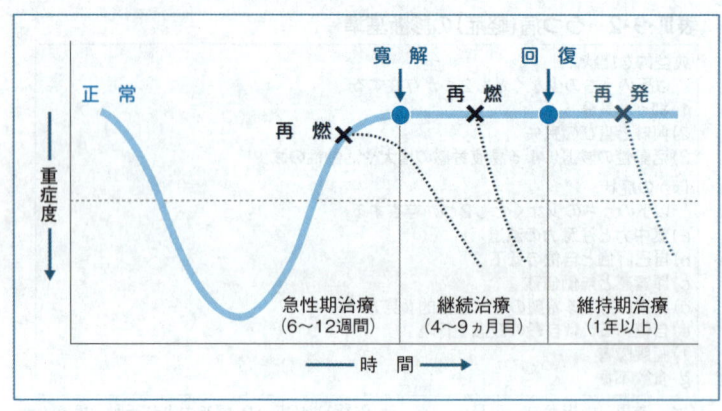

図Ⅲ-9-1　治療に伴う症状の変動　　　　　　　　　　　　　（文献12）より）

②発症前の心理社会的要因および職業的機能を回復する

　発症に至る心理社会的要因をアセスメントし，休養できるよう環境を調整する．育児や介護など，家庭で問題を抱えている場合には，家庭で休養できる環境が整うよう社会資源などを利用して調整するか，入院が適しているケースも考えられる．学校や職場での問題が原因であれば，学校関係者や職場の産業医などと情報共有し，連携する．

③再燃および再発を防止する

　抗うつ薬や睡眠導入薬などの薬物には心理的抵抗を示す者が多いことを理解し，確実な投薬と継続した受診行動がとれるように支援する．

④自殺を防止する

　自殺企図がある場合には，すみやかに入院機関を有する専門医へ紹介する．

b．軽症・中等症のうつ病に対する治療

　プライマリ・ケアで治療対象となるのは軽症・中等症のうつ病であるが，以下の4つの治療法を組み合わせて行うことが多い．

---

①治療関係の確立（しっかりと話を聴き，十分に説明する）
②薬物療法（SSRIもしくはSNRIが第一選択薬でうつ病患者の約70％に有効）
③精神療法（支持的精神療法は全例に行われる，症例によって認知行動療法も取り入れる）
④休養（職場や家庭で，一定期間十分に休養できる環境づくりを支援する）

　薬物療法については症状消失後の8週間は再燃しやすく（図Ⅲ-9-1）[12]，図Ⅲ-9-2[13]のアルゴリズムを参考に4～9ヵ月にわたる継続治療を行う．再発歴がある場合は数年以上の治療が必要となる．

　精神療法の1つである支持的精神療法[14]は患者に「安心感，安定感」を提供することを目的に，苦痛に耳を傾け，考えや感情に共感的に対応する．そのうえで「気の緩みや怠けなどでは

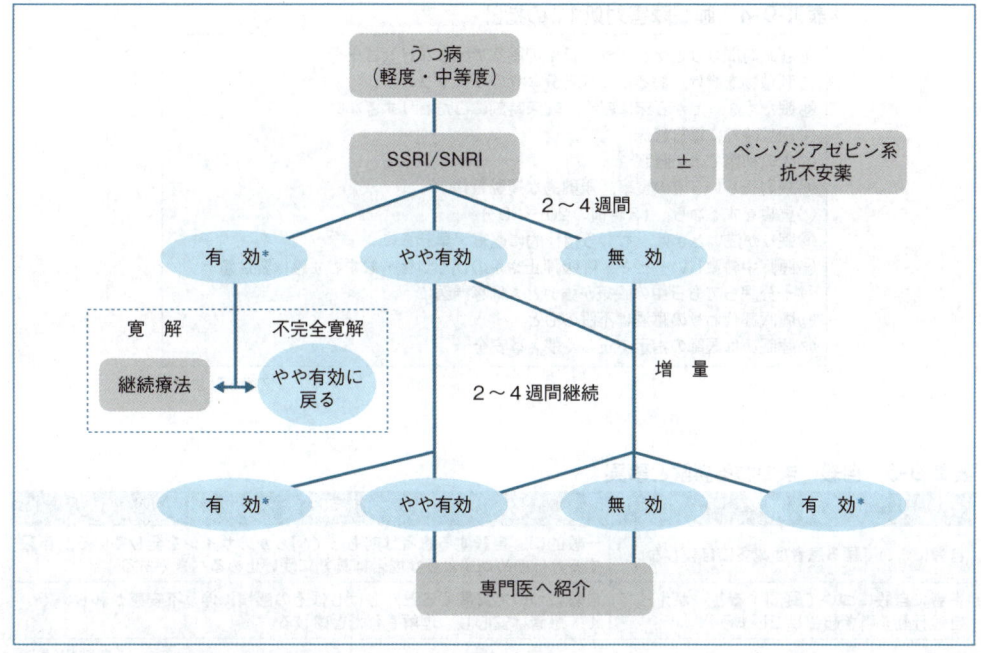

図Ⅲ-9-2　薬物治療アルゴリズム
＊：「有効」と判定した場合は「寛解」と評価する．
（文献13）より一部改変）

ない」こと，「うつ病は回復する病気であること」を伝え，「治療の見込み期間」を知らせておく．さらに自殺の可能性を確認したうえで，「自殺などの自己破壊的な行動をしないことを約束」してもらう．

　また，うつ病治療において休養は重要であり，不眠や過眠はほとんどのうつ病患者が経験する．バランスのよい食事と質のよい睡眠を確保することは回復を促すうえで欠かせないため，プライマリ・ケア看護師には睡眠について指導できる技術が求められる．良質な睡眠のポイントは，毎朝定時に起きることと，夜は時間にこだわらず，眠気を感じてから入床することである．とくに不眠を自覚する者は眠気がないにもかかわらず入床し，眠れない時間を床上で長く過ごす傾向がある．これは睡眠効率を下げるため，眠気を感じたら入床，朝は定時に起床するよう指導する．起床時刻は，患者とよく話し合い，実現可能な時刻を設定する．その他の睡眠衛生教育には，表Ⅲ-9-4[15]に示す12の指針が参考になる．

Ⅴ 自殺のリスクとどう向き合うか

　自殺のリスクが高い状況の患者と接した場合に，自殺の危険性をこちらから聞き出すことにためらいを感じるかもしれない．WHOの手引き[5]では，自殺にまつわる誤解を表Ⅲ-9-5[5]のようにまとめ，実際の対応として表Ⅲ-9-6[5]のように自殺の危険度に合わせた対策をあげている．漠然と自殺を考えるレベルの場合は，周囲からのサポートを引き出すことで予防的

表Ⅲ-9-4　睡眠障害対処12の指針

① 睡眠時間はひとそれぞれ，日中の眠気で困らなければ十分
② 刺激物を避け，眠る前には自分なりのリラックス法
③ 眠たくなってから床に就く，就床時刻にこだわりすぎない
④ 同じ時刻に毎日起床
⑤ 光の利用でよい睡眠
⑥ 規則正しい3度の食事，規則的な運動習慣
⑦ 昼寝をするなら，15時前の20〜30分
⑧ 眠りが浅いときは，むしろ積極的に遅寝・早起きに
⑨ 睡眠中の激しいイビキ・呼吸停止や足のぴくつき・むずむず感は要注意
⑩ 十分眠っても日中の眠気が強いときは専門医に
⑪ 睡眠薬代わりの寝酒は不眠のもと
⑫ 睡眠薬は医師の指示で正しく使えば安全

（文献15）より）

表Ⅲ-9-5　自殺にまつわる誤解と事実

誤　解	事　実
自殺について語る患者は滅多に自殺しない	一般的に，自殺する患者は前もって何らかのサインを発している．自殺するとほのめかすような場合は真剣に受け止めるべきである
患者に自殺について質問すると，かえって自殺行動を引き起こしてしまう	自殺について質問すると，しばしばその感情に伴う不安感が和らいでいく．患者は安心し，理解されたと感じる

（文献5）より）

表Ⅲ-9-6　自殺の危険度に応じた評価と対策

自殺の危険	症　状	評　価	対　策
0	苦痛はない	—	—
1	感情が混乱している	希死念慮についてたずねる	共感をもって傾聴する
2	漠然と死を思う	希死念慮についてたずねる	共感をもって傾聴する
3	漠然と自殺を考える	意図を評価する（計画と方法）	周囲からどの程度のサポートが得られるか評価する
4	希死念慮はあるが，精神障害はない	意図を評価する（計画と方法）	周囲からどの程度のサポートが得られるか評価する
5	希死念慮，精神障害がともにある，あるいはきわめて深刻な人生のストレスに見舞われた	意図を評価する（計画や方法），自殺をしないと約束してもらう	精神科医に紹介
6	希死念慮と精神障害がともにある，あるいはきわめて深刻な人生のストレスに見舞われた，または，不安焦燥感が強く，以前にも自殺を図ったことがある	（自殺手段が手に入らないようにするために）患者と一緒にいる	入　院

（文献5）より）

介入が可能となるが，具体的な計画や自殺手段を手に入れる行動がみられるようなら，早急に精神科医と連携する必要がある．状態によっては，即日の入院を視野に入れて対応することが望ましい．

9 メンタルヘルス

事例で実践してみよう！

事例：Aさん，45歳，男性，頭痛と倦怠感を主訴に診療所を受診した．脳神経外科ですでに頭部MRI検査を受けており，その結果，異常は認められず鎮痛薬の処方を受けたが，効果がないとのことで妻の勧めで受診した．抑うつ気分はなく，仕事も何とかこなせているが，朝の新聞を読まなくなったことを同席した妻は心配している．3ヵ月前に職場で課長に昇進して，喜んでいたところだった

- **Q1** Aさんの予診をとる際に気をつける点は何ですか？
- **Q2** Aさんは「食欲はあるが味が感じられず，週に2日は早朝覚醒がある」と話しました．うつ病のスクリーニングとしては何を使用し，どのように評価したらよいでしょうか？
- **Q3** 自殺のリスクを確認すると，「もう死んでしまったほうがよいような漠然とした思いがある」と話します．どのような点を確認して医師に伝えますか？
- **Q4** 主治医の診察の結果，精神科に紹介はせずに，診療所でうつ病の治療を行うこととなり，妻から今後の治療の流れについて質問を受けました．どのように回答しますか？
- **Q5** 治療開始3ヵ月で症状はほぼ改善しました．予診の際に「調子がよいので薬を減らして，いずれは止めたいと思っているが，先生には黙っておいてほしい」といわれました．どのように返答しますか？

まとめ

　プライマリ・ケア看護師は，メンタルヘルスケアにかかわる可能性が高い．自殺予防において，うつ病の発見や介入は重要だが，それ以外の自殺のリスクを高める状況についても理解し，必要に応じて自殺のリスクを評価して，医師と協力しながら対策を立てていく必要がある．「身体症状などからうつを疑い，話を引き出すコミュニケーション能力」や，「"がんばって"と安易に励まさず，患者の現実的負担や精神的負担の軽減を図るため協働で問題解決に当たる姿勢」が欠かせない．患者・家族を焦らせずに，職場や学校などとの十分な連携をもって，社会復帰に向けた支援を行う．また，精神科への否定的なイメージをもった患者・家族に対しては，紹介が必要な場面で受診の意義や信頼できる医師であることをアピールするなど，プライマリ・ケア看護師としてサポートしていくことが求められる．

参考文献

1) 内閣府:平成27年版自殺対策白書, 2015.
   http://www8.cao.go.jp/jisatsutaisaku/whitepaper/w-2015/pdf/gaiyou/index.html
2) World Health Organization (WHO):Mental health Suicide date.
   http://www.who.int/mental_health/prevention/suicide/suicideprevent/en/
3) 厚生労働省:自殺死亡統計の概況;諸外国の自殺死亡率, 2004.
   http://www.mhlw.go.jp/toukei/saikin/hw/jinkou/tokusyu/suicide04/11.html
4) 厚生労働省:政策レポート 自殺・うつ病等対策プロジェクトチームとりまとめについて. 2010.
   http://www.mhlw.go.jp/seisaku/2010/07/03.html
5) 高橋祥友:WHOによる自殺予防の手引き.平成14年度厚生労働科学研究費補助金(こころの健康科学研究事業)自殺と防止対策の実態に関する研究 研究協力報告書, 2003.
   http://www8.cao.go.jp/jisatsutaisaku/pdf/tebiki.pdf
6) 川上憲人(主任研究者):こころの健康についての疫学調査に関する研究, 厚生労働科学研究費補助金 こころの健康科学研究事業, 平成18年度総括・分担研究報告書, 2007.
7) e-ヘルスネット(厚生労働省 生活習慣病予防のための健康情報サイト):AUDIT.
   http://www.e-healthnet.mhlw.go.jp/information/dictionary/alcohol/ya-021.html
8) 一般診療科におけるうつ病の予防と治療のための委員会(JCPTD):うつ病診療の要点-10, 2008.
   http://www.jcptd.jp/medical/point_10.pdf
9) 融 道男, 中根允文, 小見山 実, 他(監訳):ICD-10精神および行動の障害—臨床記述と診断ガイドライン, 新訂版, 医学書院, 東京, p.129, 2005.
10) 村松公美子, 上島国利:プライマリ・ケア診療とうつ病スクリーニング評価ツール:Patient Health Questionnare-9 日本語版「こころとからだの質問票」について. 診断と治療, 97(7):1465-1473, 2009.
11) 下山晴彦:認知行動療法—理論から実践的活用まで, 金剛出版, 東京, 2007.
12) Prien RF, Kupfer DJ:Continuation drug therapy for major depressive episodes:how long should it be maintained? Am J Psychiatry, 143(1):18-23, 1986.
13) 塩江邦彦, 平野雅己, 神庭重信:大うつ病性障害の治療アルゴリズム. 気分障害の薬物治療アルゴリズム, 精神科薬物療法研究会(編), 本橋伸高(責任編集), じほう, 東京, p.19-46, 2003.
14) 日本うつ病学会 気分障害の治療ガイドライン作成委員会:日本うつ病学会治療ガイドライン II. 大うつ病性障害 2013 Ver.1.1
    http://www.secretariat.ne.jp/jsmd/mood_disorder/img/130924.pdf
15) 厚生労働省精神・神経疾患研究委託費睡眠障害の診断・治療ガイドライン作成とその実証的研究班:平成13年度研究報告書, 2002.
 ・ 淀川キリスト教病院ホスピス(編):緩和ケアマニュアル, 第5版, 最新医学社, 大阪, 2007.
 ・ 特例社団法人 日本精神科看護技術協会(監修):詳説・精神科看護ガイドライン, 精神看護出版, 東京, 2011.
 ・ 稲田泰之:患者さんに説明できるうつ病治療, じほう, 東京, 2014.

(豊島礼子・松下 明)

IV
在宅療養支援

1 在宅医療を知る

学習目標
① 在宅医療の基本的な考え方を学ぶ
② 病気を抱えた人の病いの軌跡を知り，在宅で療養する患者・家族の思いに寄り添うことができる
③ ケアの場の切り替えについて理解できる

A 在宅医療総論

「在宅医療」とは，"治癒が期待できない疾患を患い，障害のため何らかのケアが必要な患者とその家族を支えるための医療であり，住み慣れた地域で安心して生きていくことを保障するための地域医療システムである"[1]と定義されている．その対象として，一般的には通院不能で介護が必要な高齢者や末期がん患者をイメージされる傾向にあるが，内部障害（難病，各種臓器不全の進行期など）患者，小児患者，精神疾患患者なども含み，年齢や疾患・状態を問わない幅広い概念となっている[2]．

「地域包括ケアシステム」(V-1：p.376参照)において，医療の要となるのが在宅医療である．わが国は，人生90年時代を迎えつつあり，在宅医療が必要不可欠な時期に入っている．日常生活の基盤といえる住まいを基本として，その人がその人らしく生活し続けることが，最もその人の自立度を維持することにつながり，その尊厳を守るという考え方のもと，在宅医療のさらなる推進が図られている．「治す医療」から「支える医療」へと，従来の医療の概念が見直され始めている．

在宅医療は，地域のなかでケアの必要な人を支援する医療活動のことであり，在宅医療はプライマリ・ケアの重要な構成要素といえる．

B ケアの場の切り替え

患者自身が，「自分が一番安心して過ごせる場所がどこか」を考え，家族や周囲によく相談しながら，療養場所を決定していくことができるように援助する．ケアの場としては，病院・診療所（入院・通院），自宅（在宅医療），介護施設，ホスピスなど，さまざまな選択肢がある．

自宅で療養する場合，使えるサービスには，訪問診療，訪問看護，訪問介護，訪問入浴，配食サービスといった自宅でサービスが受けられるものや，デイケア，デイサービス，ショートステイなどのほかの施設や機関のサービスを利用するものがある．ほかにも，住宅改修の補助を受けられたり，福祉用具をレンタルできたりもする．これらのサービスを活用して在宅医療を支えていくが，そのためにはたくさんの専門職の連携が欠かせない．

病院の場合，入院時から退院後を見据え，計画的にカンファレンスを開催し，退院が決まった段階で，患者本人・家族，医師（病院主治医と在宅主治医），看護師（病棟看護師と訪問看護師），ケアマネジャーなどの関係職種が集まり，カンファレンスを開催する（退院前カンファレンス）．現状を共有し，退院後の生活上および医療上の課題を確認し，退院に向けて準備すべきことなどを話し合うことで，退院後に必要なケアが退院初日から円滑に提供できるようになる．これにより本人・家族ともに，退院後の不安が軽減し，ケアの場の切り替えがうまく進む．

また，外来通院から切り替えるケースもある．通院中から状態の変化を捉え，うまく切り替えができるよう，家族も含め，早めに多職種でのカンファレンスを開き，検討していく．

C 人生の最終段階の軌跡

LynnとAdamson[3]は，人生の最終段階の軌道は疾病ごとに異なるとしている（図Ⅳ-1-1）[4]．認知症や老衰は右肩下がりの経過をたどり，ゆっくりと身体機能が低下していく．ある時点で寝たきりになったとしても，その人がすぐに死を迎えるわけではなく，先のみえない長い経過がまっている．

一方，慢性心不全や慢性呼吸不全では，急性増悪を繰り返しながら状態が悪化する．

がん患者は，さまざまな治療や合併症の影響を受けても，ある程度の時間は外来通院が可能なレベルの身体状態のまま経過する．したがって，治療困難ながん患者の身体機能が急速に低下したケースでは，ある程度の予後予測が可能となる．

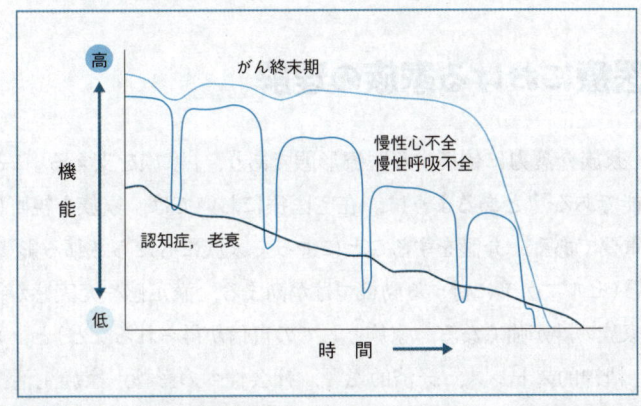

図Ⅳ-1-1 人生の最終段階の軌道 （文献4）より）

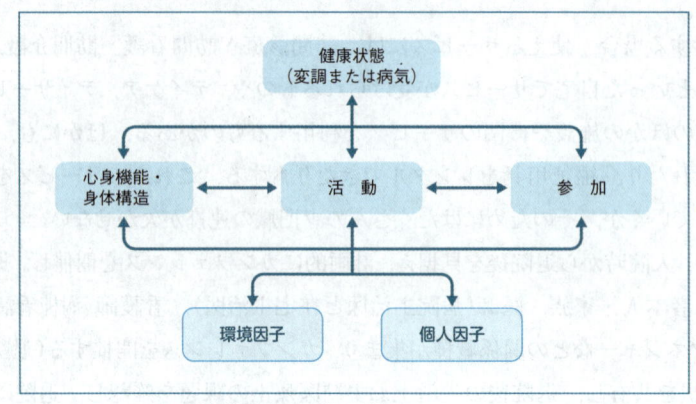

図Ⅳ-1-2　ICFの構成要素間の相互作用　　　　　（文献5)より）

D 在宅医療における患者の理解

病気や障害といった弱みにのみ着目するのではなく，生活全体のなかで病気や障害を捉え，身体・精神・社会・スピリチュアルな各視点から患者の強み（ストレングス）を見出し，在宅医療を継続しつつ，最期までその人らしく生き抜く力を引き出す支援が求められている．

i 強みを引き出す概念としてのICF

国際生活機能分類（International Classification of Functioning Disability and Health：ICF，図Ⅳ-1-2)[5]）は，2001年にWHO総会で採択されたものである．

それまで「障害」に対する考え方は，機能障害，能力障害，社会的不利といった対象のマイナス面を捉えることに重きが置かれてきた．しかしICFでは，人間の生活機能と障害について，「心身機能・身体構造」「活動」「参加」というプラス面とマイナス面を含めた中立的な3つの概念と，「環境因子」「個人因子」などのそれらに影響を及ぼす因子で構成されている．わが国においても2004年からこの概念モデルがケアマネジメントに取り入れられている．

E 在宅医療における家族の理解

"在宅医療は，家族介護力に依拠する医療形態であり，「家族を支える」ことは在宅医療の根幹に関わる技能である"[1]とあるように，在宅医療においては，家族を視野に入れて診療することが非常に重要である．介護をすることによって家族にもたらされる影響はさまざまで，ポジティブな影響（セルフケアに対する動機づけが高まる，満足感や充実感が得られる，自己成長感がある，家族の絆が強くなる，家族としての自信が得られるなど）と，ネガティブな影響（身体的負担，精神的ストレス，経済的影響，社会性への影響，家族生活上の影響，家族の関係性への影響など）がある．

家族から患者への影響や，患者から家族への影響まで考慮に入れてケアに当たることを「家族志向型ケア」といい，これは在宅医療において欠かすことのできない概念である（Ⅰ-7：p.40 参照）．

> Q1 地域包括ケアシステムのなかの在宅医療の位置づけを確認してみましょう．
> Q2 ケアの場の切り替えを行う際に，大切にすることは何でしょうか？
> Q3 疾病ごとに異なる人生の最終段階の軌跡を説明してみましょう．
> Q4 ICFを用いて，患者の強みを引き出す捉え方をしてみましょう．
> Q5 在宅医療の介護によって家族にもたらされる影響とは何でしょう？ よい点と悪い点について考えてみましょう．

まとめ

地域包括ケアシステムにおいて，医療の要となるのが在宅医療である．患者のQOL向上のために，医療と介護の連携がうまく行えるよう，プライマリ・ケア看護師としての役割を果たしていくことが重要である．

参考文献

1) 井部俊子, 開原成允, 京極高宣, 他（編）：在宅医療辞典, 中央法規, 東京, 2009.
2) 藤沼康樹（編）：新・総合診療医学 家庭医療学編, 第2版, カイ書林, 東京, p.135, 2015.
3) Lynn J, Adamson DM：Living well at the end of life：Adapting health care to serious chronic illness in old age, RAND, Santa Monica, 2003.
4) 鈴木 央（編）：あなたも名医！ 在宅「看取り」最期を支える！ 多死社会に備える！, 日本医事新報社, 東京, 2015.
5) WHO：「国際生活機能分類－国際障害分類改訂版－」（日本語版）. 厚生労働省（訳）, 2002.
http://www.mhlw.go.jp/houdou/2002/08/h0805-1.html

（田中亜紀子）

2 在宅療養支援における看護師の役割

> **学習目標**
> ① 在宅ケアに必要な看護技術を適切に実施できる
> ② 在宅ケアのアセスメントができる
> ③ 家族介護力のアセスメントができ，家族の支援・指導が理解できる
> ④ 在宅ケアにおいて活用できるサービスの内容を学ぶ
> ⑤ 在宅療養の多職種連携について理解できる

A 在宅看護の特性[1]

　施設中心の医療・介護から在宅医療・介護への移行政策が進む一方で，家族機能の低下や地域のつながりの希薄さなど，在宅療養を支える状況は厳しくなっている．時代の過渡期でもあり，必要とするすべての人々に，十分な在宅ケアサービスが準備されているとはいい難いのが現実である．そのようななか，在宅看護とは何を目指し，どのような役割を担うのか？ その特性を理解し，限られた訪問診療の時間に，効率的に実践していくことが，さらに重要となってきている．

i 在宅看護の目的

　患者と家族の生活を支え，生活の場における日々の営みが，病気や障害によって阻害されることを可能な限り防ぎ，本来のその人の生活を維持，あるいは取り戻し，自立支援をすること，さらには，その人らしい最期が迎えられるよう援助することを目的としている．

ii 在宅看護の対象

　乳児から高齢者まで，疾患の種類や障害の程度を問わず，あらゆる健康レベルの人が含まれる．また患者と家族を1つの単位として捉える必要がある．

iii 在宅看護の方法

　患者や家族の希望，意見を尊重し，在宅ケアに関して自己決定していくことを支え，決定したことを援助する．したがって看護師は，家族とともに看護の目標を共有し，計画・実施・

表Ⅳ-2-1　インターライ方式によるアセスメント表(居宅版)

A. 基本情報	L. 皮膚の状態
B. 相談受付表	M. アクティビティ
C. 認知	N. 薬剤
D. コミュニケーションと視覚	O. 治療とケアプログラム
E. 気分と行動	P. 意思決定権と事前指示
F. 心理社会面	Q. 支援状況
G. 機能状態	S. 環境評価
H. 失禁	T. 今後の見通しと全体状況
I. 疾患	U. 利用の終了
J. 健康状態	V. アセスメント情報
K. 口腔および栄養状態	

(Morris JN, 他(著), 池上直己(監訳), 山田ゆかり, 石橋智昭(訳):インターライ方式　ケア アセスメント―[居宅・施設・高齢者住宅]―, 医学書院, 東京, p.vi-vii, 2011.より作成)

評価をしていくことに責任をもたなければならない．また，在宅ケアでは，多職種・多機関によるアプローチが重要となる．看護師は，チームのなかで自らの役割を果たすとともに，チーム全体の機能向上のために貢献することが求められる．常にチーム全体の動き，患者・家族の状況やニーズを把握したうえで連絡や相談を行ったり，また必要なサービスがタイムリーに提供されるように調整したりするなど，ケアマネジメント能力が必要とされる．

B 在宅看護過程とアセスメント

在宅での看護過程には，疾患の治療，症状緩和にとどまらず，患者の望む生き方・暮らし方を支えるための多様な看護の形があることを理解することが大切である．

患者のほとんどは，疾患や老化によるさまざまな障害と苦痛を抱えている．そのため，患者の大部分は，疾患に対する治療だけでなく，長期のケアやリハビリテーション，緩和ケアを必要としている．したがって，多角的・総合的アセスメントが不可欠であり，ほかの専門職種と連携・協働することによって，ケアの質を高めることができる．「地域包括ケアシステム」の整備により，個々人の心身の状態に応じた切れ目のない医療や介護の提供体制の構築を目指しているが，職種間やサービス間の分断は十分に改善されていない．

切れ目のない継続的なケアを提供するうえでは，アセスメントが重要となる．その1つの手法・アセスメントの枠組みとして，**インターライ方式のケアアセスメント**[2]が使われることがある（**表Ⅳ-2-1**）．インターライ方式は，居宅版，施設版，高齢者住宅版に分かれている（詳細は文献2)を参照）．

C 在宅看護における基本的な看護技術[3]の要点

i コミュニケーション技術

身体的ケアや処置など看護技術を行いながら，患者本人や家族とコミュニケーションをとることが多い．限られた時間のなかで的確に情報を把握することが重要である．

表Ⅳ-2-2　排泄上の問題と患者に及ぼす影響

排泄上の問題	患者に及ぼす影響
・尿意，便意がはっきりしない ・知らないうちに尿や便が出てしまう（尿失禁，便失禁） ・尿の回数が多い ・夜間に何回もトイレに起きる ・尿の勢いが弱い ・手で押さえたりして腹圧をかけないと尿が出ない ・尿を出そうと思ってもなかなか出ない ・尿をがまんができず，濡れてしまう ・便が硬くてなかなか出ない ・尿，便が残った感じがする ・トイレに行こうとして間に合わず濡らしてしまう ・トイレの場所がわからない ・トイレとは異なる場所で排泄する	・尿，便が漏れるのではないかと心配で，常に緊張している ・尿，便が漏れるのではないかと心配で外出できない（地域の活動，老人クラブなどに参加しない，閉じこもりがちになる） ・1つのことに集中できない ・何回もトイレに通い，疲れる ・夜間ゆっくり眠ることができない ・睡眠不足になる ・排尿を気にして水分摂取を控える ・腹部が張った感じがあり，食欲が出ない ・排泄の世話になることが情けない，申し訳ない ・下着，トイレ，廊下などを汚してしまう ・便秘により認知症のBPSDが悪化する

（文献4），p.19より一部改変）

ii ● 観察技術

短時間で要点を押さえる．実際の生活そのものをみて，情報として活かす．自分の価値観ではなく，療養者それぞれの，それまでの生活や価値観を尊重する視点で観察する．継続して観察する必要がある場合は，家族介護者やヘルパーらと連携し，継続して観察することの必要性と観察のポイントを適切に伝える．

iii ● 日常生活援助

a. 食　事

摂食・嚥下障害や栄養状態のスクリーニングをはじめ，誤嚥予防や治療が必要になる場合は，看護師，医師，言語聴覚士，歯科スタッフ，管理栄養士，家族との協働が欠かせない．最期まで口からおいしく食べることを援助するとともに，誤嚥性肺炎の予防のためにも，口腔機能の向上や口腔ケアは大切である．

b. 排　泄

排泄は1日に数回，昼夜を問わず生じる生理現象である．プライバシーを保って自分自身で排泄することは患者の切なる願いであり，その自立ができなくなることは著しい羞恥心を生じさせ，自尊心を傷つける深刻な問題となる（**表Ⅳ-2-2**）[4]．

家族にとっても，排泄の世話は，尿や便特有の臭気のために精神的負担が大きいうえ，移乗動作を伴うので身体的負担もかかる介護となる．それゆえ，排泄支援の質は本人，家族の生活の質を大きく左右する．

c. 清　潔

環境も物品も不備な場合が多いので，それぞれの居宅で創意工夫し，患者の状況や住環境に応じて実践する．

d. 衣生活，体温・循環の管理

体温がこもってしまったり，水分摂取不足による脱水で発熱することがある．湿度・室温をみながら衣類や寝具を適宜調整する．衣生活には習慣があるため，個人の選択を取り入れ

る．たとえ寝たきりの状態であっても，朝晩の着替え（日常着⇔寝衣）を行い，生活リズムを整えることも大切である．

e. 活動・移動[5]

残存機能を活かし，目標をもって離床したり，床上坐位をとったりすることは，廃用症候群や褥瘡の予防になる．また患者本人が自信をもつことで，閉じこもりを防ぎ，生き甲斐へとつながる．自立歩行能力を維持できれば，ADL・IADLも向上する．転倒をおそれるあまり，動きを制限してしまわないようにする．

f. 睡眠・休息

これまでの睡眠・休息の習慣やスタイルを尊重し，援助する．

iv ● 処置に伴う援助・補助技術[5]

a. 吸　引

無理な吸引は負担になることがあるので，患者の希望を聞き，状態をみながら行う．家族が主体的に判断・実施できるように支援する．

b. 在宅酸素療法

ADLおよびQOLの改善が目的．患者と家族が，在宅酸素療法（home oxygen therapy：HOT）を無理なく生活に取り入れ，継続していくために，その意義と目的を理解できるよう支援する．

c. 在宅人工呼吸療法

呼吸状態，原疾患の状態，合併症の観察を行う．多職種連携が必要で，定期的にカンファレンスを行い，役割分担を明確にする．本人・家族の不安が大きく，抑うつ状態になるおそれがある．

d. 点滴，持続皮下注射

点滴は必要最低限にする．持続皮下注射は，翼状針と携帯用注入ポンプを用いて，薬物を皮下へ持続的に注入する方法である．

e. 経管栄養

自宅で実際に行いながら，具体的に指導すると本人・家族もわかりやすい．また，簡単なパンフレットを作成することで，患者の安心感が得られる．

f. 在宅中心静脈栄養法

体外式カテーテル法と皮下埋め込み式カテーテル法がある．また，24時間持続して行うやり方と，間欠的に投与する方法がある．感染の早期発見のため，家族指導が重要となる．フォローアップとしては，順調に輸液ができているかどうかに加え，その人らしい生活が送れているか，家族の負担になっていないかを観察していく．

g. 膀胱留置カテーテルの管理

感染や過度の牽引，カテーテルの破損が起きないよう説明・指導し，合併症などのトラブルを予防する．

h. ストーマ(人工肛門・人工膀胱)の管理

患者や家族のセルフケア能力の程度に応じて，不足部分を補いながら，セルフケアできるように指導する．スキントラブルの観察・ケアを行う．

i. 褥瘡処置，スキンケア

発生のリスクを査定し，予防のための体位変換(体圧分散寝具の利用，ポジショニングの工夫，ホームヘルパー導入)，清潔保持，摩擦やずれにも注意する．家族の介護力もアセスメントしながら，負担にならない程度に処置に参加してもらう．詳細についてはⅢ-7-②(p.311)も参照されたい．

j. 死亡時の対応

急変時の対応，看取りに関して，家族と共通認識をもてるように，普段より本人・家族とよくコミュニケーションをとっておくことが望ましい．必要に応じて看取りの家族指導を行う．

ⅴ● 療養環境の工夫・配慮

一般的な「日当たり」「採光」「温度」「湿度」「音」「臭い」などに配慮する．

①寝ている生活からの脱却
②ベッドから起きて移動する
③屋内での生活の活性化
④家の外へと生活圏を拡大する
⑤街に出て人と交流する機会をつくる

ⅵ● リスクマネジメント

a. 感染予防

家庭でできる消毒方法(煮沸消毒，薬液消毒，日光消毒)を指導する．また，感染性医療廃棄物については，確実な処理方法を伝える．患者・介護者，医療関係者が感染症や感染予防に関する正しい知識をもち，感染を媒介しないようにする．

b. 転倒・転落予防

転倒の危険因子は，環境などの外的要因と，患者本人の身体状況である内的要因に分けられる(表Ⅳ-2-3)[4]．看護師が患者の家の内外での行動パターンをよく観察し，気をつけるべき場所や時間を，本人・家族に具体的に説明しておくとよい．

ⅶ● 心理社会的側面に対する援助技術

介護期間の長期化，介護者の高齢化などにより，家族介護者の心身の負担はますます重くなり，患者に対する虐待も懸念される．できるだけ家族の介護負担を軽減するべく，介護者が心に余裕をもてるように援助する．

表Ⅳ-2-3 転倒の危険因子

外的要因		内的要因	
因子	例	因子	例
床	滑りやすい床 めくれた絨毯 目の粗い絨毯 絨毯のほころび	感覚障害	固有受容覚障害 位置覚低下
障害物	通り道の障害物 固定していない障害物 家財道具の不備・欠陥	視力障害	近視 老眼 白内障
^	^	めまい	メニエール病 脳底動脈血流不全症
照明	暗い照明 不適切な照明	末梢神経・脳疾患	
戸口・階段	戸口の踏み段 段差の大きい階段 手すりの不備	心肺機能低下	虚血性発作 心不全 不整脈 慢性閉塞性肺疾患（COPD）
ベッド	不適当な高さ	中枢神経疾患	脳血管障害後遺症 パーキンソン病
履き物	不適当な履き物 滑りやすい履き物	^	^
歩行道具	誤用 調節不良 使用方法の誤り	薬物	睡眠薬 向精神薬 降圧薬 アルコール
庭先の通り	障害物 雑然とした庭 工事中	骨関節疾患	慢性関節リウマチ 変形性股関節症

（文献4），p.55より）

D 在宅ケアを担う家族への支援・指導

家族アセスメントの目的は，①家族のもっている対処力を査定すること，②家族に何が生じているかを明らかにし，支援が必要か否か分析すること，③支援が必要な場合は，困難になっている側面を分析すること，④家族がもてる力を用いた対応策をともに考え，必要な社会資源利用を促すことである．

ⅰ 家族の健康状態を維持し，悪化を防ぐ

家族の健康状態は，患者の健康やQOLに多大な影響を及ぼし，家族自身の介護負担にも色濃く影響する．看護師は，主介護者のみならず，広く家族成員の健康状態に関心を払うことを大切にしたい．

ⅱ 休息（レスパイト）に向けた支援

一時的に介護から離れて休息がとれる条件をいかに保証していくかは，家族支援における重要な課題である．

ⅲ 介護と仕事の両立に向けた支援

男性介護者が増加し，女性の就労率も上昇するなか，介護と仕事の両立に悩む介護者は多

い．介護者の心理的負担を十分に理解し，日々の労をねぎらう．社会資源の活用や近隣の地域の人々の理解と協力を得ることについても支援していく．

ⅳ・情緒的サポート

家族成員の表情やしぐさ，服装，言葉のニュアンスやトーンなど，五感を研ぎ澄まして相手のサインをキャッチしていく．

ⅴ・知識・技術習得を支援する

家族の理解度を把握し，対応能力に応じて，「説明する」「やってみせる」「実際に行ってもらう」「実行に移したこと，できたことを肯定的にフィードバックする」「修正点・改善点を助言する」という一連のプロセスを繰り返し，家族が「これならできる」という手応えを感じ，自信がもてるように支援していく．

E 地域社会を理解する

地域のさまざまな生活環境を知ることなしに，地域で患者と家族の暮らしを守る援助を提供することはできない．地域の地理的・気象条件や交通，流通など，物理的な条件のみならず，そこに暮らす人々の考え方や価値観，あるいは健康に対する認識といった，目にはみえない精神的な風土が，療養や介護に大きく影響を及ぼすことがある．

看護師には，個別の患者・家族から地域を，また地域から個を理解するという視点の柔軟さが求められている．

F 社会資源の把握

まずは，患者と家族がどのような生活課題やニーズをもち，そのニーズを満たすことのできる社会資源は何かを把握する．タイムリーなサービス活用を目指し，社会資源がどのように整備されているのか，具体的な相談窓口や事業所に関する情報を的確に提供できるよう，常に地域の社会資源に関する情報を把握しておく必要がある（図Ⅳ-2-1）[1]．社会資源には，フォーマルサービス（公的機関や専門職が行う法制度に沿ったサービス）と，インフォーマルサービス（ボランティア，自治会などの地域特有のもの，家族・近隣の支援など）がある．

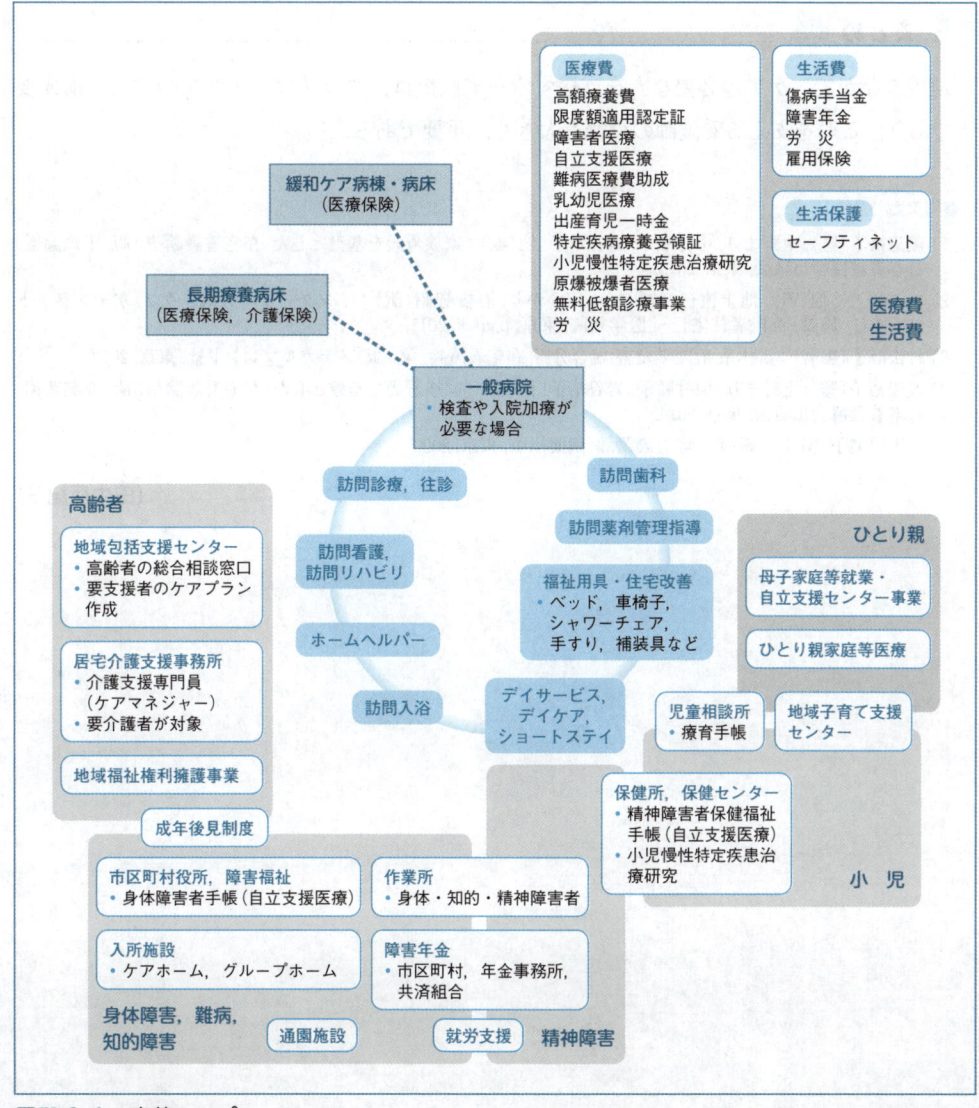

図Ⅳ-2-1 療養マップ (文献1)より)

> Q1　在宅看護の目的，対象，方法を説明してみましょう．
> Q2　在宅ケアを担う家族の支援・指導のポイントを5つあげましょう．
> Q3　在宅ケアのアセスメントツールにはどのようなものがあるでしょうか？　説明してみましょう．
> Q4　在宅療養支援において，地域社会のどのようなことを理解することが大切でしょうか？
> Q5　在宅療養で，地域で活用できる社会資源をあげてみましょう．

Ⅳ 在宅療養支援

まとめ

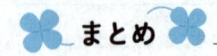

　地域のなかで，ケアの必要な人を支援する在宅医療は，プライマリ・ケアの重要な構成要素であり，これを支える看護師の役割も大きく，重要である．

参考文献
1) 渡辺裕子(監),上野まり,中村順子,岩谷靖子,他(編)：家族看護を基盤とした 在宅看護論第3版,Ⅰ概論編,日本看護協会出版会,東京,2015.
2) Morris JN,他(著),池上直己(監訳),山田ゆかり,石橋智昭(訳)：インターライ方式　ケア アセスメント—［居宅・施設・高齢者住宅］—,医学書院,東京,p.vi-vii,2011.
3) 村松静子(編著)：新体系 看護学全書 統合分野 在宅看護論,第3版,メヂカルフレンド社,東京,2012.
4) 渡辺裕子(監),上野まり,中村順子,岩谷靖子,他(編)：家族看護を基盤とした 在宅看護論第3版,Ⅱ実践編,日本看護協会出版会,東京,2014.
5) 木下由美子(編著)：新版 在宅看護論,医歯薬出版,東京,2009.

（田中亜紀子）

3 在宅での緩和ケアと看取り

学習目標
① 在宅緩和ケアについての基本的な考え方を学ぶ
② 緩和ケアを必要とする患者の全人的苦痛（トータル・ペイン）を理解する
③ 在宅医療における症状マネジメントについて学ぶ
④ 在宅での医療用麻薬の取り扱いについて学ぶ
⑤ 在宅看取りにおける，患者・家族へのケアや対応について理解する

A 在宅緩和ケアとは

i 緩和ケアの定義

　WHOの定義（2002年）では「緩和ケアとは，生命を脅かす疾患による問題に直面している患者とその家族に対して，疾患の早期より痛み，身体的問題，心理社会的問題，スピリチュアル（霊的）な問題に関して，きちんとした評価を行い，それが障害とならないように予防したり対処したりすることで，QOLを改善するためのアプローチである」としている．

　在宅緩和ケアにおいても，在宅看取りを希望するがん患者だけでなく，たとえば難病や人工透析が必要な患者などに対しても，身体的な課題のみならず，包括的に患者の苦痛をアセスメントし，患者・家族がどのように疾患や障害をもちながらも安心・安楽に生活していけるかを考え，支えていく必要がある．患者のQOL，価値観，生活のなかで大切にしていきたいことが何なのかを理解したうえで，それらを少しでも改善するために，多角的に，多職種でチームを組み，対応していくことが求められる．

ii 全人的苦痛，スピリチュアル・ペイン

　全人的苦痛（トータル・ペイン：total pain）の概念はイギリスのシシリー・ソンダースが提唱したもので，患者の苦痛や苦悩を身体的な苦痛の一側面だけで捉えるのではなく，そこには精神的な苦痛や社会的な苦痛，霊的（スピリチュアル）な苦痛（スピリチュアル・ペイン）も含まれている．また，これらの4つの苦痛はそれぞれに影響しあっているため，全体で捉えることが大切になる（図Ⅳ-3-1）[1]．

　患者は痛みや息苦しさによって，不安やいらだちを募らせたり，仕事や家庭生活に支障を

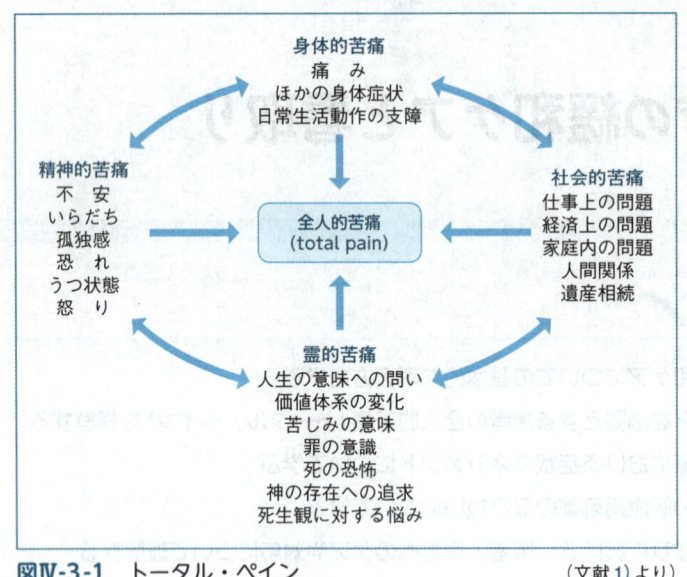

図Ⅳ-3-1 トータル・ペイン （文献1）より）

身体的苦痛
- 痛み
- ほかの身体症状
- 日常生活動作の支障

精神的苦痛
- 不安
- いらだち
- 孤独感
- 恐れ
- うつ状態
- 怒り

社会的苦痛
- 仕事上の問題
- 経済上の問題
- 家庭内の問題
- 人間関係
- 遺産相続

霊的苦痛
- 人生の意味への問い
- 価値体系の変化
- 苦しみの意味
- 罪の意識
- 死の恐怖
- 神の存在への追求
- 死生観に対する悩み

全人的苦痛（total pain）

きたしたりすることもあれば，病気の進行や死の恐怖を感じ「どうしてこんな目に遭うのか」「死んだらどうなるのか」「もっとこうしておけばよかった」とスピリチュアル・ペインを引き起こすこともある．

このようなスピリチュアル・ペインや実存的な苦痛に対して，まずは身体的な苦痛・精神的な苦痛の緩和を図り，社会的な苦痛については医療ソーシャルワーカー（MSW）など多職種との連携によるサポートを行うことが重要である．そのうえで，日頃からのコミュニケーションに十分配慮し，患者のつらさに関心を向けながら，思いやりをもって傾聴し，寄り添い続けることが患者のケアにつながる．

B 在宅緩和ケアにおける症状マネジメント

i 在宅における症状マネジメントのポイント

在宅緩和ケアを必要としている患者は，病状が不安定だったり，終末期に近づくにつれてさまざまな症状が複合して起こったりすることが多い．そのため，患者のQOLの維持・改善を目標に症状マネジメントを行っていくうえでは，どのような症状であっても，以下のことが重要なポイントになる．

①症状を「ゼロ」にすることを目標にしない．生活のなかでゴール設定をする
　例：痛みが軽減して，夜にぐっすり眠れるようになる
②苦痛・症状による，患者の生活やQOLへの影響を最小限にする
　例：できるだけ自分で排泄できるように，ポータブルトイレなどの環境を整える

③急に状態が変化することもあるため，迅速に対応する．先延ばしにせず，「今」動く
④病状変化に伴って変化する患者・家族のニーズにもタイムリーに対応する
⑤きめ細かく，臨機応変に，柔軟に対応する
⑥少し「先」を予測しながらかかわる
⑦外来や訪問時の限られた時間のなかで，効率的・効果的にアセスメントやマネジメントを行う
⑧医療者がいない間も安心して過ごせるように予測・準備し，自己管理・セルフケアを行えるように支援する

ⅱ 在宅における疼痛マネジメント[2〜5]

疼痛は，心身ともに患者や家族の日常生活のあらゆる場面に影響し，QOLを大きく低下させる．疼痛は日常生活行動に支障をきたすとともに，さまざまな不安や心理的な負担を生じさせ，在宅療養の継続を妨げることもある．看護師は，医師や薬剤師，介護職などとも協働し，疼痛のアセスメントを十分に行い，チームでより適切な疼痛管理に当たる．

痛みとは，「実際に何らかの組織損傷が起こったとき，あるいは組織損傷が起こりそうなとき，あるいはそのような損傷の際に表現されるような，不快な感覚体験および情動体験」（国際疼痛学会）と定義されている[6]．つまり「痛み」は主観であり，患者が「痛い」「つらい」と訴えているときには，それをありのままに受け止め，患者の体験として理解することが重要である．

a. 痛みのアセスメント

①日常生活への影響

痛みによって，睡眠，排泄，清潔ケア，食事，移動，社会的な活動などが，日常生活においてどのような体験となっているのかを確認する．

②痛みのパターン

持続痛：安静時や体動時などにかかわらず，いつも続いている痛み．
突出痛：体動時や食後，あるいは予測できないときに，一時的に出現する痛み．

③痛みの部位と性状

痛みを感じる部分や，それがどのように痛むのかを患者の言葉で示してもらう（「ズキズキする」「重苦しい」「突き刺されたような」「締めつけられるような」など）．痛みの部位は複数だったり，「なんとなくこのあたりが痛い」など，はっきりしない場合もある．

④痛みの強さ

患者・家族や医療者間で痛みの強さや程度を把握しやすいように，評価ツールなどを利用するとよい（図Ⅳ-3-2）[7]．患者が痛みをどの程度に感じているのか，以前と比べてどのように変化しているのかが捉えやすい．

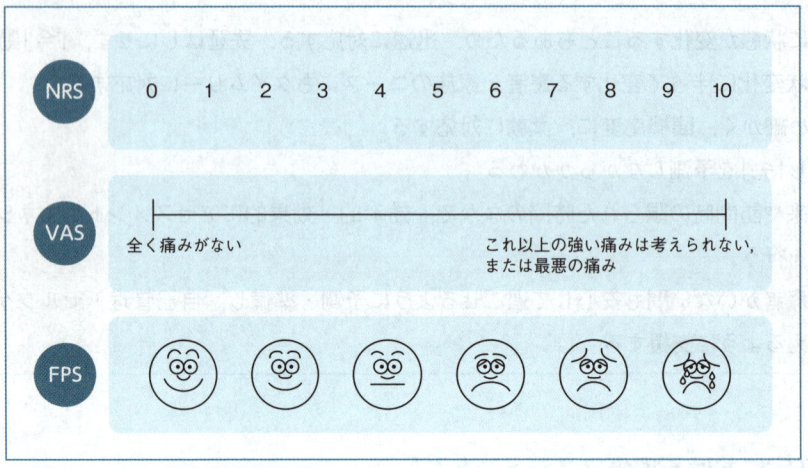

図Ⅳ-3-2 痛みの強さの評価法 （文献7）より）

> **NRS (numerical rating scale)**
> 痛みを0から10の11段階に分け，痛みが全くない状態を0，これまで考えられるなかで最悪の痛みを10とし，痛みの程度がどれくらいかを数値で示してもらう
>
> **VAS (visual analogue scale)**
> 10cmの線の左端を全く痛みがない状態とし，右端を最悪の痛みとしたときに，どれくらいの痛みの程度であるかを指し示してもらう
>
> **FPS（フェイス・スケール：faces pain scale）**
> 数値での評価が難しい小児や高齢者などでも，今の痛みに最も近い表情を選んでもらうことで痛みの程度を把握する

　患者が認知症や意識障害などで痛みを訴えることが難しい場合には，家族や介護者が表情やからだの動き，以前との比較などから，不快な体験をしているかどうかをアセスメントする．

⑤**痛みの経過**

　以前からある痛みなのか，最近発生した痛みなのかなど，痛みの経過を確認する．突然の痛みは，原疾患以外に骨折や感染症，心筋梗塞，出血などの病態の出現を示す場合もあり，必要に応じて早期に対処を検討する．

⑥**痛みの増強因子と軽減因子**

　患者がどのようなときに痛みを強く感じ，どのようなときに痛みが緩和されるのかをたずねる．また家族や介護者からも様子を聞く．痛みの増強因子や軽減因子を把握することで，どのようなケアで痛みの緩和が図れるのかがわかり，患者に合ったケアや対応を工夫することができる．

⑦**現在行っている治療の反応**

　痛みの治療によって効果的に疼痛緩和ができているか，頓服薬の使用頻度や適切に服用で

きているかなどを確認し，必要な場合は見直しや調整を行う．とくに医療用麻薬(オピオイド)を使用しているケースでは，副作用の程度についてもチェックしておく．

⑧**レスキュー・ドーズの効果**

レスキュー・ドーズ(頓服)は，定期薬を使っていても一時的に痛みが強くなる場合などに用いられる．痛みの状況に合わせて，患者や家族がレスキュー・ドーズを適切に利用できているか，使用回数や効果などを確認しておく．頻回に使用していたり，使用しても痛みが軽減されていないようであれば，定期薬の増量や変更を検討する．

⑨**痛みの意味**

患者が痛みをどのように体験しているか，どのように認識しているのかを把握する．痛みの捉え方は患者によってさまざまであり，痛みが強くなると予後があまり長くないと感じたり，気持ちが落ち込んで恐怖や不安にさいなまれたり，痛みよりも仕事や家庭のことのほうが気がかりになっている場合もある．痛みを単に身体的な面だけでなく，トータル・ペインとして捉え，痛みによるQOLへの影響を理解することで，より個別的できめ細かいケアを行う．

⑩**患者や家族のセルフケア行動**

痛みに対して患者や家族がどのように対処しているかを把握する．薬の飲み方や姿勢などを工夫したり，生活環境の調整や他者の援助・支援の活用の可否など，理にかなった適切な対処ができているかどうか，痛みへの対処行動から，患者や家族のセルフケア能力を見極める．

b. 痛みのマネジメント

①**在宅での服薬管理の支援**

在宅では患者や家族のセルフケア能力に依存するため，どのようにすれば処方された薬剤が安全かつ確実に使用でき，効果的な疼痛コントロールが行えるかを考え，具体的に支援する．とくに独居または日中独居であったり，介護者が高齢者であったりする場合は，チーム内でも対応を検討し，ノートへのチェックや，ピルケースやお薬カレンダーなどを利用して薬の管理を行いやすいようにする．また訪問の際には必ず内服状況や残薬数などを確認しておく．

②**在宅での医療用麻薬による疼痛管理**

オピオイドは，「がん疼痛」に使用するイメージが強いが，以前からコデインが鎮咳薬として使用されており，慢性疼痛などの非がん疾患の痛みに対しても一部は保険適用となっている．医療用麻薬の投与経路は多彩で，経口投与のほか，直腸内投与(坐剤)，経皮投与(貼付薬)，持続皮下注，持続静注などがある．療養者の病状や服薬管理能力を踏まえて，どのような経路から投与を行うかを検討する．

③**医療用麻薬による主な副作用とそのマネジメント**

嘔気・嘔吐：医療用麻薬の導入初期や増量時，薬の種類を変えた際などに出現しやすい．そのため導入時や増量時には，予防的に制吐薬の投与を行う．

眠　気：医療用麻薬の導入初期や増量時に出現しやすいが，慣れてくると数日で治まるこ

とが多い．ただし病状の変化などにより，医療用麻薬の影響が強くなった場合や，眠気がQOLに著しく影響する場合には，早期に薬剤の変更などを検討する．

　便　秘：医療用麻薬の神経学的作用から，便秘は高頻度に出現し耐性も起こらないため，継続的な管理が必要になる．水分摂取量や食事量，排便状況を必ず確認し，生活や体調に合わせて緩下薬の服用方法を検討するなど，具体的な対策を行う．

④在宅での痛みに対する看護ケア

　痛みの体験は，患者や家族にとって単なる身体的な苦痛だけでなく，生活面や心理面など，さまざまに影響するため，薬物療法とともに，看護ケアもきめ細かく，多方面からアプローチする．日常生活のなかで痛みの感じ方を増強する「不快感」を減らし，同時に痛みの感じ方を軽減させる「心地よさ」や「安心感」を強化するようなケアの提供・工夫が大切になる．また患者・家族のセルフケア能力を見極め，疼痛緩和に対する適切なセルフケアを継続して行えるように支援し，具体的な方法を相談しながら実施する．

c. 医療用麻薬の在宅での管理

　医療用麻薬について，都道府県知事から免許を受けた麻薬施用者の免許を有する医師や歯科医師のみが，麻薬処方せんを交付することができる．2006年3月の厚生労働省の通達において，在宅での医療用麻薬の取り扱いの弾力化が図られた[8]．

①在宅で医療用麻薬を保管するうえでの留意点

- 子どもやペットの手が届かない場所に保管し，使用済みの貼付薬は家庭内のごみ箱などでなく，別に回収用の袋などを準備して，そこに入れておいてもらうよう指導する．
- 残薬が生じた場合の処理方法について，使用しなかった麻薬の返却は，交付を受けた医療機関または保険調剤薬局に持参する．

②FAXによる麻薬処方せんの取り扱い

　保険調剤薬局は，患者・家族らへの交付までの待ち時間の短縮や負担の軽減を考慮して，FAXにより送信された麻薬処方せんの内容に基づき麻薬の調剤を開始することができるようになった．その後，患者・家族らから実際に麻薬処方せんを受領した際に，記載内容を確認したうえで麻薬を交付する．

③在宅患者への麻薬の交付

　患者の病状などの事情により，麻薬処方せんの交付を受けた患者や家族が直接麻薬を受領することが困難な場合には，患者の看護に当たる看護師や介護担当者（ホームヘルパーなど）といった患者・家族の依頼を受けた者に麻薬を手渡すことができる．

④自宅以外の療養場所における麻薬の管理

　介護老人保健施設，特別養護老人ホーム，介護付有料老人ホーム，グループホーム，ケアハウス，サービス付き高齢者向け住宅，小規模多機能型居宅介護施設といった介護施設においても，医療用麻薬の取り扱いについては基本的に自宅と同様で，管理に当たり金庫などを用いる必要はなく，ほかの薬剤とともに一括管理しても差し支えない．過度の管理によって患者が痛みに苦しむことがないように配慮することが求められている．

C 在宅での看取り支援

i 「死」「看取り」についての理解

　この世に生まれてきたすべての人が必ず死を迎える．それは失敗や敗北ではなく，ごく自然なことであり，人間の生活や営みの一部である．また「死」は単に肉体的な出来事だけではなく，人生の終焉であり，家族や知人などとの離別，喪失体験でもある．そのため，死を前にした患者や家族にかかわる際には，患者や家族の心情に配慮し，看取りに向けた準備や，予期悲嘆・悲嘆についても具体的に支援していくことが求められる．とくに在宅での看取りの場合，医療者や介護者が常にそばにいるわけではなく，家族のみで看取りを行うことが多い．しかし，住み慣れた自宅での看取りのプロセスは，介護の大変さや不安があっても，家族や周囲の人たちが「死」に近づいていく経過を少しずつ身近に感じながら，家族として納得がいくようにかかわることができるため，死別を覚悟し，自然と予期悲嘆を経験する機会にもなる．

　できるだけ患者本人の意向に沿った対応を行うには，普段から，終末期になったらどのように過ごしたいか，どこで最期を迎えたいか，積極的な延命処置を希望するかどうか（アドバンス・ディレクティブ：事前指示）を話題にしたり，治療の過程で病状が進行した場合に備えて，具体的な治療や療養，ケア全体の目標について，医療者や家族も交えて，あらかじめ話し合っておくこと（アドバンス・ケア・プランニング：ACP）が重要になる．

ii 患者へのケア

　自然な死のプロセスでは，予後1～2ヵ月くらいから徐々に身体機能の低下，ADLの低下がみられる．食事量や飲水量が減り，傾眠傾向になる．血圧が低下し，尿量も減少する．臨死期には，脱水傾向をはじめ，さまざまな身体状態の変化，こころの変化，生活動作の変化が起こる．

　臨死期が近くなったら，患者にとって苦痛となる処置などは最小限とし，食事や排泄，清潔ケアなども，日々変化する患者の状態に合わせて柔軟に対応していく．訪問回数を増やしたり，チーム内での情報交換をより迅速に行い，常に病状の変化や経過を共有しておくことが大切になる．

iii 家族へのケア

　臨死期の家族は，患者にさまざまな状況の変化があると，不安が増したり，あわててしまったりして適切に対処できないこともある．したがって，ある程度の予測をもち，食事量の低下や傾眠，せん妄などに対応するための方法を，タイミングをみて事前に説明しておく．看取りが近くなると，家族は不安や恐怖から患者と距離をとってしまうこともあるので，患者の好みや価値観などを知っている家族がかかわることの大切さを伝え，具体的なケア方法の工夫について一緒に相談していく．また大切な人を間もなく失うという悲しみの気持ち（予期悲嘆）を表出しやすいように，家族をねぎらい，声かけや場を設定するなど，コミュニケーショ

ンに配慮する．さらに家族が介護疲れでバーンアウトしないように，介護職とも連携し，適宜休息がとれるようにしておく．

Ⅳ 在宅看取りへの対応

　在宅での看取りを希望している場合は，家族の気持ちや反応に配慮しながら，看取りに向けた具体的な準備として，「心の準備」（本人に直接確認したいことや伝えたいこと，会わせたい家族に連絡を入れるタイミングについて），「物の準備」（遺影用の写真，看取り後の着替え，葬儀屋の手配など），「お金の準備」（貯金や遺産，口座名義，お葬式代などの段取りなど）について確認しておく．

　また，看取りの際には声をかけたり触れたりしてもよいこと，あわてて救急車を呼ばないようにすること，呼吸停止時の連絡先がすぐにわかるように明示しておくことなどを伝える．

Ⅴ 死亡診断書

　医師が死亡診断書を書くに当たって，医師法第二十条では，診察中の患者が診察後24時間以内に当該診療に関連した傷病で死亡した場合には，改めて診察をすることなく死亡診断書を交付してもよいと認められている．また，医師が死亡の際に立ち会っておらず，生前の診察後24時間を経過した場合であっても，死亡後に改めて診察を行い，生前に診療していた傷病に関連する死亡であると判定できる場合には，死亡診断書を交付することができる．ただし，死因が生前に診療していた傷病に関連する死亡と判断できない場合には，24時間以内に警察署に届け出を行い，死体の検案を行うことになる[9]．

事例で実践してみよう！

事例：Aさん，82歳，女性
病名：直腸がん，肝・肺・リンパ節転移．人工肛門造設
家族構成：長男夫婦と3人暮らし．Aさんと嫁はとても仲がよい．嫁は日中パートに出ている
現病歴：X－1年3月に背部痛を自覚し，精査の結果，直腸がんと診断された．高齢でもあり，Aさんも家族も積極的な治療を望まず，人工肛門造設後は，経過を観察していた．X年5月に腹部の疼痛が強くなり，それまでは自分でやっていた人工肛門管理ができず，食欲も低下し，つじつまの合わない言動がみられはじめた．医師からは余命1～2ヵ月と説明され，病院への通院も困難になったため，在宅療養を開始することになった．家族は，最期はホスピスで看取ることを希望していたが，Aさんは嫁に迷惑をかけることを気にしつつも，できれば自宅で過ごしたいと話していた

> Aさんが在宅で安心・安楽に療養するためには，どのようなアプローチが必要でしょうか？
>
> Q1 Aさんの抱えている苦痛にはどんなものがあるでしょう？ またそれに対してどのような対処が必要ですか？
> Q2 Aさんの痛みについて，どのようなアセスメントやマネジメントが必要でしょうか？
> Q3 Aさんが在宅で療養するためには，どのような多職種の支援が必要でしょうか？
> Q4 在宅看取りについて，Aさんの意向と家族の希望が異なっています．看護師はどのようにかかわったらよいでしょうか？
> Q5 在宅看取りを行ううえで，家族にはどのようにかかわったらよいでしょうか？

まとめ

患者がその人らしく最期まで住み慣れた地域で生活できるよう支援するためには，全人的な苦痛を捉え，きめ細かな緩和ケアや看取りのケアを行う必要がある．看護師は，患者・家族を支える多職種チームのなかでも，患者の代弁者として，チームの調整役として，重要な役割を担っていると考える．

参考文献

1) 恒藤 暁：最新緩和医療学，最新医学社，大阪，1999．
2) WHO，武田文和（翻訳）：がんの痛みからの解放―WHO方式がん疼痛治療法，第2版，金原出版，東京，1996．
3) 宇野さつき：訪問看護師が行う疼痛緩和のコツ．がん看護，15(2)：249-251，2010．
4) 茅根義和，細谷 治（編）：臨床医のくすり箱 医療用麻薬，南山堂，東京，2011．
5) 梅田 恵：がん疼痛のフィジカルアセスメント．がん看護，12(2)：116-121，2007．
6) 特定非営利活動法人日本緩和医療学会 緩和医療ガイドライン委員会：がん疼痛の薬物療法に関するガイドライン2014年版，金原出版，東京，2014．
https://www.jspm.ne.jp/guidelines/pain/2014/index.php
7) Whaley LF, Wong DL：Nursing care of infants and children, 3rd ed, Mosby, St. Louis, 1987.
8) 厚生労働省医薬食品局 監視指導・麻薬対策課：医療用麻薬適正使用ガイダンス―がん疼痛治療における医療用麻薬の使用と管理のガイダンス―，2012年3月．
9) 厚生労働省大臣官房統計情報部，厚生労働省医政局（編）：死亡診断書（死体検案書）記入マニュアル 平成25年度版，厚生労働省，p.6，2013．

（宇野さつき）

V

地域連携とチーム医療

1 地域包括ケアシステムのなかでの地域連携とチーム医療

> **学習目標**
> ① 地域包括ケアシステムと医療および介護の総合的な確保について学ぶ
> ② 地域包括ケアシステムの構築と多職種連携について学ぶ

A 地域包括ケアシステムと医療および介護の総合的な確保

　住み慣れた地域で，自分らしい生活を人生の最後まで続けられるよう，地域包括ケアシステムの構築が求められるなか（**図V-1-1**）[1]，2014年には「地域における医療及び介護の総合的な確保を推進するための関係法律の整備等に関する法律」が定められた．これにより，高度急性期から在宅医療・介護に至る一連のサービスを地域で総合的に確保し，同時に多職種による適切なサービスの提供体制を整えることが必要となっている（**図V-1-2**）[2]．この改革を通して，患者が早期に退院でき，地域で長く暮らせる地域包括ケアシステムの実現が期待される．

B 地域包括ケアシステムの構築と多職種連携

　2014年度には在宅医療・介護連携推進事業が制度化され，自治体を中心に多職種による医療と介護の連携が推進されることとなった（**図V-1-3**）[3]．事業項目には，**表V-1-1**[3]に示す8項目があげられている．この事業では，在宅医療・介護連携支援センター（仮称）が新たに設置され，看護師や医療ソーシャルワーカーなどが，自治体と協力しながら，医療・介護関係者からの相談対応や地域連携を進めていく．

　多職種連携では，互いの立場や専門性を理解したルールづくりが必要である[4]．在宅医療・介護連携推進事業でも，在宅医療・介護関係者の研修が行われるなど，多職種による地域連携が進められている（**表V-1-1**）[3]．また，各地域では，地域連携クリティカルパスの活用を通した多職種連携が行われている．地域連携クリティカルパスは，医療機関を中心に，高度急性期医療から回復期に至るまで，多職種が連携するためのツールであり，介護も含めた地域連携クリティカルパスが運用されている[5]．今後は，地域包括ケアシステムを推進していくうえで，医療と介護をつなぐ地域連携クリティカルパスの活用がますます重要となる．

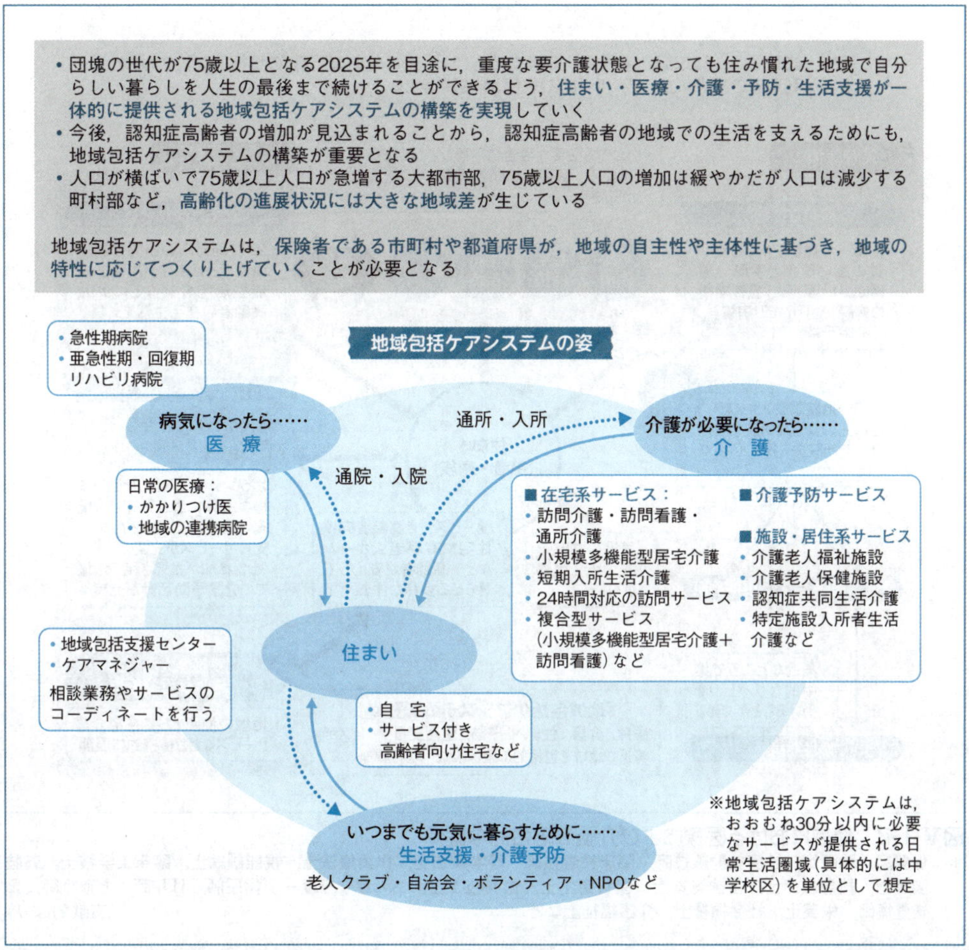

- 団塊の世代が75歳以上となる2025年を目途に，重度な要介護状態となっても住み慣れた地域で自分らしい暮らしを人生の最後まで続けることができるよう，住まい・医療・介護・予防・生活支援が一体的に提供される地域包括ケアシステムの構築を実現していく
- 今後，認知症高齢者の増加が見込まれることから，認知症高齢者の地域での生活を支えるためにも，地域包括ケアシステムの構築が重要となる
- 人口が横ばいで75歳以上人口が急増する大都市部，75歳以上人口の増加は緩やかだが人口は減少する町村部など，高齢化の進展状況には大きな地域差が生じている

地域包括ケアシステムは，保険者である市町村や都道府県が，地域の自主性や主体性に基づき，地域の特性に応じてつくり上げていくことが必要となる

地域包括ケアシステムの姿

- 急性期病院
- 亜急性期・回復期リハビリ病院

病気になったら……
医 療

日常の医療：
- かかりつけ医
- 地域の連携病院

通所・入所　　　介護が必要になったら……
通院・入院　　　**介 護**

■在宅系サービス：
- 訪問介護・訪問看護・通所介護
- 小規模多機能型居宅介護
- 短期入所生活介護
- 24時間対応の訪問サービス
- 複合型サービス（小規模多機能型居宅介護＋訪問看護）など

■介護予防サービス

■施設・居住系サービス
- 介護老人福祉施設
- 介護老人保健施設
- 認知症共同生活介護
- 特定施設入所者生活介護　など

- 地域包括支援センター
- ケアマネジャー
相談業務やサービスのコーディネートを行う

住まい
- 自 宅
- サービス付き高齢者向け住宅など

いつまでも元気に暮らすために……
生活支援・介護予防
老人クラブ・自治会・ボランティア・NPOなど

※地域包括ケアシステムは，おおむね30分以内に必要なサービスが提供される日常生活圏域（具体的には中学校区）を単位として想定

図V-1-1　地域包括ケアシステム　　　　　　　　　　　　　　　　　　　　　　　（文献1）より）

　看護職は，医療と介護の間にある職種として大切な役割をもち，地域包括ケアシステムの構築において，多職種連携を促す中心的な存在となる．各職種が互いに理解を深め，情報や資源を共有できるよう，ネットワークの構築に向けた活動を行うことが求められる．さらに，地域包括ケアシステムを構築していくためには，各専門職が役割を拡大し，効率的で質の高い実践を行う必要もある．2014年には「特定行為に係る看護師の研修制度」が創設された．看護職には，本制度に基づき，新たな実践を提供することで，地域包括ケアの推進につなげていくことが期待される．

V 地域連携とチーム医療

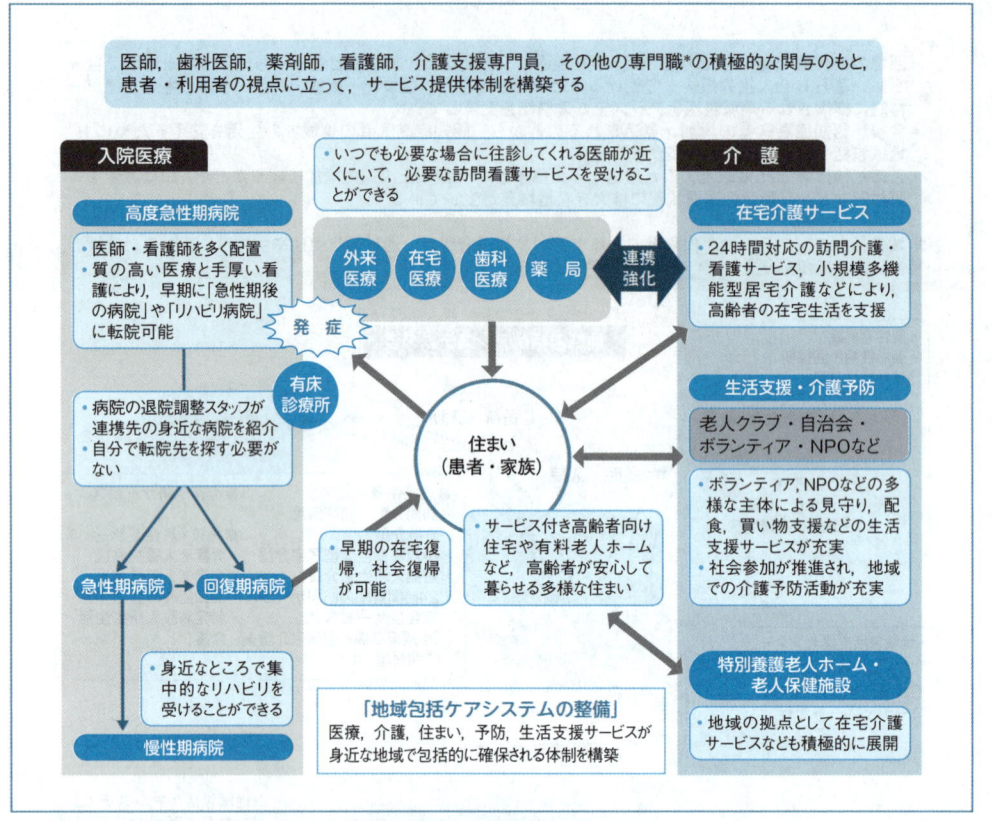

図V-1-2 地域における医療および介護の総合的な確保

＊：保健師，助産師，診療放射線技師，臨床検査技師，理学療法士，作業療法士，視能訓練士，臨床工学技士，義肢装具士，救急救命士，言語聴覚士，歯科衛生士，歯科技工士，あん摩マッサージ指圧師，はり師，きゅう師，柔道整復師，栄養士，社会福祉士，介護福祉士など．

(文献2)より)

今後，地域包括ケアシステムのなかで地域連携とチーム医療を進めるにはどのようなことが必要でしょうか？

- **Q1** 地域包括ケアシステムとはどのようなものでしょうか？
- **Q2** 医療および介護の総合的な確保とはどのようなものでしょうか？
- **Q3** 在宅医療・介護連携推進事業ではどのようなことが行われるでしょうか？
- **Q4** 多職種連携を進めるうえで，どのような活動が必要でしょうか？
- **Q5** 地域包括ケアシステムのなかで地域連携とチーム医療を進める際に，看護職にはどのような役割があるでしょうか？

1 地域包括ケアシステムのなかでの地域連携とチーム医療

- 医療と介護の両方を必要とする状態の高齢者が，住み慣れた地域で自分らしい暮らしを続けることができるよう，地域における医療・介護の関係機関[*]が連携して，包括的かつ継続的な在宅医療・介護を提供することが重要
- このため，関係機関が連携し，多職種協働により在宅医療・介護を一体的に提供できる体制を構築するため，都道府県・保健所の支援のもと，市区町村が中心となって，地域の医師会などと緊密に連携しながら，地域の関係機関の連携体制の構築を推進する

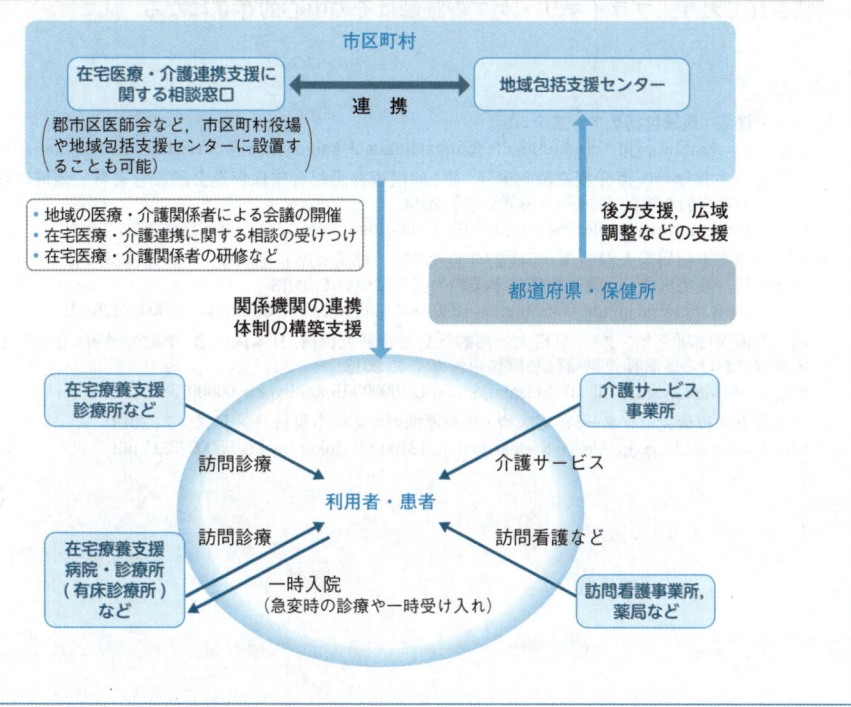

図V-1-3 在宅医療・介護連携の推進

[*]：在宅療養を支える関係機関の例を以下にまとめる．
- 診療所，在宅療養支援診療所，歯科診療所など：定期的な訪問診療などの実施．
- 病院，在宅療養支援病院，診療所(有床診療所)など：急変時の診療・一時的な入院の受け入れの実施．
- 訪問看護事業所，薬局：医療機関と連携し，服薬管理や点滴・褥瘡処置などの医療処置，看取りケアの実施など．
- 介護サービス事業所：入浴，排泄，食事などの介護の実施．

(文献3)より)

表V-1-1 在宅医療・介護連携推進事業
(介護保険の地域支援事業，2015年度〜)

- (ア) 地域の医療・介護の資源の把握
- (イ) 在宅医療・介護連携の課題の抽出と対応策の検討
- (ウ) 切れ目のない在宅医療と介護の提供体制の構築推進
- (エ) 在宅医療・介護関係者の情報共有の支援
- (オ) 在宅医療・介護連携に関する相談支援
- (カ) 医療・介護関係者の研修
- (キ) 地域住民への普及啓発
- (ク) 在宅医療・介護連携に関する関係市区町村の連携

(文献3)より)

まとめ

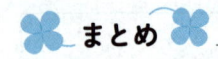

地域包括ケアシステムでは，地域におけるチーム医療と介護の連携を実現するため，多職種が互いに理解を深め，目標とプロセスを共有することが重要となる．地域医療と介護を担う多職種が，連携を広げながら，地域包括ケアシステムのネットワークにつなげていくことが期待されており，プライマリ・ケア看護師はその中心的存在になる．

参考文献

1) 厚生労働省：地域包括ケアシステム．
http://www.mhlw.go.jp/seisakunitsuite/bunya/hukushi_kaigo/kaigo_koureisha/chiiki-houkatsu/dl/link1-4.pdf
2) 厚生労働省保険局医療介護連携政策課：第1回医療介護総合確保促進会議参考資料　地域における医療及び介護の総合的な確保について(参考資料), 2014.
http://www.mhlw.go.jp/file/05-Shingikai-12401000-Hokenkyoku-Soumuka/0000052237.pdf
3) 厚生労働省老健局老人保健課：平成27年度第3回　都道府県在宅医療・介護連携担当者・アドバイザー合同会議資料　在宅医療・介護連携推進事業の手引きについて, 2015.
http://www.mhlw.go.jp/file/05-Shingikai-12301000-Roukenkyoku-Soumuka/0000077428.pdf
4) 国立長寿医療研究センター，東京大学高齢社会総合研究機構，日本医師会，厚生労働省：在宅医療推進のための地域における多職種連携研修会研修運営ガイド, 2013.
http://www.mhlw.go.jp/file/06-Seisakujouhou-12400000-Hokenkyoku/0000073810.pdf
5) 国立長寿医療研究センター：在宅医療・介護連携のための市町村ハンドブック, 2013.
http://www.mhlw.go.jp/file/06-Seisakujouhou-12400000-Hokenkyoku/0000073811.pdf

（福田広美）

2 多職種チーム連携

> **学習目標**
> ① 多職種チーム連携を必要とする背景を学ぶ
> ② 多職種チーム連携のあり方と看護師の役割を学ぶ
> ③ チーム連携における多職種とのコミュニケーション方法を考える

A 多職種チーム連携が必要とされる背景

　2009年に厚生労働省が「チーム医療の推進に関する検討会」を立ち上げて検討を重ねてきたことをきっかけに，チーム医療が重視されるようになった．この背景には，超高齢社会に突入したわが国における医療の需要と供給の不均衡をどう整えていくのかという課題がある．とくにプライマリ・ケアの領域では，この課題が深刻な問題となる．なぜなら，慢性疾患をもつ患者の増加に加え，脳梗塞のような急性疾患で救急病院に搬送された患者も，急性期病院は早期に退院し，回復期の医療施設へ転院し，その後は在宅医療へと療養の場を移していくからである．このような療養プロセスを辿る患者に対しては，患者のQOLを尊重しながら，継続した医療サービスを提供していくために，おのずとそのプロセスにかかわる多様な職種による連携・協働が不可欠となる．

B ケアにおける多職種チーム連携

　厚生労働省は「チーム医療の推進に関する検討会」の報告書[1]のなかで，チーム医療について「医療に従事する多種多様な医療スタッフが，各々の高い専門性を前提に，目的と情報を共有し，業務を分担しつつも互いに連携・補完し合い，患者の状況に的確に対応した医療を提供すること」としている．さらにチーム医療がもたらす具体的な効果として，①疾病の早期発見・回復促進・重症化予防など医療・生活の質の向上，②医療の効率性の向上による医療従事者の負担の軽減，③医療の標準化・組織化を通じた医療安全の向上などをあげている．なお，チーム医療にかかわる多職種には，医師，看護師，管理栄養士，理学療法士(PT)，作業療法士(OT)，言語聴覚士(ST)，薬剤師，保健師，ケアマネジャー，医療ソーシャルワーカー(MSW)など，患者の支援に必要とされる多様な職種が含まれる．

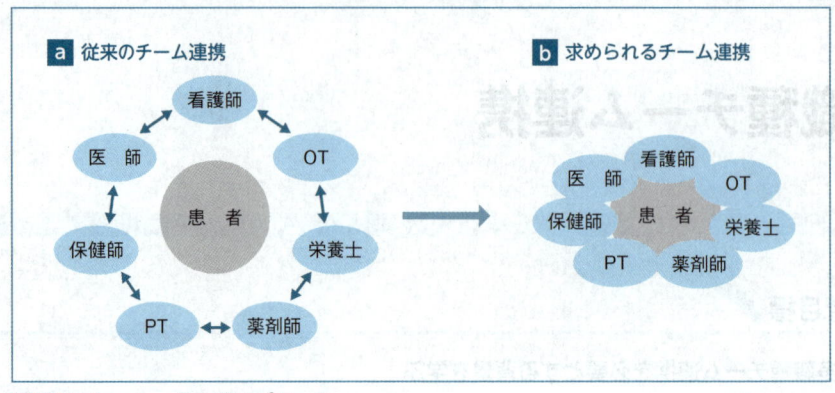

図V-2-1 チーム連携のパターン

C 多職種チーム連携のあり方と看護師の役割拡大

　チーム連携では，チーム内での自分の役割を認識し，多職種との協働のあり方を考えながら業務に当たる必要がある．看護師はどのような役割を担うことができるのだろうか．これまでのチーム連携のあり方は，それぞれの職種が自らの専門性の範囲内で別個に対応するようなイメージであった（図V-2-1a）．しかし，今求められているのは，それぞれの役割を主としながらも相互に補完しあう連携である（図V-2-1b）．有賀ら[2]はこれを多職種の相互乗り入れ型のチーム医療と表現している．

　2015年10月に施行された「特定行為に係る看護師の研修制度」がそれを象徴する．「保健師助産師看護師法」に定められた看護師の役割は「療養上の世話」と「診療の補助」であるが，特定行為研修を受けた看護師に対しては，医師とあらかじめ交わした手順書により「特定行為」を実施することが認められた．「特定行為」は「診療の補助」に位置づけられるものの，高い判断力や技術力が要求されるために，実施に当たっては，前述のとおり，その技量を担保する研修を修了する必要がある．しかし，この手順さえ踏めば，医師が不在のときでも「特定行為」を実施できる．つまり，医師の役割の一部を看護師が補完することで，タイムリーな医療提供が可能になったということである．このような補完は看護師だけでなく，たとえば研修を受けた介護職員に喀痰吸引業務の実施が認められるなど，広がりをみせている．今後ますます，このような協働・補完するチーム医療の充実が促進され，安全に適切な医療サービスを患者へタイムリーに提供できるようになっていくだろう．

D チーム連携おける多職種とのコミュニケーション方法

i チームの目指す目標を明確にする

　チームが協働するには，メンバー間で目標を共有する必要がある．チームは「何のために活動しているのか」「何を目指しているのか」が明らかであれば，その実現のために各メンバーが

「いつ」「どこで」「どのように」専門性を発揮すればよいかを考えて行動することができる[3]．しかし，時にはチーム員の意見に相違が生じることもある．そのような際は，「何を目指してチームは動いているのか」に立ち返ることで，患者によりよい支援を提供するためのチーム連携の深まりが期待できる．

ii ● チームの各職種の専門性を知る

チーム員は，当然専門性が異なる．それぞれが各専門領域の学問を修め，患者にアプローチする独自の視点とスキルをもっている．それゆえにチーム員が協働するためには，どの職種がどのような専門性を有するのかを理解しておく必要がある．看護師には，他メンバーの専門性と動きを捉えつつ，自らの専門性と協働・補完でき得る部分を考えながら任務に当たることが求められる．

iii ● チーム内のコミュニケーションを円滑にする

チーム連携を促進するためには，相互のコミュニケーションが必須となる．チームのなかで誰がどのような役割を担うべきか，意見や考えを言葉にして各メンバーに伝え，情報共有したうえで行動することが求められる．日本人は相手の思いや希望を推し量ろうとする文化をもつ．そのため，「医師はなぜこの薬を出したのか？」という疑問や，「たぶん薬剤師が対応してくれるだろう」などの推測を，言葉で確認しないまま行動してしまうこともある．しかし，このような状況が医療事故につながるのである．疑問・不明瞭なことがあればたずね，意見があったら口に出して伝える．看護師をはじめ，チーム員がアサーティブな姿勢でコミュニケーションをとることが重要である．

iv ● チームの活性化のためのトレーニング

チームワークを強化し，医療の質と安全性を向上させるためのチームプログラムであるTeamSTEPPS®（Strategies and Tools to Enhance Performance and Patient Safety）を紹介する．これはアメリカの国防総省と医療品質研究調査機構（Agency for Healthcare Research and Quality：AHRQ）によって合同で開発された．

図V-2-2[4]にTeamSTEPPS®の概念を表すモデルを示す．チーム員が，①リーダーシップ，②コミュニケーション，③状況観察，④相互サポートを学び，それらをチームで活用することで，医療に対する成果，知識，態度の3つの能力が強化される．さらにそれらの能力の向上は，チーム員の「より一層チームに溶け込みたい」という意欲を増し，よりよいチームワークへとつながるという好循環を生み出す．

なお，TeamSTEPPS®はチーム内のアサーティブコミュニケーションを土壌にしており，相手を尊重しながらも，自分の主張を理解してもらうコミュニケーションがチームに存在することが重要とされている．このようなチームワークトレーニングを導入することで，多職種チーム連携の活性化が期待できる．

V 地域連携とチーム医療

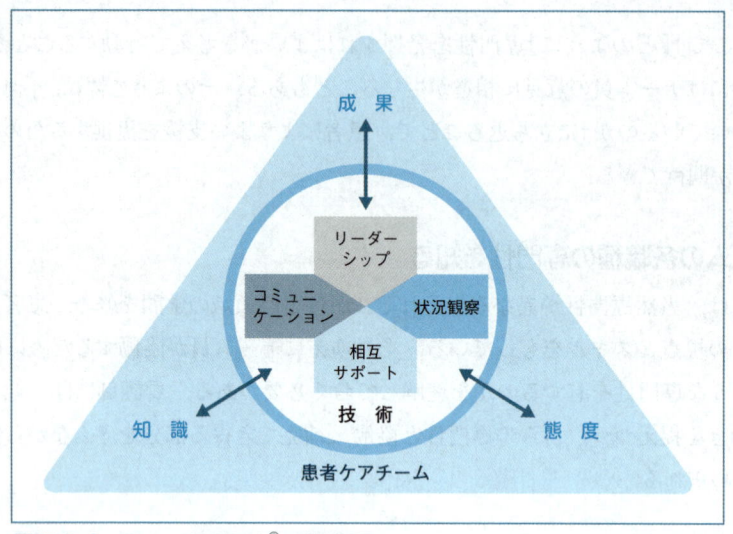

図V-2-2 TeamSTEPPS®の概念図　　　　　　　　　　（文献4）より）

Q1	あなたが担当する患者の支援にチーム連携を導入する場合，どんな職種との連携が必要となるでしょうか？
Q2	あなたは看護師として，チームのなかでどのような役割を期待されていますか？
Q3	あなたの周囲にいる多職種は，それぞれがどのような専門性をもっていますか？
Q4	あなたはチーム連携においてアサーティブコミュニケーションがとれていると感じますか？
Q5	多職種とうまくコミュニケーションがとれてないとすれば，何が問題だと思いますか？

まとめ

　プライマリ・ケアにおける多職種チーム連携では，多様な場面で各職種の専門性を理解しつつ，役割を相互に補完し合う必要がある．また，アサーティブコミュニケーションによって連携を強化することができる．

参考文献

1) 厚生労働省：チーム医療の推進について（チーム医療の推進に関する検討会報告書），平成22年3月16日, 2010. http://www.mhlw.go.jp/shingi/2010/03/dl/s0319-9a.pdf
2) NPO法人 地域の包括的な医療に関する研究会：「多職種相互乗り入れ型」のチーム医療—その現状と展望, へるす出版, 東京, 2012.
3) 福原麻希（著）：チーム医療を成功させる10か条—現場に学ぶチームメンバーの心得, 中山書店, 東京, 2013.
4) 東京慈恵会医科大学附属病院 医療安全管理部, 落合和徳, 海渡　健, (編)：チームステップス日本版 医療安全—チームで取り組むヒューマンエラー対策, メジカルビュー社, 東京, p.14, 2014.

（小野美喜）

3

医療機関との連携と退院調整

> **学習目標**
> ① 在宅分野の看護師として，自宅や介護施設で生活している療養者の入院当初からの退院調整の重要性を学ぶ
> ② 退院調整に必要な一連の流れを理解する
> ③ 退院前カンファレンスにおける在宅分野の看護師の役割を学ぶ
> ④ 病院看護師と在宅分野の看護師の連携の重要性を理解する

A 在宅や介護施設で生活している療養者の入院

在宅や介護施設で生活している療養者（以下，療養者）は，しばしば複数の疾患を抱えている．なかでも慢性疾患にかかることが多く，現在の医学では病前の状態に完全に戻すことは難しいことから，疾患によりQOLが損なわれ，QOLの低下がさらに症状の改善を阻害するという悪循環に陥りやすい．また，突然の転倒や脳血管イベント，抱えている疾患の悪化などによって緊急入院することも少なくない．

B 入院当初からの退院調整の必要性

緊急入院をした場合，病院では命を救おうという救命処置が治療の主体となることが多い．しかし，緊急入院して救命処置を受けた療養者も，それ以前は自宅および介護施設などで生活していた生活者であったことを忘れてはいけない．つまり，治療の延長線上に以前と同じような自宅や介護施設での生活があり，さらには人間として尊厳ある死を迎えられるように看護する必要がある．また，地域包括ケアシステムの目指している aging in place（地域居住の継続）を実現させるためには，「療養者は在宅で生活している生活者である」という意識を，入院初期からもつことが望ましい．

とはいえ，病院看護師には，入院中の療養者の生活者としての顔を具体的にイメージすることが難しく，情報が不足しているのが現状である．だからこそ，病院看護師が生活者としての療養者をイメージしやすくなるよう，在宅分野の看護師が情報提供することが欠かせない．現在，病院では在宅療養移行支援を重視し，多彩な取り組みが実施・検証されている．在宅分野

表V-3-1 入院前に病院側に提供する情報

① 入院前の一般状態と病状，治療の状況
② key personと家族の状況
③ 介護保険にかかわる事項(要介護度，ケアマネジャー，利用サービス)
④ 本人および家族の意思・意向(事前指示：リビング・ウィル，代理人の指定を含む)

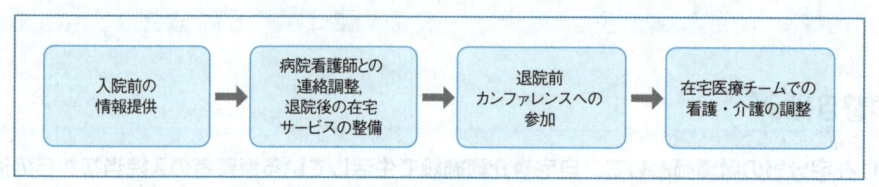

```
入院前の          病院看護師との        退院前          在宅医療チームでの
情報提供    →    連絡調整，      →   カンファレンス   →   看護・介護の調整
              退院後の在宅          への参加
              サービスの整備
```

図V-3-1 在宅分野で働く看護師が退院調整の際にとるべき行動

の看護師，とくに介護施設などで働く看護師にとって，病院看護師との連携は「敷居が高い」という意見も聞かれるが，在宅側の看護師も積極的に連携を図り，情報交換していくべきである．

C 急性期医療の看護師と在宅分野で働く看護師の連携

　病院で退院支援が必要な療養者を見極めるには，「①病状・病態から考えられる医療上の課題」「②ADL・IADL低下による生活・介護上の課題」「③介護力や住居環境，経済的な課題」なども踏まえて，入院する前の生活と比べて退院後には何が変化するのかを予測し，どれくらいの支援の追加が必要となるのか(社会資源の動員の必要性の判断)について，患者・家族と話し合う必要があり，**表V-3-1**に示す入院前情報が欠かせない．これらの情報は，日常の健康管理を実施していた在宅分野の看護師のほうがより詳細な情報を有していることから，入院が決定した段階で迅速に情報提供する．さらに病院へ情報提供することで，病院看護師とのよい人間関係が構築でき，退院までの連携が円滑となる(**図V-3-1**)．参考として，看護・介護添書の例を**図V-3-2**に示す．

D 病院での退院調整のためのカンファレンス

i 退院調整のための多職種カンファレンス

　病院では，病棟担当看護師を中心に，「意思決定支援」と「自立支援」ができているかに重点を置き，看護チームが中心となって医師やリハビリテーションスタッフなどと相談し，患者・家族と合意形成を繰り返しながら，「生活の場に帰る医療・看護」を提供することを目指して退院支援カンファレンスが適宜実施されている．

　さらに退院前には，病院で行っていた治療や看護などを，在宅医療・介護チームに円滑に移行するための退院前カンファレンスが開催される．退院先(自宅か施設か)によって召集されるメンバーが変わる．

看護・介護添書

ふりがな	性別	生年月日	住所
	男		
	女		
連絡先	氏名　　続柄　　電話		
	氏名　　続柄　　電話		
入所日		退所日	介護度　要介護 有効期限　年　月　日まで
現　病　名		家　族　構　成	
		キーパーソン	
入所中の経過		今後の課題・その他	

ADLの状況

項　目		詳　細
麻　痺	有・無　（部位）	
移　動	独歩　杖　歩行器　車椅子 リクライニング	
移　乗	自立　見守り　一部介助　全介助	
食　事	自立　見守り　一部介助　全介助	常食（　）粥　キザミ　ミキサー 治療食（　）　カロリー
	胃ろう　経鼻栄養	朝　昼　夕
入　浴	個浴　機械浴　清拭	最終入浴日
排　尿	トイレ　PWC　リハパン　オムツ	回数　/日
排　便	トイレ　PWC　リハパン　オムツ	回数　/日　最終排便
着　脱	自立　声かけ　一部介助　全介助	
視力	健常　少し難　多く難　全盲	
会話	健常　少し難　多く難　不可	
精神・神経	有・無	HDS-R　/30点（判定日　年　月）
薬の管理	自己管理　施設管理	薬アレルギー　有・無　食物アレルギー（　）
処置等		
洗濯業者委託	有　無	
記載日	平成　年　月　日	記載者　責任者

図V-3-2　情報提供シートの１例

a. 出席者

本人，家族，病院担当看護師，医療ソーシャルワーカー，担当ケアマネジャー，在宅サービス提供責任者(訪問看護，訪問介護，通所介護，通所リハビリテーション，ショートステイなど)，リハビリテーションスタッフ，管理栄養士，薬剤師，病院主治医，在宅主治医，診療所看護師などが参加する．施設への入所であれば，施設の看護師や介護福祉士，生活相談員の参加が必要となる．

b. 検討される内容

- 療養の場の決定と意向(事前指示を含む).
- 医療管理上の課題.

- 包括的アセスメントの結果と導入する社会資源(サービス内容)とその提供方法.
- 費用や介護負担，介護力，利便性など.
- 本人，家族・介護者，サービス提供者間の意見調整，倫理調整.

c. 医療機関やサービス業者との連携の確認

- 介護サービス事業者の確認と調整，ケアプラン(サービス提供時間と内容)の確認.
- 酸素供給装置，吸引器，ベッド，褥瘡予防マット，車椅子，その他の介護機器といった医療・介護機器を扱う業者の紹介，連絡のとり方，緊急時の対応など.
- アルコール綿，消毒薬，口腔ケア用品といった医療・衛生材料などの購入や調達についても確認しておく.

d. 介護実施者の潜在能力(技術レベルや不安など)の確認と調整

　インスリン注射やストーマ交換，胃ろうや膀胱留置カテーテル管理，吸入・吸引や，日々の物品の整備(洗浄など)・交換・調達などについて，誰が担当するのかを確認し，調整する．看護師にとっては当たり前の手技でも，介護者には難易度が高く，大きな不安を抱いていることも少なくない．また，交通手段をもち合わせていなかったり，介護者自身に視力や手の巧緻性の低下があったりと，不安要素も多いため，細かく確認・調整をして，患者・介護者に安心してもらう.

　とくに，以下については，意識的にしっかりと話し合い，患者，家族，ケアマネジャー，医療者，介護サービス提供者の意識(考え方の方向性)を一致させておく.

- 緊急時の対応：連絡先の順番(家族の誰にまず連絡を入れるのかなど)，病院に搬送するのか，かかりつけ医が自宅で対応するのか，搬送する場合の搬送先など
- 延命処置：胃ろうの造設と管理，人工呼吸器の装着，心肺蘇生など
- 疼痛管理や呼吸困難時の対応，緩和ケアなど
- 治療の実施範囲：輸液(点滴の実施)など

E 退院前カンファレンスにおける看護師の役割

　退院前カンファレンスを実施するうえで最も重要なのは，本人および家族の思いや意向が確認されているかである．社会資源や医療・介護の知識や情報が不足しているために，適切な意思決定ができていない場合もある．その確認ができるのは，身近で看護を提供し，総合的に患者・家族をみている看護師であり，代弁者として重要な役割を担っているといえる．本人および家族が切れ目のない医療・看護を受けることのできるよう，看護師には，在宅医療チームのコーディネーター役となり，定期的に評価を実施し，修正が必要な際には在宅医療チームによるカンファレンスを提案することが求められている.

> Q1 あなたが担当している療養者が入院した場合,退院までにどのような調整が必要かをイメージできますか?
> Q2 入院当初の情報提供としては,どのような項目が必要でしょうか?
> Q3 病院看護師との連携を図ることにより,療養者にどのようなメリットがありますか?
> Q4 今後,病院看護師との顔のみえる関係づくりを実現させるために,在宅分野の看護師にはどのような行動が求められると思いますか.また,すぐに開始できる行動はありますか?
> Q5 在宅医療チームにおける看護師の役割には,どのようなものがあると思いますか?

まとめ

医療機関との連携と退院調整は,担当する療養者が入院した時点からすでに始まっており,退院して在宅および介護施設で生活できるようになるまでの期間,病院看護師と連携しながら実施されるものである.その際,プライマリ・ケア看護師は,生活者としての本人および家族の選択と心構えが基本にあることを忘れてはいけない.

参考文献
- 日本老年医学会(編):老年医学テキスト,改訂第3版,メジカルビュー社,東京,p.24-54, 2008.
- 宇都宮宏子,山田雅子(編):看護がつながる在宅療養移行支援―病院・在宅の患者像別看護ケアのマネジメント―,日本看護協会出版会,東京,p.6-19, 2014.
- 宇都宮宏子:退院支援ガイドブック―「これまでの暮らし」「そして これから」をみすえてかかわる,学研メディカル秀潤社,東京,p.141-152, 2015.

(廣瀬福美)

VI

地域の健康問題の解決に向けた取り組み

1 地域診断・アセスメントと問題解決

学習目標
① 地域診断とは何か，その過程について学ぶ
② 地域の量的データとしての健康指標の意味と，質的データの活用の意味を学ぶ
③ 地域の課題・問題について考え，介入方法を学ぶ
④ 地域にどのような社会資源があるかを学ぶ

A 地域診断とは

i 定 義

　地域診断は「住民の健康状態や生活及び生活環境の実態を把握し，健康問題とその背景，関連する資源や強みを明らかにして，地域で取り組むべき健康問題を特定することであり，課題解決の方法を見出すプロセスであり，技術である」[1]，とされている．また，集団あるいは地域をケアし，PDCAサイクルを回し，解決していく手段であり，政策に反映させていく機能でもある．地域診断が必要かつ重要である理由は，全国一律の政策・施策では困難・不十分であることが少なくなく，地域ごとの特性に応じた取り組みが求められているからである．

ii 地域診断を行うに当たって

　地域では多種多様な条件のもとで生活が営まれており，抱える問題も地域ごとに千差万別である．高齢者施策，生活習慣病対策，介護予防，いじめ・虐待・DVなどの予防・介入，地域の健康管理，障害児・障害者の日常生活および社会生活に関する施策といった課題に対して量的・質的データの相互のエビデンスに基づく医療・健康政策（evidence-based health policy）の展開が必要になってきている．

　そのため，医療，健康，経済，教育，安全など，人が生きていくために必要な諸条件を総合的に判断する地域診断の知識・技術を，地域医療に携わるプライマリ・ケア看護師は身につけておきたい．「あれ？」「これはどうなっているのか？」という疑問や課題を収集し，整理していくことが地域診断の第一歩となり，課題解決の活動へとつながっていく．「それぞれの地域で人がどのように生活しているか」「地域のエンパワメント，社会資源はどのようなものがあるのか」について，地域に出向いてアセスメントしていく姿勢が大切である．

また地域診断の概念には，思考としてのヘルスケアと，社会システムとしての健康保障，住民同士の助け合い，支え合い，健康の保全も含まれる．地域の関係機関や住民が，自治の一環として自ら構想・構築するものという認識をもっておくべきである．

iii ● 地域診断の枠組み

地域診断の枠組みとして**コミュニティ・アズ・パートナーモデル**があげられる．これはアンダーソン，マクファーレイン[2]により開発された，「コミュニティ」と「過程」という2つの要素を強調したモデルである．地域アセスメントの要素は「コミュニティ・アセスメントの車輪」というかたちで提示され，**車輪の中心にコミュニティのメンバー**，周囲に**物理的環境，保健医療と社会福祉，経済，安全と交通，政治と行政，コミュニケーション，教育，レクリエーションの8つの要素**で整理している．そして，アセスメント，分析，診断，計画，実践，評価という過程を経て，コミュニティの価値を実現していく（図Ⅵ-1-1）．

iv ● 既存のデータ収集と比較

a. 量的データ[3]

量的データとしては，コミュニティデータのコアである**人口動態統計**，罹患率や有病率に

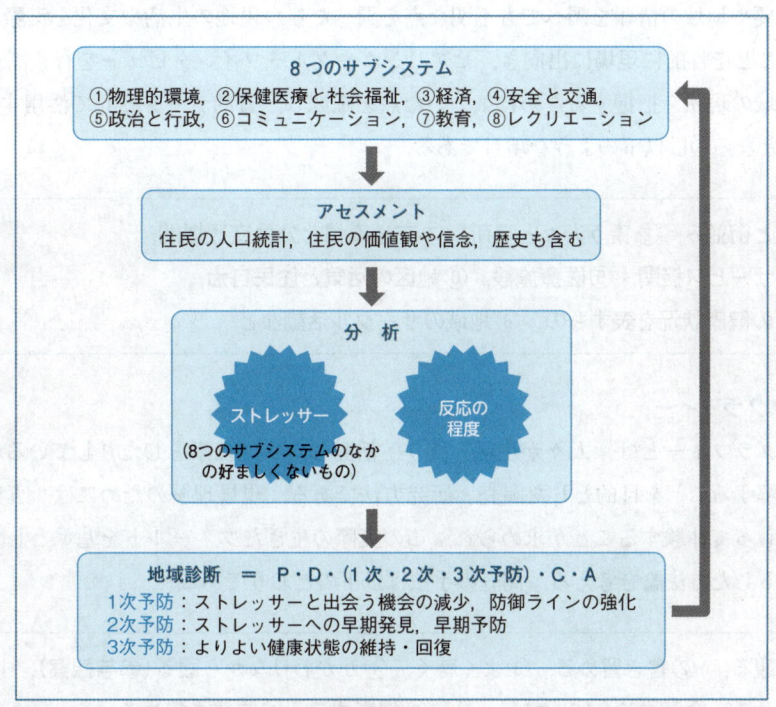

図Ⅵ-1-1　パートナーとしての地域モデル
地域をパートナーと位置づけ，ともに取り組んでいくことが強調されている．「コミュニティ・アセスメントの車輪」の中心に住民を捉え，住民は8つのサブシステムから影響を受けると同時にサブシステムへも影響を与えている．

関する資料，地域における環境要因データ，各種嗜好品（タバコ，酒，塩など）の産業特性データ，**相対危険度・オッズ比・寄与危険度**，医療費の地域別統計などがあげられる．疫学的方法論を用いた地域診断では，まず知りたいこと（この地域における胃がんの罹患率など）を**罹病統計**で明確にする．そして，知りたいことを明らかにするために用いる客観的資料を探し，**代表性**（地域を代表するサンプルになっているか）をチェックする．その際，対象となる疾病に罹患する可能性のある母集団（曝露集団：population at risk）を明確にする必要がある．なお代表性の高いものには，①**悉皆調査**，②**系統的層別無作為抽出標本**がある．代表性のチェックがすめば，データを比較し，違いが生じているようならその要因を探る．

b. 質的データ[3]

質的データは，地域の人的資源の充足状況やサービスの利用，事業参加状況や満足度，地域の個人支援に対する効果といった地域住民の「声」を，ソーシャル・キャピタル（「お互い様」の概念や健康活動および助け合いなどのコミュニティの働き）などと合わせて考えていくものであり，**地域住民との対話**を通じて蓄積していく．質的データの収集はその地域の「**強み**」と「**弱み**」を抽出することとなり，地域課題の解決に結びつくこともある．

これらの量的データと質的データを組み合わせて地域診断を行い，課題解決につないでいく．

c. 地区踏査，地区視診

事業概要や地域の情報を調べても不明な点を調べたり，現地の生活や文化を実際に目にしたりすることを目的に現場に出向き，ヒアリングやグループインタビューを行う調査方法である．地域の現状を把握するために気づいた点を確認し，質的データとして活用する[4]．調査の対象となるのは以下のような項目である．

> ①家屋と街並み，②集う人々と場所，③交通事情と公共交通機関，
> ④社会サービス機関，⑤医療施設，⑥地区の活気と住民自治，
> ⑦人々の健康状況を表すもの，⑧地域のサークル活動など

d. エスノグラフィー

エスノグラフィーとは，人々が生活したり，活動したり，仕事をしたりしている現場を内側から理解することを目的とした調査・研究方法である．現場理解のためには，五感を動員して身をもって体験することが求められ，この実際の生きたフィールドを基準として，それにフィットした方法論を考える．調査の手法は以下のとおりである[5]．

> ①よく観る，②書き留める，③よく聴く，④かかわりながら観る（参与観察），
> ⑤たずねる・会話する（インタビュー），⑥撮影する，⑦文書を集める，
> ⑧問い・考える

Ⅴ ● 地域診断の企画

a. 計 画

「①何を目的に地域診断をするのか」「②日常のなかで何が疑問となっているのかを整理する」「③その疑問はどのようにしたら明らかになるのか」といったことを地域診断の前に十分検討し，収集すべき情報をリストアップしていくなどの企画を立案する必要がある．

b. 手 順

①データ収集・分析

前述のコミュニティ・アズ・パートナーモデル[2]の8つの要素ごとに情報・データ収集・分析を実施し，地域の健康課題を抽出する．その際，以下の方法を組み合わせて行うとよい．

- 量的データを収集し，検討・分析していく．
- 量的データでは得られない情報をアンケート調査で収集し，データを分析する．
- 質的データを収集し，観察・対話（インタビュー）により，日常生活にかかわる地域の現状を目的に合わせて把握，分析する．

②健康課題の特定～計画策定

取得したデータ・情報をもとに，地域の健康課題を判断し，結果から課題解決の**アウトカムを言語化**し，対象の設定と目標の共有を行い，**PDCAサイクル**を展開していく．さらに，目標に沿って判断基準と期間を決め，評価する．重要なのは，住民視点，当事者意識でアウトカム・目標を設定すること，主語は地域住民であり，それを達成するための活動が対策，施策，事業のどのレベルに相当するのかを判断することも大切となる．

2014年度より，政府は各医療保険者（国民健康保険や後期高齢者医療制度など）に，診療報酬明細書（レセプト）や健診データなどの健康指標の分析に基づき，保健医療施策を立案する「データヘルス計画」の策定を義務づけた．これは，まさに地域診断とも重なるものであり，自治体と密接に連携をとりながら，プライマリ・ケア看護師も積極的に取り組むことが望まれる．

③みえてくる課題と対応

- **生活習慣病**

2000年に始まった健康日本21によって，生活習慣病に関する一次予防，二次予防が推進されてきた．しかし，2007年の中間報告において，健康状態および生活習慣の改善が認められない，もしくは悪化しているといった実態が明らかとなったため，対策を充実・強化することを目的として，2008年度より**特定健診・特定保健指導**が導入された．これにより，個々人がリスクを理解したうえで，生活習慣改善方法を自分で選択できるようになり，各職場特有の健康問題への理解も進み，重症化の予防や医療費の抑制について考えられるようになった．

- **認知症**

2012年の段階で認知症高齢者は約462万人，軽度認知障害も約400万人と推計されており，高齢者の1/4が認知症および予備軍となっている．認知症や家族を支える地域づくりについては，厚生労働省が2011年から「認知症対策等総合支援事業」を開始し，2012年には「**認知症

施策推進5か年計画(オレンジプラン)」を発表した．また，**認知症カフェや家族の会，地域ケア会議**といった取り組みが各地で開催され，地域住民も含め，多職種共同によって継続的な支援体制が確立されてきた．

- **貧困**

OECDが発表している2000年代半ばの相対的貧困率によると，日本はOECD加盟30ヵ国中27位という高い水準となっており，ひとり親家族においてその傾向が顕著になる．経済格差は学力格差につながり，貧困の負の連鎖を生んでしまう結果となる．そのため，国はひとり親家庭に対し，就労支援や児童扶養手当など，経済的支援策を施行，「こどもの貧困対策の推進に関する法律」が2013年に制定されたが，いずれも十分には機能していない．

- **小児虐待，事故，問題行動(いじめ，自殺，家出，非行など)**

子ども・若者の問題行動は高水準であり，児童虐待，校内暴力やいじめ，自殺なども大きな社会問題となっている．

いじめの原因としては，児童生徒の問題，核家族・少子家庭の増加，親の過保護・過干渉，親の価値観の多様化や，学校の認識および交流の不十分さなどがあげられ，スクールカウンセラーと学校，地域との連携が重要視されている[6]．

児童虐待に関しては，2008年の児童福祉法の一部改正に伴い，特定妊婦や若年の妊婦，妊婦健診未受診であったり望まない妊娠といった妊娠期からの継続的な支援をとくに必要とする家庭を対象として，養育支援を提供するべく，保健師などによる継続的なかかわりと保健医療の連携体制の構築が進められている[7]．具体的には，ポピュレーション・アプローチ(広く集団に対するアプローチ)として，新生児訪問，乳幼児健診や健診未受診児の把握などが展開されている．また最近は，フィンランドの「ネウボラ[注1][8,9]」というシステムが日本でも注目を集めており，①妊娠から子育てまで切れ目のない支援体制の構築，②拠点にプロを配置，③医療福祉の連携，④家庭環境の問題の早期発見の4つを主な取り組みとし，予測される虐待や不適切な環境での養育を防止するための整備がなされ始めている．

B 地域の社会資源とその考え方

社会資源は個人・地域がより健康に近づくために必要となる．社会資源によって人生の自己決定を支え，さらに**地域包括ケアシステム**(Ⅴ-1：p.392参照)の充実，**ヘルス・プロモーション**(Ⅱ-1：p.54参照)の推進を目指すことが望ましい．1986年に採択された**オタワ憲章**の定義に沿って，**健康的なライフスタイルを超え，良好な状態(well-being)**にもかかわっていくことが重要である[10]．

現代においては利用者・患者のニーズは幅広く，生活そのものを見据えた包括的なケアが

注1：ネウボラは，フィンランド語で「アドバイスの場所」を意味する．妊婦から就学前の子どもまで母子と家庭を切れ目なく支援する地域拠点の制度である[9]．

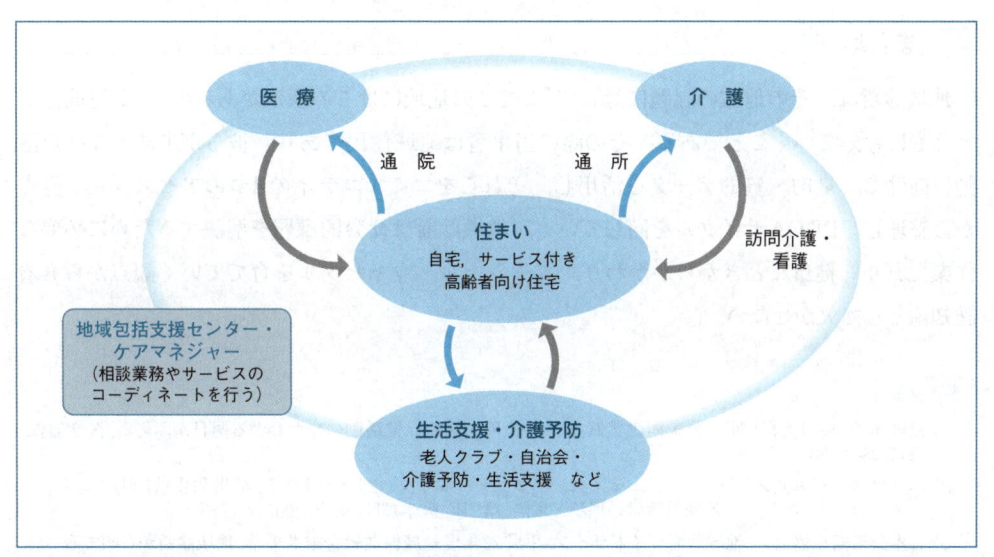

図Ⅵ-1-2　地域包括ケアシステムのイメージ図
地域包括ケアシステムは，人口1万人程度の中学校区を単位として想定している． （文献11）より）

重要視されている．本人の意思決定を基盤として医療・福祉・介護チームが構成され，それぞれがあらゆる連携システムを駆使しながら，顔のみえる関係をつくり，QOLの向上を目指している（図Ⅵ-1-2）[11]．地域における自助・共助の強化が求められている現在，町内会・自治会・老人クラブなど，インフォーマルなコミュニティも大きな地域力となる．点のサービスを線でつなぎ，面で支えるこのフォーマル・インフォーマルサービスシステムは，2025年問題などの社会情勢の変化とともに解決していかなくてはならない課題に対しても効果を発揮するであろう．

> Q1 地域診断はなぜ必要なのでしょうか？
> Q2 量的データ，質的データとは何ですか？　活用方法と企画検討について考えてみましょう．
> Q3 地域社会の課題と対策にはどのようなものがありますか？　また自分ならどう対応していくかを考えてみましょう．
> Q4 地域資源とその考え方について，なぜ健康時からかかわるの必要があるのでしょうか？
> Q5 自分たちの地域にどのような社会資源があり，どのように活用されているのかを調べてみましょう．

まとめ

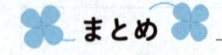

地域診断は，その地域の課題に対して「なぜこの地域にはこの課題があるのか」を地域住民とともに考えていくことである．その際の当事者は地域住民であり，彼らが主語となった活動に向けて，量的・質的データを活用し，それらをコミュニティの8つのアセスメント視点から整理し，PDCAサイクルを回していく．地域診断は社会的課題を解決するために必要な作業であり，健康なときからかかわり，ソーシャル・キャピタルを育てていく観点からも看護知識として欠かせない．

参考文献

1) 鳩野洋子, 島田美喜(編)：公衆衛生実践キーワード―地域保健活動の今がわかる明日がみえる, 医学書院, 東京, 38-39, 2014.
2) エリザベス・T・アンダーソン, ジュディス・マクファーレイン(編), 金川克子, 早川和生(監訳)：コミュニティ アズ パートナー―地域看護学の理論と実際, 第2版, 医学書院, 東京, 2007.
3) 日本公衆衛生協会：2地域診断ガイドライン. 平成22年度地域保健総合推進事業, 地域診断から始まる 見える保健活動実践推進事業報告書, p.52-58, 62-66, 2010.
 http://www.jpha.or.jp/sub/pdf/menu04_2_10_02.pdf
4) 佐藤郁哉(著)：フィールドワーク増訂版―書を持って街へでよう, 新曜社, 東京, 2010.
5) 小田博志(著)：エスノグラフィー入門―＜現場＞を質的研究する, 春秋社, 東京, p.7-8, 154-155, 2010.
6) 文部科学省：特集2 安全・安心な教育環境の構築. 平成24年文部科学白書, 文部科学省(オンライン), 2012.
 http://www.mext.go.jp/b_menu/hakusho/html/hpab201301/1338525_006.pdf
7) 日本小児科学会こどもの生活環境改善委員会：22.子ども虐待対応および予防―地域における支援・施策―. 日本小児科学会, 東京, p.45, 2014.
 http://www.jpeds.or.jp/uploads/files/abuse_22.pdf
8) 厚生労働省：資料5 佐藤「議題(1)妊娠期からの切れ目ない支援のあり方について」に対する意見. 児童虐待防止対策のあり方に関する専門委員会(第2回) 資料5. 佐藤委員提出資料, p.1-2, 2014.
 http://www.mhlw.go.jp/file/05-Shingikai-12601000-Seisakutoukatsukan-Sanjikanshitsu_Shakaihoshoutantou/0000060830_1.pdf
9) 髙橋睦子：資料3 フィンランドの出産・子どもネウボラ(子ども家族のための切れ目ない支援). 内閣府少子化危機突破タスクフォース(第2期), 2014.
 http://www8.cao.go.jp/shoushi/shoushika/meeting/taskforce_2nd/k_6/pdf/s3-1.pdf
10) 宮坂忠夫, 川田智恵子, 吉田 亨(編著)：最新保健学講座 別巻1 健康教育論, 第2版, メヂカルフレンド社, 東京, p.77, 2013.
11) 厚生労働省：地域包括ケアシステム.
 http://www.mhlw.go.jp/stf/seisakunitsuite/bunya/hukushi_kaigo/kaigo_koureisha/chiiki-houkatsu/

（大杉直美）

2 災害対応

> **学習目標**
> ① 災害看護の基礎を学ぶ
> ② 国や地域の災害対策，災害オペレーションなどについて学ぶ
> ③ 地域の防災計画を知り，災害時における診療所および看護師の役割を学ぶ
> ④ 災害対応の倫理を学ぶ

A 災害看護とは何か

災害看護とは，「災害に関する看護独自の知識や技術を体系的にかつ柔軟に用いるとともに，他の専門分野と協力して，災害の及ぼす生命や健康生活への被害を極力少なくするための活動を展開すること」と定義されている[1]．

i 災害サイクルに対応した看護活動

災害発生により，医療の需給バランスは大きく崩れ，時間とともに変化する．またそれに伴い，医療ニーズも変化する．ある災害が発生してから次の災害までの変化を時間軸で捉えたものを災害サイクルと呼ぶ．それぞれの時期ごとに対象のニーズを捉え，看護活動を展開することが求められる（図Ⅵ-2-1）．

ii 災害対応の原則を活用した災害医療の体制構築と実践

災害時には多数の傷病者の発生により医療需要が急増する一方で，ライフライン途絶，物流システム停止，救急搬送システム混乱などが生じ，医療の需給バランスは崩れる．平時の医療から，限られた医療資源で最大多数の命を救うことを目標にする災害医療へと，スイッチを切り替えることが必要とされる．

B 災害時の応急救護活動

i トリアージによる優先順位の決定

優先順位を決めるためのふるい分けのための**一次トリアージ**（図Ⅵ-2-2）では，呼吸，循環，

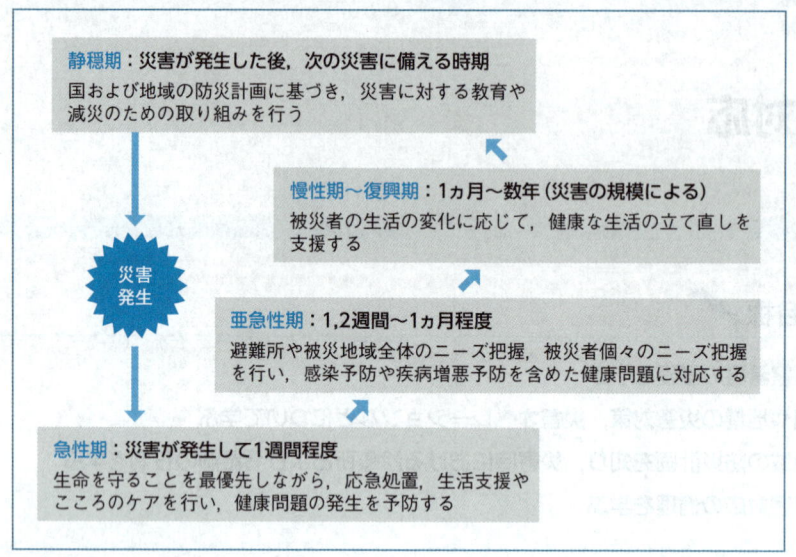

VI 地域の健康問題の解決に向けた取り組み

図VI-2-1 災害サイクルと看護の役割

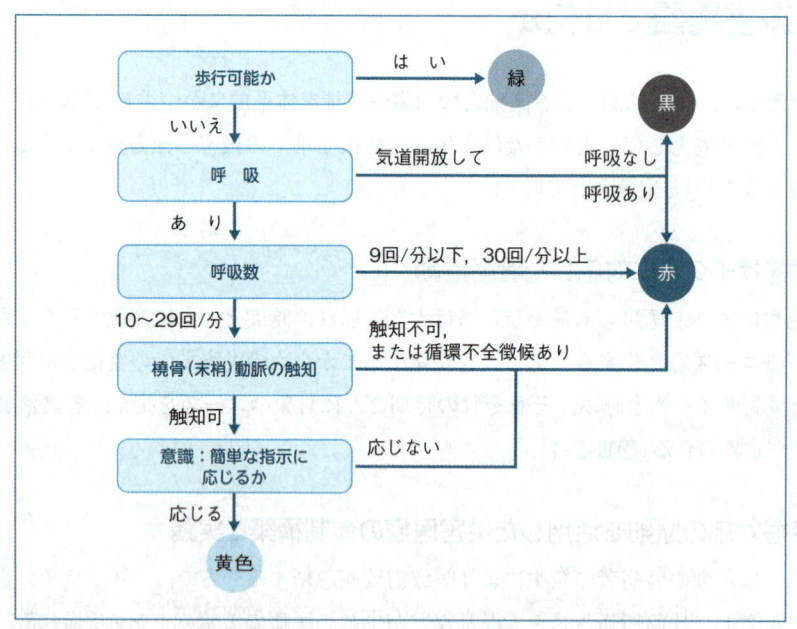

図VI-2-2 一次トリアージ(修正版START法)のフローチャート

意識の3つの簡便な生理学的評価を用いて，30秒以内に迅速に評価する．気道確保と圧迫止血以外の緊急処置は行わない．多数の傷病者をふるい分ける方法であり，傷病者の病態は経時的に変化するので繰り返し行い，傷病者の重症化を未然に発見し，対処する．一次トリアージは外傷への対応法としてつくられている[2]ため，内因性疾患をもつ患者の状態を確認する方法を検討することも重要である．

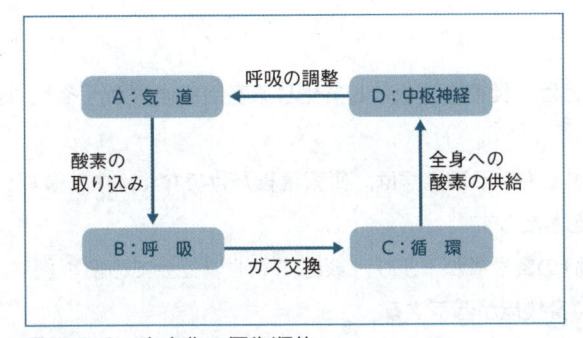

図Ⅵ-2-3 安定化の優先順位
どこが障害されても生命維持は困難になるが，A＞B＞C＞Dの順で安定化させる．

> **重要概念**[3]
> - トリアージとは，救急医療場面，多数傷病者発生事故時，災害時などに，傷病者を治療の緊急度によってトリアージ区分に分類することである
> - 災害時のトリアージは，医療資源の分配という視点から，最大多数に最良を尽くすことを目的とする
> - トリアージ区分（赤：最優先治療群，黄色：待機治療群，緑：軽症治療群，黒：救命不能群あるいは治療・搬送待機群）により，その後の治療，搬送の優先順位を決定する

ⅱ 緊急性の高い傷病者を安定化させるための応急対応

災害発生からの数時間は，限られた資源で，いかに多数の傷病者に医療を提供できるかを考慮する．プライマリ・ケアにおける対応をプレホスピタル救急と考え[4]，外傷初期診療のアプローチに基づき，生理学的異常に対する**安定化**を優先する（図Ⅵ-2-3）．加えて，ショックによる熱産生低下，大量輸液などが原因で容易に低体温となり，生理的代償機転が破綻し生命予後が悪化するので，初期からの保温が重要である．

C 災害対応

ⅰ 地域の防災計画に基づく役割の把握

地域の防災計画，そして災害時医療救護計画について知り，所属施設の役割と自分自身の役割を把握する．地域の人口動態，地理的条件，交通，産業の実態，職業の実態，所得状況，公的施設・医療機関など地域の社会資源，住民の健康・習慣・価値観，地域住民が抱える健康課題などについて平時から意識し，被災状況に合わせて，住民の健康ニーズに対応する．高齢者が多い地域なら，平時から**生活不活発病の予防**の啓発に地域全体で取り組み，その後の生活機能低下を防ぐ．

> **重要概念**[5]
> - 生活不活発病とは，災害を契機として生じる廃用症候群と，それによる生活機能低下である
> - 災害時に多発する生活不活発病は，災害直後だけでなく，中・長期にわたり進行し，生活機能低下をもたらす
> - 生活行為（活動）の質や量が下がり，家庭内や地域社会での役割（参加）が減少し，全身のあらゆる心身機能が低下する

ii ● 災害時に必要となる多職種協働

　災害が発生すると，診療所や避難所だけでなく，社会インフラが麻痺した地域に住む在宅被災者への支援が求められる．医療・介護・福祉が絡み合う複雑な問題が発生するため，多職種での連携が鍵となり[6]，人間を中心とするケアが欠かせない．専門性の異なる職種が目的と情報を共有し，患者の状況に的確に対応するためには，相互に尊重し合う姿勢が重要となる．

iii ● 災害サイクルに応じた慢性疾患管理（図Ⅵ-2-4）

　長期にわたる継続的な治療や管理を必要とする慢性疾患は，予期せぬ災害の発生により，管理が困難になったり，悪化したりする．治療や服薬の中断，生活環境の変化をはじめ，さまざまなストレスにさらされ，慢性疾患管理ができなくなり，結果的に疾患の悪化や合併症の発生を招く．災害の影響が長期化すれば，ストレスや疲労が蓄積し，これも疾患の悪化につながる．災害の影響による貧困や精神的ダメージによる意欲の低下は，患者自身の自己管理を難しくさせ，病状悪化をもたらし，家族の生活や健康にも影響することとなる．

a. 急性期・亜急性期における援助

　治療中断により重篤化しやすい患者をいち早く発見し，必要な治療を継続できるようにする．また，平時には状態が安定している人も，住環境の変化や食料不足，精神的ストレスなどにより悪化することが多い．自己管理が継続できているかを確認し，医療機関に関する情報提供や受診の介助，必要時は医療機関や保健師らと連携できるよう情報提供を行う．また避難所では，支援ニーズを表出できなかったり，周囲の人に知られることをおそれたりして，治療を中断する人も発生する．プライバシーに配慮した相談の場の確保や個別的な対応が重要となる．

b. 慢性期・復興期における援助

　避難生活の長期化に伴うストレス・疲労の蓄積は，病状の悪化をもたらす．日常生活の維持や立て直しを図りつつ健康問題に対応するには，生活に密着した支援が必要となる．療養者の状態だけでなく，家族全体の生活状況や健康状態も把握し，生活の変化が健康問題に及ぼす影響を予測しながら，重篤化を未然に防ぐ．

2 災害対応

```
・必要な物品の喪失
・薬剤入手困難          → 慢性疾患管理が困難 → 家族の生活・健康状態の悪化
・生活環境の変化              ↑                  ↑
・食事の偏り           貧困や精神的ダメージ    慢性疾患の悪化や二次合併症
・さまざまなストレス     による意欲低下         ↑
                                          避難生活長期化による
                                          ストレス・疲労蓄積
```

急性期・亜急性期	
優先する対応	治療の中断により重篤化しやすい患者を医療機関に確実につなぐ 例：心不全，呼吸不全，人工透析が必要な慢性腎不全，インスリン療法中の糖尿病患者
継続的に対応	治療の中断により悪化する可能性のある患者は，自己管理の継続ができるように，医療機関に関する情報提供，プライバシーに配慮した個別的な対応，保健師などとの連携を行う

慢性期・復興期
変化する生活状況に合わせ，生活に密着した健康問題への支援を提供する．家族全体の生活状況や健康状態も把握し，生活の変化が健康問題に及ぼす影響を予測しながら，重篤な悪化を未然に防ぐ．保健活動や生活支援活動の展開を，医療機関と保健師，そして行政職員などと連携して行う

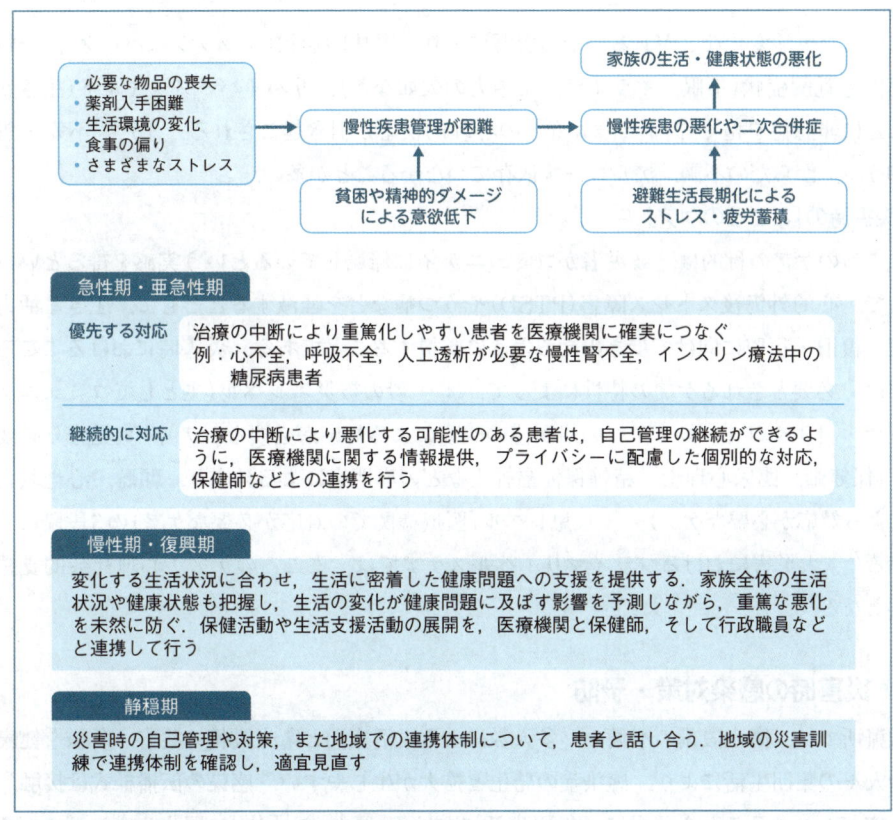

静穏期
災害時の自己管理や対策，また地域での連携体制について，患者と話し合う．地域の災害訓練で連携体制を確認し，適宜見直す

図Ⅵ-2-4 災害サイクルに応じた慢性疾患管理

また，受診の支援だけでなく，医療者が療養者の生活の場に出向くアウトリーチ型の支援が有効である．地域の医療機関や保健師，行政職員などとも連携しながら，保健活動や生活支援を展開し，住民との距離を縮めることが肝要である．これらの活動を通して，ケアを核にしたコミュニティづくりも可能となる．

c. 静穏期における備え

平時から備えへの意識を高め，具体的な対策を患者とともに立てておく．治療中断により重篤化する可能性のある患者リストを管理し，地域の医療機関との連携体制やネットワークを構築しながら，地域の災害訓練で連携体制を確認し，見直しながら，対策を検討しておくことが重要となる．

iv. 災害時のメンタルケア

a. 災害時のストレスと「こころ」への影響

災害時のストレスには，大きく分けて，①災害そのものによる生命の危険や悲惨な体験，②家族や友人の死，家財の喪失などによる喪失体験，③過酷な避難生活や転居など，二次

的に生じた生活変化などがある．その影響により，再体験症状(フラッシュバック)，記憶の脱落，過覚醒症状(不眠，イライラ，集中力の欠如など)，サバイバーズ・ギルト(生き残ったことに罪悪感を抱く)，トラウマなどの心理的反応が引き起こされる．また，不安・焦燥や抑うつ，からだの不調，アルコール依存につながることが多い．

b. 災害時の「こころのケア」

こころのケアの目的は，被災者がコミュニティに帰属しているという実感を得るといったことで，心的外傷後ストレス障害(PTSD)やうつ病などを軽減するとともに，生きる活力を得て，復旧・復興に向けて歩き出せるように支援することである．災害時におけるこころのケアは，必要とされるケアの特性によって，①一般の被災者レベル(主としてコミュニティの維持・再生やコミュニティへの帰属感の醸成による対応が必要なケア)，②見守り必要レベル(保健師，臨床心理士，精神保健福祉士などの専門家による見守り，傾聴，心理教育などによる対応が必要なケア)，③疾患レベル(医療機関での対応が必要なケア)の3段階に分類される[7]．大災害におけるプライマリ・ヘルスケアでは，こころのケア，心理社会的支援が重要となる．

V 災害時の感染対策・予防

避難所では，衛生設備の不備や，多人数による生活空間と衛生設備の共有，多様な健康状態の人々の集団生活により，感染症の発生と拡大が生じやすい．感染の伝播様式は接触，飛沫，空気を介することを前提に，集団生活における「医」「食」「住」に関する感染リスクを認識する必要がある[8]．一般的な感染予防策としては，手指衛生，居住空間の清掃，洗濯，廃棄物の適切な処理があげられる．また，感染症伝播を防ぐため，避難所入所前にすべての避難者に対し，熱，咳，皮膚の発疹・ただれ，開放創，嘔吐，下痢などの症状の有無をスクリーニングするとともに，継続的に感染症症状出現者の把握を行う．症状出現時には，ゾーニングや医療対応のできる避難所への移送を行う．

D 災害対応の倫理

災害時には，限られた資源で多種多様のニーズに応えるため，救命の可能性が高い患者を優先せざるを得ない状況や，対象者のプライバシーの保護と公益のための情報開示など，倫理的な問題に直面する場面が多い．災害は人々の安全や安心を脅かし，さらにその人自身の存在への脅威となることを理解し，平時からの体制づくり，教育的介入，そして災害のどのような場面においても多様な個人への配慮や人間の尊厳を守りながら援助をする工夫など，看護に求められることは大きい．

- **Q1** 災害サイクルの特徴に応じた看護活動はどうやって行うのでしょうか？ あなた自身がどのように活動できるのか，災害サイクルごとに考えてみましょう．
- **Q2** 災害時の応急救護活動で多数の傷病者に対応する際は，どのように行うのでしょうか？
- **Q3** 慢性疾患患者で災害時にとくに対応を優先すべきなのは，どのような状態の人でしょうか？
- **Q4** 災害時のこころのケアは，どのような人を対象に行うのでしょうか？
- **Q5** 災害時に感染を予防するためには，どのようなことに注意すべきでしょうか？

まとめ

被災地においては，複雑で多様な問題が生じ，時間の経過とともに状況が変化する．災害によって生じる変化からの影響にも対応できるように，日常から多職種で連携しながら，対象に合わせた包括的ケアを実践しておくことが，災害時にも必ず役立つだろう．

参考文献

1) 日本災害看護学会：本学会について―日本災害看護学会設立の趣意. 1998.
   http://www.jsdn.gr.jp/
2) 西尾 亮, 平田健一：災害と急性冠症候群. 心臓, 46 (5)：556-562, 2014.
3) 森野一真：災害時トリアージレベル判定の方法を学ぼう！. Emerg Care, 28 (2)：138-143, 2015.
4) 清水義博：プライマリ・ケアで遭遇する救急疾患―多発外傷. 治療, 96 (7)：1126-1130, 2014.
5) 大川弥生：生活機能低下予防マニュアル～生活不活発病を防ごう～. 日本障害リハビリテーション協会情報センター, 2011.
   http://www.dinf.ne.jp/doc/japanese/resource/bf/manual/
6) 大橋博樹：大震災と地域医療―災害時に求められる地域医療―. 治療, 96 (1)：83-86, 2014.
7) 内閣府：被災者のこころのケア 都道府県対応ガイドライン, 2012.
   http://www.bousai.go.jp/taisaku/hisaisyagyousei/pdf/kokoro.pdf
8) 日本環境感染学会 アドホック委員会 被災地における感染対策に関する検討委員会：大規模自然災害の被災地における感染制御マネージメントの手引き. 日本環境感染学会, 東京, 2014.
   http://www.kankyokansen.org/other/public-comment_1312.pdf

（瓜生浩子・大川宣容）

VII 幼稚園・保育園・学校の健康管理

1 学校保健の理解

学習目標

① 学校保健に関する法令について学ぶ

A 学校保健とは

i 学校保健に関する法令

　学校保健に関連する法律として，教育基本法，学校教育法，学校保健安全法および学校保健安全法施行令，学校保健安全法施行規則がある．

　教育基本法（2006年12月改正）は，日本国憲法（基本的人権の享有，生存権の保障，生活権の保障，教育権の保障など）を基盤としており，教育基本法に基づく学校教育のなかで，その目的（**表Ⅶ-1-1**）を達成するために学校保健活動が展開されている．

　学校保健安全法は，保健と安全の両方を規定した法律であることを明確化するために，"学校保健法"から改称となり，2009年に施行された．内容としては，**表Ⅶ-1-2**の条項からなり，**表Ⅶ-1-3**のような目的を示している．なお，第二条以下の条項については，学校保健安全法施行令，学校保健安全法施行規則によって詳細に規定されている．

ii 学校保健の領域

　文部科学省設置法第四条第十二項において，学校保健は「学校における保健教育及び保健管理をいう」とされている．さらに，保健教育と保健管理の活動を円滑かつ効果的に行っていくために組織活動が位置づけられている（**図Ⅶ-1-1**）[1]．また，学校保健を考える際の重要な概念はヘルスプロモーションである．教育の基本理念として「学校・家庭・地域が力を合わせ，社会全体で子どもの『生きる力』をはぐくむこと」といわれている[1]ように，子どもを主体とした「生きる力」を育む健康支援が重視されている．プライマリ・ケアにおいて，学校と連携し子どもの「生きる力」を支え，学校保健を推進していくに当たって，「健康日本21」や「健やか親子21（第2次）」「健康増進法」の内容を踏まえ，地域保健との密接な連携を図った取り組みが必要となる[2]．

表Ⅶ-1-1 教育基本法の目的

【第一条】 教育は，人格の完成を目指し，平和で民主的な国家及び社会の形成者として必要な資質を備えた心身ともに健康な国民の育成を期して行われなければならない

表Ⅶ-1-2 学校保健安全法の条項

第一章 総則	第一条 目的，第二条 定義，第三条 国及び地方公共団体の責務
第二章 学校保健	**第一節 学校の管理運営等** 第四条 学校保健に関する学校の設置者の責務，第五条 学校保健計画の策定等，第六条 学校環境衛生基準，第七条 保健室 **第二節 健康相談等** 第八条 健康相談，第九条 保健指導，**第十条 地域の医療機関等との連携** **第三節 健康診断** 第十一・十二条 就学時の健康診断，第十三・十四条 児童生徒等の健康診断，第十五・十六条 職員の健康診断，第十七条 健康診断の方法及び技術的基準等，第十八条 保健所との連絡 **第四節 感染症の予防** 第十九条 出席停止，第二十条 臨時休業，第二十一条 文部科学省令への委任 **第五節 学校保健技師並びに学校医，学校歯科医及び学校薬剤師** 第二十二条 学校保健技師，第二十三条 学校医，学校歯科医及び学校薬剤師 **第六節 地方公共団体の援助及び国の補助** 第二十四条 地方公共団体の援助，第二十五条 国の補助
第三章 学校安全	第二十六条 学校安全に関する学校の設置者の責務，第二十七条 学校安全計画の策定等，第二十八条 学校環境の安全の確保，第二十九条 危険等発生時対処要領の作成等 **第三十条 地域の関係機関等との連携**
第四章 雑則	第三十一条 学校の設置者の事務の委任，第三十二条 専修学校の保健管理等

表Ⅶ-1-3 学校保健安全法の目的

【第一条】 この法律は，学校における児童生徒等及び職員の健康の保持増進を図るため，学校における保健管理に関し必要な事項を定めるとともに，学校における教育活動が安全な環境において実施され，児童生徒等の安全の確保が図られるよう，学校における安全管理に関し必要な事項を定め，もつて学校教育の円滑な実施とその成果の確保に資することを目的とする

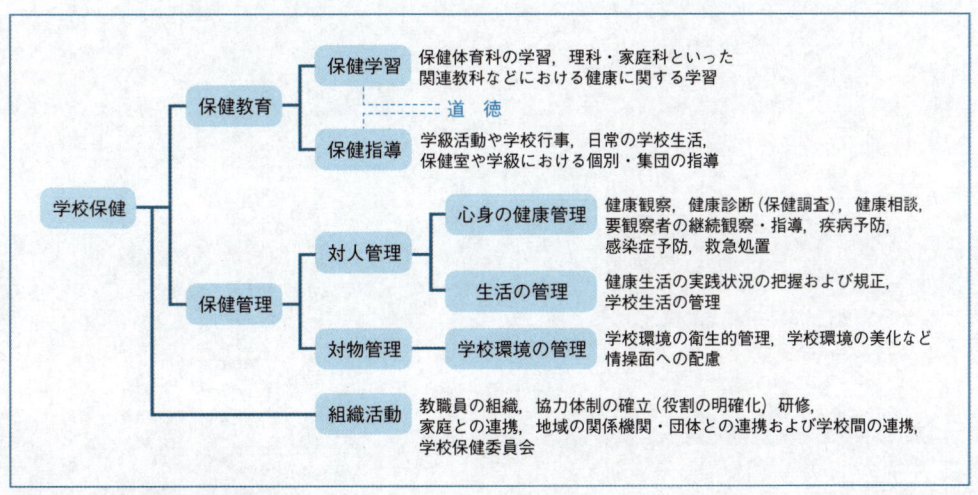

```
学校保健 ┬ 保健教育 ┬ 保健学習 ── 保健体育科の学習，理科・家庭科といった
         │          │             関連教科などにおける健康に関する学習
         │          ├┄┄┄┄┄ 道 徳
         │          └ 保健指導 ── 学級活動や学校行事，日常の学校生活，
         │                          保健室や学級における個別・集団の指導
         ├ 保健管理 ┬ 対人管理 ┬ 心身の健康管理 ── 健康観察，健康診断（保健調査），健康相談，
         │          │          │                    要観察者の継続観察・指導，疾病予防，
         │          │          │                    感染症予防，救急処置
         │          │          └ 生活の管理 ── 健康生活の実践状況の把握および規正，
         │          │                           学校生活の管理
         │          └ 対物管理 ── 学校環境の管理 ── 学校環境の衛生的管理，学校環境の美化など
         │                                           情操面への配慮
         └ 組織活動 ── 教職員の組織，協力体制の確立（役割の明確化）研修，
                        家庭との連携，地域の関係機関・団体との連携および学校間の連携，
                        学校保健委員会
```

図Ⅶ-1-1 学校保健の領域

（文献1）より作成）

参考文献

1) 学校保健・安全実務研究会(編著)：新訂版 学校保健実務必携 第3次改訂版, 第一法規, 東京, 2014.
2) 德山美智子, 中桐佐智子, 岡田加奈子(編著)：学校保健安全法に対応した改訂学校保健—ヘルスプロモーションの視点と教職員の役割の明確化—, 東山書房, 京都, p.17, 2009.

(池添志乃)

2 養護教諭との役割分担と連携

> **学習目標**
> ① 養護教諭との役割分担と連携について学ぶ

近年，子どもの心身の健康課題は，複雑化・多様化している．その解決を図るためには，養護教諭が中核となって学校内外の関係機関の専門職者などと連携し，子どもの健康づくりに取り組むことが重要であり，法的にもそう位置づけられている[1]．

A 養護教諭の職務とプライマリ・ケアの現場に求められる役割

養護教諭は，「児童の養護をつかさどる（学校教育法三十七条12項など）」教員として，「救急処置，健康診断，疾病予防などの保健管理，保健教育，健康相談活動，保健室経営，保健組織活動」を行うなど，学校保健活動推進の中核的役割を担っている[1]．さらに，今後求められる養護教諭の役割としては，**表Ⅶ-2-1**[1]に示す点が強調されている．

一方，プライマリ・ケアの医療職として位置づけられる学校医の職務執行については，**表Ⅶ-2-2**のように規定されている．

プライマリ・ケアの現場に求められる役割としては，学校保健計画立案への参画や健康診断の計画と実施，事後措置としての健康相談や疾病予防への保健指導，宿泊行事前の健康相談，感染症流行時の指導・助言などがある．また，専門的見地から急病時の臨床判断や救急処置活動における指導・助言，生活習慣病の予防などの健康教育，教職員や保護者を対象にした講話なども大切となる．今後はさらに，従来から存在する子どもの健康課題への対応に加え，メンタルヘルスやアレルギー疾患といった子どもの現代的な健康課題についても，学

表Ⅶ-2-1 養護教諭に求められる役割

- いじめや児童虐待などの心身の健康課題の早期発見・早期対応とともに，特別な配慮を必要とする子どもに対する特別支援教育において果たす役割
- メンタルヘルスやアレルギー疾患といった現代的な健康課題の対応に当たり，学級担任，学校医，学校歯科医，学校薬剤師，スクールカウンセラーなどとの学校内外における連携
- 学校内および地域の関係機関との連携を推進するうえでのコーディネーターとしての役割

（文献1）より作成）

表Ⅶ-2-2　学校保健安全法施行規則　第二十二条（学校医の職務執行の準則）

【第二十二条】　学校医の職務執行の準則は，次の各号に掲げるとおりとする
一　学校保健計画及び学校安全計画の立案に参与すること
二　学校の環境衛生の維持及び改善に関し，学校薬剤師と協力して，必要な指導及び助言を行うこと
三　法第八条の健康相談に従事すること
四　法第九条の保健指導に従事すること
五　法第十三条の健康診断に従事すること
六　法第十四条の疾病の予防処置に従事すること
七　法第二章第四節の感染症の予防に関し必要な指導及び助言を行い，並びに学校における感染症及び食中毒の予防処置に従事すること
八　校長の求めにより，救急処置に従事すること
九　市町村の教育委員会又は学校の設置者の求めにより，法第十一条の健康診断又は法第十五条第一項の健康診断に従事すること
十　前各号に掲げるもののほか，必要に応じ，学校における保健管理に関する専門的事項に関する指導に従事すること
2　学校医は，前項の職務に従事したときは，その状況の概要を学校医執務記録簿に記入して校長に提出するものとする

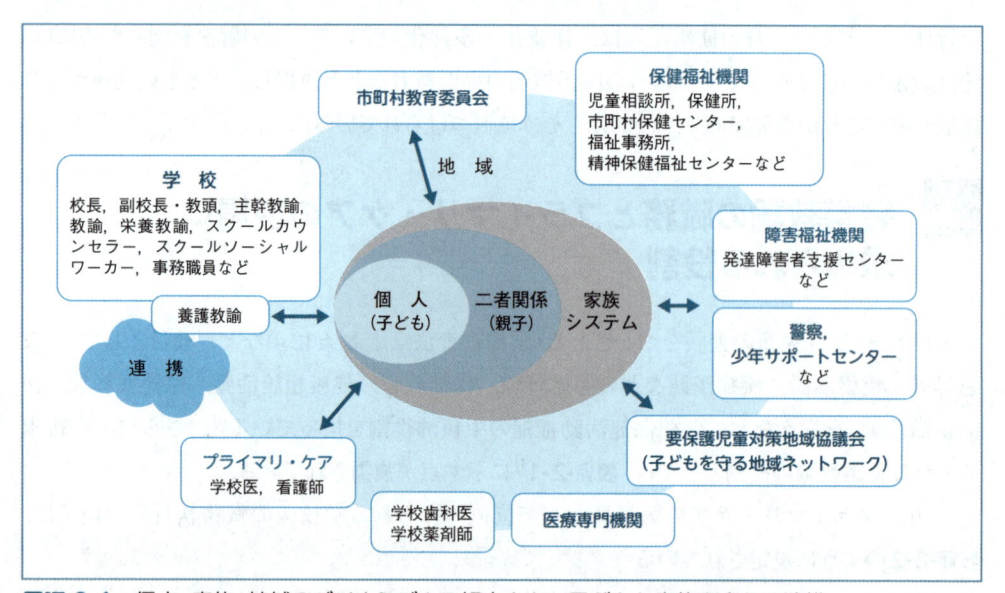

図Ⅶ-2-1　個人-家族-地域のダイナミズムの視点をもつ子どもと家族を支える連携

校と地域の専門医療機関との仲介役になるなどの役割が期待されている．また学校保健委員会にも積極的に参加し，専門職の立場から指導・助言を行うとともに，日頃から学校に足を運び，教職員や子ども，保護者との信頼関係を構築しておくことが重要である．

B 個人-家族-地域のダイナミズムのなかで子どもと家族を捉え，支えるプライマリ・ケア

　プライマリ・ケアの実践に当たって，まずは地域の生活者としての子どもを個人-家族-地域のダイナミズムのなかで位置づけ，理解し，支援していくことが重要となる（**図Ⅶ-2-1**）．

地域は，社会的存在である子どもと家族の共同生活の場であり，ヘルスプロモーションの場でもある．学校においても，子どもと家族の健康の保持増進を図っていくうえで，生活の場である地域の理解が不可欠である．単に個人的な課題とするのではなく，コーディネーターとしての養護教諭を中核としながら，学校を組織するすべての教職員と学校医ら多様な専門職者が情報連携，行動連携，役割連携を強化し，子どもと家族の健康と安全を守り，生きる力を支えていくことが求められている[2]．

C 子どもの権利を守り，最善の利益を目指した子どもへの支援

近年，個人情報の管理に関する課題や児童虐待，発達障害といった，さまざまな健康課題の顕在化，価値観の多様化などにより，学校現場でも多くの倫理的課題に直面するようになっている．子どもの人権を尊重し，擁護することは学校保健活動において，重要な視点として位置づけられている．看護職には，子どもの権利の擁護者(アドボケイト)として子どもの尊厳，権利を尊重し，子どもの最善の利益を目指して支援していくことが求められる．

子どもの権利条約では，子どもの最善の利益を保障し，社会への参加を認め，子ども自身の意見表明権を確保している．また，成長・発達過程にある子どもを保護・養育されるべき存在として捉え，生きる権利の保障にとどまらず，生活の豊かさや成長・発達を促すような教育を受ける権利や休息・余暇，遊び，文化的・芸術的生活への参加を保障する必要性も示されている．すなわち，保護・援助を一方的に受ける受動的な存在であるだけでなく，必要な保護・援助を要求できる，能動的で主体的な存在であるという子ども観を前提としている[3]．学校との連携においても，常に子どもの権利や倫理原則，看護職の倫理綱領を踏まえ，看護実践を行っていくことが重要である．

> **重要概念**
> 倫理原則とは，倫理的な意思決定や倫理的行動を導くものである．生命倫理の四原理として「自律尊重」「無害」「善行」「正義」や「誠実」「忠誠」があげられる[4〜6]．

参考文献

1) 文部科学省中央教育審議会：子どもの心身の健康を守り，安全・安心を確保するために学校全体としての取組を進めるための方策について(答申)．平成20年1月17日, 2008.
http://www.mext.go.jp/b_menu/shingi/chukyo/chukyo0/toushin/1216829_1424.html
2) 矢野潔子：第7章 協働・連携並びに組織活動．養護教諭のための現代教育ニーズに対応した養護学概論—理論と実践—，岡田加奈子，河田史宝(編著)，東山書房，京都, p.78, 2016.
3) 池添志乃：第9章 養護教諭の倫理．養護教諭のための現代の教育ニーズに対応した養護学概論—理論と実践—，岡田加奈子，河田史宝(編著)，東山書房，京都, p.103, 2016.
4) Beauchamp TL, Childress JF：Principles of biomedical ethics, 7th edition, Oxford Univesity Press, Oxford, 2012.

5) トム・L. ビーチャム, ジェームス・F. チルドレス(著), 永安幸正, 立木教夫(監訳):生命医学倫理, 成文堂, 東京, 1997.
6) サラ・T. フライ, メガン-ジェーン・ジョンストン(著), 片田範子, 山本あい子(訳):看護実践の倫理——倫理的意思決定のためのガイド, 第3版, 日本看護協会出版会, 東京, 2010.

(池添志乃)

3 子どもの成長・発達とその支援

> **学習目標**
> ① 子どもの成長・発達と予防について学ぶ

　子どもは，常に成長・発達の過程にある．成長とは一般に身長や体重といった計測可能な形態的変化をいい，発達は全身運動や微細運動，言語運動などの機能の巧みさや能力の増加に関して用いられる[1]．学校は，子どもが集団生活を始める初めての場所であり，学習という知的な刺激を系統的に受ける場でもある[2]．子どもは学校生活を通してパーソナリティを発達させ，発達課題に取り組んでいく．

A 子どもの成長・発達の特徴

　子どもの成長・発達には，頭部から足の方向に，身体の中心から末梢に進むという一定の方向性・順序性がある．急激に発達する時期が臓器によって異なり，個人差もある．学校では，定期健診や身体計測を実施しているが，その計測値を経時的に発育曲線に描くことで発育状態の評価が可能となる．肥満ややせ，低身長などに気づくこともでき，疾病や虐待，置かれた環境，栄養状態といった心身の隠れた問題の発見につながることもある．学齢期の子どもの心理・社会的発達の特徴を**表Ⅶ-3-1，2**にまとめる．

B セルフケアの視点からみた子どもの成長・発達

　子どもは成長発達とともにセルフケア能力を高め，自立していく．幼児期から学童期，思春期にかけては親から子どもへとセルフケアの責任が移行する重要な時期である．

i 幼児期の子どものセルフケアの発達

　この時期には，子どもは基本的生活習慣，マナーやルールなどの社会文化的規範，対人関係能力などの獲得を通して，社会の一員として生きる基礎づくりをする[1]が，セルフケア行動については，自分ですべてできないため親が代わりに行うことが多い．また家族以外のおとなや子どもとの関係ができ，道徳心を形成していく．幼児期の子どもに対しては，自我の

表Ⅶ-3-1 ピアジェによる認知の発達

①感覚運動位相（0〜2歳）	自らの身体を通して外界を知る段階
②前操作位相 　前概念的思考位相（2〜4歳） 　直感的思考位相（4〜7歳）	自己中心的な思考を発達させていく 思考の発達は部分の理解にとどまり，全体という概念はない
③具体的操作位相（7〜11歳）	自己中心性を脱却して，具体的に目でみたり，からだで感じたりできる物事について論理的に思考することが可能になる
④形式的操作位相（11〜15歳）	抽象的なものについて仮説演繹的に推理することができるようになる

表Ⅶ-3-2 エリクソンによる自我の発達

①乳児期（0〜1歳）	基本的信頼感を獲得し，基本的不信感を克服する
②幼児期前期（1〜3歳）	身体コントロールできるという体験を重ねることで自律性を獲得していく
③幼児期後期（3〜6歳）	運動，言語，遊びの発達により，積極性を獲得していく．自分と他者との自我のぶつかりあいを通して欲求をコントロールしていくことを覚える
④学童期（6〜12歳）	さまざまな経験と仲間との比較により自己の能力が優れているという喜びや有能感につながり，勤勉性を獲得する
④思春期・青年期（12〜22歳）	第二次性徴に伴う自分のからだへのゆらぎのなかで，集団への帰属意識の獲得から自己の確立を求めていく．「これが自分」というアイデンティティ（自我同一性）を確立していく

発達に伴って発現する自主性を尊重し，達成感が得られる体験を積み重ねることによる確固たる自主性の獲得への支援が重要となる．

ⅱ 学童期の子どものセルフケアの発達

学童期の子どもは，心理社会的にも重要他者が親から友人に移行し，学校生活を中心とした人間関係のなかで成長する[1]．自立に向けてセルフケア行動は徐々に拡大し，親の見守りとのバランスを変化させながら適切なセルフケアを獲得していく．学童期に身につけた生活習慣は，成人期以降に身につけた生活習慣よりもライフスタイルの一部として残りやすいといわれている[3]．子どもを含めた家族全体の生活習慣を改善し，維持するような支援が求められる．

ⅲ 思春期の子どものセルフケアの発達と支援

思春期になると，自立した存在としてセルフケア能力を獲得する．一方，飲酒や喫煙などの問題，生活習慣の乱れなどが生じ，セルフケアが困難な状況に陥りやすいことも特徴である．親からの心理的自立を図りながらも，親への依存と自立への葛藤が強い[4]．子どものもつ力を最大限に引き出し，セルフケアを支え，社会的自立を迎える準備を支援していくことが求められる．

3 子どもの成長・発達とその支援

参考文献
1) 中野綾美(著編):小児の発達と看護—ナーシング・グラフィカ小児看護学,第4版,メディカ出版,大阪,2013.
2) 徳山美智子,中桐佐智子,岡田加奈子(編著):学校保健安全法に対応した 改訂学校保健—ヘルスプロモーションの視点と教職員の役割の明確化—,東山書房,京都,p.233,2009.
3) ノラ・J.ペンダー(著),小西恵美子(監訳):ペンダーヘルスプロモーション看護論,日本看護協会出版会,東京,1997.
4) 石浦光世:家族から子どもへのセルフケアの責任の移行を支える看護,小児看護,33(1):42-48,2010.

(池添志乃)

4 小児の疾病対応と慢性疾患管理

学習目標
① 小児に多い疾患と疾病管理を学ぶ

　学校における疾病管理では、健診や日々の健康観察、健康相談などによる疾病の早期発見と継続的な治療を要する子どもの疾病管理、成長発達への支援が必要となる。また、社会福祉士及び介護福祉士法の一部改正に伴い、一定の研修を受けた特別支援学校の教職員も、痰の吸引などを実施できるようになった[1]。今後、医療的ケアを実施するうえでの危機管理を含んだ体制整備に、保護者、学校などと連携しながら取り組んでいくことが求められる。

A 慢性疾患の理解と子どもの学校生活における支援

　長期入院後の復学支援、通院しながら継続する内服治療、食事や活動の制限などが必要な子どもに対して、教育を受ける権利を保障するために、学校の担任や養護教諭、保護者、主治医、学校医、看護師といった、多職種が連携し、チームアプローチを行っていくことが求められる。学校生活管理指導表や主治医による学校生活に関する指示に基づいた共通理解を図り、子どもの疾病管理を行うと同時に、セルフケアを支援していく。
　ここでは、小児慢性特定疾患の対象疾患である14疾患群のうち、学校生活管理指導表を活用した日常生活管理が必要な4つの疾患に焦点を当てて説明する。

i 慢性心疾患をもつ子どもの理解

　慢性心疾患は、先天性心疾患や心臓弁膜症、心筋疾患、不整脈、川崎病による心血管合併症などがある。とくに、先天性心疾患や心筋疾患は突然死を起こす可能性がある。動悸、息切れ、呼吸困難、不整脈などの症状について、教職員で共通理解を図り、症状の観察や異常の早期発見、緊急時の早期対応ができるよう、AEDの使用を含めた救急支援体制を調整しておく必要がある。必ず、本人と保護者、主治医、学校医と連携をとりつつ、学校生活管理指導表を活用した疾病管理、生活管理を行う。
　また心疾患のある子どもは、いつ何が起こるかわからないという将来の不確かさや死への不安を抱きやすく、運動の制限などから劣等感や自尊感情の低下を招くこともある。子ども

の病気の体験を理解しながら，すべてを禁止するのではなく，その子どもの病状や個性に合わせた学校生活管理をともに考えていく．

ⅱ 慢性腎疾患をもつ子どもの理解

慢性腎疾患には，急性糸球体腎炎や慢性糸球体腎炎，ネフローゼ症候群，IgA腎症，腎尿管結石などがある．急性期以外では自覚症状がほとんどみられず病識に乏しいため，学校生活管理だけでなく，疾病や自己管理の必要性の理解についても支援していく必要がある．心疾患と同様，学校生活管理指導表を活用して，本人，保護者，学校，医療機関と連携し，子どもの安全で充実した学校生活を保障できるようなサポートが求められる．

また，運動制限や食事制限を必要とする場合には，疎外感を感じたり，薬の副作用によるボディイメージの変化に悩んだり，友人からからかわれ友人関係に影響したりすることもあり，子どもの心理社会的側面を理解した支援が重要である．

ⅲ 小児糖尿病をもつ子どもの理解

糖尿病は，その原因によって1型糖尿病と2型糖尿病に分けられる．1型糖尿病は膵臓のランゲルハンス島でのインスリン分泌欠乏を原因とする疾患であり，口渇，多飲，多尿，体重減少などの症状を認める．インスリン注射を必須とし，血糖コントロールによる合併症の予防や心理社会的サポートも求められる．また，低血糖症状や糖尿病性ケトアシドーシスへの配慮が欠かせない．食事療法の基本は食事制限ではなく，正常な成長・発達に必要なエネルギーを摂取することである．運動制限の必要もなく，ほかの子どもと同じように運動や課外活動に参加できる．

2型糖尿病は，過食や運動不足による肥満によってインスリン抵抗性が強くなることに加え，遺伝的体質もその原因として考えられている．運動不足や食生活を含めた生活習慣の変化と学校検尿による早期発見が可能になったことから，2型糖尿病が増加している．

幼児期，学童期前期では，低血糖の症状（空腹感，無気力，発汗，見当識の低下，震えなど）に気づかないことが多いため，子ども，保護者の同意を得て，教職員で情報共有し，緊急時の対応方法について共通理解を図るよう支援体制を整えておくことが重要である．1型糖尿病をもつ子どもは，人目を気にしてトイレなどでインスリン注射を打ったり，血糖自己測定を行ったり，補食を摂ったりするなど，必要な療養行動をうまくとれない場合もある．子どもの学校での療養行動への思いを理解しながら，子どもの意思を尊重したセルフケアへの支援が求められる．また，体調の悪い日（シックデイ）の対応に関しても学校生活管理指導表や糖尿病患児の治療・緊急連絡法等の連絡表などを活用しながら共有し，発達段階に合わせた自己管理への支援，環境調整，家族へのサポート体制の構築を目指す．

ⅳ 気管支喘息をもつ子どもの理解

気管支喘息では，喘鳴を伴う呼吸困難症状を繰り返すため，発作の程度を見極め，適切に

対応することが欠かせない．喘鳴が小さくなったり，意識が朦朧としたりするような救急搬送の必要な症状については，教職員の共通理解を図り，学校医などと連携した対応が重要となる．また，ネブライザーによる吸入や気管支拡張薬の内服といった服薬管理支援，緊急時の対応に関しても保護者とともに確認しておく必要がある．喘息発作の目安となるピークフロー値の自己測定や喘息日誌をつけるよう促すなど，自己管理能力を高めるよう，子どもの理解度に応じた支援が求められる．

> **重要概念：学校生活管理指導表**
> - 慢性疾患のある子どもに適切に対応していくために，主治医や学校医と連携を図る目的で，学校において活用されているもので，小学生用と中学・高校生用がある
> - 学年別に運動強度が示されており，学校生活における運動時の適切な対応の必要性が示されている．主治医・学校医の意見を明記できる欄もある

B 慢性疾患をもつ子どものセルフケアへの支援

慢性疾患による療養生活が必要になった場合，子どもには疾患に伴う新たなセルフケア行動（健康逸脱に対するセルフケア要件）が求められるようになる．この際，子どもの有するセルフケア能力が一時的あるいは不可逆的に低下し，セルフケア不足が生じやすい[2]（図Ⅶ-4-1）．子ども自身でセルフケア能力とセルフケア行動のバランスを保っていくことができるよう，学校と連携しながら支援を強化していくことが重要である．

ⅰ 病気や療養法についての理解を深める支援

子ども自身が病気を受け止め，療養行動に取り組んでいけるよう，子どもの理解度に合わせて学校生活における療養法の知識を伝えていくことが大切である．子どもと家族のプライバシーへ配慮しながら，服薬管理や症状出現時などに学校全体での統一した対応ができるよう支援体制を築いておく．とくに復学，入転学などの発達上のセルフケアが求められる際には，療養行動へのゆらぎが生じやすい．本人の病気の捉え方や自己管理能力の程度，療養行動や服薬が必要な場合の場所や方法，症状出現時の対応方法，学校生活において配慮が必要なこと，友人への説明事項，学校での困りごとなどについて，本人と保護者，養護教諭，学級担任，主治医などと共有する場をつくることが必要である．

ⅱ 子どもの自己効力感や自尊感情を高め，主体的なセルフケア行動へ導くための支援

疾患を有する子どもは，友人と自分との違いを認識し，劣等感をもったり，友人に病気を隠したりすることもある．自己効力感や自尊感情など，子どもの心の安定への支援が大切で

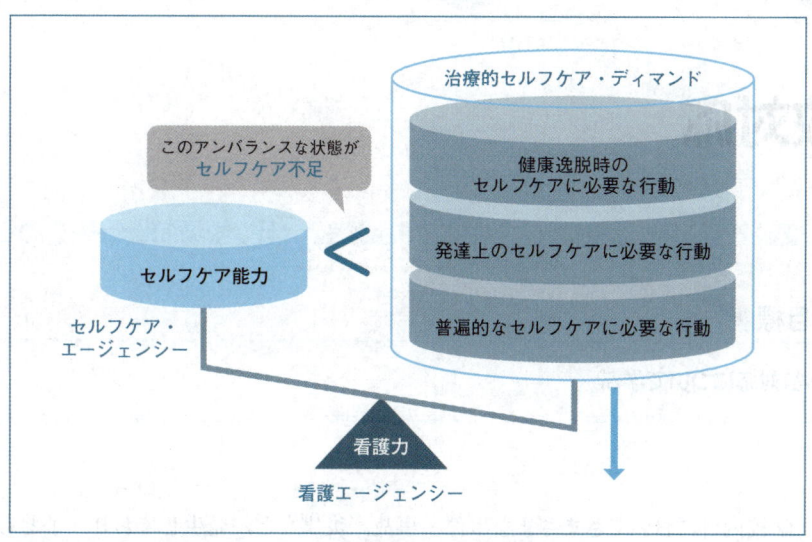

図Ⅶ-4-1　慢性疾患をもつ子どものセルフケア不足の状態

ある．子どものできているセルフケア行動を認め，尊重しながら，今後必要な行動や改善が可能な行動について子どもとともに考え，できることにスモールステップ法で取り組んでいけるよう支援する．

ⅲ 子どもにとって「ふつうの生活」を大切にしたセルフケア行動への支援

子どもは疾患のせいで友人と同じように行動できないことにストレスを感じたり，友人関係に影響するのではないかと不安を抱いて，療養法が守れなかったりすることがある．発達課題の達成の視点からも，子どもが，家族や友人たちと変わらずすごせる自分を見出し，セルフケア行動をとっていけるよう支援することが重要である（図Ⅶ-4-1）．

参考文献
1) 文部科学省：学校安全参考資料：「生きる力」をはぐくむ学校での安全教育，平成22年3月改訂版，2010.
2) ドロセア E. オレム（著），小野寺杜紀（訳）：オレム 看護論—看護実践における基本概念，第4版，医学書院，東京，2005.

（池添志乃）

5 事故対応

学習目標
① 事故対応について学ぶ

近年，学校内外においてさまざまな事件・事故，災害などが発生しており，子どもの命を守り，「生きる力」を育む学校安全を推進していくことが急務となっている[1]．

A 学校管理下における事故の現状

学校の管理下における事故の実態として，幼稚園・保育所ではともに「頭部」および「顔部」の負傷が全体の約60％を占めており，小学校，中学校，高等学校では大半が「手・手指部」「足関節」の負傷である．事故発生の時間帯として小学校では休憩時間，中学校および高等学校では，「課外指導」の「体育的部活動」によるものが多い．死亡に関しては，心臓系による突然死が半数以上を占めている[2]．

B 子どもの安全を保障するプライマリ・ケアの役割

プライマリ・ケアにおいては，緊急事態発生時にすみやかに適切な対応がなされるよう，学校との連携体制を築いておくことが大切である．学校における救急処置は，医療機関で処置が行われるまでの応急的なもの[3]であり，必要に応じてその指導・助言を行う．さらに，突然死の防止や熱中症予防など，医療的見地から，発達段階に即した疾病や怪我などに関する保健指導にかかわっていくことも重要となる．

また，学校で事故や災害などに遭遇した際に，教員が円滑かつ的確に対応するための危険等発生時対処要領の作成にも積極的に参加する．危機管理では，学校内における緊急連絡体制の確立が不可欠であり，日頃からのAEDの点検や研修の実施，評価，見直しも含め，養護教諭がリーダーシップをとりながら実践できるよう協働していく．

C アナフィラキシーショックへの対応

　アナフィラキシーには，食物，昆虫，医薬品，ラテックス(天然ゴムなど)によるアナフィラキシー，食物依存性運動誘発アナフィラキシー，運動誘発アナフィラキシーなどがある．蕁麻疹や嘔吐，腹痛，下痢，呼吸困難，意識障害，狭窄による窒息や血圧低下を伴うショックなど，生命を脅かすような危険な状態に陥ることもある．アナフィラキシーショックが起きた際，子ども自身でアドレナリン製剤(エピペン®)が注射できない場合には，教職員が注射することが認められている[4]．事前に本人と主治医や学校医，保護者と教職員が情報を共有して，助言が受けられる体制を構築しておく．宿泊を伴う学校行事などでも，食事や緊急時の対応といった準備が必要であり，疾患や症状マネジメントにおける専門的知識・技術の提供や子どものセルフケアへの支援などが求められる．また，アナフィラキシーショックへの対応は養護教諭のみならず，全教職員が適切に対応できる必要があるため，適切な知識・技術を身につけられるよう，全教職員を対象にしたシミュレーション教育などを行っていくことも重要である．

参考文献
1) 文部科学省：学校安全参考資料：「生きる力」をはぐくむ学校での安全教育，平成22年3月改訂版，2010．
2) 日本学校保健会：学校保健の動向，平成27年度版，丸善出版，東京，2015．
3) 日本学校保健会：学校保健の課題とその対応—養護教諭の職務等に関する調査結果から—，日本学校保健会，東京，p.19，2012．
4) 日本学校保健会：学校のアレルギー疾患に対する取り組みガイドライン，日本学校保健会，東京，2008．

〔池添志乃〕

6 子どもと性

> **学習目標**
> ① 子どもと性（性感染症，性行動）について学ぶ

A 子どもの性行動の現状と性に関する教育の必要性

　青少年の早期の性行動は，若年妊娠や性感染症などの身体的な健康問題を引き起こすだけでなく，精神的・社会的健康を損なうとする報告がある[1]．15歳以下の若年妊娠数は増加傾向にあり，高校生の性行動の活発化が危惧されている[2]．

　青少年の性行動の関連要因として，仲間やメディアなどの環境要因とともに，性行動に伴う危険（リスク）意識の欠如や知識不足，自尊心や自己効力感，人間関係に伴う不安などが指摘されている[3]．今後，性行動にかかわる危険（リスク）を認識し，回避する態度や望ましい人間関係を築く能力の育成，ライフスキル形成を基盤にした保健教育が求められる．思春期の保健は，女性の生涯にわたるリプロダクティブ・ヘルスの観点からも重要であり，プライマリ・ケアにおいても，早期からの適切な性に関する健康教育を行うことが重要である．

B 性感染症の予防

　性感染症の低年齢化が危惧されるなか，性感染症に関しては，子どもの発達段階に応じて，正しい知識や検査，相談などに関する情報，豊かな人間関係構築の重要性などについて理解できるような性教育が求められている．性器クラミジア，淋菌感染症は若者にも多く発症しており，プライマリ・ケアにおいて，性感染症による子どもの将来の健康，QOLにも影響を及ぼすことを踏まえた予防活動に取り組んでいく必要がある．

参考文献
1) 日本学校保健会：学校保健の課題とその対応―養護教諭の職務等に関する調査結果から―，日本学校保健会，東京，p.16, 2012.
2) 学校保健・安全実務研究会（編著）：新訂版 学校保健実務必携 第3次改訂版，第一法規，東京，p.157, 2014.
3) 川畑徹朗，石川哲也，勝野眞吾，他：中・高校生の性行動の実態とその関連要因―セルフエスティームを含む心理社会的変数に焦点を当てて―．学校保健研究，495：335-347, 2007.

（池添志乃）

7 子どものメンタルヘルス

学習目標
① 子どものメンタルヘルスについて学ぶ

A 子どものメンタルヘルスの現状

学校生活において，いじめや不登校，児童虐待といった心の問題が顕在化し，低年齢化傾向にある．とくに携帯電話やインターネットの普及により，友人との関係や性に関する問題なども生じている．さらに近年は，災害や子どもを巻き込んだ事件・事故なども発生し，子どもの心身の健康に大きな影響を与えていることが指摘されている[1,2]．プライマリ・ケアでは，子どもが安心できる学校生活を送れるよう，医療的な見地からの支援を行い，有用な地域社会資源の活用も含め，学校と協働しながらサポートしていく必要がある．

B 精神構造の発達と直面する危機

3歳までの養育環境は，後天的な人格特徴を形成していくうえで重要であり，養育者からの十分な愛情によって安定した精神発達を示すことができる[2]．第1反抗期を迎える幼児期後期では，集団生活が始まり，発達障害や分離不安などが顕在化するようになる．

集団での行動が増える学童期においては，落ち着きのなさや衝動性などの特性によって学校生活への不適応に陥ることも指摘されており，うつ病，摂食障害，強迫性障害などが認められるようになる[2]．

思春期は，子どもから大人への移行期であるため，不安定な時期であり，こころとからだの発達のアンバランスさが特徴である．この時期は統合失調症をはじめとした精神障害の前駆兆候にも注意を払う必要がある．

C 発達障害のある子どものメンタルヘルス

　発達障害とは，自閉症，アスペルガー症候群やその他の広汎性発達障害，学習障害，注意欠陥・多動性障害（ADHD）といった脳機能の障害であって，発達障害者支援法第二条では，その症状は通常低年齢で発現するとされている．発達障害のある子どもは，症状はそれぞれ異なるが，他者との関係づくりやコミュニケーションが苦手で，特有のこだわりといった特性から，仲間からの疎外感を感じたり，自己評価が低く自信がもてなかったり，学習への意欲の低下などを招きやすい．周囲から認められるような体験を増やし，自信を育む環境をつくっていくなど，チームアプローチによる医療的・福祉的・教育的支援が重要である．

D 虐待を受けた子どものメンタルヘルス

　児童虐待には，身体的虐待，性的虐待，ネグレクト，心理的虐待がある．虐待を受けた子どもは，何に対しても自信がもてず不安を訴えたり，自尊心の低下がみられたりすることが多い．安心して安全に生活できるよう，子どもの気持ちに寄り添い，信頼関係を築くと同時に，子どもの健康的な側面を認め，強化していく支援が重要となる．

　また，学校においては，児童虐待の早期発見の観点から，健康相談や健康観察により心身の状態を適切に把握する必要がある．とくに内科検診で，不自然な傷・あざ，衣服を脱ぐことを嫌がるなどの反応から虐待に気づくケースもある．プライマリ・ケアに携わる学校医，看護師には，学校との連携に基づく対応と同時に，発生予防の視点も含め，子育て支援の充実を図り，家族を継続的に支援していくことが求められる．

E 災害や事件，事故を経験した子どものメンタルヘルス

　外傷的な出来事の後に生じる特有の症状として，心的外傷後ストレス障害（PTSD）がある[3]（表VII-7-1）．プライマリ・ケアでは，日常性への回復に向けた子どもや保護者，教職員への心のケアとともに，必要に応じて精神科や心療内科といった専門機関につなぐ．また学校が避難所となった場合の支援など，中長期視点に立った支援が重要である[4]．

表VII-7-1　災害や事件，事故発生後における子どもの示す反応

子どものストレス症状の特徴	腹痛・嘔吐・食欲不振などの身体症状，興奮・混乱などの情緒不安定，落ち着きのなさ，退行現象，元気がなく引きこもりがち，些細なことで驚くなど
PTSD	出来事の再体験症状や体験を連想させるものからの回避症状，感情や緊張が高まる覚醒亢進症状などが，外傷体験後1ヵ月以上持続するもの
アニバーサリー反応	災害や事件，事故などを契機としてPTSDとなった場合，それが発生した月日になると，いったん治まっていた症状が再燃すること

事例で実践してみよう！

事例：Aちゃん，6歳，女児

診断病名：1型糖尿病

家族形態：両親と弟の4人暮らし

現病歴：4歳時に1型糖尿病と診断される．定期的に受診し，幼児期にはHbA1c値は7.5%を越えることはない状況で，母親による厳格なコントロールが行われている．しかし低血糖で入院することも多かった．小学校入学に当たって，Aちゃんよりも，母親のほうが学校生活への不安が強い様子である．今後の疾病管理を含めた学校生活について，Aちゃん，保護者，主治医を交えて支援会議を開くことになった

Q1 小学校入学に当たり，Aちゃんと家族はどのような思いやニーズをもっていますか？

Q2 学校生活において，Aちゃんにはどのような困りごとが生じることが予測されますか？

Q3 支援会議において，誰がメンバーとなり，どのようなことを共有して支援体制を整えていく必要がありますか？

Q4 Aちゃんの自立を支えていくために，発達段階を踏まえたうえで，どのようなことに留意しながら疾病管理を含む日常生活への支援が必要となりますか？どのような職種が，どのようなかかわりをもちながら支援を行うことが求められるか考えてみましょう．

Q5 Aちゃんが学校生活に適応していくことができるように，学校とどのような連携をとりながら支援を行っていく必要がありますか？プライマリ・ケアの現場にはどのような役割が求められるか考えてみましょう．

まとめ

プライマリ・ケアにおいて，子どもの権利を尊重し，学校-家庭-地域と連携しながら，子どもと家族の生きる力を支える支援を行っていくことが重要である．学校保健を生涯保健と捉え，子どもと家族が自らの力を育み，発揮できるように心身の健康の保持増進を図り，QOLの向上を目指すような学校保健の推進が欠かせない．

参考文献

1) 川畑徹朗, 石川哲也, 勝野眞吾, 他：中・高校生の性行動の実態とその関連要因—セルフエスティームを含む心理社会的変数に焦点を当てて—. 学校保健研究, 495：335-347, 2007.
2) 草場ヒフミ(責任編集), 及川郁子(監修), 渋谷和彦(医学監修)：小児のメンタルヘルス 小児看護のベストプラクティス, 中山書店, 東京, p.20, 2010.

3) 文部科学省：学校における子供の心のケア―サインを見逃さないために―, 2014.
  http://www.mext.go.jp/a_menu/kenko/hoken/1347830.htm
4) 文部科学省：学校防災マニュアル（地震・津波被害）作成の手引き, 2012.

（池添志乃）

VIII 組織マネジメント

1 感染管理とスタンダードプリコーション

> **学習目標**
> ① あらゆる医療環境における感染管理の基本が理解できる
> ② スタンダードプリコーションが理解できる
> ③ プロトコルに従い，感染予防対策が実施できる

A プライマリ・ケアにおける感染管理

　プライマリ・ケアは，人々にとって最も身近な医療であり，小児から老人まで幅広い年齢層を対象とし，さまざまな健康問題や疾患に対して，予防から治療，リハビリテーションを継続して提供する包括的な医療提供システムである．また，その医療提供場所も，対象とする人々の健康状態により，地域・在宅から病院までと幅広い．

　感染性病原体を獲得し感染症を発症した場合，もしくは病原体を獲得したが無症候である保菌の状態では，他者に感染を拡大させる可能性がある．さらに，医療提供システム内のさまざまな医療環境を人々が移動することにより，感染性病原体を獲得する機会は増大すると考えられる．

　医師や看護師をはじめとするすべての医療従事者は，**医療環境において感染を拡大させない**，**医療従事者自身が感染の媒介とならない**，そして**自分自身を感染から守るため**の知識と技術を習得しなければならない．とくに医師や看護師には，リハビリテーションスタッフや介護スタッフ，地域住民に対し，感染予防対策における指導的役割を担うことが求められる．

B 医療従事者に必要な，基本的な感染予防対策

　医療環境を訪れる人々が，どのような感染症に罹患しているかを把握することは困難なことが多い．人々のもつ健康問題は多岐にわたり，感染症に限定されない．とくに保菌の状態は，無症候であるがゆえ，保菌者自身がそれを認識していない場合がある．もしくは感染症の診断がついているが，対応する医療従事者に，その情報が伝達されていない可能性もある．このように，医療従事者が知ることのできる感染症に関する情報は，ごく一部にすぎないということを認識しなければならない．

医療環境において，感染性病原体の感染源と，感染性病原体を受け入れる感受性宿主(ホスト)には，患者とその家族や訪問者，地域住民，医療従事者の誰もがなり得る[1]．これらの人々の気道分泌物や嘔吐物，排泄物，血液，体液などが感染性病原体を受け渡し，ヒトからヒトへ伝播させる．よって，あらゆる医療環境を訪れるすべての人々に対し，スタンダードプリコーションの考え方に基づいた実践が求められる．

C スタンダードプリコーションの主要概念[2]

- 医療環境を訪れるすべての人々に適用する．
- 医療従事者，患者，環境間の感染性病原体の伝播を防止する．
- 感染症の診断の有無にかかわらず，汗を除くすべての血液，体液，排泄物，粘膜，傷のある皮膚は，すべて感染性があるものとして取り扱う．

D 医療環境を訪れるすべての人々を感染から守る

スタンダードプリコーションに基づいた感染予防対策を表Ⅷ-1-1[3]にまとめる．

i 感染性病原体を拡散させない，医療従事者が媒介とならない

医療環境において，最も頻度が高い伝播様式は接触による経路である[1]．医療従事者が手指衛生行動や適切な個人防護具の着用や交換を怠ったり，患者に使用した器具や器材を適切な処理をせずに，ほかの患者に使用したりすることで，医療従事者自身がもつ感染症を患者に直接伝播させる，もしくは医療従事者の手指や器具を介した間接伝播が起こり得る．このように医療従事者の行動が，直接的もしくは間接的に感染の拡大に関与するといってよい．

医療従事者は，同時に複数の人々と接触することが少なくない．よって，患者の感染症に関する情報を十分に得られない状況下において，スタンダードプリコーションの考え方に基づいて患者と接することは重要である．スタンダードプリコーションには，以下の具体的な実務がある．

a. 手指衛生

手指衛生は，スタンダードプリコーションにおいて，最も基本的かつ必要不可欠な対策であり，医療従事者，患者，環境間における感染性病原体の伝播を最も効果的に減少させる[2]．以下の場面において実施することが推奨されるが，**手袋を着用していても，手指衛生を省くことはできない**という認識をもたなければならない．なぜなら，手袋によるバリアは完全ではなく，目にみえない小さな穴から微生物が侵入し，手袋の下で増殖する危険性があるからである．

表VIII-1-1 診療所など外来環境におけるスタンダードプリコーションに基づいた感染予防対策

対象		対応	使用する個人防護具（着用前後で手指衛生を実施）	廃棄方法	その他の注意事項
環境清掃	高頻度接触表面 患者周辺：ナースコール、ベッド柵、オーバーベッド テーブル医療機器：ベッドサイドモニタ、血圧計、体温計	・アルコールや第4級アンモニウム塩などの含浸クロス（製品もしくはディスポーザブルの不織布に調整した消毒薬を含浸）を用いて1日1回以上清拭する・複数の患者で共用する備品は、使用の都度、清拭する	手袋	使用ずみの個人防護具、汚染した清拭クロスは感染性廃棄物として廃棄する	・アルコールは広範囲な環境表面に対して使用しない（火気に注意）・消毒薬含浸クロスの製品を用いる場合、揮発していないことを確認するやむを得ず、清拭布を繰り返し使用する場合、洗濯後十分に乾燥させる
	その他の表面（ベッド、床、壁など）	・日常清掃に加え、患者が退院した際、もしくは目にみえる汚染がある場合に、洗浄剤を用いて清拭する	手袋	使用ずみの個人防護具、汚染した清拭クロスは感染性廃棄物として廃棄する	・床の消毒は不要・汚染の範囲や量に応じて、使用する個人防護具を選択する
	嘔吐物や排泄物の処理などのウイルスやクロストリジウム・ディフィシルの芽胞を想定	・次亜塩素酸ナトリウム（1,000ppmまたは5,000ppm）の含浸クロスを用いて清拭する・嘔吐物の目にみえない飛沫が飛散している可能性があるので、実際の嘔吐物より1m程度広い範囲に清拭する	手袋、マスク、ガウン（エプロン）、ゴーグル	使用ずみの個人防護具、汚染した清拭クロスは感染性廃棄物として廃棄する（廃棄物をビニール袋などに密閉しても運ぶ、汚染した個人防護具を着用したまま廃棄場所まで移動しない）	・処理後は流水と石けんで手指衛生を行う・次亜塩素酸ナトリウムは金属腐食性があるため注意する（使用する場合は約10分後に水拭きする）
のリネン・衣類管理	使用ずみリネン、汚染リネン	・周囲への環境汚染が起こさないため、リネンにすばやだけに付着り動かさないで取り扱う・自施設で処理する場合は80℃で10分間の熱処理が必要熱処理ができない場合は次亜塩素酸ナトリウム（500〜1,000ppm）に30分浸漬後洗濯する	手袋、マスク、ガウン（エプロン）、ゴーグル（洗濯時追加）	使用ずみの個人防護具は感染性廃棄物として廃棄する	・自施設で処理する場合、医療従事者の血液・体液曝露を最小限にするため、水溶性ランドリーバッグを使用し、熱水洗濯機で処理するなどの体制を整備する
の注射薬管理	多量バイアル（プロポフォールや生理食塩水バッグなど）	・原則、注射薬の分割使用を行わない・混注した注射薬はすみやかに使用する（室温保存およびに保存後、使用可能な時間はメーカーの指示に従うこと）	手袋、マスク	使用ずみの個人防護具は感染性廃棄物として廃棄する	・無菌化が損なわれた場合、ただちに廃棄する・たとえ注射針を交換しても、1本の注射器から複数の患者に薬剤を投与しない
の血や体液にふれる処置	採血、末梢静脈ラインの確保、縫合などの鋭利器材を用いる処置	・すべて感染性があるものとして取り扱う	手袋	専用針廃薬容器をもち運び、血液などの個人防護具、血液や体液が付着した個人防護具、使用した酒精綿などは感染性廃棄物として廃棄する	・医師、看護師とともに必要・経合では、創部の状態、範囲から出血のリスクを考慮し、ゴーグルやガウンの必要性を検討する
患者の隔離	内視鏡検査		手袋、マスク、ガウン、ゴーグル	使用ずみクロスなどは感染性廃棄物として廃棄する	・すべての工程（実施・介助・器材の洗浄）において、左記の個人防護具を使用する
	咳嗽などの呼吸器症状・発熱のある患者（インフルエンザを疑う）	・症状のある人から約1m離す・十分に距離が確保できない場合、パーテーションで仕切る・個室があれば、同じ症状のある人で使用する	マスク（症状のある人と、その人から1m以内の距離にいる人）	使用ずみの個人防護具、清拭クロスなどは感染性廃棄物として廃棄する	・迅速検査（鼻腔ぬぐい液）を行う医療従事者は手袋とゴーグルを追加する
	下痢・嘔吐のある患者（感染性胃腸炎を疑う）	・パーテーションで仕切る・個室があれば、同じ症状のある人で使用する	手袋、マスク、ガウン（エプロン）、ゴーグル	使用ずみの個人防護具は感染性廃棄物として廃棄する（廃棄場所までもち運ぶ）	・患者退室後の環境は、次亜塩素酸ナトリウムで処理する・流水と石けんで手指衛生を行う

(文献3）より作成）

1 感染管理とスタンダードプリコーション

> **手指衛生が必要な場面**[2]
> - 血液，体液または嘔吐物，排泄物，粘膜に触れた後
> - 汚染された物品に触れた後
> - 手袋を外した後
> - 患者と直接接する前と後

　手指衛生の方法として，石けんと流水による手洗いと，アルコールをベースとした手指消毒方法がある．前者は手指に有機物などの肉眼的な汚染があるときに行い，後者は手指に肉眼的な汚染がないときに実施する．また，アルコールベースの手指消毒は水道設備を必要とせず，手指消毒に要する時間も流水による方法より短く，殺菌力と持続性に優れている[1]．さらに，アルコールを携帯することで，あらゆる場面で手指消毒が可能になることが期待できる．

b. 個人防護具の着用

　個人防護具とは，感染性物質との接触が予測される際に，皮膚，眼球，粘膜，気道を覆うことにより，感染性病原体から防護するもので，その感染性物質の種類や，付着もしくは飛散する程度にもとづいて選択される．個人防護具には手袋，ガウン（エプロン），サージカルマスク，ゴーグルなどがある[2]．処置後の個人防護具の表面には，感染性病原体が付着していると考え，次の患者の処置に移る際に交換する．個人防護具を外す際は，周囲環境や着用者自身を汚染しないよう留意し，汚染量が最も多いと予測される手袋から外す（図Ⅷ-1-1）．個人防護具を外した後は，手指が汚染されている可能性があるため，手指衛生を行うことを忘れてはならない．

c. 環境や備品の衛生管理

　医療環境において人々が手を触れるあらゆる表面，備品，ケアに使用する器具や器材，コンピュータを含む医療機器は，清潔に管理されなければならない[2]．消毒や滅菌を必要とする器材は，血液などの有機物を除去してから処理を行う．人の手が頻繁に触れる環境表面は，そうでない環境表面よりも頻回に消毒する．これらの環境表面の消毒には，通常，低〜中水準消毒薬（アルコール製剤や第4級アンモニウム塩）が用いられるが，これらの消毒薬への抵抗性が示唆される場合（たとえば，吐瀉物の処理に際して，ノロウイルスやクロストリジウム・ディフィシルが原因微生物として予測されるとき）[1]は，次亜塩素酸ナトリウムを使用する．

d. 安全な注射処置

　患者に使用する注射用器材は，すべて滅菌されたものを，無菌技術をもって1人の患者にのみ使用する．使用後はすみやかに廃棄し，再使用はしない．また，1本の注射器から複数の患者に投与しない．多用量バイアルよりも単回量バイアルを用い，多用量バイアルの中身が残っていたとしても，無菌の状態が損なわれた場合は廃棄する[2]．

e. 患者の配置

　患者が排出する感染性物質の量が多い場合や，環境を広範囲に汚染する可能性がある場合

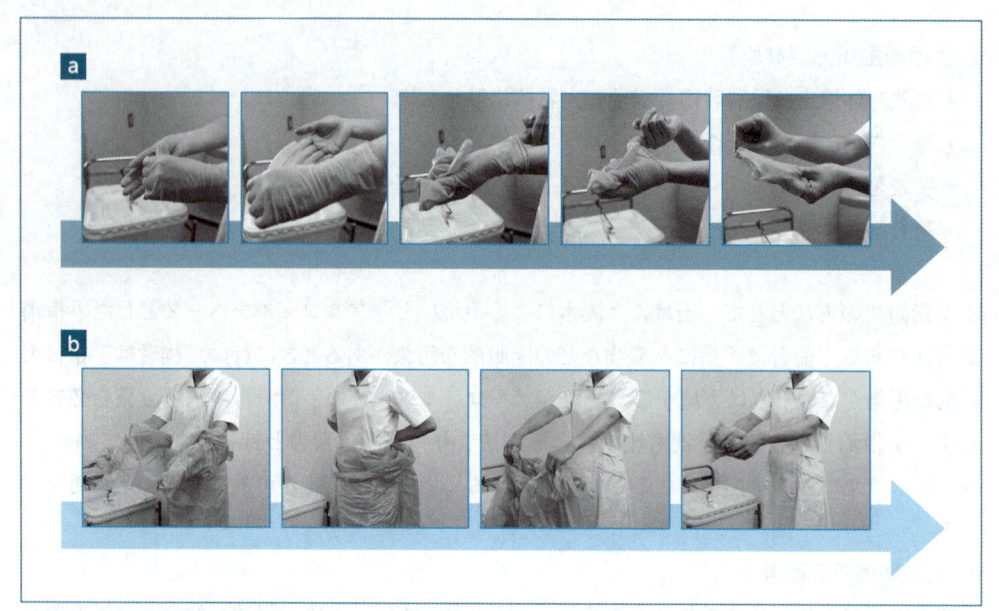

図Ⅷ-1-1　個人防護具の外し方
汚染面に触れないように外す．

は，患者を隔離された環境（個室）に収容する[2]．たとえば，人々が集まる場所で突然の嘔吐があったら，感染性胃腸炎の可能性を考慮し，当事者をできるだけ離れた場所，もしくは仕切られた場所に誘導する．またそのような状況にすみやかに対応できるよう，あらかじめ場所を確保しておく．

f. 呼吸器衛生・咳エチケット

医療環境において，接触のほかに，呼吸器飛沫や空気によって伝播する経路が考えられる．つまり，感染源となる人の咳嗽や会話によって感染性病原体が拡散する．

呼吸器衛生・咳エチケットとは，咳嗽，鼻汁，呼吸器系分泌物の増加などの徴候がみられる人々を，物理的に封じ込める方法で，患者に限定せず，医療環境を訪れるすべての人に適用する対策である．具体的には以下の内容が含まれる．

- 咳嗽から発せられた飛沫は約1m飛散するため，これらの症状を呈する人々から，飛沫が到達しない距離を確保する
- 咳嗽の際は，ティッシュなどで口を押さえる，もしくはサージカルマスクの着用を指導する
- 上気道症状のある人に対応する医療従事者は，サージカルマスクを着用する
- 上気道症状のある人の手指や周辺環境に触れた場合は，飛沫に含まれる感染性病原体が付着していると考え，手指衛生を行う
- 医療環境を利用する人々に対して，呼吸器衛生・咳エチケットの内容を，ポスターなどの掲示物を用いて啓発する

看護師には，人々が集まる環境において常に感染を疑う症状がないか注意をめぐらせ，感染症の診断がついていない状況下では感染性病原体を拡散させないような環境をレイアウトし，人々やほかの医療従事者に対して手指衛生や個人防護具の使用について指導的役割を担うことが求められる．

ii 医療従事者自身を感染から守る

医療従事者は，医療環境を訪れる人々に対応するうえで，職業上のさまざまな感染リスクに遭遇する．あらゆる体液の処理をしなければならない状況や，意図せずそれらの体液に触れる可能性がある．とくに注意が必要なのは，血液の付着した注射針や縫合針などの鋭利器材による針刺しや切創である．血液媒介感染症であるB型肝炎ウイルス(HBV)，C型肝炎ウイルス(HCV)，HIV陽性血液の経皮的曝露による感染率はそれぞれ，約30%，1.8%，0.3%といわれている[4]．時にこれらは治癒することなく慢性的な経過をたどり，医療従事者の健康を脅かす．それゆえ**医療従事者は，すべての患者の血液や体液を，感染性があるものとして取り扱わなければならない**．

鋭利器材による経皮的曝露は，リキャップ(使用ずみの注射針にキャップをする行為)の場面で起こることが多く，この防止策としてリキャップを必要としない安全装置付器材の導入が進んだ[5]．しかしながら，このような機能を有した器材を正しく使用しないことによる針刺しが依然として発生している．また，静脈を穿刺する際に手袋を着用することで，医療従事者の体内に入る血液量を約50%減少させることができる[6]．**手袋は鋭利器材を用いる処置の際に必要不可欠な個人防護具であることを認識しなければならない**．

E 組織マネジメントとしての感染管理

病院をはじめとする医療提供組織は，現場で実践を担う医療従事者に対し，手指衛生のための環境の整備やアルコール手指衛生剤の導入，必要な個人防護具を完備することが求められる．また，予防が可能な感染症に対するワクチン(HBVワクチンやインフルエンザワクチンなど)の提供システムの構築，医療従事者が感染症に対する知識を習得できる教育の機会を提供しなければならない．

F 看護師の役割

- 医療環境を利用する人々と，ほかの医療従事者に対し，手指衛生をはじめとするスタンダードプリコーションの実務を指導できる．
- 医療環境を利用する人々の臨床的徴候に注意を払い，感染性病原体の封じ込め，感染性病原体が拡散しないような環境のレイアウトができる．
- 医療従事者自身の健康を維持するために必要な予防対策を理解し，実践できる．

VIII 組織マネジメント

Q1 床上で，吸引，排泄介助，清拭，寝衣交換を行う場合，処置の順番をどのように考えますか？ また，どのタイミングで手指衛生を行う必要がありますか？

Q2 インフルエンザが疑われる人に，鼻腔ぬぐい液による迅速検査を実施します．どのような個人防護具が必要ですか？ また，検査の結果が出るまで，どのような場所で待機してもらいますか？ そして，どのような指導を行いますか？

Q3 通所リハビリテーションの利用者が突然，嘔吐しました．嘔吐物の処理をする際に，どのような個人防護具が必要ですか？ また処置後，この利用者にはどのような場所で休んでもらうのがよいですか？

Q4 インスリンペン型注射器の使用後の注射針を，どのように取り扱いますか？ 血管内には使用しませんが，内腔のある鋭利器材です．考えてみましょう．

Q5 あなたの所属する医療チームから，業務が多忙で手指衛生をする時間がないという意見が出されました．手指衛生の遵守のためにどのような工夫が必要ですか？ 手指衛生の目的について，もう1度考えてみましょう．

まとめ

プライマリ・ケアにおける感染管理は「医療環境を利用するあらゆる人々を感染から守る」「医療従事者自身を感染から守る」という視点から，組織と個人が一体的に推進することが重要である．

参考文献

1) 満田年宏（訳・著）：隔離予防策のためのCDCガイドライン―医療環境における感染性病原体の伝播予防 2007，ヴァンメディカル，東京，2007．
2) Wiksten T：Chapter28 Standard Precautions. APIC TEXT of Infection control and Epidemiology, 4th Edition, APIC, Washington DC, 2014.
3) 厚生労働省：無床診療所施設内指針（マニュアル）―単純かつ効果的マニュアルの1例―，2014．
   http://www.pref.saitama.lg.jp/b0703/documents/innaikansensisinkaisei.pdf
4) Centers for Disease Control and Prevention (CDC)：Updated U.S. Public Health Service Guidelines for the Management of occupational exposures to HBV, HCV, and HIV and recommendations for postexposure prophylaxis. CDC MMWR, 50 (RR11)：1-42, 2001.
   http://www.cdc.gov/mmwr/preview/mmwrhtml/rr5011a1.htm
5) Adams D, Elliott TS：Impact of safety needle devices on occupationally acquired needlestick injuries：a four-year prospective study, J Hosp Infect, 64 (1)：50-55, 2006.
6) Mast ST, Woolwine JD, Gerberding JL：Efficacy of gloves in reducing blood volumes transferred during simulated needlestick injury. J Infect Dis, 168 (6)：1589-1592, 1993.

（齋藤道子）

2 リスクマネジメント・苦情対応

> **学習目標**
> ① リスクマネジメントとしての苦情対応の意義を学ぶ
> ② 組織的な苦情対応の考え方を学ぶ
> ③ 苦情対応におけるコミュニケーションの重要性を学ぶ

A リスクマネジメントとしての苦情対応

i リスクマネジメント

　米国医学研究所(Institute of Medicine：IOM)が1999年に発表した『To Err Is Human（人は誰でも間違える）』[1]は，医療におけるリスクマネジメントに大きな影響を与えた．それまでは，医療事故は起こってはならないものであり，個人が努力して防ぐという考え方が主流であったが，IOMの発表を受けて，医療事故は起こり得るものとして，組織に存在するリスクを把握し，管理することに重点が置かれるようになった．つまり，"人は誰でも間違える"という認識のもと，組織・仕組みとしてリスクを低減させるリスクマネジメントへの転換がなされた．リスクマネジメントにおいて考慮すべき領域として，①運営，②ファイナンス，③人，④戦略，⑤法・規制，⑥技術があると考えられている[2]．これらを考慮するリスクマネジメントは，損失を最小限に抑えるだけではなく，質の高い医療の提供につながるものといえる．

ii 苦情対応

　人は間違えるものであり，「苦情を受けること」は「能力や人間性に問題があること」を意味しているのではない[3]．しかし，その対応を誤ると重大なリスクに発展する可能性がある．たとえば，愛知県医師会医療安全支援センター（苦情相談センター）は，年間新規に1,065件（2014年）の医療に関連する苦情に対応しているが，その多くは医療機関において適切な対応がとられなかったために相談された事例といえる．苦情を申し立てた人のなかには，苦情の対象となった医療機関から他医療機関へ受診先を変更していることもあろう．また，訴訟になることも考えられる．NPO法人 顧客ロイヤルティ協会主宰の佐藤知恭氏が提唱したグッドマンの法則（**表Ⅷ-2-1**）によれば，苦情対応に満足した顧客は再度その商品・サービスを購

表Ⅷ-2-1　グッドマンの法則

グッドマンの第一法則
不満をもった顧客のうち，苦情を申し立て，その解決に満足した顧客の当該商品サービスの再入決定率は，不満をもちながら苦情を申し立てない顧客のそれに比べて高い
グッドマンの第二法則
苦情処理（対応）に不満を抱いた顧客の非好意的な口コミは，満足した顧客の好意的な口コミに比較して，2倍も強く影響を与える
グッドマンの第三法則
企業の行う消費者教育によって，その企業に対する消費者の信頼度が高まり好意的な口コミの波及効果が期待されるばかりか，商品購入意図が高まり，かつ市場拡大に貢献する

（NPO法人 顧客ロイヤルティ協会・佐藤知恭氏提唱）

入し（第一法則），苦情対応に不満のある顧客による非好意的な口コミはより強い影響を他者に与え（第二法則），また，適切な情報提供が企業に対する信頼度向上に役立ち，好意的な口コミにつながる（第三法則）ことが知られている．このように重大なリスクに発展し得る苦情を低減させ，質の高い医療を提供するために，リスクマネジメントとして苦情対応を実施する必要がある．

ⅲ 暴力と暴言

暴力や暴言を伴う苦情は，その対応に注意が必要となる．それが患者の病態と思われる場合，その対応がうまくいかないと，対応に当たった医療者が自身の能力の問題として捉え，1人で抱え込む例も見受けられる．しかし，暴力や暴言はどのような理由であろうとも受け入れてはならず，そのような事態が発生した際は，医療者個人の問題として捉えるのではなく，組織の問題として対応しなくてはならない．愛知県医師会勤務医部会の調査によれば，看護師は医師やその他の医療職種よりも頻繁に暴言や暴力を受けているという実態があるため，とくに注意する必要がある[4]．

B 苦情対応の考え方

ⅰ 組織的取り組みの必要性

苦情対応が場当たり的であると，混乱が生じたり，苦情を申し立てた人の感情が悪化したりすることがある．そのため，苦情対応の仕組みを組織的に決めておくことが望ましい．また，法律などにより苦情相談窓口の設置が必要となることもある．たとえば厚生労働省令である「指定居宅サービス等の事業の人員，設備及び運営に関する基準」では，訪問看護ステーションなどの介護保険によるサービス事業者に対し，苦情相談窓口を設置すること，必要に応じて市町村や国民健康保険団体連合会の苦情に関する調査に協力することを求めている．なお，苦情対応窓口の設置が法律などで規定されていない場合においても，組織的に対応するための運用ルールを決めておくことが望ましい．

表Ⅷ-2-2　ISO10002 (JIS Q 10002)における基本原則

① 公開性：苦情相談窓口の存在を公開していること
② アクセスの容易性：苦情相談窓口の利用が容易であること
③ 応答性：適切なタイミングで対応すること
④ 客観性：対応のプロセスが客観的・公正であること
⑤ 料金：苦情相談そのものは無料であること
⑥ 機密保持：苦情相談内容の機密が守られていること
⑦ 顧客重視のアプローチ：苦情相談は顧客重視の視点で行うこと
⑧ 説明責任：苦情相談に関する内容を説明する責任をもつこと
⑨ 継続的改善：苦情相談のプロセスを継続的に改善すること

（文献5）より作成）

表Ⅷ-2-3　HEATスキル

H (hear)：よく聴く
E (empathy)：共感する
A (apologize)：状況に対して謝る
T (take responsibility for action)：問題の解決に対して責任を示す

（文献6）より）

ⅱ・組織的な運用

　組織的に対応するための仕組みづくりとして，苦情対応の国際規格であるISO10002と，それを翻訳した「品質マネジメント―顧客満足―組織における苦情対応のための指針」(JIS Q 10002)が参考になろう．これらは，組織における苦情対応のガイドラインであり，トップマネジメントのコミットメントやPDCAサイクル(計画，実施，評価，改善の継続的な実行)を実施することを前提とし，苦情対応に関する9つの原則を示している(表Ⅷ-2-2)[5]．

　これらの原則を参考に組織的な対応を行い，対応状況や結果を組織内で共有することが，医療の質向上の観点からも大切である．

ⅲ・苦情対応におけるコミュニケーションスキル

　苦情に対する基本的なコミュニケーションスキル(話し方，聞き方，対応のしかた)として，HEATスキル(表Ⅷ-2-3)がある[6]．

　苦情の対応においては，相手がもつ本当の不満を理解し，把握することから始める．本当の不満を把握しなくては，苦情の解決はできないからである．そのためには，よく聴くことが欠かせない．そして，相手の気持ちに共感し，状況に対して詫び，また問題の解決に責任を示す．そうすることで，相手から話すに値する対応者として理解され，真の不満を解決する一助となるだろう．

C　コミュニケーションの重要性

　苦情対応においては，日々のコミュニケーションにより患者・利用者の不満を早期に理解することが重要である．不満が苦情となり，そして重大なリスクにならないよう，信頼構築を

主眼に置いたコミュニケーションが求められる．また，患者・利用者のなかには，不満を口にしない人もいる．そのために，顧客満足度調査を定期的に実施することも一考に値する[7]．

> Q1 苦情対応をリスクマネジメントとして考えるのはなぜでしょうか？
> Q2 なぜ苦情に対して組織的に対応しなくてはならないのでしょうか？
> Q3 ISO10002（JIS Q 10002）が示す9つの原則とは，どのようなものでしょうか？
> Q4 HEATスキルとはどのようなものでしょうか？
> Q5 苦情対応において，患者・利用者との日々のコミュニケーションが大切なのはなぜでしょうか？

まとめ

苦情対応はリスクマネジメントの範疇であり，適切な対応を行うことでより質の高い医療の提供へとつながる．そのためには，苦情対応を組織的に行うことが重要である．同時に，患者・利用者との日々のコミュニケーションを上手にとることにより，不満が苦情になり，そして重大なリスクになるのを防ぐことが期待できる．

参考文献

1) コーン L, コリガン J, ドナルドソン M（編），米国医療の質委員会，医学研究所（著），医学ジャーナリスト協会（訳）：人は誰でも間違える―より安全な医療システムを目指して，日本評論社，東京，2000．
2) Carroll R (ed), American Society for Healthcare Risk Management：Risk management handbook for health care organization, 6th ed, Jossey-Bass, San Francisco, 2011.
3) World Health Organization (WHO)：WHO患者安全カリキュラムガイド多職種版，東京医科大学医療教育学・医療安全学（訳）東京医科大学，東京，2012．
4) 愛知県医師会（編），妹尾淑郎，棚木充明，川原弘久, 他（監）：医療現場のイエローカード 暴言・暴力・セクシャルハラスメント対処法―愛知県医師会の事例調査から，メジカルビュー社，東京，2009．
5) JIS Q 10002：2015　品質マネジメント―顧客満足―組織における苦情対応のための指針．
6) 中森三和子，竹内清之：日経文庫 クレーム対応の実際，日本経済新聞出版社，東京，1999．
7) 小野譲司：日経文庫 顧客満足[CS]の知識，日本経済新聞社，東京，2010．

〈加藤　憲〉

3

救急対応
─急変対応とアセスメント能力─

学習目標

① わが国の救急医療体制をもとに，診療所での救急対応の特徴を把握する
② プライマリ・ケアの現場での救急対応における看護師の役割を明らかにする
③ プライマリ・ケアの現場でトリアージを行うために看護師に求められる能力を把握し，その実践能力を獲得するための方法について理解する
④ 小児救急患者の初期評価の重要性を認識する

A わが国における救急医療体制

　救急医療は，社会復帰に向けて，あらゆる疾病の患者に対して適切な診療を行うことが目的であり，わが国ではそれぞれの機能を明確にした救急医療体制が整えられている（図Ⅷ-3-1）[1〜3]．

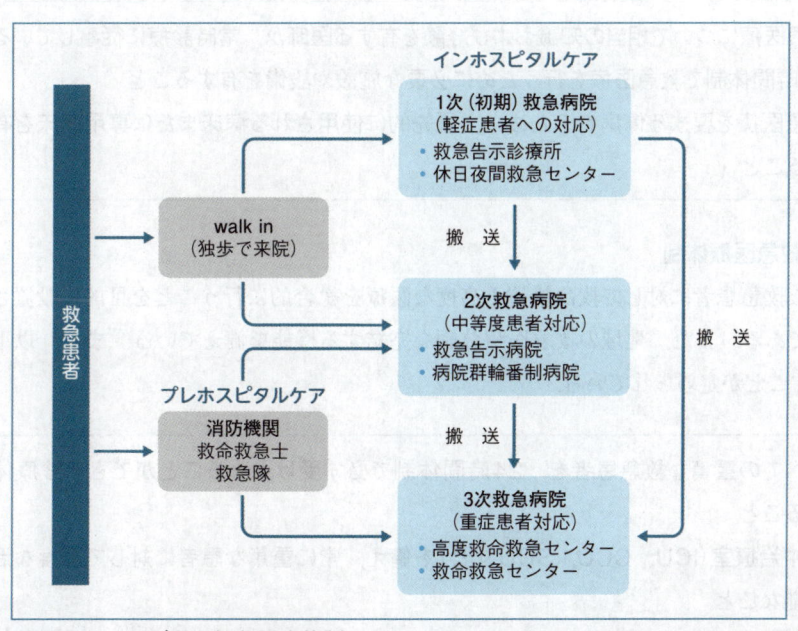

図Ⅷ-3-1　わが国の救急医療体制　　　　　　　　　　　　（文献1〜3）より作成）

i ● 患者の重症度に応じた救急医療体制

救急医療体制は大きく3つに分類され，それぞれ患者の重症度に応じた治療を担っている．

> ① 1次救急：入院治療の必要がなく，外来で対応後，帰宅可能な軽症患者に対応する救急医療
> ② 2次救急：一般病棟での入院管理を要する，中等症患者に対する救急医療
> ③ 3次救急：集中治療室での全身管理を要する，重症患者に対する救急医療

ii ● 救急医療機関の機能

救急隊の現場活動から救急医療機関に収容するまでのプロセスをプレホスピタルケアといい，救急医療機関における患者管理をインホスピタルケアという．救急医療では，プレホスピタルケアからインホスピタルケアに至る連携が患者の救命率を大きく左右するため，それぞれの機関での機能を有効に活用し，患者に対して適切な医療を提供することが重要である．

a. 1次救急医療体制

休日・夜間の比較的軽症な救急患者の医療に対応するために，各医師会単位での在宅当番医制により，外来による診療を行っている．

b. 2次救急医療体制

地域で発生する救急患者への初期診療を24時間体制で行い，必要に応じて入院治療を施すための医療機関であり，以下の要件を満たすことが定められている．

> ① 救急医療について相当の知識および経験を有する医師が，常時診療に従事していること
> ② 24時間体制で救急医療を行うために必要な施設や設備を有すること
> ③ 救急医療を要する傷病者のために，優先的に使用される病床または専用病床を有していること

c. 3次救急医療体制

重篤な救急患者に対して救命措置や高度な医療を総合的に行うことを目的に設置された医療機関である．また，地域の救急医療体制を完結する機能を備えている．また，以下の要件を満たすことが定められている．

> ① すべての重篤な救急患者を，24時間体制で必ず受け入れることができる診療体制をとること
> ② 集中治療室（ICU，CCU，SCUなど）を備え，常に重篤な患者に対して高度な治療が可能なこと
> ③ 医療従事者に対して，救急医療の臨床教育を行うこと

B プライマリ・ケアの現場での救急対応（とくに診療所を中心に）

プライマリ・ケアの現場（とくに診療所）では，中規模以上の病院に比べ，人的資源や物的資源が十分には整っていないことから，十分な救急対応を行うことが困難である．そのため，重症患者を治療設備の整った高次救急病院へ安全に搬送する体制づくりが必要とされている．

とくに，患者の一番身近な存在である看護師に必要な能力は，患者の状態を的確に把握し，重症度の判断のもとに初期対応を行うことや，医師に対して患者の状態を適切かつ簡潔に伝えること，検査や処置を提案することである．プライマリ・ケアの現場ではマンパワーが少ないことから，看護師個々のアセスメント能力がとりわけ重要となる．

近年では，急変時対応における看護師のアセスメント能力の向上を目的としたトレーニングが実施されているが，不安定な状態の患者に対する緊急性の判断や対応は，形だけで覚えたテクニックをそのまま実践できるわけではない．状況に応じて柔軟かつ臨機応変に対応できる力を培うために，**システマティックで根拠に基づいた思考**に基づいて患者の疾病や病態を予測する力や，繰り返しアセスメントしながら患者の状態の変化を察知して対応していくことが必要となる．本項では，プライマリ・ケアの現場（とくに診療所）で，看護師に必要とされる救急対応方法について解説する．

C トリアージの実際

診療所におけるトリアージの流れ（図Ⅷ-3-2）[4]に沿って，診療所での初期対応を行う際に看護師に必要とされる対応方法について記述する．

i 初期観察

患者の観察や治療を開始するに当たり，まずはそれらが安全に行える環境を整える必要がある．他患者や家族に対する配慮のもとに，医療者にとっての安全も図ると同時に，対応しやすくするための動線を短くする工夫を行う．

初期観察は，患者が生命の危機にさらされているか否かを明らかにすることを目的として，①意識（D：dysfunction），②気道（A：airway），③呼吸（B：breathing），④循環（C：circulation）を観察する（表Ⅷ-3-1）．

ii 重症度の評価，初期対応

第一印象の評価では，初期観察における患者の情報をもとに「患者の状態が不安定かどうか」を判断する．

意識がない場合は，ただちに応援を要請する．気道の開通に問題があったり，呼吸が停止していたり，頸動脈が触知できなかったりしたら，一時救命処置（basic life support：BLS）

VIII 組織マネジメント

```
┌─────────────────────────────────────────┐
│ 1. 初期観察                              │
│ ・治療環境                                │
│   診療所内で患者，医療者の安全の確保         │
│ ・患者の観察                               │
│   初期評価（D→A→B→C）                    │
└─────────────────────────────────────────┘
                    ↓
┌─────────────────────────────────────────┐
│ 2. 重症度の評価，初期対応                   │
│ ・生命の危機的状況であれば医師に報告し，      │
│   高次救急病院への搬送を検討                │
│ ・不安定な状態であればOMIアプローチを行う    │
└─────────────────────────────────────────┘
                    ↓
┌─────────────────────────────────────────┐
│ 3. 詳細なアセスメント                       │
│ 病歴聴取      │ 二次評価    │ 検査          │
│ OPQRST       │ バイタルサイン│ SpO₂，心電図， │
│ （表VIII-3-3a）│ 身体所見    │ 血糖値などの   │
│ SAMPLER      │            │ 診療所で行える │
│ （表VIII-3-3b）│            │ 検査          │
└─────────────────────────────────────────┘
                    ↓
┌─────────────────────────────────────────┐
│ 4. 医師への報告                            │
│ ・SBAR（表VIII-3-4）の活用により，          │
│   医師に患者の状態を報告する                │
└─────────────────────────────────────────┘
                    ↓
┌─────────────────────────────────────────┐
│ 5. 医師とともに適切な医療機関の判断          │
│ 高次救急病院への│診療所内で処置が│現時点で    │
│ 搬送が必要     │行える         │処置の必要がない│
└─────────────────────────────────────────┘
                    ↓
┌─────────────────────────────────────────┐
│ 6. 患者管理の継続                          │
│ 診療所内での患者管理    │搬送による患者管理   │
│ ・全身状態の再評価      │・患者の状態に応じて  │
│ ・処置・治療後の経過に   │ 高次救急病院へ搬送  │
│   ついてSBARを活用し，  │・患者が高次救急病院  │
│   随時医師に報告       │  に安全に収容され   │
│ ・必要な追加処置・治療  │  るまで観察を継続    │
│   について医師から指示 │                   │
│   を得る              │                   │
└─────────────────────────────────────────┘
```

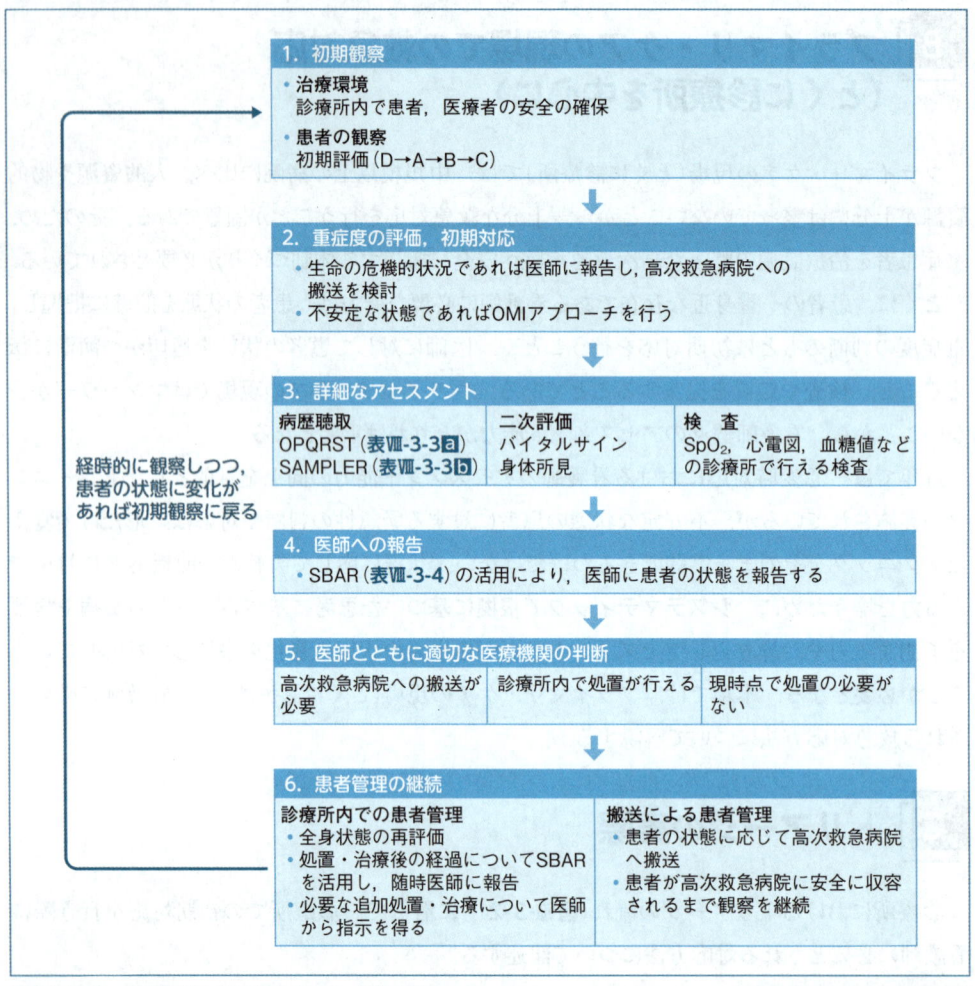

経時的に観察しつつ，患者の状態に変化があれば初期観察に戻る

図VIII-3-2　診療所におけるトリアージの流れ　　　　（文献4）をもとに筆者が作成）

表VIII-3-1　患者の初期評価および観察項目

初期評価	観察項目
D：dysfunction（意識）	意識レベル（GCS，JCSで評価），瞳孔，対光反射，睫毛反射，角膜反射
A：airway（気道）	会話可能であるか，吸気時喘鳴
B：breathing（呼吸）	呼吸回数・パターン，胸郭の動き・左右差，呼吸音
C：circulation（循環）	脈拍の確認（橈骨動脈，頸動脈を触れる），冷汗，チアノーゼ，末梢冷汗

表VIII-3-2　ショックの5P

蒼白	pallor
呼吸不全	Pulmonary insufficiency
冷汗	perspiration
虚脱	prostration
脈拍不触	pulselessness

の手順に基づいた気道確保，心肺蘇生（cardio pulmonary resuscitation：CPR）を行うと同時に，救急車を要請し高次救急病院へ搬送する準備を進める．

また，ショックの症状として「ショックの5P」（**表VIII-3-2**）が知られているが，A（気道）や

表Ⅷ-3-3　病歴聴取方法

a OPQRST

O	onset	発症様式，経緯
P	palliative provocative	増悪・寛解因子
Q	quality quantity	症状の性質，ひどさ
R	radiation region	放散痛の有無，場所
S	severity	痛みの程度，10段階評価
T	time course	時間経過

b SAMPLER

S	signs/symptoms	主訴，兆候や症状
A	allergies	アレルギーの有無
M	medications	通院歴や内服薬
P	pertinent past medical history	既往歴，手術経験
L	last oral intake	最後の経口摂取状況
E	events preceding	現在の症状に関係する出来事
R	risk factors	リスクファクター

表Ⅷ-3-4　SBARによる報告方法

S	situation	状況	患者に何が起きているのか
B	background	背景	患者の臨床的な背景・状況
A	assessment	評価	患者に起きている問題は何か
R	request	提案	何を行うとよいのか

C（循環）の観察時には，ショックの前兆としての喘鳴や冷汗を察知したうえで，酸素投与（O：oxygen），モニタ装着（M：monitoring），血管ライン確保（I：line）によるOMIアプローチのような適切な治療を開始し，ショック状態の安定化を目指した対応が重要である．そして，積極的治療が遂行できる高次救急病院への搬送を視野に入れた救急要請も必要となる．

緊急を要さない場合でも，A〜Dのどこかに異常が認められるときには，アセスメントに従って適切に対応する．

ⅲ•詳細なアセスメント

病歴聴取，二次評価，検査結果をもとに，詳細なアセスメントを行う．患者の全体像を把握するためには，客観的な検査データであるバイタルサインや，主観的なデータである症状や発症様式，痛みの推移が重要なポイントとなることを念頭に置き，患者や家族からの積極的な情報収集を行う．

病歴聴取の際には，アメリカのプレホスピタルケアのトレーニングコース[4]で使用されている「OPQRST」や「SAMPLER」を活用することで，漏れなく病歴を聴取できる（表Ⅷ-3-3）．

ⅳ•医師への報告

コミュニケーションを円滑に行う方法である「SBAR」を用いて，医師に患者の状態を簡潔明瞭に伝え，適切な治療を行うことができるように働きかける（表Ⅷ-3-4）．

v ● 医師とともに適切な医療機関を判断

詳細なアセスメントにより，患者の状態を大きく次のような3つに分類する．

> ①高次救急病院への搬送が必要
> ②診療所内で処置が行える
> ③現時点で処置の必要がない（場合によっては経過観察が必要）

これらのうち，いずれの状態であるかの判断を医師とともに行う．この判断には施設ごとの状況の見極めや，対応のための**チームでのトレーニング**が必要となる．

vi ● 患者管理の継続

診療所内で患者管理を行うと判断された場合，経時的に患者のアセスメントを実施する．全身状態に変化がある際や，一定の時間ごとに初期観察に戻り，再評価するというプロセスを**繰り返す**ことが，疾病の早期発見や患者の急変の予防において重要である．

D 小児への救急対応

i ● 小児の身体的特徴

小児領域で救急対応を必要とする疾病には，先天性疾患や手術，感染症，中毒，外傷などがあり，診療所で遭遇し得る小児救急疾患としては，アナフィラキシーや心肺停止，呼吸障害，けいれん，敗血症・ショック，外傷[5]があげられる．小児は，解剖学的・生理学的に発達過程にあるため，病態の緊急度や重症度の把握が困難な傾向がある．また，生理学的予備力が十分に備わっていないことから，病状の進行が速く，些細な刺激によって**全身状態が容易に悪化**する可能性がある．疾病の重症化を防ぐためにも，迅速な判断や対応が求められる．

ii ● 小児における初期評価の重要性

小児への救急対応を行ううえで重要なことは，重症化を防ぐために早急に対応することである．小児評価の3要素（小児アセスメントトライアングル pediatric assessment triangle：PAT）は，すべての年齢の小児に対して，短時間で初期評価を実施することを目的としており，視診と聴診による簡単な初期評価方法である（**図Ⅷ-3-3**）[5]．また，すべての内科疾患と外傷について評価する際に重要とされる生理学的問題を把握し，緊急性を迅速に決定するうえで有用な手法[5]でもある．PATを活用しつつ，「一般状態」「呼吸状態」「循環状態」の観察・評価を同時に行い（**表Ⅷ-3-5**）[5]，ただちに適切な治療場所や治療処置の有無を決定することが重要である．

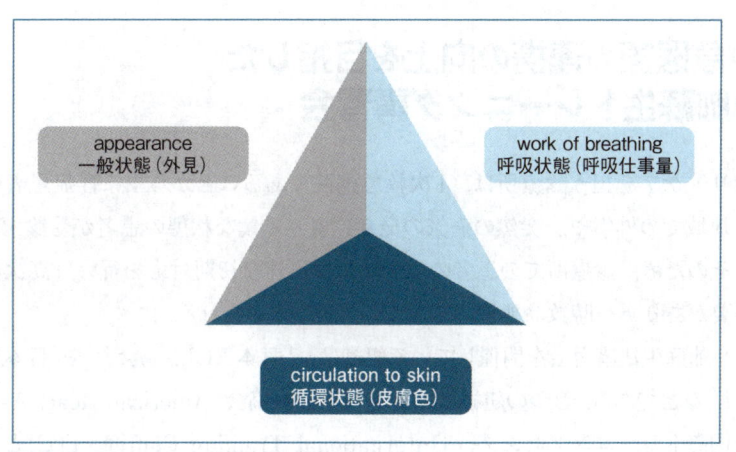

図Ⅷ-3-3 PAT (文献5)より)

表Ⅷ-3-5 PATによる初期評価とPATで認識される症候

PAT	初期評価項目	PATで認識される症候
一般状態(外観)	筋緊張,疎通性,精神的安定,視線・注視,言葉・泣き声	・意識混濁 ・易刺激性,易興奮性 ・瞳孔異常 ・間欠的啼泣 など
呼吸状態(呼吸仕事量)	呼吸仕事量の増加,異常呼吸音,呼吸パターン	・酸素化不良(呼吸窮迫,呼吸不全) ・鼻翼呼吸,陥没呼吸,肩呼吸 ・努力呼吸の減弱または消失 ・聴診器を用いることなく聴取される呼気性・吸気性喘鳴や呻吟,嗄声
循環状態(皮膚色)	皮膚色の異常,出血	・皮膚:蒼白色,青みがかった色,大理石模様,青灰白色,紅潮,発汗 ・出血:活動性,非活動性の有無

(文献5)より)

そして,出生時から現在に至るまでの既往歴は,治療を行ううえで重要な情報となるため,以下の①〜④について保護者から十分に病歴を聴取する必要がある.

①周産期における既往(低出生体重児,在胎週数,母体合併症)
②重篤な既往,基礎疾患(喘息を含むRSウイルス感染症,慢性肺疾患,先天性疾患,中枢神経障害など)
③手術歴
④予防接種歴

E 救急医療の連携の向上を目指した心肺蘇生トレーニング講習会

　プライマリ・ケアを担う診療所は，1次救急病院であることから主に軽症患者を対象としているが，地域での外傷や，突然の病気の発症により重篤な状態の患者が受診することも予測される．そのため，診療所での患者の急変時には迅速な初期対応を行い，高次救急病院へ搬送する必要があり，一時救命処置のスキルの習得が求められる．

　わが国で心肺蘇生法講習会を開催している組織は，「日本ACLS協会」[6]や「日本循環器学会（JCS-ITC）」[7]などである．2つの組織は，アメリカ心臓協会（American Heart Association：AHA）公認国際トレーニングセンター（International Training Center：ITC）として日本各地で心肺蘇生法講習を展開している．

F プライマリ・ケアの救急対応における看護師の役割

　プライマリ・ケアの救急対応における看護師の重要な役割は，**患者の重症度をアセスメント**し，診療の緊急性と優先度の判断を行うことで，適切な医療機関での治療に貢献することである．

　具体的行動として，施設ごとにトリアージトレーニングを実施して，臨床推論を行う能力を構築することや，日頃より急変を予測しながら患者に接することも大切だと考える．また，刻々と変化する患者の状態に対応可能となるよう，オーバートリアージの考えのもとに，不安定な患者を最も厳しい状態であると想定し，臨機応変かつ慎重に患者管理に当たることが欠かせない．その結果，救命率の向上とQOLの維持，合併症の減少や在院日数短縮といったアウトカムにつながる．

　また，患者への対応と同様に，**家族へのケア**も重要になってくる．診療所で待機している家族は患者の状態が不確かであることから，死への恐怖や予後への不確実性によって心理的危機状況に陥りやすい．家族の苦痛緩和のために，行われている治療内容や見通し，病院への搬送について適切に情報提供し，面会への配慮を行う．そして，患者や家族の気持ちを推し量り，寄り添うケアを提供することが必要である．

　また，診療所を受診する患者は必ずしも高次救急病院での医療を受けることを望んでいるとは限らない．患者の意識がない場合は，意思疎通が困難な状況になった患者の意思を表すものとしてリビングウィル（living will：事前意思表明書）の確認をはじめ，看護師が代理意思決定場面での家族と医師のコミュニケーションの橋渡しとなることも重要である．高齢化社会が加速度的に進行しているなかで，命の尊厳を守るために，患者・家族を中心とした医療を提供し，住み慣れた地域で最期を迎えることが可能となるような意思決定を支えることも，プライマリ・ケア看護師に求められる大切な役割である．

- **Q1** わが国の医療体制を把握したうえで，それぞれの医療機関の役割を述べてください．
- **Q2** プライマリ・ケアの現場での患者の初期対応の場面において，看護師に求められるとくに重要な能力は何ですか？
- **Q3** プライマリ・ケアの現場でトリアージを行ううえで，初期観察として行う観察項目を4つ述べてください．
- **Q4** 患者の詳細なアセスメントを行い，医師への報告とともに搬送する医療機関の決定後に，看護師として患者に何を行うことが必要ですか？
- **Q5** プライマリ・ケアの現場での救急対応において，患者以外に，誰に対してのケアが必要となりますか？

まとめ

わが国の救急体制は，あらゆる疾病の患者に対して適切な診療を行うことを目的として整備がなされている．患者への初期対応が救命率に直接関係してくることから，診療所での初期対応は，患者のQOLを支えるうえでとりわけ重要となる．診療所をはじめとするプライマリ・ケアの現場の限られた資源のなかで患者の救命率の向上を図るためには，看護師の高いアセスメント能力が欠かせない．そのためには，系統立てたトレーニングを継続して行うことで，緊急時に備える必要があると考える．

参考文献

1) 厚生労働省「救急医療体制等のあり方に関する検討会」：救急医療体制等のあり方に関する検討会報告書. 平成26年2月, 2014.
   http://www.mhlw.go.jp/file/05-Shingikai-10801000-Iseikyoku-Soumuka/0000036818.pdf
2) 日本救急医学会 ER検討委員会：ERシステム FAQ.
   http://www.jaam.jp/er/er/er_faq.html
3) 坂田育弘：ナースのための救急・集中治療, メディカ出版, 大阪, 2005.
4) NAEMT：AMLS Advanced Medical Life Support：An Assessment-Based Approach, Jones & Bartlett, Burlington, 2011.
5) Gausche-Hill M (原著編), /吉田一郎(監訳), 井上信明(監訳補佐)：APLS小児救急学習用テキスト, 第4版, 診断と治療社, 東京, 2006.
6) 日本ACLS協会
   http://acls.jp/
7) 日本循環器学会 JCS-ITC
   http://itc.j-circ.or.jp/

- 斜森亜沙子, 森山美知子：わが国のプライマリ・ケア機能を担う診療所における看護師の担うべき役割と必要な能力, 日本プライマリ・ケア連合学会誌, 38 (2)：102-110, 2015.
- 消防庁 平成26年度 救急業務のあり方に関する検討会：平成26年度 救急業務のあり方に関する検討会報告書, 平成27年3月, 2015.
  http://www.fdma.go.jp/neuter/about/shingi_kento/h26/kyukyu_arikata/02/houkokusyo.pdf
- 工廣紀斗司：緊急度判定支援システム CTAS2008日本語版・JTASプロトタイプとCPASの概要.
  http://www.fdma.go.jp/html/intro/form/pdf/kinkyu_hantei/221118/haifu_3.pdf
- 日本救急看護学会(監), 日本臨床救急医学会(編集協力)：外傷初期看護ガイドライン JNTEC™ 改訂第3版, へるす出版, 東京, 2014.
- 消防庁 平成25年度 緊急度判定体系に関する検討会：緊急度判定プロトコルVer.1 救急現場, 2014.

http://www.fdma.go.jp/neuter/about/shingi_kento/h25/kinkyudohantei_kensyo/03/kyukyugenbaprotocolv1.pdf
- 厚生労働省：救命救急センター及び 二次救急医療機関の現状. 第2回救急医療体制等のあり方に関する検討会―資料2, 2013.
  http://www.mhlw.go.jp/stf/shingi/2r9852000002xuhe-att/2r9852000002xuo0.pdf
- 寺町優子, 井上智子, 深谷智恵子：クリティカルケア看護―理論と臨床への応用, 日本看護協会出版会, 東京, 2007.
- 前川剛志(監), 山勢博彰 早坂百合子(編)：急変・救急時看護スキル―その根拠とポイント, 照林社, 東京, 2004.

（下元貴恵・伏谷麻友）

4 インシデント・アクシデントマネジメント

学習目標
① 医療安全の概念や基本を理解する
② インシデント・アクシデントとは何かを理解する
③ インシデント・アクシデント報告の活用方法を理解する

A 医療安全推進のための基礎知識

i 医療安全の重要性

1999年頃より重大な医療事故が連続したことを受け,厚生労働省は2001年に医療安全推進室を設置し,医療法や医療法施行規則,診療報酬制度の改正などによって法的整備や医療安全に関する取り組みを推進してきた.現在の医療安全は,「**事故は起こり得るもの**」という考えを根底に,**事例から再発防止策を立案し実践する活動**であり,**医療機関スタッフだけでなく,患者の協力も得ながら取り組むことが重要**である.

なお,リスクマネジメントや医療安全,patient safety managementなどの用語が用いられているが(**表Ⅷ-4-1**)[1,2],本項では医療法で使用される「医療安全」に統一する.

表Ⅷ-4-1 用語の定義

①医療事故	
医療にかかわる場所で,医療の全過程において発生するすべての人身事故のことであり,以下の場合を含む.なお医療従事者の過誤や過失の有無は問わない 　ア.死亡,生命の危険,病状の悪化などの身体的被害および苦痛,不安などの精神的被害が生じた場合 　イ.患者が廊下で転倒し負傷した事例のように,医療行為とは直接関係しない場合 　ウ.患者についてだけでなく,注射針の誤刺のように,医療従事者に被害が生じた場合	
②医療過誤	
医療事故の一類型であり,医療従事者が医療の遂行において,医療的準則に違反して患者に被害を発生させた行為	
③ヒヤリ・ハット事例	
患者に被害を及ぼすことはなかったが,日常診療の現場で"ヒヤリ""ハッ"とした経験を有する事例.ある医療行為が,①患者には実施されなかったが,仮に実施されたとすれば,何らかの被害が予測される場合,②患者には実施されたが,結果的に被害がなく,またその後の観察も不要であった場合などを指す	
インシデント	日常診療の場で,誤った医療行為などが患者に実施される前に発見されたもの,あるいは誤った医療行為などが実施されたが,結果として患者に影響を及ぼすに至らなかったものをいう.同義として「ヒヤリ・ハット」
アクシデント	通常,医療事故に相当する用語として用いる

本項では,「インシデント」「アクシデント」を用いる.

(文献1, 2)より)

ii ● 医療事故の分類

医療事故は，**過失の有無**と**医療行為の関連の有無**により分類される．患者が1人で歩行中に転倒した場合などは医療行為とは直接関係はないが，「医療事故」として捉える．損害賠償などが問題となるのは，医療者に過失があった場合(「医療過誤」)である．

B 医療安全に関する報告制度の整備

i ● 法的に求められる報告制度

医療事故の背景には，同じ要因に基づくが事故に至らなかった**インシデント**が存在すると考えられている．これらを収集・分析することは対策を考えるうえで有効であり，医療機関はインシデントの報告体制を構築し，事例の分析を行うべきである．2001年より厚生労働省は，多施設との情報共有のため，インシデントの定量的な情報収集とその分析結果などの提供を行っている．

ii ● インシデント・アクシデント報告制度

医療はヒトのからだや生命に大きな影響を及ぼす行為であり，ヒトによるサービスである以上，インシデントはなくならない．むしろ，危険予知能力の訓練に努めている集団では，その効果が高まるにつれ事例は増加する．**ハインリッヒの法則**では，1件の重大事故の裏には，29件のアクシデントと300件のインシデントがあるとされる[3]．300件のインシデントを早い段階で把握・分析し，適切な対策を講じることで，1件の重大事故と29件のアクシデントの防止につなげるのが，インシデント・アクシデント報告制度である．

これには，事例発生以前の**気づかれないリスク因子**を明らかにし，システム的問題や現場だけでは解決が難しい事象の改善策を検討し，類似事象を減少させる意義がある．病院や診療所においても，院長や医療安全担当者が，すべての職員から医療事故や事故になりかけた事例を収集・検討し，医療の質の改善と再発防止策を策定し，職員に周知する必要がある．なお，組織が小規模であればあるほど，報告者の匿名性の確保が困難となり，ミスを報告したくない気持ちが強まったり，報告が評価に悪影響を及ぼすおそれが高くなったりすることから，それらへの配慮と報告書に要する労力への抵抗感などを払拭する努力が欠かせない．

医療安全における**リスクの把握**方法には3種類ある(**表Ⅷ-4-2**)[4]．一般的には，インシデント・アクシデントを患者への影響レベル別に分類し(**表Ⅷ-4-3**)，その影響レベルにより報告手段が定められていることが多い．

C インシデント・アクシデント報告の活用

事例の収集→分析→改善策立案→実施のプロセスを効果的に行うため，報告制度の位置づけとスタッフの役割を明確にする．インシデント・アクシデント発生時には，当事者や発見

表VIII-4-2 リスク把握方法

インシデントレポートシステム (incident reporting system)	・スタッフからの自発的なインシデント・アクシデント報告をまつ方法 ・施設内の全医療事故の5～30%を把握できるとされる
オカレンスレポートシステム (occurrence reporting system)	・あらかじめ報告すべきインシデント・アクシデントのリストを作成し，そのリストに含まれる事象が発生した際に自発的に報告するようスタッフを養成する方法 ・施設内の全医療事故の40～60%を把握できるとされる
オカレンススクリーニングシステム (occurrence screening system)	・前もって作成された基準に従って，専門職員が該当する事象を拾い上げる方法 ・施設内の全医療事故の80～85%を把握できるとされる

オカレンス(occurrence)は「起こってしまったこと」を意味する。 (文献4)より)

表VIII-4-3 患者への影響レベルの例（国立大学病院医療安全管理協議会）

影響レベル (報告時点)	内　容	障害の継続性	障害の程度
0	エラーや医薬品・医療用具の不具合がみられたが，患者には実施されなかった	―	―
1	患者への実害はなかった（何らかの影響を与えた可能性は否定できない）	なし	―
2	処置や治療は行わなかった（患者観察の強化，バイタルサインの軽度変化，安全確認のための検査などの必要性は生じた）	一過性	軽度
3a	簡単な処置や治療を要した（消毒，湿布，皮膚の縫合，鎮痛薬の投与など）	一過性	中等度
3b	濃厚な処置や治療を要した（バイタルサインの高度変化，人工呼吸器の装着，手術，入院日数の延長，外来患者の入院，骨折など）	一過性	高度
4a	永続的な障害や後遺症が残ったが，有意な機能障害や美容上の問題は伴わない	永続的	軽度～中等度
4b	永続的な障害や後遺症が残り，有意な機能障害や美容上の問題を伴う	永続的	中等度～高度
5	死亡（原疾患の自然経過によるものを除く）	死亡	―
その他		―	―

不可抗力によるもの，過失によるもの，予期せぬ事態などを含む．

者がすみやかにその事実を報告するが，発生から初期対応までの事実関係を整理し，迅速に報告することが求められる．院長や医療安全担当者は，個々の報告について，「患者対応を優先するもの」と「安全管理や医療の質管理の材料とするもの」にすみやかにトリアージする．前者は診療と患者への説明にまず最大の努力を払い，後者ではシステム的にその原因を分析し，組織としての再発防止策策定と必要な情報の提供に努める．その際，マンパワーや予算を勘案し，再発防止策がしわ寄せを生じさせたり，新たな医療事故につながったり，個人攻撃になったりしないように注意する．

一般的に，インシデントは看護師から報告されることが多く，**投薬に関するエラー，ドレーン・チューブのトラブル，転倒・転落**が3大要因である．しかし，影響度3b以上の重大インシデントの大部分は手術や手術以外のハイリスク医療行為（穿刺，人工呼吸器管理など）が原因となり，そのほとんどを医師からの報告が占める．よって，ハイリスク医療行為の再発防止策は，病院や診療所全体として共有することが重要である．

Ⅷ 組織マネジメント

```
┌─────────────────────────────────────────────────────────────────┐
│         ┌──────────────────────────────────┐                    │
│         │ インシデント・アクシデント当事者・発見者 │                    │
│         └──────────────────────────────────┘                    │
│               報 告 ↓    ↓ 指導・指示                            │
│         ┌──────────────────────────────────┐                    │
│         │       各部署の医療安全担当者         │                    │
│         │ ①事故概要の確認（情報収集）         │                    │
│         │ ②現場での第1段階としての分析（問題の共有化）│    PDCAサイクル  │
│         │ ③現場での第1段階としての決定事項の周知│                  │
│         │ ④現場での実施状況の把握            │      do          │
│         └──────────────────────────────────┘                    │
│               報 告 ↓    ↓ 指導・指示    ←→ plan     check       │
│         ┌──────────────────────────────────┐                    │
│         │       病院の医療安全担当者          │      action      │
│         │ ①インシデント・アクシデント報告の把握 │                    │
│         │ ②第2段階としての分析・改善策の検討と評価│                  │
│         │ ③組織全体としての問題の把握         │                    │
│         │ ④組織全体としての改善策の検討および標準化│                 │
│         │ ⑤医療安全に関する決定事項の周知・伝達 │                   │
│         └──────────────────────────────────┘                    │
│               報 告 ↓    ↓ 指導・指示    ←→                      │
│         ┌──────────────────────────────────┐                    │
│         │     病院管理者・医療安全委員会       │                    │
│         │ ①インシデント・アクシデント報告の把握 │                    │
│         │ ②事故防止対策検討                 │                     │
│         │ ③その他の医療安全に関する全般的な検討と管理│               │
│         │ ④医療安全に関する提言             │                     │
│         └──────────────────────────────────┘                    │
└─────────────────────────────────────────────────────────────────┘
```

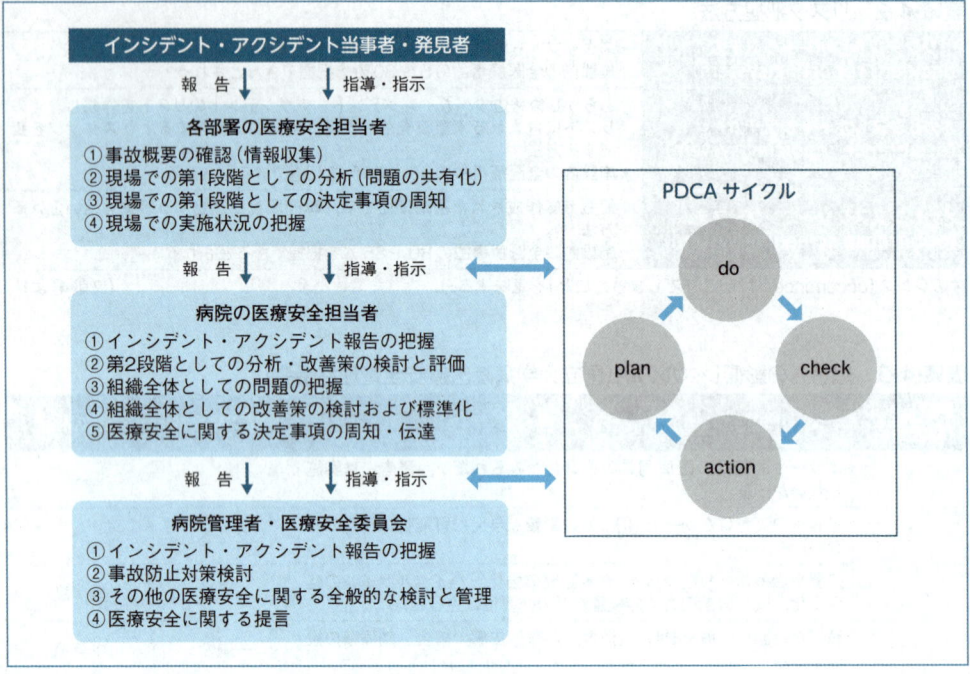

図Ⅷ-4-1 インシデント・アクシデント報告の活用（例）とPDCAサイクル

　なお，報告されたインシデントをもとに手順の見直しや改善を行い，結果が次のインシデントに反映されるかを検証し，さらに改善に努めるという過程は，まさに**PDCAサイクル**（Ⅷ-7：p.468参照）[注1]に一致する（図Ⅷ-4-1）．医療安全の質はPDCAサイクルに影響されるため，目標を定めたマネジメントが求められる．

> **Q1** 医療者の過失がなくても，医療事故としての判断や対応が求められるケースには，どのようなものがあるでしょうか？
> **Q2** 医療安全を推進するに当たり，気づかれないリスク因子に注目して改善を図っていくための仕組みについて説明してみましょう．
> **Q3** 医療安全対策としてリスクを把握するための3つの方法について説明してみましょう．
> **Q4** あなたの施設で，インシデント・アクシデント報告をどのように活用していけばよいか考えてみましょう．
> **Q5** 医療安全を推進するためのPDCAサイクルについて，具体的な例をあげて考えてみましょう．

注1：PDCAサイクルとは，業務遂行に際し，「plan（計画）」「do（実行）」「check（確認）」「action（行動）」の4つの過程を継続的に繰り返す仕組みや考え方のことで，業務管理のマネジメントツールとして用いられる．

まとめ

現在の医療安全は，「事故は起こり得るもの」という考え方に基づき，起きてしまったことに対して，個人の責任を追求するのではなく，組織の体制やシステムを確立し，再発防止につなげる一連の活動である．そのための1手法としてインシデント・アクシデント報告があり，これを活用してマネジメントを行っていくことが重要である．

参考文献

1) 旧・厚生省保健医療局国立病院部政策医療課：リスクマネージメント作成マニュアル作成指針. 2000.
   http://www1.mhlw.go.jp/topics/sisin/tp1102-1_12.html
2) 厚生労働省, 医療安全対策検討会議：医療安全推進総合対策〜医療事故を未然に防止するために. 平成14年4月17日, 2002.
   http://www.mhlw.go.jp/topics/2001/0110/tp1030-1y.html#no2
3) ハインリッヒ HW (著), ハインリッヒ研究会 (編訳)：ハインリッヒの事故防止, 1956.
4) 古瀬 彰：医療事故の基礎知識と事例. いまから学ぶリスクマネジメントの基礎と実例, 初版第2刷, 藤井清孝, 小島恭子 (編), エルゼビア・ジャパン, 東京, p.24-25, 2003.
- 本間 覚：インシデント・アクシデントの重要性. 日本内科学雑誌, 101 (12)：3368-3378, 2012.
- 東京海上日動メディカルサービス株式会社メディカルリスクマネジメント室：医療安全の基本的な考え方. 病院で働くみんなの医療安全, 第1版, 日本看護協会出版会, 東京, p.2-15, 2015.

（木下輝美）

5 魅力ある職場づくり
①組織分析

学習目標
① 組織とは何かを学ぶ
② 組織文化について学ぶ
③ 組織分析の方法について学ぶ

A 組織とは

　ヒト，**モノ**，**カネ**，**情報**を活用し，社会に貢献するために成果をあげる取り組みを行うのが組織である．個人は，組織の目的を理解し，その達成に向けて，自己の役割を果たす．その対価として，組織は個人が生きていくうえで必要となるニーズ（生活のために必要となるお金，集団に属することで守られる，他者から評価され認められるといった社会的役割・地位，自己実現の機会）を充足するように努める．この組織に成果をあげさせるのがマネジメントである[1]．

B 組織文化

　組織がばらばらにならずに生産性をあげていくためには，組織の価値観を共有する必要がある．組織のメンバー間で共有化された行動規範や考え方などの価値観が組織文化である．悪しき組織文化がはびこってしまった場合には，組織を滅ぼすことにもつながる．よき**組織文化**を醸成し，組織を維持することが重要となる．

　そのため，組織は，組織のメンバーがこの組織で働くことで成果をあげ，社会貢献をしたいと思えるような価値観を創造し，実践することが求められる．ゼネラル・エレクトリック（GE）では，4つの価値（image：創造する，slove：解決する，build：築く，lead：リードする）の実現によって組織を存続させ，8つの行動規範（image：①curious（好奇心），②passionate（情熱）／slove：③resourceful（工夫に富む），④accountable（責任をもつ）／build：⑤teamwork（チームワーク），⑥commitment（コミットメント）／lead：⑦open（開かれた），⑧energizing（鼓舞する））によって成果をあげ，社会に貢献するといったGEバリューの枠組みを創造している[2]．この4つの価値に基づいて，プライマリ・ケアを考えた場合，たとえば，「私たちは，患者，職員，地域のために想像力を働かせ，ニーズに応えます（image）」「私たちは，患者や

地域住民の視点から，医療を取り巻く困難な問題を解決できるように取り組みます(slove)」「私たちは，成果をあげることのできる風土を構築するとともに，地域医療を担う人材を育成し，患者の価値に根差した医療提供を目指します(build)」「私たちは，医療情勢の変化をいち早く捉え，未来を見据えて学習・行動し，学習・行動し，変化に対応します(lead)」といったスローガンを掲げることができるだろう．GEのリーダーには，GEバリューを共有し，実践することが求められている．さまざまな社会的変化が起きるなかで，方向性を見失わず，活性化した組織となるためには，このような枠組みなどを用いて価値観を共有することが重要である．

C 組織分析

i 組織分析とは

　組織は社会からの要請に応えられなければ存続できない．そのためには，組織を取り巻く状況について，外部環境分析により把握する必要がある．また，外部環境(医療制度，患者のニーズ，診療報酬の改定，地域医療ビジョンなど)に対応して組織が適切に機能しているかどうか，また何か問題が生じていないかに関しては，内部環境分析(組織図，組織の意思決定やリーダシップの発揮の仕方など)によって明らかにすることが求められる．**外部環境**と**内部環境**の分析を通じて，組織の課題を明らかにし，組織を見直したり，変革したりするために活用される手法が組織分析である．

ii 組織分析の手法

a. PPM

　組織の戦略決定や意思決定を図りたいときには，prodacts portfolio management：プロダクト・ポートフォリオ・マネジメント(PPM[3])という手法を活用できる．PPMにより，得られる利益の程度や投資の必要性などの観点から，ヒト・モノ・カネなどの経営資源を，どこにどれだけ配分するかの優先順位を決めることができる．市場成長率を縦軸，市場シェアを横軸にとり，事業規模の大きさを円で表し，プロットする(図Ⅷ-5-①-1)．たとえば，A地域では今後はどのような医療ニーズが増大するのか(外部環境分析)，また競合する医療機関と比較して自医療機関は有利な立場に立てるのかどうなのかについて検討し，どの領域の疾患の患者を診ることに力を注ぐのかの意思決定に役立てる．

b. SWOT分析

　SWOT分析[3]は，自組織の内部環境を強み(strength：S)と弱み(weakness：W)，外部環境を機会(opportunity：O)と脅威(threat：T)の視点から分析し，戦略を策定する手法である(図Ⅷ-5-①-2)．

　経営・運営上，競合相手よりも勝っている点が「強み(S)」であり，反対に劣っている点が「弱み(W)」である．強み(S)となるか，弱み(W)となるかは競合相手との比較で決まる．した

Ⅷ 組織マネジメント

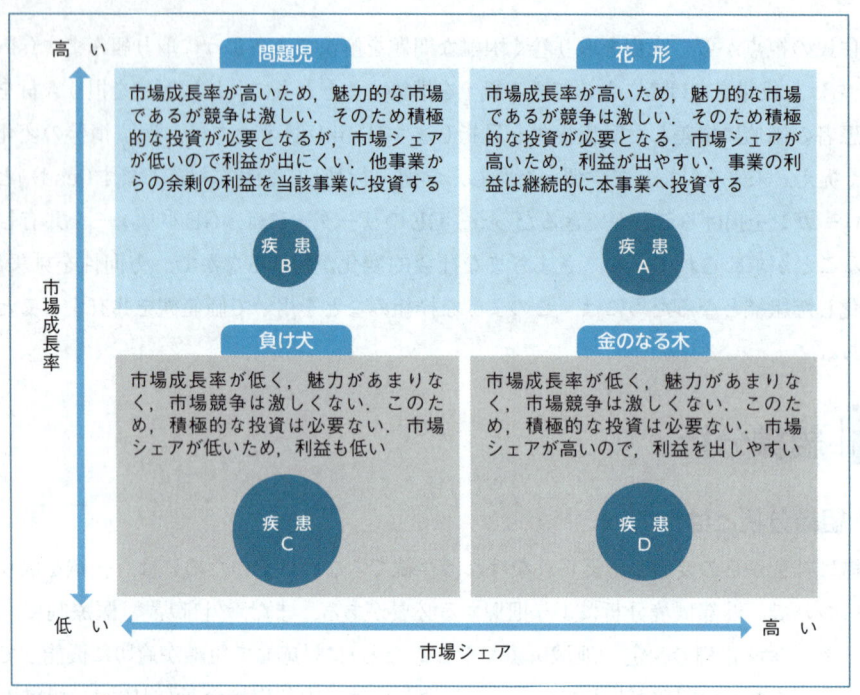

図Ⅷ-5-①-1 PPM分析

	問題児	花形
市場成長率 高い	市場成長率が高いため，魅力的な市場であるが競争は激しい．そのため積極的な投資が必要となるが，市場シェアが低いので利益が出にくい．他事業からの余剰の利益を当該事業に投資する（疾患B）	市場成長率が高いため，魅力的な市場であるが競争は激しい．そのため積極的な投資が必要となる．市場シェアが高いため，利益が出やすい．事業の利益は継続的に本事業へ投資する（疾患A）
	負け犬	金のなる木
市場成長率 低い	市場成長率が低く，魅力があまりなく，市場競争は激しくない．このため，積極的な投資は必要ない．市場シェアが低いため，利益も低い（疾患C）	市場成長率が低く，魅力があまりなく，市場競争は激しくない．このため，積極的な投資は必要ない．市場シェアが高いので，利益を出しやすい（疾患D）

市場シェア　低い←→高い

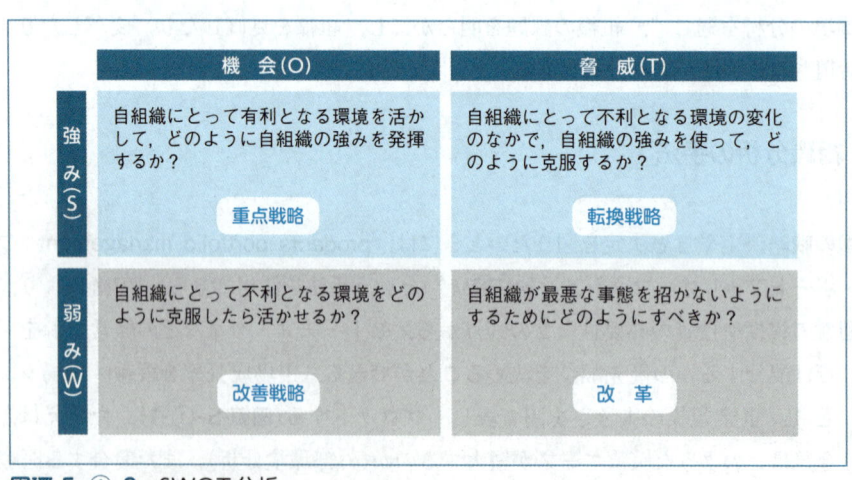

図Ⅷ-5-①-2 SWOT分析

	機会（O）	脅威（T）
強み（S）	自組織にとって有利となる環境を活かして，どのように自組織の強みを発揮するか？　**重点戦略**	自組織にとって不利となる環境の変化のなかで，自組織の強みを使って，どのように克服するか？　**転換戦略**
弱み（W）	自組織にとって不利となる環境をどのように克服したら活かせるか？　**改善戦略**	自組織が最悪な事態を招かないようにするためにどのようにすべきか？　**改革**

がって，いくら自組織が強みだと思っていても，比較した競合相手のほうが勝っているのなら強みとはいえないので注意する必要がある．

機会（O）は「自組織の業績・成果の拡大につながる外部環境の変化」，脅威（T）は「放置することで自組織の業績・成果の悪化につながる外部環境の変化」である．ただし，業績・成果の拡大につながる外部環境の変化は，競合相手にも有利になる．その環境が機会になるかどうかは，競合相手よりもその環境変化に対応できる力があるか，また早く対応できるかによる．

たとえば,「認知症患者の増加」という環境変化を機会とした場合,認知症患者のQOLを高め,その家族の介護負担を軽減できるようなサポートを提供する体制が,競合相手よりも優れていなければならない.

SWOT分析は,機会(O)と脅威(T)の外部環境分析から始める.「自組織を取り巻く環境に変化が生じているかどうか,あるいは生じる可能性はあるかどうか？」「その変化はどのようなものか？」「その変化に対し,ほかの組織ではどのように対応しているのか？」などの視点から分析する.このような外部環境の変化に対して,自組織はどのような影響を受け,それにどのくらい対応できるのかについては,強み(S)と弱み(W)の内部環境分析によって検討する.

> Q1 組織とは何ですか？また,組織が存在する意義とはどのようなものでしょうか？
> Q2 組織文化はなぜ重要なのでしょうか？そして,組織文化をどのように醸成しますか？
> Q3 組織を分析するうえで,どのような視点で現状を把握する必要がありますか？
> Q4 PPM分析とはどのような分析ですか？
> Q5 SWOT分析とはどのような分析ですか？

まとめ

ケアを提供する基盤を揺るぎないものにするためには,よき組織文化を醸成することが重要である.また,社会に貢献し,組織が存続できるように,組織分析に基づいた戦略を展開していくことが求められる.

参考文献

1) ピーター・F・ドラッカー(著),上田惇生(訳):マネジメント―エッセンシャル版―基本と原則,ダイヤモンド社,東京,2001.
2) 佐藤 剛(監修)グロービス経営大学院(著):MBA―組織と人材マネジメント,ダイヤモンド社,東京,2007.
3) 牧田幸裕:フレームワークを使いこなすための50問―なぜ経営戦略は機能しないのか？―,東洋経済新報社,東京,2009.

(小林美亜)

5

魅力ある職場づくり
②組織内コミュニケーション

> **学習目標**
> ① 魅力ある職場とは何か，その考え方について理解する
> ② 看護師の離職の実態と，その離職理由を理解する
> ③ 働きやすい職場とは何か，組織のマネジメント，コミュニケーション，リーダーシップの観点で考える

A 魅力的な職場と離職

i 魅力的な職場とは

　魅力的な職場とは，看護師として成長する教育体制が整っている，大学院などへ進学するための制度が整っている，人間関係がよい，自分の趣味や生活を支えるのに十分な額の給与をもらえる，休みが多くもらえる，子どもが熱を出したときに休みやすく働く時間に融通が利くことなど，人によってその定義は異なる．

　近年の労働環境の改善や労働条件の柔軟化に伴い，2005年には12.3％であった看護職の離職率が2014年には11.0％へと改善した[1]．しかし，依然として離職する人はおり，その理由には結婚，妊娠，出産，介護などのライフイベントが上位にあがるが，それ以外にも人間関係や新たなキャリアに向けた転職も少なくない．個々の職員が魅力的な職場と感じる方向性はあるが，すべての人に共通する魅力的な職場という定義がないのが現状である．

ii マグネット・ホスピタルから学ぶ

　看護職員の「働きがい」を高め，「働きやすさ」を感じる体制を整備し，組織としての活力を養うためにはどのような方法があるだろうか．アメリカには，患者ケアの質が高く，看護師にとって魅力的で，優れた専門看護実践を行い，かつ磁石（magnet）のように人を引きつけて定着率が高く，離職率が低いというマグネット・ホスピタルがある．これは，米国看護師協会（American Nurses Association：ANA）の下部組織である米国看護認証センター（American Nurses Credentialing Center：ANCC）[2]が，14の基準（マグネティズム）に基づいて認定している．

　マグネティズム（magnetism）には，優れた自律性のある看護師らの雇用と能力評価，専門

表Ⅷ-5-②-1　マグネティズム構成要素

①質の高い全員参加型のリーダーシップ
②フラットな組織構造
③柔軟性のあるマネジメントスタイル
④健康的に働け，専門性を伸ばすことのできる環境の整備
⑤専門性の高いケアモデル
⑥質の高いケア
⑦継続的な質改善
⑧コンサルテーションと資源
⑨高い自律性
⑩コミュニティとヘルスケア組織
⑪教育者としての看護師
⑫看護のイメージ
⑬専門職間の関係性
⑭専門職としての発達

看護実践によって継続的に看護の質を改善していく体制とマネジメント，全員参加のリーダーシップ・スタイル，メンターシップ，コーチングを取り入れた同僚評価や，同僚同士で成長を促していく組織文化などが評価項目として含まれる(**表Ⅷ-5-②-1**)．看護師は，専門性の高い看護を実践できる環境と，自分を成長させてくれる人的資源，また自身の実現したい看護を提案・実行することの機会を得ることに魅力を感じ，磁石のように引きつけられ，就職後は継続的に看護の質改善に取り組むことなどにやりがいを見出している．アメリカと日本の文化や環境の違いはあるが，これらの項目は，魅力ある職場づくりの参考になる．

B 働きやすい職場と組織のマネジメント

i 組織のマネジメントとコミュニケーション

a. 働きやすい職場の要件：組織を活性化させる目標を考える

　バーナードは，「組織とは，意識的に調整された2人またはそれ以上の人々の活動や諸力のシステム」[3]と定義し，組織に必要不可欠な3要素として「共通の目的」「協働意欲」「コミュニケーション」をあげている．組織のマネジメントにおいては，この3要素をバランスよく相互に関連させ，目的に向かって，協働作業を通じて好業績をもたらすよう調整する必要がある．

　組織を効果的に動かすためには目標が重要となる．トップダウンの目標は，組織の変革を迅速に実施することができるが，スタッフからの抵抗が強い．したがって，スタッフに対しマーケティングを行い，ニーズを調査すること，そしてスタッフ自身で目指す方向を話し合って，目標を決めることが望ましい．目標が自分たちのものだと理解できれば，スタッフの動機づけにつながり，協働意欲が高まる．さらに，この動機づけは，スタッフがもつ能力の80～90％を発揮させるという効果をもたらす．

　目標を設定する際は，問題に着目するのではなく，ポジティブに捉え直す工夫が必要である．組織の問題はみつけやすいが，問題にばかり目を向けているとネガティブな気分になることも少なくない．たとえば，「離職が多いこと」は見方を変えると「毎年新しい人材が採用される

ので，組織に新しい風を吹き込みやすい」「キャリアをアップしようとする前向きな看護師が多い」と捉え直すことができる．

注意すべき点は，目的と目標を混同させないことである．離職を減らすためにワーク・ライフ・バランスに着目して対策を講じた結果，看護師が早く仕事を終えて自宅に帰ることを優先してしまい，患者の看護が置き去りにされたらどうだろう．本末転倒である．この場合「離職率が下がり，看護師が確保されること」は目標であっても，目的ではないのである．

b. 組織におけるコミュニケーション

組織に必要不可欠な要素である「コミュニケーション」には，カンファレンスや病棟会などのフォーマル・コミュニケーションと，お昼休みや仕事後の飲み会といったインフォーマル・コミュニケーションの2つがある．多職種で議論し，調整をするためにはカンファレンスは重要な機会となる．一方で，効果的な組織のコミュニケーションは，日頃のインフォーマルなコミュニケーションから成り立つ．日頃からコミュニケーションをとっておくことは，いざというときに発揮できる力になるのである．

ii ● 組織のマネジメントとリーダーシップ

リーダーシップとは，「一定の目標を達成するために，個人あるいは集団をその方向に行動づけるための影響過程」[4]と定義されている．「できれば人の上に立ちたくない」とする心理は，「リーダーシップとは先頭に立って舵をとり，スタッフをぐいぐいと引っ張っていくこと」との誤解から生じる．リーダーシップは，「集団に影響を与える」ことである．

集団への影響の与え方の1つが目標の設定であり，組織化である．組織は複数の人から成り立つことため，集団を効果的に動かすための組織化が必要である．加えて，リーダーシップの行動理論は，「構造形成」と「人間配慮」の2軸で考える．すなわち，仕事をするための仕組み（規則や規定など）と人間関係が構築されれば，組織に影響を与えることができる，つまりリーダーシップを発揮できるといわれている．

仕事の仕方や仕組みは，伊丹ら[5]の組織化で説明できる．伊丹らは，組織化の分業関係（組織における役割・職務をいかに決めるか），部門化（どのような役割同士を結びつけるか），伝達と協議の関係（それぞれが得た情報をどのように共有するか），ルール化（個々人の仕事の進め方を規則や規定としてどのように決めるか），権限関係（役割間の指揮命令関係をどうするか）の5つの変数を示した．組織は，人間関係が少々悪くても（よい人間関係の組織であることに越したことないが），共有する目標をきちんと掲げ，仕組みを整えるとある程度は動く．

医療は1人で行うものではない．そして，良好な人間関係だけが組織を動かす鍵ではない．組織を効果的に動かす仕組みをつくり，マネジメントができれば，より質の高い実践を行うことが可能となる．

> Q1 看護師の離職理由の上位にはどのようなものがあるでしょうか？
> Q2 魅力的な職場とは，どのような職場でしょうか？
> Q3 働きやすい職場としてマグネット・ホスピタルがありますが，これらの病院の優れたところはどこでしょうか？
> Q4 組織に必要不可欠な3要素とは何でしょうか？
> Q5 リーダーシップとはどのようなもので，それを発揮するためには何が必要でしょうか？

まとめ

　魅力ある職場とはどのようなものか，その定義はない．なぜなら，魅力的だと感じる職場は人によって異なるからである．看護職の離職は，必ずしもネガティブな理由ばかりではなく，自身のキャリア発達を促進するケースも含まれる．組織としてより高い成果をあげるためには，どのような人材を育て，どのような体制を整えていくかを考えることが必要である．
　組織のマネジメントは，看護管理者だけのものではなく，組織構成員すべてがリーダーシップを発揮できるような体制を整えることが望ましい．組織の構成メンバーが組織目標を共通のものとして認識し，フォーマル・インフォーマルなコミュニケーションを効果的にとれるようにマネジメントしていくことがその近道である．

参考文献
1) 日本看護協会広報部：「2014年 病院における看護職員需給状況調査」速報―定年後の継続雇用の整備は一般企業より高率 離職率は常勤11.0％，新卒7.5％で横ばい続く．2015年3月31日．http://www.nurse.or.jp/up_pdf/20150331145508_f.pdf
2) American Nurses Credentialing Center（ANCC）：ANCC Magnet Recognition Program®．http://www.nursecredentialing.org/magnet.aspx
3) C・I・バーナード（著）：経営者の役割，(The function of the executive)，山本安次郎，田杉 競，飯野春樹（訳），ダイヤモンド社，東京，1956．
4) 柴田悟一，中橋國藏（編著）：第3章リーダーシップ．経営管理の理論と実際，東京経済情報出版，東京，p.49，2008．
5) 伊丹敬之，加護野忠男（著）：第10章組織構造．ゼミナール経営学入門，第3版，日本経済新聞社，東京，p.261-272，2003．

（勝山貴美子）

6 時間管理

学習目標

① 時間管理の目的について理解し，そのメリットを活かすことができる
② 時間管理のテクニックについて学び，活用できる

A 時間管理の目的

時間管理の目的は，①自分のやるべきことを計画的に管理すること，②ワーク・ライフ・バランスを実現すること，③生産性をあげること，④効率的に時間を活用すること，⑤仕事の責任を果たし，患者から信頼を得ることにある（表Ⅷ-6-1）．

B 時間管理のテクニック

i 時間の使い方を把握

自分自身の1日あるいは1週間の時間の使い方について，「開始時間」「終了時間」「所要時間」「対応・業務・行動などの内容」を記録する．その記録により，自分がどのような対応に時間をとられ，どの業務に最も時間をかけているか，また無駄な時間（予約に遅れた患者を待って

表Ⅷ-6-1 時間管理の目的

目的	メリット
①計画的な管理	・その日の行動計画や「To Do List（やることリスト）」を作成することで，抜けや漏れをなくし，「やるべきこと」を効率的な手順や順番で遂行することができる ・計画の段階で，緊急性と重要性から優先度を検討し，何から取り組むべきかを明確にできる
②ワーク・ライフ・バランスの実現	・無駄な浪費時間をなくすことで，時間外労働や休日出勤を減らし，仕事と自分の時間の双方をバランスよく確保することができる
③生産性の向上	・自分の日々の時間の活用の仕方を記録し，成果のあがらない業務や必要のない業務に時間をかけていないかを把握することで，それらの時間を重要な仕事や勉強会，症例検討会の時間に割り当てられる
④効率性の向上	・タスクの所要時間を把握・分析し，適正化につなげることができる ・必要以上に時間をかけないことで，疲労の防止や集中力を高め，効率性の低下を防ぐことができる
⑤仕事の責任を果たし，患者から信頼を得る	・責任：仕事や患者からの約束を期限どおりに守ることができる ・接遇：患者を待たせたり，対応の遅れをなくしたりすることができる

いる時間に雑談をするなど），無意味な時間（連絡事項の報告だけですむ事項に対して，ミーティングを開催するなど），空き時間についても明確となる．

これらを踏まえ，日々の自分の時間の使い方を評価する．たとえば，緊急を要さない対応は，アポイントメント管理（約束した時間に対応するようにし，その予定を管理）などを行う．時間がかかっている業務は，ECRS（イクルス）の視点で見直す（表Ⅷ-6-2）[1]．なお，外来の待ち時間短縮の方策についても，患者が来院してから会計をすませるまでの流れに沿った業務フロー図を作成して時間がかかっているものを抽出し，それらをECRSの視点から検討できる．無駄・無意味な時間，空き時間については，そういった細切れの時間を使ってできることを列挙し，有効活用に努める．

ⅱ ● To Do Listの作成

日々のやるべきことを抽出し，リスト化して管理する方法がTo Do List（やることリスト）である．To Do Listの作成により，タスクの漏れをなくし，会議の予定や業務の期限の失念を防ぐことができる．

To Do Listは，手帳（紙・電子媒体）やスケジュール管理用のアプリ・ソフトなどのツールを活用し，スケジュール管理とタスク管理をあわせて行うことがポイントである．スケジュール表には日付ごとにその日の予定を書き込み，タスク管理表にはタスク（患者満足度の調査結果の資料作成，業務改善のための職員からのヒアリングなど）を列挙する．スケジュール表に，「開始時刻」「終了時刻」「予定とやるべきこと（必要に応じて達成課題）」を簡潔明瞭に書き込むと，管理しやすい．タスク管理表には，優先事項（たとえば，A：緊急かつ重要，B：緊急でないが重要，C：緊急だが重要ではない，D：緊急でも重要でもない）やタスクの状況（完了したタスクには☑をつけるなど）が一目でわかるような工夫をすると，タスクを片づける順番の決定や未実施・未完成事項のやり忘れの防止，進捗状況の把握に役立てられる．

ⅲ ● 優先順位の決定

タスク管理では，今すぐに対応が求められる「緊急なこと」と，重要度が高い「重要なこと」を明確にする必要がある（図Ⅷ-6-1）[2]．タスクを「A 緊急かつ重要」「B 緊急でないが重要」「C 緊急だが重要ではない」「D 緊急でも重要でもない」のどれに該当するかによって分類すると，時間管理が行いやすくなる[2]．

「A 緊急かつ重要」なことには，突然の重要な電話や同僚・患者から依頼された重要な急ぎ

表Ⅷ-6-2 ECRS

① Eliminate（排除）	その業務をなくすことができないか？
② Combine（結合）	何かの業務と一緒にすることができないか？
③ Rearrange（変更）	業務の順序を変更できないか？
④ Simplify（簡素化）	業務を単純化できないか？

（文献1）より）

VIII 組織マネジメント

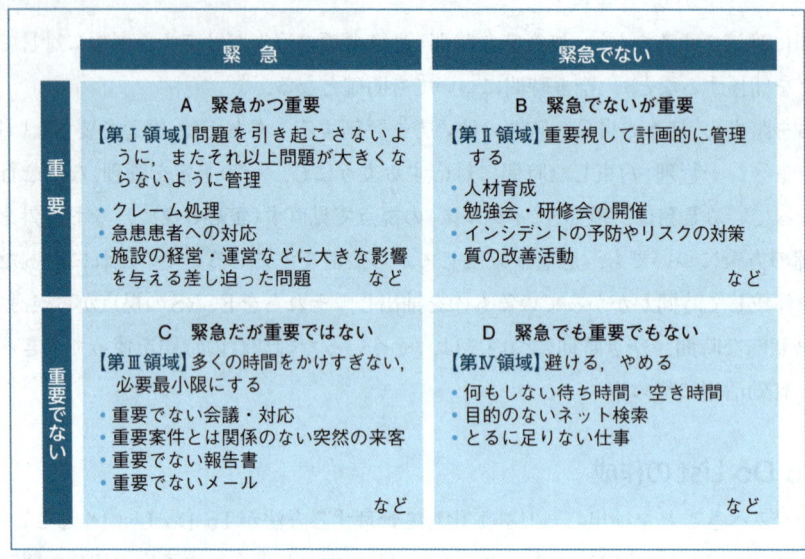

	緊　急	緊急でない
重要	**A　緊急かつ重要** 【第Ⅰ領域】問題を引き起こさないように，またそれ以上問題が大きくならないように管理 ・クレーム処理 ・急患患者への対応 ・施設の経営・運営などに大きな影響を与える差し迫った問題　　など	**B　緊急でないが重要** 【第Ⅱ領域】重要視して計画的に管理する ・人材育成 ・勉強会・研修会の開催 ・インシデントの予防やリスクの対策 ・質の改善活動 　　　　　　　　　　　　　　　など
重要でない	**C　緊急だが重要ではない** 【第Ⅲ領域】多くの時間をかけすぎない，必要最小限にする ・重要でない会議・対応 ・重要案件とは関係のない突然の来客 ・重要でない報告書 ・重要でないメール 　　　　　　　　　　　　　　　など	**D　緊急でも重要でもない** 【第Ⅳ領域】避ける，やめる ・何もしない待ち時間・空き時間 ・目的のないネット検索 ・とるに足りない仕事 　　　　　　　　　　　　　　　など

図Ⅷ-6-1　時間管理のマトリックス　　　　　　　　　　　　　　　　　　　　　　　　　（文献2）より）

の仕事，患者からのクレーム対応などが該当する．「B 緊急でないが重要」なことは，人材育成のためのスタッフ教育や研修，患者の個別案件に対応するためのミーティング，業務改善のためのプロジェクトにかかわる業務，提出期限が決められた重要な業務などである．「C 緊急だが重要ではない」ことには，無意味な生産性のない会議などが当てはまる．「D 緊急でも重要でもない」ことは，業務中のおしゃべりといった暇つぶしなど，単なる時間の浪費を指す．

　時間管理においては，「B 緊急でないが重要」であるタスクを計画的に実行することが重要となる．というのも，締め切りが決まっている重要なタスクを期限ぎりぎりまで放置して，おろそかにしていると，「A 緊急かつ重要」なことに割り当てられた，ほかのタスクにしわ寄せがくるからである．なお，「C 緊急だが重要ではない」ことの対応に終始すると，「B 緊急でないが重要」なことの進行が阻害されるおそれがあるので注意が必要である．

　「A 緊急かつ重要」なことに多くの時間が奪われているときは，何か大きな問題が潜んでいる可能性がある（致命的な問題があるために，患者からのクレームが多発し，対応に追われているなど）．このような場合には，その根本原因を検討し，改善策の立案・実施・評価を行っていくことが重要となる．

Q1　時間管理の目的をあげてみましょう．
Q2　時間の使い方はどのように把握すればよいでしょうか？
Q3　自分の業務で非効率的だと思われるものをECRSの視点で見直してみましょう．
Q4　To Do Listを作成して自身の時間管理をしてみましょう．
Q5　タスクの優先順位はどのように決めればよいでしょうか？

まとめ

　時間管理により，計画的な仕事の遂行，ワーク・ライフ・バランスの達成，生産性・効率性の向上につなげることができる．また期限を守ることで責任を果たし，相手を待たせないことで信頼を得ることにもつながる．時間管理のテクニックを習得し，時間の有効活用を図ることが肝要である．

参考文献

1) パトリック・グラウプ, ロバート・ロナ(原著), 成沢俊子(翻訳)：改善が生きる, 明るく楽しい職場を築くTWI実践ワークブック, 日刊工業新聞社, 東京, 2013.
2) スティーブン・R・コヴィー (著), フランクリン・コヴィー・ジャパン(翻訳)：完訳 7つの習慣 人格主義の回復, キングベアー出版, 2013.

（小林美亜・大杉直美）

7 質の向上

学習目標
① 医療の質評価について学ぶ
② 医療の質改善の手法について学ぶ

A 医療の質評価

i 医療の質とは

　医療の質とは、個人と集団に対する医療サービスの提供によって、望ましいアウトカムの達成を高めることができるように、医療専門職として現在、求められる知を備えている度合いである[1]。医療は、日々、進歩している。10年前に正しいとされた医療技術によって患者に有害な事象を招くこともある。したがって、現今の医療水準を満たした、最新の正しい知識と技術に基づいて医療を提供することが、医療の質を保証するうえでの必須条件となる。

ii 医療の質評価

　医療の質は、ストラクチャー（構造）、プロセス（過程）、アウトカム（成果・結果）の側面から評価を行う[2]。ストラクチャーは医療を提供する体制（例：看護師の人員数や認定・専門看護師といった資格など）、プロセスは医療を提供する方法（例：栄養管理、感染予防対策、リハビリテーションなどの実施）であり、アウトカム（例：褥瘡や感染症の発生率、ADLの改善率など）はストラクチャーとプロセスによってどのような成果・結果が得られたのかを評価する。

　アウトカムは、ストラクチャーやプロセスによって影響を受ける。したがって、評価したいアウトカムに大きな影響を与えるストラクチャーやプロセスを同定し、アウトカムとセットで計測して評価することが重要である。とくに、アウトカムに直接的な影響を与えるのはプロセスであり、プロセスとアウトカムの関連の検討が大切となる。たとえばインフルエンザワクチンの接種率をプロセス、インフルエンザの発生率をアウトカムとして設定し、その関連性を踏まえて評価する。

iii. 臨床指標

　医療の質を定量的に評価するために用いられるものさしが，**臨床指標**である．医療の質保証および向上を図るために，医療の質を適切に計測・評価することのできる臨床指標を開発し運用することは，とても重要である．

　ストラクチャーでは看護師の労働環境(労働環境調査をスコア化し，その点数を用いる)など，プロセスでは看護実践(指導・教育なども含む)の実施の有無，アウトカムでは看護が相対的に大きな影響を与えたと思われる効果を臨床指標化する．たとえば，エビデンスに基づく褥瘡処置の実施により，褥瘡の発生率を低減することができることから，褥瘡処置の実施の有無をプロセス，褥瘡の発生率をアウトカムの臨床指標として設定する．

　ただし，これらの臨床指標は，①患者に提供している医療の質に問題がないかどうかの気づきを与えることができる，②施設間で適切な比較ができるように，標準化された方法で計測ができ，計測された結果に妥当性があり，信頼できる，③エビデンスや専門家からのコンセンサス，診療ガイドラインに基づいている，④計測結果に基づいて取り組みを行うことで改善できるなどの要件を満たす必要がある．

B 医療の質改善の手法

i. 医療の質改善を図るためのプロセス

　医療の質改善を図るためには，①課題の設定，②現状把握，③目標の設定，④要因分析，⑤対策立案，⑥対策の実施，⑦効果の確認，⑧標準化と管理・定着のプロセスを踏むことが必要となる[3]．

a. 課題の設定

　安全性，有効性，患者中心，適時性，効率性，公正性の観点から，自施設の取り組むべき課題を設定する[4]．たとえば，患者のまち時間の減少(患者中心)や糖尿病患者の良好な血糖コントロール(HbA1c (NGSP)＜7.0％：有効性)などを課題とする．

b. 現状把握

　取り組む課題の実態について，データに基づいた事実確認を行う．たとえば，血糖コントロールが良好な糖尿病患者の増加を課題とした場合，その現状を臨床指標によって把握する(**表Ⅷ-7-1**)[5]．この際，臨床指標の定義と算出式(分母・分子の対象患者，適応・除外基準)を明確にしておく．

表Ⅷ-7-1 糖尿病患者の血糖コントロール(HbA1c (NGSP)＜7.0％)の臨床指標の算出式

分　子：HbA1c (NGSP)の最終値＜7.0％の外来患者数
分　母：糖尿病の薬物治療を施行されている外来患者数
適応基準：過去1年間に外来で糖尿病治療薬を合計90日以上処方されている患者
除外基準：運動療法または食事療法のみの患者

(文献5)より)

c. 目標の設定

　課題に取り組んだことにより，改善したのかどうか（成果をあげることができたのかどうか）を客観的に評価できる目標値を設定する．自院だけで評価する場合には，自院のベースラインを踏まえて，目標値を設定する．他院と比較する（ベンチマーキング）ならば，自院がどの立ち位置にいるのかを確認し，その状況に応じて設定する．たとえば，自院がベンチマーキングに参加している母集団の水準（中央値）以下であれば，その水準の達成を目標値とする．水準レベルであれば，上位25％を目指す目標値を設定する．

d. 要因分析

　問題を引き起こしている要因を分析し，根本要因を突き止め，解決することで大きな効果を期待できる重要な要因を絞り込む．

e. 対策立案

　要因分析に基づいて対策を立案し，「期待される効果（どの解決策が成功した場合，どれくらいの効果がもたらされるか）」「実現可能性（その解決策が成功する可能性はどのくらいあるか）」「費用（その解決策を実行するのにかかる費用）」「時間（その解決策を実行するのにかかる時間）」といった観点から対策を絞り込んだり，実施に関する優先順位を決定したりする．

f. 対策の実施

　立案した対策を実行する．対策の実施状況をデータとして活用し，評価できるように記録などに残すようにする．

g. 効果の確認

　目標が達成されたかどうかを評価し，対策を実施したことによる効果を確認する．効果が確認できなかった場合には，その原因について分析し，対策を見直して改善を図る．

h. 標準化と管理・定着

　効果が認められた対策について標準化を図り，確実にその対策が実施されるように管理し，組織で定着化を目指す．

ⅱ● PDCAサイクル

　PDCA（plan-do-check-act）サイクル（図Ⅷ-7-1）は，医療の質改善を図るための基本手法である．医療の質を改善するための計画がplanである．planは，前述した①課題の設定，②現状把握，③目標の設定，④要因分析，⑤対策立案のプロセスを踏まえた内容に基づいて作成される．doは計画の実行であり，⑥対策の実施に該当する．checkは計画の実施によって効果が得られたどうかを評価するプロセス（対策の実施にかかわる不具合や新たな問題の発生などもあわせて評価）である．actはcheckの評価に基づき，必要に応じて質改善計画に修正を加えて改訂し，改善を図るプロセスであり，⑦効果の確認となる．PDCAサイクルをまわすことにより，⑧標準化と管理・定着につなげることができる．

7 質の向上

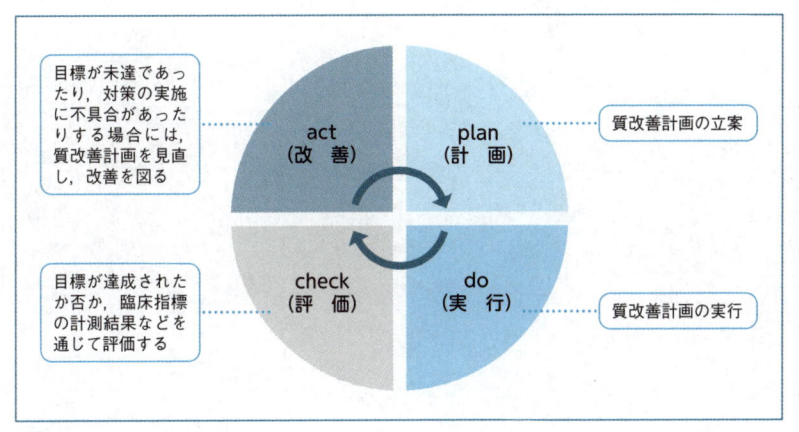

図Ⅷ-7-1 PDCAサイクル

> Q1 医療の質を保証するためには，どのような取り組みや学習を実施する必要があるでしょうか？
> Q2 医療の質保証・改善を行うためには，どのような側面からの評価が必要になるでしょうか？
> Q3 医療の質を計測するために，どのような臨床指標を活用すればよいでしょうか？
> Q4 医療の質改善を図るためにはどのようなプロセスを踏む必要があるでしょうか？
> Q5 医療の質改善のプロセスとPDCAサイクルはどのようにリンクしているでしょうか？

まとめ

医療の質の保証・改善は，PDCAサイクルをまわすことによって達成される．質改善計画の作成と実行，その評価，また必要に応じて質改善計画を見直す一連のサイクルをまわす仕組みを組織で整備することが重要である．

参考文献

1) Loher KN, Committee to Design a Strategy for Quality Review and Assurance Medicare (Eds.)：Medicare：a strategy for quality assurance, Vol. 1, National Academy Press, Washington, DC, 1990.
2) Donabedian A：Evaluating the quality of medical care. 1966. Milbank Q, 83 (4)：691-729, 2005.
3) 永田 靖：品質管理のための統計手法, 日本経済新聞社, 東京, 2006.
4) 米国医療の質委員会 医学研究所（著），医学ジャーナリスト協会（訳）：医療の質　谷間を超えて21世紀システムへ, 日本評論社, 東京, 2002.
5) 日本病院会：2015年度一般病床No14　血糖コントロール, QIプロジェクト. 年度別指標一覧, 2015. https://www.hospital.or.jp/qip/qi.html

（小林美亜）

IX

専門職としてのキャリア開発

1 ポートフォリオを活用した自己開発

学習目標
① 自己のキャリア開発の重要性について学ぶ
② ポートフォリオを用いた学習方法について学ぶ

A 自己のキャリア開発

　国民を取り巻く環境の変化・ライフスタイルの多様化に伴い，医療・介護・福祉に対するニーズも多様化している．看護師にも，より適切で満足度の高いサービスが求められるようになってきた．しかし，高い専門性が求められることで心身ともに疲弊してしまい，早期離職や潜在看護師の増加につながっている現状もある．それぞれが仕事に対する責任や役割意識をもち，やりがいを感じて看護を実践し，キャリアを積み重ねていくことが重要となるだろう．

　これまでの日本社会においては，キャリアは会社主導でつくられてきたが，今後は個人が自らのキャリアに責任をもつべきである．そのためには，業務として日々仕事をこなしていくのではなく，仕事を通じて自分がどうありたいのか，自分自身に何を求め，何を大切にして生きていきたいのか，生涯にわたる職業生活を見据えたうえで，仕事に対して前向きに取り組めるようにすることが欠かせない．

B 経験学習サイクル

　1984年に，Kolbは，「経験から学ぶプロセス」を経験学習サイクルとしてモデル化している（**図Ⅸ-1-1**）．この理論では，経験からよりよく，より深く学ぶためには，「具体的経験」をじっくり振り返るプロセスをとり，次の経験に活かせるように「抽象的概念化（「なぜそうなったか」「どうすればよいか」などの考えを一般的な言葉で整理して表現すること）」することが重要だと述べている．そして，そこで得た新しい考えや方法に基づいて行動を起こせば，それまでとは異なる具体的な経験を積むことになり，経験学習はよりよい形で回っていく．

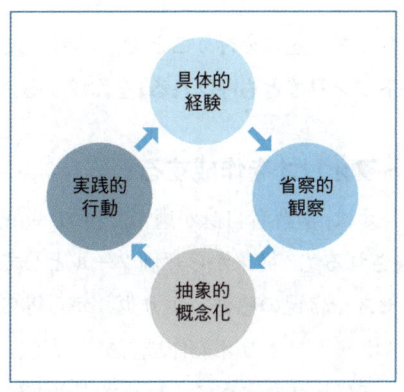

図IX-1-1　Kolbの経験学習サイクル

C ポートフォリオを用いた学習方法

i ポートフォリオとは

　先に述べた経験学習サイクルを実践し，自己開発を促す方法の1つとして，ポートフォリオの活用があげられる．

　ポートフォリオとは，「学習者の成果や省察の記録，メンター（助言者・指導者）の指導と評価の記録などをファイルなどに蓄積・整理していくもの」と定義される[1]．ポートフォリオは建築や芸術の世界から発祥（自分の作品をファイルして他者へ提示することで，自分の成果や経験を証明していた）し，「紙ばさみ」が語源といわれている．

　医学教育も，従来の**プロセス重視型学習**[注1]から**アウトカム基盤型学習**[注2]を重視する方向に移行されつつある．アウトカム基盤型学習において，ポートフォリオは有用な学習・評価ツールであり，医学教育でも利用されるようになった．ポートフォリオを使用することで，今まで評価が困難であった学習者の取り組みや態度，成長がみえてくる．またポートフォリオ評価を通じて，学習者と指導者の共同学習を促進することができるとされている．

ii ポートフォリオに含まれるもの

　「ポートフォリオには，ongoing work（進行中の成果・仕事）として，アウトカムや学習の目的へ向かっている過程を示す証拠，自己省察，メンター指導と評価の記録が含まれる」と横林らは述べている[2]．具体的には，こうありたいと思うビジョンやゴールの記録，自分が作成した論文や研究，サマリー，指導者からの評価，研修で学んだことの記録，患者からの手紙，履歴書，考えたことや感じたことのメモなどをファイルしていく（**元ポートフォリオ**）．そして，それらをあらかじめ設定したアウトカム領域（実践がもたらす本質的な結果・成果）

注1：プロセス重視型学習とは，何をどのように教えるかを決め，評価していく学習方法である．
注2：アウトカム基盤型学習とは，プログラム修了時点で必要とされる能力・成果を決め，必要な教育内容と方法を決める学習方法である．

ごとに整理し，指導者とともに振り返りを行うことで，学習・成長記録としての**ショーケースポートフォリオ**（**凝縮ポートフォリオ**とも呼ばれる）を作成する．

iii ショーケースポートフォリオを作成する

ショーケースポートフォリオは「学習者自身が選んだbest work（最良の仕事・成果）からなるポートフォリオ」と定義される[2]．従来から評価ツールとして利用されているレポートとは違い，思考・行動のプロセスや自己の感情，振り返りから得られた学びなども含んでいる（**図IX-1-2**）[3]．ショーケースポートフォリオの作成様式・方法に関しては，自由度が高く，学習者に任されている．また先に述べたように，指導者とともに，ポートフォリオについて話し合う場をもつことを特徴としている．アウトカム達成に向けて，それに合う事例や印象的な事例について指導者とともに振り返り，次につなげるための課題を導き出すことで，学習者の学習をさらに促進することができる．

iv ポートフォリオ活用例

さまざまな看護研修の現場で，ポートフォリオが活用されている．岡山家庭医療センターが実施している家庭医療看護師養成コース（地域・在宅を支える4つの施設を2年かけてローテーションし，地域に根ざした看護師を育てるというコース）で，筆者自身もポートフォリオを用いた研修を受けた．当コースでは各研修先でアウトカムが設定されており（**表IX-1-1**），このアウトカムを達成するために，適切な事例をショーケースポートフォリオとしてA4用紙にまとめ，指導者とともに振り返りを行っていた．以下，診療所研修でのショーケースポートフォリオを参考として示す．

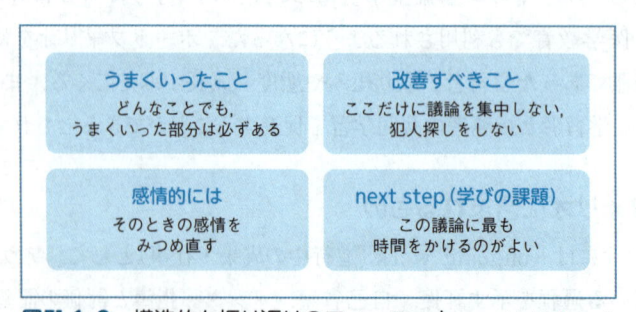

うまくいったこと どんなことでも， うまくいった部分は必ずある	改善すべきこと ここだけに議論を集中しない， 犯人探しをしない
感情的には そのときの感情を みつめ直す	next step（学びの課題） この議論に最も 時間をかけるのがよい

図IX-1-2　構造的な振り返りのフォーマット　　（文献3）より）

表IX-1-1　診療所研修アウトカム

- 予防医学的アプローチができる（健康教育の実施を含む）
- 虚弱高齢者ケアにおける看護師の役割を知る
- 外来トリアージ，待合室での観察，診察の介助の手法を学ぶ
- ケアマネジャー，看護・介護スタッフとの連携ができる
- 有効な看護情報を提供できる（看護情報提供書の作成）
- コミュニケーションの基礎を学ぶ
- 家庭医・家庭医療の基礎を学ぶ

診療所では毎日多くの患者とかかわるため，短期間の研修では全体の把握が難しく，どのように研修を進めていけばよいのかを悩んだことについて，ポートフォリオにまとめた．まずは出来事やそのときの感情などを記録していった．さらに文献の検索・検討によって，「熟練した外来看護師は短い時間のなかで患者に的確にかかわろうとする鋭い感性・観察眼があり，情報収集・把握能力に長けていること」「長いスパンで継続的にかかわることで，患者の性格や家族背景，生活背景を把握し，それに応じたかかわりができること」がわかった．こうした能力は，熟練した外来看護師でないと身につけられないと感じ，困難感を抱えていたが，指導者との振り返りや，情報共有ノートの作成，看護カンファレンスの実施を通じて，短期間の研修でもケア情報の継続性を保てるのではないかという結論に至り，これを実践した．

　その結果，患者の情報をつながりをもって把握することができ，患者とのコミュニケーションの幅が広がった．加えて，かかわりの困難感などを吐露できる場をもてたことは，研修生としての安心感にもつながった．また，研修先の診療所の看護スタッフにアンケートをとったところ，こうした取り組みがスタッフにとっても有用であることがわかった．というのも，患者との普段のかかわりのなかで感じたささいな感覚をスタッフ同士で共有する場があることで，その患者が受診した際に，看護スタッフが意識的にかかわることが可能となり，個別の看護を展開することができるからである．

　このように，ポートフォリオを用いると，事例や出来事の経過とともに，自己の行動やそのときの感情を振り返り，次の行動につなげることができる．またできあがった作品をファイルしていくことで，自分自身の成果や成長を実感することができ，自信がついたりモチベーションが高まったりしたようにも思う．

> Q1　経験学習サイクルとはどんなモデルでしょうか？
> Q2　アウトカム基盤型学習とは，どんな学習方法でしょうか？
> Q3　元ポートフォリオには，どういったものをファイルしたらよいでしょうか？
> Q4　ポートフォリオとレポートの違いは何でしょうか？
> Q5　仕事を通じて自分がどうありたいのか，自分自身に何を求め，何を大切にしていきたいのかを考えてみましょう！

まとめ

　ポートフォリオを利用し，自己の成果・成長を実感していくことで，自信やモチベーションの向上につながっていく．

参考文献

1) 西岡加名恵：教科と総合に活かすポートフォリオ評価法—新たな評価基準の創出に向けて, 図書文化, 東京, 2003.
2) 横林賢一, 大西弘高, 斎木啓子, 他：ポートフォリオおよびショーケースポートフォリオとは. 家庭医療, 15(2)：32-44, 2010.
3) 横林賢一, 藤沼康樹：Clinical Jazz—臨床経験の振り返りとEBMを融和させた教育セッション. JIM, 17(10)：872-875, 2007.
- 阿部久美子：経験学習を取り入れた 人材開発プログラムのリ・デザイン. http://www.keikengakushu.jp/learn/learn.html
- 鈴木敏恵：キャリアストーリーをポートフォリオで実現する, 日本看護協会出版社, 東京, 2014.

（石井絵里）

2 自身の実践をまとめ・振り返る・発表する

学習目標
① 文献検索の意義を理解し，興味や関心のあるテーマに関する文献を検索する方法を学ぶ
② 研究発表をする意義を理解し，研究発表について学ぶ
③ 論文を書く意義を理解し，論文の書き方を学ぶ

必要とされる技術
- 文献検索方法
- キーワードの選定
- 研究計画書作成
- 研究における倫理的配慮とその手続き
- 研究発表の技術
- 論文作成の技術
- クリティークする能力

参考となる文献検索データベースなど
- 日本看護協会：最新看護索引Web（会員限定，取り寄せ有料）
- 医中誌Web（有料）
- CINAHL（有料）
- PubMed（無料）
- 朝日新聞デジタル：聞蔵DNA（有料）
- 国立国会図書館：NDL-OPAC（検索無料，取り寄せ有料）　　など

A 文献検索

i 文献を検索する意味

なぜ文献を読むのか，それは自分の看護の世界を広げるためである．対応困難な問題にぶ

つかったり，根拠が曖昧なまま実践していたり，倫理的な判断に迷う場面など，看護実践においてはさまざまな状況に遭遇する．文献検索し，論文を読むことで，類似の場面で解決した実践例や，エビデンスを明らかにした研究など，日々の看護のヒントにつながる情報を容易に得ることができる．文献検索とは，アイデアやエビデンスの宝庫から，自分が知りたい情報をみつけ出す手段である．

ii 文献の種類と特徴

　文献にはいくつか種類があるので，その特徴を知っておくとよい．1つは学術論文をまとめた学術雑誌で，専門学会などが発行しており，新しい知見が多く収載されている．掲載に当たって専門家の審査があるため，学術的な価値が高い内容だといえる．2つ目は報告書で，官公庁や研究所，自治体などが発行し，審査はない．実態調査が大半を占め，データとしての価値がある．3つ目は書籍で，審査はないが，一般的・常識化された内容が盛り込まれている．しかし，古い情報が記載されている場合もある．その他，インターネット記事や新聞などもあるが，信憑性のある内容かどうかは読者の判断に委ねられる．

　文献検索データベースから検索すると学術論文がヒットすることが多いので，学術論文の種類についても概説する．①総説は，あるテーマに関する研究の概要や著者の見解，そのテーマの課題などが述べられている．その分野での第一人者が執筆した論文は読む価値が高い．②原著論文は，学術的論文のなかで最もオリジナリティがあり，十分な検証がなされ，価値の高い研究論文である．論文を書くときにも，原著論文などを参考にするとよい．③短報は，情報量は少ないが，独創性や新しい試みに関するデータであるという点に価値をもち，速報性を重視している．④資料は，論文の完成度よりもデータに価値がある．⑤実践報告・症例報告は，一般化することが難しいが，希少なデータや実践例が記載されている．⑥トピックス・特集は，特定のテーマに焦点が当てられ，ホットな話題が集まっており教育的・啓蒙的な特徴がある．その他，会議録は，学会発表での要旨が掲載されている．

　公表されている論文だからといって，記述をすべて鵜呑みにするのではなく，読むことを通してクリティークする力を身につけていくことが非常に重要である．

iii 文献検索の方法

　文献検索の方法として，文献検索データベースを活用すれば，莫大な研究論文のなかから，求める論文を簡便に検索できる．文献検索データベースには，日本看護協会の最新看護索引Web（会員限定）や，医中誌Web，CHINAHL，PubMedなどさまざまなものがあるが，使用可能なデータベースを活用するとよい．

　まず，どのような情報を得たいのかを整理し，検索画面から出版時期や文献の種類などを選定する．次に必要なキーワードを入力する．たとえば，「プライマリ・ケアにおける糖尿病患者への予防的な看護のかかわり」に関する文献を入手したい場合，キーワードは「プライマリ・ケア」「糖尿病」「予防」といった短い単語で入力する．「プライマリ・ケア」「糖尿病」「予

防」の間にそれぞれ1つスペースを入れると，AND検索される．つまり，「プライマリ・ケア」かつ「糖尿病」かつ「予防」のキーワードが含まれる文献がヒットする．OR検索が必要な際には，キーワードの間に「OR」か「｜」を入れる．検索データベースシステムにはシソーラス機能があるので，「プライマリ・ケア」をキーワードとして入力すると，自動で「プライマリヘルスケア」などの同義語・類義語も拾うので便利だが，たまに関係しない文献がヒットすることもあるので注意する．

検索結果として，ヒットした文献件数や論文の著者名，テーマ，掲載雑誌，巻，号，発行年などの情報が列挙される．なかには要旨が読めるものもある．論文数が多すぎる場合は，「看護」などのキーワードを追加して検索したり，出版時期や文献の種類などを再設定して絞り込み，論文タイトルなどを読んで必要な論文を選ぶ．

入手方法について，日本看護協会の最新看護索引Webでは有料の郵送サービスがある．ほかに，インターネット上で閲覧可能な文献もあり，最寄りの図書館や医療看護系大学の図書館を利用するという方法もある．図書館のなかには，相互利用サービスを行っているところもあるので，その図書館が所蔵していない文献を取り寄せて読むこともできる．

B 研究発表と論文作成

i 研究発表し，論文を書く意味

看護職が臨床研究し，論文にするということは，看護活動の現象を明らかにし，それを言語化することで，根拠のあるものとして正当化され，看護の改善につながる．より質の高い看護実践として認められる第一歩となる．臨床研究による看護実践は，看護の価値を確立し，患者・家族のQOL向上に寄与するものである．よって，発表したり，論文を雑誌に掲載しようと取り組むことは，自分や職場のレベルアップを目指している証であり，専門職としての社会的責任を果たしているともいえる．

公表するということは，計画的・意図的な取り組みがあり，実践の結果があり，その結果となった理由を整理して洞察することである．そこには必ず論理的・科学的思考が組み込まれる．「何となくやったら，何となくよさそうだ」ではなく，「Aの状況でBの介入を行えば，きっとCというよい結果が得られるだろう」という，構造とプロセスとアウトカムの間で理論立てられた思考のもと，客観的に評価したり，要因を分析したり，因果関係を明らかにしたりするなど，科学的な看護実践を志向していることは間違いない．文献を「読んで，使って，伝える」ことで，自分自身と看護現場の発展やレベルアップに寄与できるのである．

ii 研究発表の方法

研究について院内で発表すると，ハッとするコメントや納得するアドバイスをもらえることがある．そして，それらを論文に反映すると，より満足度の高い論文となる．院外発表する機会が得られるならば，積極的に挑戦しよう．

発表方法には，口頭発表もしくはポスター発表（示説）がある．発表内容は，論文の構成と同様に，タイトル，著者名（所属）のほか，研究背景，目的，方法，倫理的配慮，結果，考察を盛り込む．プレゼンテーション資料の作成はパワーポイントが便利である．口頭発表では発表時間，ポスター発表ではポスターの縦横の大きさの規定が示されるので厳守する．資料作成のポイントは"わかりやすい"ことである．字が小さく行間も狭いと，何が重要なのか伝わりにくい．図表を活用したり，箇条書きでポイントを伝える工夫が必要である．色もフォントも自由に選べるが，多用しすぎると強調点がわかりにくくなる．

発表原稿を用意する場合は，明瞭な声で適度な間をとり，1分間に300字程度を目安にして話す．最後の質疑応答では，誰よりも自分が一番わかっているのだと自信をもち，誠実に対応し，事実や自分の意見を述べる．

iii 論文の書き方

発表まで終えたら，自分の実践を丁寧に振り返り，論文にまとめよう．論文を書くためには，一定の書き方のルールに従って，論理的な文章にすることが重要である．まずは，よい論文を複数読んで参考にすることを勧める．

論文の構成は，タイトル，著者名，要旨（投稿雑誌によって不要なこともある）に続き，緒言（目的），方法，倫理的配慮，結果，考察，文献という流れである．

緒言では，テーマとした領域の課題や経緯，従来の知見，問題の定義などの研究背景を述べ，明らかにしたい目的を簡潔明瞭な文章で記述する．方法では，実施（調査）期間，対象，実施（調査）方法，実施（調査）内容，分析方法などを記載する．第三者が類似の状況下で類似の実践や介入ができるよう，十分な情報を提示する必要がある．倫理的配慮は，人を対象とする研究では，必ず手続きを行って，その旨を記載する．結果は，得られたデータから事実のみを客観的に記述する．図や表を使用するとわかりやすい．図表を用いる場合は，読み手にどのデータや事実に着目してほしいのかを文章として記述する．考察では，結果の解釈や結果の妥当性を評価し，推論される見解を述べる．考察で記述する表現は，主観的にならないように，「思った」「感じた」という表現は避け，「考えられる」「推測される」「示唆される」「必要である」といった客観的・中立的な表現とする．また研究の限界や課題を明らかにすることで，次のステップにつながる．文献は，引用文献と参考文献があるが，論文の緒言や考察で引用したもののみを列挙し，読んで知識を得ただけの文献は記載しない．文献記載方法は，投稿雑誌によって若干異なるので，それぞれの規定に従う．

2 自身の実践をまとめ・振り返る・発表する

- **Q1** 自分の専門分野の学術雑誌を定期的に読んで，新しい知見を入手するよう努力していますか？
- **Q2** 意図的な看護実践を計画するときに，複数の関連文献を読んで，計画の根拠を明確にしたり，実践計画を工夫したりしていますか？
- **Q3** 文献を入手するための方法を理解し，実際に文献検索を行ってみましょう．
- **Q4** 自分の看護実践を振り返り，わかりやすく研究発表する方法とはどのようなものでしょうか？
- **Q5** 論文としての体裁を整えて，実践報告として雑誌に投稿するために必要なことは何ですか？

まとめ

 以上のように，日々の実践のなかで文献を「読み」「使い」「伝える」ことで，看護の実践現場の仲間と情報共有し，科学的な思考を高めることができる．このプロセスを通してクリティークする能力を身につけ，エビデンスに基づく看護実践へと発展・進化させていきたい．

参考文献

- 数間恵子,岡谷恵子,河 正子：看護研究のすすめ方・よみ方・つかい方,第2版,日本看護協会出版会,東京,1997.
- 小笠原知枝,松木光子：これからの看護研究—基礎と応用,ヌーヴェルヒロカワ,東京,2012.
- 木原雅子,木原正博：現代の医学的研究方法　メディカル・サイエンス・インターナショナル,東京,2012.
- APA（アメリカ心理学会）（著）,江藤裕之,前田樹海,田中健彦（訳）：APA論文作成マニュアル,医学書院,東京,2004.

（藤内美保）

3 人を育てる力の育成
―看護師の教育に関する理論を学ぶ―

A プリセプターシップの理解

> **学習目標**
> ① 院内教育プログラムとしてのプリセプターシップを学ぶ
> ② プリセプターシップで用いる用語を正しく学ぶ
> ③ プリセプターの役割を学ぶ
> ④ プリセプターシップの課題を学ぶ

i プリセプターシップ

　プリセプターシップは，当初はアメリカで医学教育の指導体制として用いられていた．その後，看護学生や新人看護師などの指導体制にも取り入れられるようになった．わが国の多くの病院では，入職後1年以内の看護師の離職率が増加しており，その防止対策として，プリセプターシップが導入されている．具体的には，新人看護師のリアリティショックの緩和，職場適応，役割移行の促進を目指して，プリセプターの役割を担う看護師が，一定の期間，新人看護師に1対1で対応し，病棟業務を行いながら，その新人看護師への指導を個別に展開する体制である[1～3]．

ii プリセプター

　プリセプターとは，個別指導教員(tutor)または指導者(instructor)を意味する用語である．わが国でプリセプターとは，病棟に所属し，病棟業務を行いながら，プリセプターシップの実施期間，1人の新人看護師を担当し，その指導を個別に展開する役割を担う看護師である．

iii プリセプティ

　プリセプティとは，実践的な専門職的経験と訓練のためにプリセプターの指導を受ける者[1]を意味する用語である．現在，日本の病院では，プリセプター研修が新人看護師の指導体制として導入されている．新人看護師とは，看護基礎教育課程を修了直後，国家試験に合格して免許を取得し，病院に就職して1年未満の看護師とする．これは，多くの病院が職業活動を開始してから1年未満の看護師を新人と呼び，特別な教育システムやプログラムを計画・実施し，支援していることを根拠とする．

表Ⅸ-3-1　プリセプターの役割

①個別性を反映した指導を提供できるように，新人看護師の情報を多角的に収集し，それを反映した指導計画を立案する
②指導目標達成を目指して，指導計画案に沿った指導と評価を実施する
③指導目標達成と医療事故防止を目指して，新人看護師の状況とともにその場の状況を査定し，その結果に応じて指導方略を使い分ける
④新人看護師が業務を継続できるように，問題事象の解説や心理的支援を行う
⑤プリセプター不在時にも新人看護師指導を継続し，新人看護師が苦しみ，困り，思い煩う原因となる状況を低減するために，病棟看護師やクライエントから指導への協力を取りつける
⑥看護の質を保証し，職場適応を促進するために，新人看護師の援助に伴う緊張感を緩和するとともに，不足部分を発見し，その部分も補う
⑦新人看護師指導を円滑に進めるために，それと並行して実施する業務を計画的に推進する

（舟島なをみ：院内教育プログラムの立案・実施・評価，第2版，医学書院，東京，p.202, 2015. より一部改変）

iv ● プリセプターの役割

　何をどのように指導するか，指導内容や指導時期，方法は各部署の専門ごとに異なり，プリセプターとしての通常業務についても同様である．**表Ⅸ-3-1**[4]に示した**プリセプターの役割**を果たすためには，まず第一に新人看護師の行動を客観的に分析し，理解する必要がある．プリセプターにとって，教育の対象理解は，看護の対象理解が重要であるのと同じく重要となる[4]．

v ● プリセプターシップの課題

　プリセプターとして新人看護師の指導を担当する多くの看護師が，新人看護師の指導に際して役割の曖昧さや役割葛藤を経験し，1人で苦しみ，その結果離職に至ることも少なくない[5]．このような状況を打開するためには，プリセプターがどのような役割を担っているかを明瞭にし，関係者間で共有する必要がある．

B コーチング

学習目標

① コーチングの歴史を学ぶ
② コーチの役割を学ぶ
③ 医療現場におけるコーチングの活用方法を学ぶ
④ コーチングスキルを学ぶ

i ● コーチングの歴史

　マネジメントの分野でコーチという言葉が使われ始めたのは1950年代で，アメリカで発展した．経営者たちは「スポーツ選手にコーチをつけると記録が伸びるなら，組織においても上司が部下にコーチングできれば，部下の成績はアップするだろうと考えたのだ．

　日本にコーチングという概念が入ってきたのは1997年のことである．ビジネス業界を中心

に導入された「コーチング」が，その後医療・看護の分野に入ってきたのは2002年頃である．病院のなかでも，とくに30人ほどの部下をもつ看護師長などにとって，マネジメントスキルの向上や目標管理制度が導入されたり，国立病院や大学病院などの独立行政法人化によって採算性が重視されたりすることで，看護師としての専門性以外の能力を必要とされる時代となった．

ii コーチの役割

コーチ（coach）とは，相手（クライエント）の目標達成をサポートしていく人を指す．そして，コーチがクライエントを主体とし，相手の力を引き出すようにサポートするかかわり方のことをコーチングという．すなわち，コーチングとは，ある人が最大限の成績をあげる潜在能力を解放することであって，それは"その人に教える"のではなく，"その人に気づきを与えて学びを助ける"ことである[6]．コーチングにおいては「気づかせること」が最も重要となる．すなわち，**答えや能力はクライエント自身にすでに備わっている**という考え方である．そして，そのクライエントのなかにある答えを**引き出し**，クライエントが主体的に取り組むようにサポートすることも，コーチの重要な役割といえる．

iii コーチングの場面

コーチングのコーチとクライエントの間に，基本的には上下関係はなく，**対等なパートナーシップ**が存在する．クライエントが信頼と安心感をもち，コーチに自分の気持ちを言語化することができるような関係性を築き，コーチはクライエントと一緒に目標に向かって協力する関係を意識することが重要である．このようにコーチングでは，双方向にコミュニケーションを図り，お互いの理解を深めながら信頼関係を築くというコミュニケーションスタイルをとる．コーチングは，次のような関係で活用することができるだろう．

①医療者と患者とのコミュニケーション
②医療スタッフ間のコミュニケーション
③看護師長と看護師，先輩・後輩看護師間でのコミュニケーション

iv コーチングスキル

コーチングには3つのスキルが必要となる．まず，コーチがクライエントの話をしっかり「**聞く**」スキルである．クライエントが「自分の話をしっかり聞いてもらえた」と感じることで，受け入れられたと認識し，その結果，聞いてくれたコーチに対する信頼感が増すことになる．さらに，クライエントは，話をすることで頭のなかが整理され，自分の考えが明確となり，行動もしやすくなる．

次に，「**承認する（ほめる）**」「**存在を認める（肯定）**」「**感謝する**」「**仕事を任せる**」といった人材

表IX-3-2 発言を促す質問のスキル

	質問の方法	例
限定質問	①YES/NOで答える質問	「看護計画は立てたのですか？」
	②YESだけを引き出す質問	「抗菌薬を投与してくれますね？」
	③事実を問う質問	「今，点滴は何本目ですか？」
拡大質問	④選択肢で考えさせる質問	「患者ケアの成功例を話してください」
	⑤意見・判断を問う質問	「在院日数を減らすためにはどんな方法が有効かしら？」

(文献7)より一部改変)

を育成するスキルがあげられる．

そして3つ目は**質問のスキル**である．コーチングにおける質問のスキルは，相手の考え方を知りたいというメッセージを送るスキルのことをいう．相手のなかにある考えを引き出すような，相手に気づかせるための質問を意識的に投げかけることが大切である．従来より，相手に考えさせるには「答えがたくさんある質問（オープンクエスチョン）」がよいとされている．たとえば，**表IX-3-2**に記した質問の方法のなかでは，①～③の限定質問よりも，拡大質問である④，⑤のほうが，相手に気づかせるためには有効な質問の方法といえる[7]．

人を育てる力とは，どのようなものでしょうか？　看護師としてどのような能力とスキルが必要でしょうか？

Q1 プリセプターシップにおいて，プリセプターとプリセプティの関係とはどのようなものでしょうか？

Q2 プリセプターのかかわりの違いで，プリセプティにはどのような影響があるでしょうか？

Q3 プリセプターは，新人看護師をどのように理解すればよいでしょうか？

Q4 コーチとクライエントの信頼関係はどのように構築していけばよいでしょうか？　それはコーチの役割を理解するだけでうまくいくでしょうか？

Q5 コーチングを活用する場面として，①看護師と患者間，②看護師とスタッフ間，③看護師長（上司）と看護師（部下）間でのコミュニケーションについて考えてみましょう．看護師の立場では，どのようにかかわるべきですか？

まとめ

プライマリ・ケア領域で働く看護師は，患者を中心とするチーム医療のなかで活動する．そのすべての実践は対象者との信頼関係を基盤としており，相手が主体的に取り組むように支援するコーチングスキルは必要な能力だといえる．そして，プリセプターシップとコーチングは，どちらも双方向性に発生するコミュニケーションスキルに影響されることを意識して用いられるべきである．

参考文献

1) Webster's third new international dictionary, G&C Merriam Webster Company Publishes Inc, spring field, p.1784, 1981.
2) Mosby S：Mosby's Medical, Nursing & Allied Health Dictionary 6th Edi, Elsevier Health sciences, p.1387, 2002.
3) 見藤隆子, 小玉香津子, 菱沼典子(総編)：プリセプター・システム. 看護学辞典. 日本看護協会出版会, 東京, p.597, 2003.
4) 舟島なをみ：院内教育プログラムの立案・実施・評価, 第2版, 医学書院, 東京, p.202, 2015.
5) 里田佳代子, 今里とみ子, 小野有美, 他：プリセプターのストレス認知とコーピング. 日本看護学会論文集 看護管理, 32：132-134, 2001.
6) ジョン・ホイットモア(著), 真下　圭(翻訳)：潜在能力をひきだすコーチングの技術, 日本能率協会マネジメントセンター, 東京, p.18, 1994.
7) 野津浩嗣：コーチングとは. 看護コーチング―日常業務への活用の仕方から人材育成・目標管理面接まで―, 日総研出版, 東京, p.8-56, 2005.

（高野政子）

INDEX

日本語

あ

アクシデント ･････････････････････ 452
悪循環コミュニケーション ･････････ 44
悪性新生物 ･･･････････････････････ 95
アサーティブコミュニケーション ･･･ 383
アセスメント ･････････････････････ 147
アドヒアランス ･･･････････････････ 164
アトピー性皮膚炎 ･････････････････ 312
アナフィラキシー ･･････････････ 62, 423
アルコール ･･･････････････････････ 217
　　──依存症 ･････････････････････ 219
アンドラゴジー ･･･････････････････ 165

い

一次医療 ･････････････････････････ 3
一次情報源 ･･･････････････････････ 141
一次予防 ･････････････････････････ 41
一般健診 ･････････････････････････ 90
医療安全 ･････････････････････････ 451
医療事故 ･････････････････････････ 452
医療制度 ･････････････････････････ 13
医療の質 ･････････････････････････ 468
医療法 ･･･････････････････････････ 13
医療面接 ･････････････････････････ 313
医療用麻薬 ･･･････････････････････ 370
インシデント ･････････････････････ 452
飲酒 ･････････････････････････････ 217
インスリン ･･･････････････････････ 239

インフルエンザ ･･･････････････ 301, 304

う

右心不全 ･････････････････････････ 273
うつ病 ･･･････････････････････････ 342
運動療法 ･･･････････････ 238, 265, 281, 291

え

栄養アセスメント ･････････････････ 211
エビデンス ･･･････････････････････ 139
エンパワメント ･･･････････････････ 28

か

介護制度 ･････････････････････････ 13
外傷サーベイランス ･･････････ 110, 133
改訂長谷川式簡易知能評価スケール ･･･ 335
学童期 ･･･････････････････････････ 416
かぜ症候群 ･･････････････････ 298, 303
家族教育 ･････････････････････････ 163
家族志向 ･････････････････････････ 40
家族の発達段階 ･･･････････････････ 45
家族面談 ･････････････････････････ 47
学校保健 ･････････････････････････ 408
がん ･････････････････････････････ 95
　　──検診 ･･･････････････････････ 97
換気補助療法 ･･･････････････ 261, 262
看護倫理 ･････････････････････････ 35
患者教育 ･････････････････････････ 163

489

患者中心の医療 ･････････････････････ 30
患者の権利 ････････････････････････ 32
感染管理 ･････････････････････････ 430
感染症 ･･･････････････････････ 59, 297
緩和ケア ･････････････････････････ 365

き

気管支炎 ･････････････････････････ 304
気管支拡張薬 ･････････････････････ 259
気管支喘息 ･･･････････････････････ 419
希死念慮 ･････････････････････････ 342
喫煙 ･････････････････････････････ 200
ギプス ･･･････････････････････････ 293
虐待 ････････････････････････ 108, 426
キャリア開発 ･････････････････････ 474
救急医療 ･････････････････････････ 441
吸入ステロイド薬 ･････････････････ 260
協働的パートナーシップ ･･･････････ 23
禁煙 ･････････････････････････････ 259
　──補助薬 ･････････････････････ 207
禁酒 ･････････････････････････････ 219

く

苦情対応 ･････････････････････････ 437

け

ケアユニット ･････････････････････ 42
経験学習サイクル ･････････････････ 474
傾聴 ･････････････････････････････ 172
減塩 ･････････････････････････････ 197
研究発表 ･････････････････････････ 481
健康信念モデル ･･･････････････････ 168
健康増進法 ･･･････････････････････ 12
健康日本21 ･･･････････････････････ 56
現物給付 ･････････････････････････ 16
減量 ･････････････････････････････ 295

こ

抗凝固療法 ･･･････････････････････ 194
高血圧 ･･･････････････････････････ 179
高張性脱水 ･･･････････････････････ 324
行動・心理症状 ･･･････････････････ 332
行動変容 ･････････････････････ 28, 169
行動療法 ･････････････････････････ 168
高度実践看護師 ･･･････････････････ 7
高年期 ･･･････････････････････････ 74
高齢者虐待 ･･･････････････････････ 120
呼吸音 ･･･････････････････････････ 307
呼吸器衛生 ･･･････････････････････ 434
呼吸リハビリテーション ･･･････････ 260
国民皆保険 ･･･････････････････････ 15
個人防護具 ･･･････････････････････ 433
コーチング ･･･････････････････ 171, 485
骨折 ････････････････････････ 289, 292
子ども虐待 ･･･････････････････････ 113
個別教育 ･････････････････････････ 175
コミュニケーションスキル ･････････ 439
コンプライアンス ･････････････････ 164

さ

災害看護 ･････････････････････････ 399
在宅医療 ･････････････････････････ 352
在宅看護 ･････････････････････････ 356
在宅酸素療法 ･･･････････････････ 264, 284
左心不全 ･････････････････････････ 274
産業保健 ･････････････････････････ 106
三次予防 ･････････････････････････ 41
酸素療法 ･･････････････････････ 260, 262

し

ジェネラリスト ･･･････････････････ 7
時間管理 ･････････････････････････ 464
刺激統制法 ･･･････････････････････ 167

自己血糖測定 ... 239
自己効力感 ... 170
事故予防 ... 102
自殺 ... 342, 347
脂質異常症 ... 179
思春期 ... 87, 416
システマティックレビュー ... 139
シックデイ ... 241
湿疹 ... 312
児童虐待 ... 114
自動思考 ... 167
シーネ ... 293
死亡診断書 ... 372
社会資源 ... 396
周産期看護 ... 77
集団教育 ... 175
手指衛生 ... 431
受動喫煙 ... 202
症状マネジメント ... 166, 366
小児糖尿病 ... 419
少年期 ... 70
職域保険 ... 15
職域保健 ... 90
食事療法 ... 235, 251, 264, 281
褥瘡 ... 318
腎移植 ... 250
新オレンジプラン ... 331
心臓リハビリテーション ... 281
身体的暴力 ... 108, 133
心不全 ... 272
―― 手帳 ... 281
心房細動 ... 192
蕁麻疹 ... 313
診療ガイドライン ... 142
診療報酬 ... 16

す
スキンケア ... 314
健やか親子21 ... 105
スタンダードプリコーション ... 431
ストレスマネジメント ... 166, 242, 268, 295
スピリチュアル・ペイン ... 365

せ
生活指導 ... 235
性教育 ... 424
正常洞調律 ... 191
成人教育 ... 164
精神的暴力 ... 109
性的暴力 ... 109
青年期 ... 71
節酒 ... 219
セルフケア ... 415, 420
セルフマネジメント ... 165, 235, 263, 280
全人的苦痛 ... 365

そ
総合診療専門医 ... 4
創傷 ... 315
壮年期 ... 72
組織コミュニケーション ... 462
組織分析 ... 457
組織マネジメント ... 461
ソーシャル・キャピタル ... 55
ソーシャルサポート ... 168

た
退院調整 ... 385
―― カンファレンス ... 386
多職種協働 ... 18
多職種チーム連携 ... 381
多職種連携 ... 376

INDEX

多職種連携教育・・・・・・・・・・・・・・・ 18
多職種連携実践・・・・・・・・・・・・・・・ 18
脱水・・・・・・・・・・・・・・・・・・・ 197, 323
タバコ・・・・・・・・・・・・・・・・・・・・・ 200
卵アレルギー・・・・・・・・・・・・・・・・・ 65

ち

地域診断・・・・・・・・・・・・・・・・・・・ 392
地域づくり・・・・・・・・・・・・・・・・・・ 55
地域包括ケアシステム・・・・・ 14, 352, 376, 396
地域保険・・・・・・・・・・・・・・・・・・・ 15
地域保健・・・・・・・・・・・・・・・・・・・ 12
　──法・・・・・・・・・・・・・・・・・・ 12
地域連携クリティカルパス・・・・・・・・・ 376
チーム医療・・・・・・・・・・・・・・・ 19, 381
中核症状・・・・・・・・・・・・・・・・・・ 332
中年期・・・・・・・・・・・・・・・・・・・・ 73
徴候マネジメント・・・・・・・・・・・・・・ 166

て

低栄養・・・・・・・・・・・・・・・・・・・・ 213
定期接種・・・・・・・・・・・・・・・・・・・ 60
低血糖・・・・・・・・・・・・・・・・・・・・ 239
低張性脱水・・・・・・・・・・・・・・・・・ 324
転倒予防・・・・・・・・・・・・・・・・・・ 295

と

動機づけ面接・・・・・・・・・・・・・・・・ 173
同時接種・・・・・・・・・・・・・・・・・・・ 65
透析療法・・・・・・・・・・・・・・・・・・ 249
等張性脱水・・・・・・・・・・・・・・・・・ 325
疼痛マネジメント・・・・・・・・・・・ 295, 367
糖尿病・・・・・・・・・・・・・・・・・・・ 224
洞不全症候群・・・・・・・・・・・・・・・ 192
動脈硬化・・・・・・・・・・・・・・・・・・ 179
特定健診・・・・・・・・・・・・・・・・・・・ 91

特定保健指導・・・・・・・・・・・・・・・・ 92
トータル・ペイン・・・・・・・・・・・・・・ 365
ドメスティック・バイオレンス・・・・・・・ 130
トリアージ・・・・・・・・・・・・・ 154, 399, 443

な

ナースプラクティショナー・・・・・・・・・・・ 7
生ワクチン・・・・・・・・・・・・・・・・・・ 62

に

ニコチン依存・・・・・・・・・・・・・・・・ 201
　──症スクリーニングテスト・・・・・・ 203
ニコチン代替療法・・・・・・・・・・・・・ 203
二次医療・・・・・・・・・・・・・・・・・・・ 3
二次情報源・・・・・・・・・・・・・・・・・ 141
二次予防・・・・・・・・・・・・・・・・・・・ 41
乳幼児健診・・・・・・・・・・・・・・・・・ 84
任意接種・・・・・・・・・・・・・・・・・・・ 60
認知症・・・・・・・・・・・・・・・・・・・ 330
認知療法・・・・・・・・・・・・・・・・・・ 167
妊婦健診・・・・・・・・・・・・・・・・・・・ 77

ね

ネグレクト・・・・・・・・・・・・・・・・・ 115
熱傷・・・・・・・・・・・・・・・・・・・・ 316

は

バイアス・・・・・・・・・・・・・・・・・・ 151
肺炎・・・・・・・・・・・・・・・・・・・・ 302
排泄・・・・・・・・・・・・・・・・・・・・ 358
発達課題・・・・・・・・・・・・・・・・ 26, 415
発達障害・・・・・・・・・・・・・・・・・・ 426

ひ

非侵襲的陽圧換気療法・・・・・・・・・・・ 264
皮膚炎・・・・・・・・・・・・・・・・・・・ 312

皮膚障害・・・・・・・・・・・・・・・・・・・・・・・・ 311
ビリーフ・・・・・・・・・・・・・・・・・・・・・・・・・・ 45

ふ

フィジカルアセスメント・・・・・・・・・ 305
不活化ワクチン・・・・・・・・・・・・・・・・・・ 62
副流煙・・・・・・・・・・・・・・・・・・・・・・・・・・ 202
不整脈・・・・・・・・・・・・・・・・・・・・・・・・・・ 190
フットケア・・・・・・・・・・・・・・・・・・・・・ 242
プライマリ・ケア・・・・・・・・・・・・・・・・ 2
プライマリ・ヘルス・ケア・・・・・・・・ 6
フリーアクセス・・・・・・・・・・・・・・・ 3, 13
プリセプターシップ・・・・・・・・・・・ 484
ブリーフ・インターベンション・・・ 220
文献検索・・・・・・・・・・・・・・・・・・・・・・・ 479

へ

ペダゴジー・・・・・・・・・・・・・・・・・・・・・ 165
ヘルスプロモーション・・・・・・・・・・・ 54
　――（乳幼児）・・・・・・・・・・・・・・・・・・ 84
　――（小学生）・・・・・・・・・・・・・・・・・・ 85
　――（中学生）・・・・・・・・・・・・・・・・・・ 87
　――（高校生）・・・・・・・・・・・・・・・・・・ 87
変化のステージモデル・・・・・・・ 169, 221
変形性膝関節症・・・・・・・・・・・・・・・・ 289

ほ

防災計画・・・・・・・・・・・・・・・・・・・・・・・ 401
訪問看護・・・・・・・・・・・・・・・・・・・・・・・・ 14
　――ステーション・・・・・・・・・・・・・ 14
暴力・・・・・・・・・・・・・・・・・・・・・・・ 108438
保険者・・・・・・・・・・・・・・・・・・・・・・・・・・ 15
保健制度・・・・・・・・・・・・・・・・・・・・・・・・ 12
発作性上室頻拍・・・・・・・・・・・・・・・・ 192
ポートフォリオ・・・・・・・・・・・・・・・・ 475
本態性高血圧・・・・・・・・・・・・・・・・・・ 180

ま

マグネット・ホスピタル・・・・・・・・ 460
麻疹・・・・・・・・・・・・・・・・・・・・・・・・・・・・ 60
慢性心疾患・・・・・・・・・・・・・・・・・・・・ 418
慢性腎疾患・・・・・・・・・・・・・・・・・・・・ 419
慢性腎臓病・・・・・・・・・・・・・・・・・・・・ 245
慢性心不全・・・・・・・・・・・・・・・・・・・・ 273
慢性閉塞性肺疾患・・・・・・・・・・・・・・ 255

み

看取り・・・・・・・・・・・・・・・・・・・・・・・・・ 371

め

メタボリック症候群・・・・・・・・・・・・ 179
免疫・・・・・・・・・・・・・・・・・・・・・・・・・・・・ 59
メンタルヘルス・・・・・・・・・・・・ 341, 425

や

病みの軌跡・・・・・・・・・・・・・・・・・・・・・ 27

ゆ

有酸素運動・・・・・・・・・・・・・・・・・・・・ 238

よ

養護教諭・・・・・・・・・・・・・・・・・・・・・・・ 411
幼児期・・・・・・・・・・・・・・・・・・・・・・・・・ 415
腰痛・・・・・・・・・・・・・・・・・・・・・・・・・・・ 288
幼年期・・・・・・・・・・・・・・・・・・・・・・・・・・ 68
予防接種法・・・・・・・・・・・・・・・・・・・・・・ 60

ら

ライフステージ・・・・・・・・・・・・・・・・・ 68

り

リスクマネジメント・・・・・・・・ 437, 451
リズムコントロール・・・・・・・・・・・ 194

リーダーシップ･････････････････ 462
離脱症状････････････････････ 203, 221
臨床指標･････････････････････ 469
臨床推論･････････････････････ 146
臨床倫理の4分割法･･････････････ 36

ろ
ロイ適応看護モデル･･････････････ 25
労働災害･････････････････････ 105

れ
レジスタンス運動･･････････････ 238
レスパイト･･･････････････････ 361
レートコントロール･････････････ 194

わ
ワクチン･････････････････････ 60
──スケジュール････････････････ 63
悪い知らせ･･･････････････････ 100

数字・外国語

5Aアプローチ････････････････ 205
ACCCA･･････････････････････ 2
BMI････････････････････････ 212
BPSD･･･････････････････････ 332
CKD････････････････････････ 245
COPD･･･････････････････････ 255
DV･････････････････････････ 130
EBCP･･･････････････････････ 139
EBM････････････････････････ 138
HDS-R･･････････････････････ 335
HOT･････････････････････ 264, 284
IPC･････････････････････････ 18
IPE･････････････････････････ 18
IPW･････････････････････････ 18
MMSE･･････････････････････ 335
NPPV･･･････････････････････ 264
NRT････････････････････････ 203
PDCAサイクル･･････････････ 454, 470
VPD････････････････････････ 60

日本プライマリ・ケア連合学会
プライマリ・ケア看護学 基礎編　　©2016
定価（本体5,000円+税）
2016年7月1日　1版1刷

編　集　日本プライマリ・ケア連合学会
発行者　株式会社　南　山　堂
　　　　代表者　鈴　木　肇

〒113-0034　東京都文京区湯島4丁目1-11
TEL 編集(03)5689-7850・営業(03)5689-7855
振替口座　00110-5-6338

ISBN 978-4-525-50031-3　　Printed in Japan

本書を無断で複写複製することは，著作者および出版社の権利の侵害となります．
JCOPY ＜(社)出版者著作権管理機構 委託出版物＞
本書の無断複写は著作権法上での例外を除き禁じられています．複写される場合は，そのつど事前に，(社)出版者著作権管理機構(電話 03-3513-6969, FAX 03-3513-6979, e-mail: info@jcopy.or.jp)の許諾を得てください．

スキャン，デジタルデータ化などの複製行為を無断で行うことは，著作権法上での限られた例外（私的使用のための複製など）を除き禁じられています．業務目的での複製行為は使用範囲が内部的であっても違法となり，また私的使用のためであっても代行業者等の第三者に依頼して複製行為を行うことは違法となります．